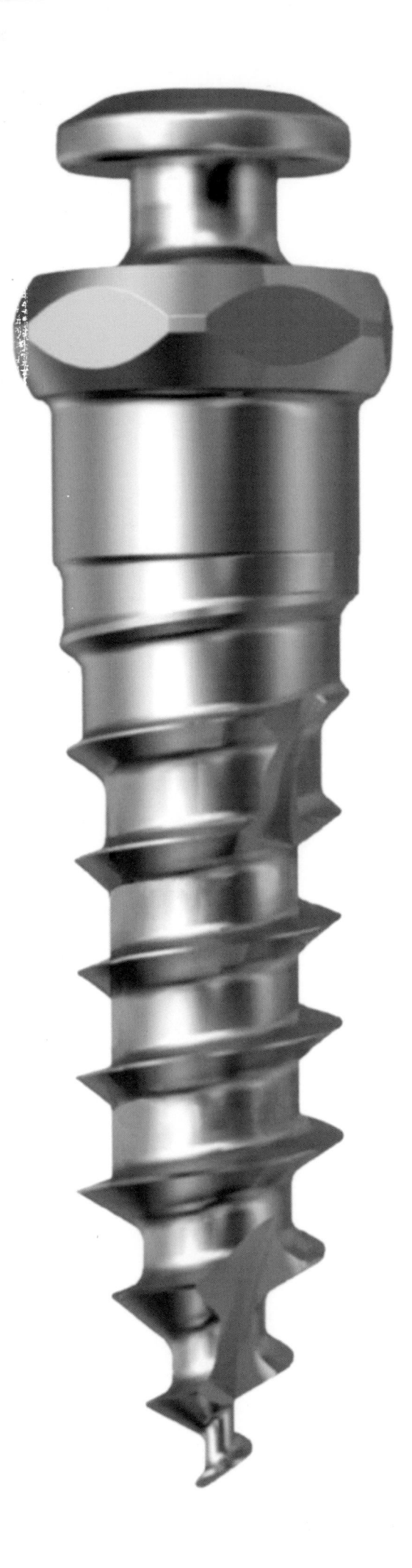

Mini-Implantes
ORTODÔNTICOS

E sabemos que em todas as coisas Deus trabalha para o bem daqueles que O amam e tem chamado de acordo com Seu propósito.

(Romanos 8:28)

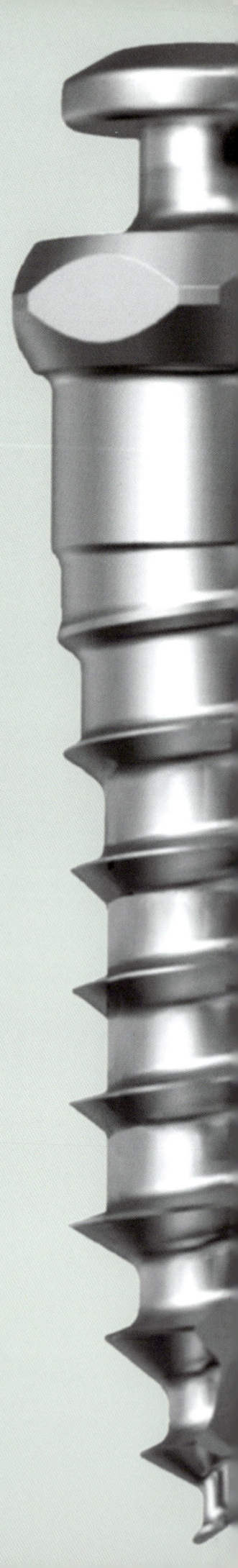

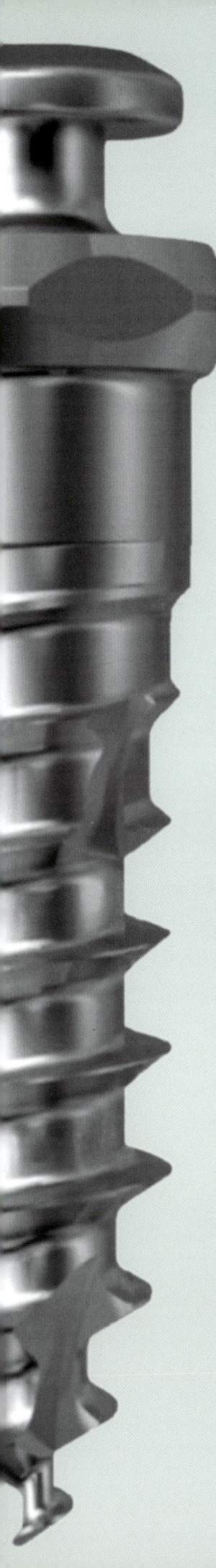

Mini-Implantes
Ortodônticos
APLICAÇÕES CLÍNICAS

Cheol-Ho Paik DDS PhD FACD
Orthodontist, Private practice, Seoul, Korea

In-Kwon Park DDS MSD PhD
Orthodontist, Private practice, Seoul, Korea

Youngjoo Judie Woo DDS
Orthodontist, Private practice, Seoul, Korea

Tae-Woo Kim DDS MSD PhD
Chairman and Professor,
Department of Orthodontics, School of Dentistry,
Seoul National University, Korea

Editor-Consultor
Nigel Harradine BDS FDS RCS Edin MOrth RCSEng MSc MB BS
Consultant Orthodontist,
Bristol Dental Hospital and School,
Bristol, UK

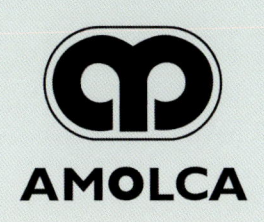

AMOLCA

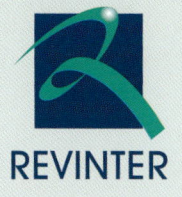

REVINTER

Tradução:
MÔNICA REGINA BRITO
Tradutora, Médica-Veterinária, SP

Revisão Técnica:
HILZIA ELANE ALMEIDA BACELLAR
Graduação em Odontologia pela Faculdade de Odontologia de Nova Friburgo, RJ
Especialização em Imaginologia Oral pela UNIGRANRIO
Capacitação em Medicina Tradicional Chinesa pela ABACO
Curso de Atualização em Cirurgia Menor pela UFF
Curso de Ortodontia - Oficina de Ortodontia
Curso de Ortodontia Lingual - Oficina de Ortodontia

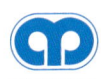

AMOLCA

REVINTER
Livraria e Editora REVINTER Ltda.
Rua do Matoso, 170 – Tijuca
20270-135 – Rio de Janeiro – RJ
Tel.: (21) 2563-9700 – Fax: (21) 2563-9701
livraria@revinter.com.br – www.revinter.com.br

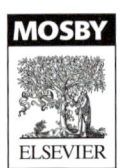

SUMÁRIO

PREFÁCIO

A ideia de escrever este livro surgiu quando realizamos uma apresentação em um encontro da *Southern Californian Component* da *Edward H Angle Society of Orthodontists*, da qual dois dos autores, Cheol-Ho Paik e In-Kwon Park, são membros. Imediatamente após o encontro, ofereceram-nos a oportunidade de publicar uma obra sobre mini-implantes ortodônticos. Gostaríamos de agradecer ao Dr. Richard P. McLaughlin e ao Dr. John C. Bennett por encorajar-nos a escrever esta obra.

Os movimentos ortodônticos considerados difíceis de realizar com métodos tradicionais podem ser executados com o uso de mini-implantes com a mínima cooperação do paciente. Este livro combina nosso conhecimento e experiência no uso de mini-implantes na prática ortodôntica. Como ortodontistas enfocamos, principalmente, as aplicações clínicas do mini-implante, ilustradas com casos tratados em nossa clínica. Os detalhes da pesquisa são mínimos, visto que a obra é projetada para ser um guia de fácil leitura, visando o ortodontista que deseja adotar o uso de mini-implantes na ancoragem ortodôntica em sua rotina. Tentamos demonstrar como os mini-implantes podem ser utizados para simplificar o tratamento ortodôntico.

Lembramo-nos de um caso impressionante apresentado por um residente ortodôntico há 10 anos. O paciente, que apresentou queixa de leve apinhamento anterior, havia sido submetido à cirurgia bimaxilar após a reavaliação de má oclusão em seu tratamento ortodôntico. A cirurgia foi necessária, pois, com o nivelamento ortodôntico dos dentes, o moderado excesso vertical esquelético resultou no desenvolvimento de mordida aberta anterior assimétrica. Se naquela época os mini-implantes ortodônticos estivessem disponíveis, uma pequena quantidade de intrusão e retração da dentição utilizando mini-implantes na ancoragem talvez tivesse ajudado a completar o tratamento sem a necessidade de cirurgia ortognática.

Más oclusões esqueléticas de classe II com excesso vertical são comuns na população caucasiana, e tais pacientes geralmente são tratados com cirurgia ortognática envolvendo impactação maxilar e autorrotação da mandíbula. No entanto, este procedimento agressivo pode ser substituído pela intrusão dos dentes maxilares utilizando ancoragem com mini-implantes da região palatina mediana. Esta é uma das razões pelas quais escrevemos este livro em inglês. Nosso trabalho valerá a pena mesmo se somente alguns pacientes forem dispensados da cirurgia ortognática desnecessária com a ajuda dos ortodontistas que lerem esta obra.

Na população asiática, as más oclusões de classe III são mais comuns. Contudo, muitos destes pacientes apresentam má oclusão de classe II de leve a moderada, e a cirurgia ortognática não é sempre uma opção terapêutica aceitável. Nestes pacientes, os mini-implantes podem ser utilizados com eficácia para retrair a dentição mandibular. Na Coreia do Sul, a maioria dos ortodontistas utiliza mini-implantes na prática clínica diária. Este fenômeno é único, e pode ser em virtude da publicação em 2001 de um livro sobre mini-implantes na Coreia pelo Dr. Hyo-Sang Park.

Agradecemos, especialmente, aos Drs. Youn Sic Chun, Jong-Suk Lee e Jong-Wan Kim, que compartilharam seus dados conosco; somos gratos também ao Dr. Sungmin Kang, pelo entusiasmo e compromisso que ajudou a concluir esta obra em pouco tempo.

Cheol-Ho Paik
In-Kwon Park
Youngjoo Woo
Tae-Woo Kim

PADRÕES COREANOS E ABREVIAÇÕES CEFALOMÉTRICAS

MEDIDAS CEFALOMÉTRICAS FACIAIS E DENTÁRIAS – PADRÕES COREANOS

	Padrão Coreano
ANÁLISE ESQUELÉTICA	
Anteroposterior	
SNA (°)	82,0
SNB (°)	79,8
ANB (°)	2,2
Vertical	
GoMe/SN (°)	31,8
FMA (°)	23,5
PP/PM (°)	22,4
Goníaco inferior (°)	73,4
ENA-Me (mm)	73,2
ANÁLISE DENTÁRIA	
Sobressaliência (mm)	3,6
Sobremordida (mm)	1,9
UI-SN (°)	107,8
LI/GoMe (°)	96,2
SN/PO (°)	16,6
Is-Is' (mm)	–
Mo-Ms (mm)	–
Ii-Ii' (mm)	–
Mo-Mi (mm)	–
ANÁLISE LABIAL	
LS-E (mm)	– 0,7
LI-E (mm)	0,5
ANL (°)	–

MEDIDAS CEFALOMÉTRICAS FACIAIS E DENTÁRIAS – ABREVIATURAS USADAS NESTE LIVRO

SNA	Sela-násio-ponto A
SNB	Sela-násio-ponto B
ANB	Ponto A-násio-ponto B
GoMe/SN	Gônio-mentual/sela-násio
FMA	Plano de Frankfurt-plano mandibular
PP/PM	Inclinação do plano palatino/ plano mandibular
ENA-Me (mm)	Espinha nasal anterior-mentual
UI/SN	Upper incisor/Sela-nasion
LI/GoMe	Incisivo inferior/gônio-mentual
SN/PO	Sela-násio/plano oclusal
Is-Is' (mm)	Altura dentoalveolar anterior superior (UI-AN*)
Mo-Ms (mm)	Altura dentoalveolar posterior superior (U6-AN*)
Ii-Ii' (mm)	Altura dentoalveolar anterior inferior (LI-GoMe)
Mo-Mi (mm)	Altura dentoalveolar posterior inferior (L6-GoMe)
LS-E (mm)	Lábio superior-plano estético
LI-E (mm)	Lábio inferior-plano estético
ANL	Ângulo nasolabial

*AN, soalho nasal.

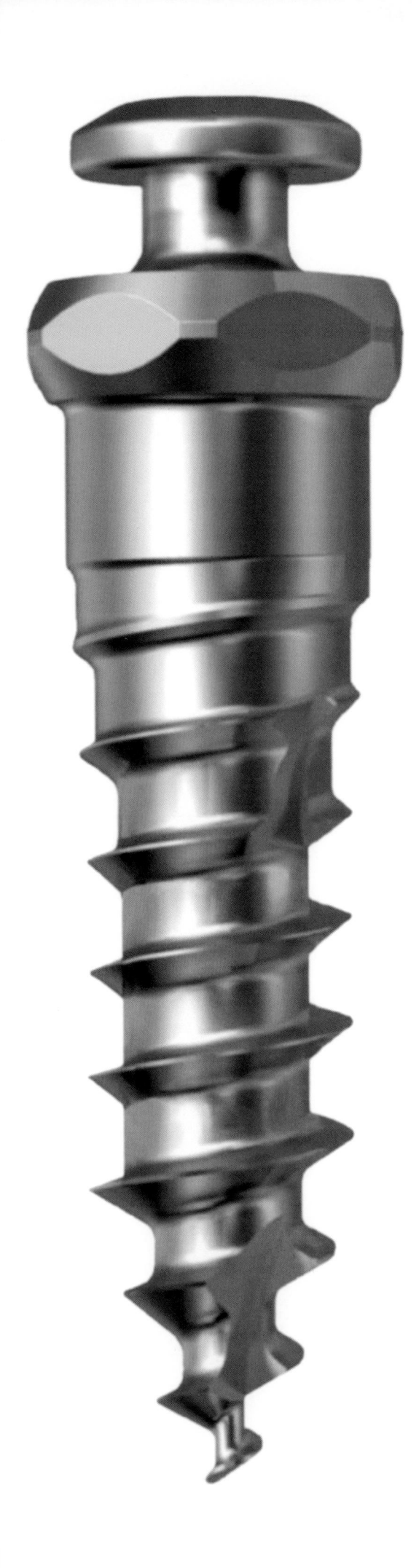

Mini-Implantes
ORTODÔNTICOS

INTRODUÇÃO

Quando Brånemark[1] inventou o 1º implante osseointegrado bem-sucedido, ele certamente não imaginou como sua invenção iria transformar a prática da odontologia nos anos subsequentes. Tais implantes significantemente aumentaram o alcance e a qualidade do tratamento dentário, incluindo, em menor proporção, o tratamento ortodôntico.

Durante muito tempo, ortodontistas se esforçaram em alcançar um controle eficaz de ancoragem. No entanto, seus esforços foram apenas parcialmente bem-sucedidos em virtude da 3ª lei de Newton, a qual afirma que para cada ação há uma reação oposta e de igual intensidade. Vários instrumentos extraorais foram desenvolvidos para superar essa limitação, porém estes apresentam seus próprios problemas, como a adesão inadequada do paciente ao tratamento.

A insatisfação com os métodos convencionais de ancoragem induziu alguns ortodontistas pioneiros a explorar o uso de implantes como uma fonte absoluta de ancoragem. Em 1990, um implante retromolar temporário demonstrou funcionar como uma ancoragem absoluta para mover os molares mesialmente.[2] Em 1995, um implante de superfície *(onplant)* da região palatina mediana foi proposto como outro método de ancoragem absoluta para movimentos dentários[3] e, desde então, esse método se tornou uma forma aceitável de tratamento.[4] Do ponto de vista ortodôntico, os implantes endo-ósseos e os implantes de superfície *(onplants)* convencionais apresentam muitas desvantagens, tais como o custo, a necessidade de uma cirurgia extensa, o tempo necessário para a osseointegração e a limitada disponibilidade de superfície óssea para atuar como local de implante. Recentemente, foi demonstrado o uso bem-sucedido de miniplacas de titânio para intrusão de dentes posteriores em pacientes com mordida aberta esquelética,[5] porém uma cirurgia com retalhos para colocação e remoção do implante é inevitável. Apesar dessas desvantagens, os implantes osseointegrados são auxiliares extremamente úteis para o tratamento ortodôntico convencional em uma minoria de casos.

O mini-implante, que foi originalmente desenvolvido para fixar os segmentos ósseos, representa uma promissora solução mais simples e versátil para a obtenção de ancoragem absoluta. Muitos autores relataram o uso bem-sucedido de mini-implantes em uma ampla variedade de movimentos dentários.[6-8] Eles são utilizados como ancoragem temporária no osso pela vantagem de seu pequeno tamanho, que permite uma colocação rápida e atraumática em quase todos os locais internos da boca. Na última década, houve rápidos avanços no desenvolvimento de mini-implantes, com um uso crescente dos mesmos na ortodontia. O objetivo do autor e o propósito deste livro são popularizar o uso de mini-implantes entre os ortodontistas e reduzir a necessidade de cirurgia ortognática em pacientes com discrepância esquelética leve ou moderada.

CASO CLÍNICO

Um dos melhores exemplos da habilidade dos mini-implantes em abrir um novo leque de possibilidades na ortodontia é o tratamento da mordida aberta anterior com excesso vertical esquelético. Com esses implantes, a intrusão dos molares pode ser realizada para reduzir a altura facial, evitando assim uma cirurgia ortognática cara e extensa. Uma mulher de 30 anos de idade compareceu à clínica do autor com a queixa de mordida aberta severa e dificuldade ao morder. No exame, ela apresentou excesso vertical esquelético com incompetência labial (Figs. 1.1-1.5).

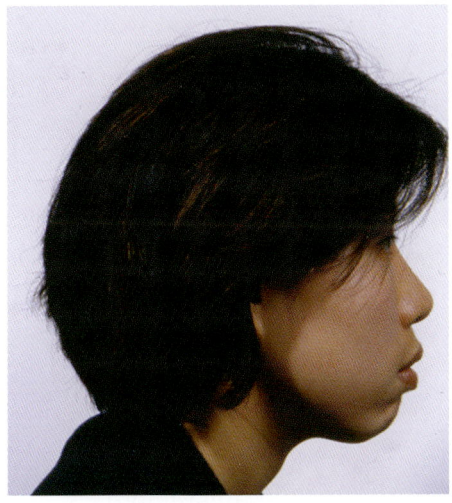

Fig. 1.1

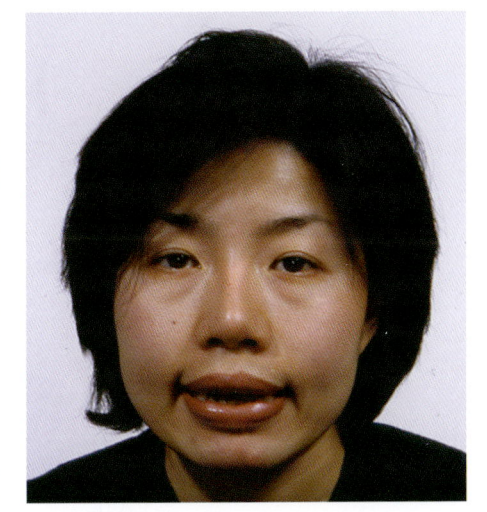

Fig. 1.2

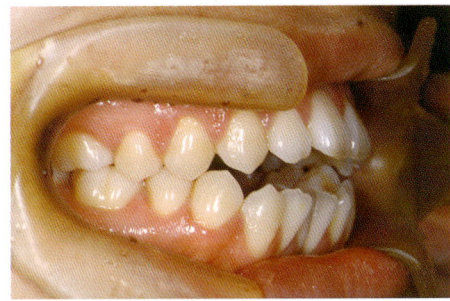

Fig. 1.3

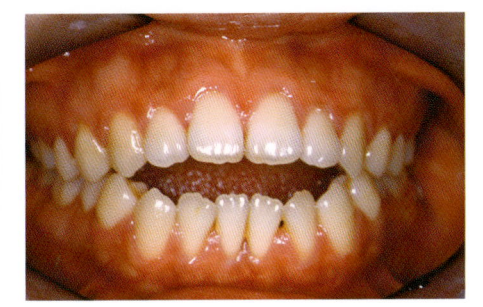

Fig. 1.4

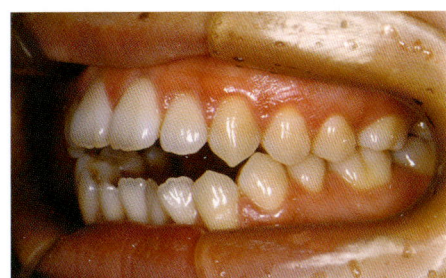

Fig. 1.5

Se esta paciente tivesse comparecido ao consultório na época anterior à introdução do mini-implante, as opções de tratamento teriam sido um procedimento extenso e invasivo de osteotomia subapical anterior da mandíbula com simultânea impactação da maxila, ou o tratamento ortodôntico convencional, com a probabilidade de algum grau de recidiva pós-tratamento e nenhuma possibilidade de intrusão dos molares e, portanto, de reduzir a altura facial. No entanto, esta paciente teve sorte, pois seu ortodontista ofereceu o tratamento não cirúrgico usando mini-implantes. A melhora na estética e na função após este tratamento tem permanecido constante por 3 anos (Figs. 1.6-1.10).

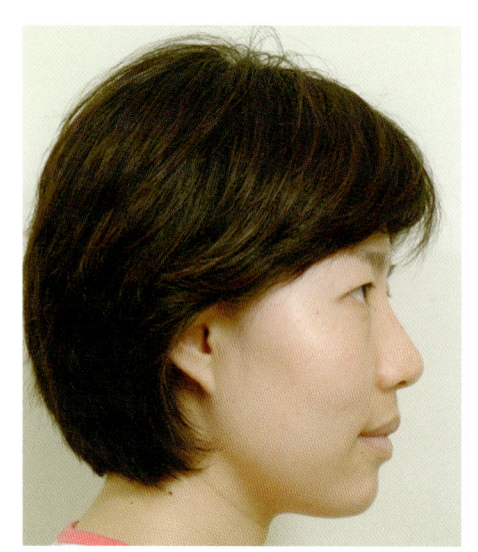

Fig. 1.6

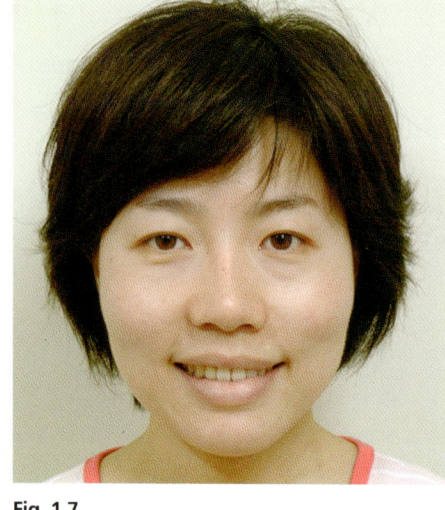

Fig. 1.7

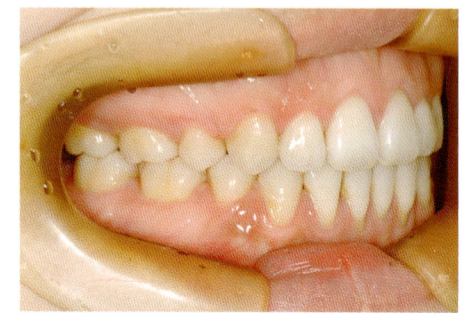

Fig. 1.8

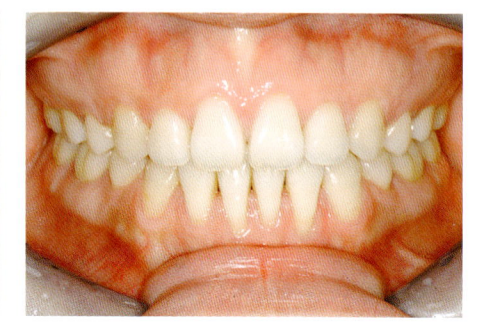

Fig. 1.9

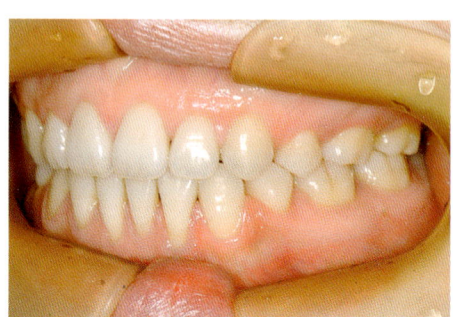

Fig. 1.10

SOBRE ESTE LIVRO

Este livro demonstra as dificuldades encontradas pelos ortodontistas na prática de rotina, tais como desvio da linha média e inclinação do plano oclusal, que podem ser tratadas prosperamente com o uso de mini-implantes para ancoragem ortodôntica. Para facilitar a descrição, as aplicações do mini-implante foram classificadas da seguinte maneira:

- Controle anteroposterior.
- Controle vertical.
- Controle transversal e assimétrico.
- Outras aplicações.

Dr. Robert M. Ricketts disse: "Ortodontia é uma profissão em que o dentista melhora a estética facial usando a dentição como ferramenta." Essa declaração é ainda mais válida no século XXI, quando os dentes podem ser movimentados com maior facilidade e de maneira mais controlada com os mini-implantes.

Referências Bibliográficas

1. Brånemark P I, Adell R, Breine U *et al.* 1969 Intra-osseous anchorage of dental prostheses. I. Experimental studies. Scandinavian Journal of Plastic and Reconstructive Surgery 3:81–100

2. Roberts W E, Marshall K J, Mozsary P G 1990 Rigid endosseous implant utilized as anchorage to protract molars and close an atrophic extraction site. Angle Orthodontist 2:135–152

3. Block M S, Hoffman D R 1995 A new device for absolute anchorage for orthodontics. American Journal of Orthodontics and Dentofacial Orthopedics 107:251–258

4. Cousley R 2005 Critical aspects in the use of orthodontic palatal implants. American Journal of Orthodontics and Dentofacial Orthopedics 127:723–729

5. Umemori M, Sugawara J, Mitani H *et al.* 1999 Skeletal anchorage system for open-bite correction. American Journal of Orthodontics and Dentofacial Orthopedics 115:166–174

6. Kanomi R 1997 Mini-implant for orthodontic anchorage. Journal of Clinical Orthodontics 31:763–767

7. Costa A, Raffaini M, Melsen B 1998 Miniscrews as orthodontic anchorage: a preliminary report. International Journal of Adult Orthodontics and Orthognathic Surgery 13:201–209

8. Kyung S H, Hong S G, Park Y C 2003 Distalization of maxillary molars with a midpalatal miniscrew. Journal of Clinical Orthodontics 37:22–26

CAPÍTULO 2

UMA BREVE REVISÃO DO USO DE IMPLANTES NA ORTODONTIA

PESQUISA E DESENVOLVIMENTO INICIAL

Em 1945, Gainsforth e Higley[1] introduziram o conceito de ancoragem esquelética usando parafusos de *vitallium* em cães. Essa tentativa fracassou, assim como a maioria dos implantes daquela época, pois os metais utilizados não conduziram à posterior descoberta de osseointegração através do titânio, resultando em inflamação ao redor do parafuso de *vitallium*, com subsequente afrouxamento e perda dos parafusos. Gainsforth e Higley declararam: "Embora seja desejável que algumas formas de ancoragem óssea basal possam ser obtidas para a movimentação ortodôntica no futuro, os resultados obtidos neste estudo não justificam seu uso da maneira aqui demonstrada." Com a publicação deste livro, os autores estão seguros que, atualmente, estamos vivendo naquele futuro.

Em 1969, Brånemark *et al.*[2,3] introduziram o conceito de osseointegração na odontologia, usando implantes de titânio puro. Brånemark *et al.*[4] definiram osseointegração como "a conexão direta entre um tecido ósseo vivo e a superfície de um implante submetido a cargas funcionais." Essa definição foi baseada em observações microscópicas. Contudo, naquela época, poucos clínicos consideraram o uso de implantes de titânio na ortodontia. Prósperos resultados usando implantes de titânio em estudos animais foram relatados apenas nos anos 1980. Roberts *et al.*[5] estudaram os efeitos da força ortodôntica sobre os implantes de titânio em coelhos. Dos 20 implantes confeccionados em titânio e previamente tratados por ataque ácido, 19 permaneceram estáveis quando uma força de 100 g foi aplicada. Em outro estudo, implantes de titânio foram inseridos nas mandíbulas de cães; 15 dos 16 implantes permaneceram estáveis após 13 semanas de cargas contínuas de 300 g.[6] Esses experimentos com animais foram seguidos por um relato clínico,[7] no qual um implante de titânio osseointegrado na região retromolar foi utilizado em ancoragem para a movimentação mesial (10-12 mm) de 2 molares através de uma crista alveolar atrófica.

Estudos adicionais realizados por Turley *et al.*[8,9] também sugeriram a possibilidade de se usar o implante endo-ósseo como uma âncora para a movimentação dentária ortodôntica. Esses autores usaram primeiramente este implante em cães[8] e, então, em macacos,[9] no qual o palato foi expandido aplicando-se uma força de 425 g sobre os implantes de cerâmica tratados com biovidro. Os implantes osseointegrados convencionais, como os usados na odontologia restaurativa, tornaram-se desde então uma parte padrão do cuidado multidisciplinar envolvendo a ortodontia, porém seu uso é restrito a uma minoria de casos.[10] Seu uso é limitado, pois podem ser posicionados apenas em regiões do arco dentário com tecido ósseo adequado, em regiões onde a ancoragem ortodôntica é necessária e pode ser usada e onde uma restauração apoiada por implante seja necessária.

Creekmore e Eklund[11] relataram um caso clínico em que um implante de *vitallium* foi posicionado logo abaixo da espinha nasal anterior para ancoragem. Após 10 dias, uma liga elástica leve foi amarrada da cabeça do parafuso até o arco para a intrusão dos incisivos superiores. Este carregamento precoce de um implante tornou-se a principal característica do subsequente uso de mini-implantes. Em 1985, Kokich *et al.*[12] introduziram uma nova fonte de ancoragem absoluta quando deliberadamente induziram a anquilose de um dente decíduo, o qual foi então utilizado para protrair a maxila em uma paciente com retrusão maxilar severa.

DESENVOLVIMENTOS POSTERIORES

Implantes na região palatina mediana

O próximo passo na adaptação da tecnologia de implante à ortodontia foi o desenvolvimento de implantes curtos e convencionais para serem posicionados na linha média do palato. Atualmente, esses implantes são fontes reconhecidas e documentadas de ancoragem, porém ainda são relativamente caros e complexos. Estes implantes necessitam ser cuidadosamente posicionados na cúpula palatina, garantindo suficiente profundidade óssea e nenhum contato com as raízes dos dentes adjacentes, sendo, portanto, inconvenientemente situados de modo que um arco palatino aproveite os implantes. Esses implantes são geralmente de 3-4 mm em diâmetro e de 6-10 mm em comprimento. Tradicionalmente, é aplicada força aos implantes após um período de cicatrização de 10-12 semanas.[13,14] Tinsley *et al.*[15] fornecem uma excelente descrição do típico uso atual desses implantes. Outras sugestões práticas podem ser encontradas em 2 artigos escritos por Cousley e Parberry[16] e Cousley.[17] Existem numerosos relatos clínicos, com Wehrbein *et al.*[14,18,19] relatando um caso em que a ancoragem absoluta foi fornecida por um implante palatino de 3,3 mm de diâmetro e 4 e 6 mm de comprimento, necessitando de uma cirurgia muito menos extensa.

Onplants

Onplants são osseointegrados à superfície do osso. São potencialmente muito mais simples e baseados na pesquisa impressionante de Block e Hoffman.[20] Esses autores usaram um disco de titânio inserido subperiostalmente, apresentando 2 mm de espessura e 10 mm de diâmetro, revestido por hidroxiapatita. Esse *onplant* foi inserido através de um túnel subperiosteal preparado através de uma incisão paramarginal, podendo-se considerar este procedimento como uma extensa cirurgia de tecido mole. Além disso, o *onplant* é desenvolvido para não ser submetido a cargas funcionais por 4 meses. É verdade que, após 1 década, os *onplants* ainda não estão comercialmente amplamente disponíveis.

A necessidade de implantes osseointegrados de qualquer tipo no palato foi amplamente reduzida após o desenvolvimento de mini-implantes. Pelo formato anatômico da crista nasal – que se estende entre as espinhas nasais anterior e posterior –, considera-se atualmente que a área mediana do palato possua tecido ósseo adequado para a retenção de todo o comprimento do mini-implante. Esse fato supera a necessidade de um *onplant* ou um curto implante osseointegrado convencional, o qual é restrito apenas ao palato anterior.[21] O mini-implante[22,23] utilizado nos casos clínicos nos capítulos subsequentes deste livro requer uma cirurgia menos extensa nesta ou em qualquer outra região.

MINI-IMPLANTES

Os mini-implantes foram introduzidos no final dos anos 1990 como dispositivos de ancoragem temporária. Em 1997, Kanomi[24] relatou o uso de um mini-implante para ancoragem ortodôntica. Ele usou um miniparafuso de 1,2 mm de diâmetro e 6 mm de comprimento, desenvolvido para a fixação das placas ósseas na cirurgia plástica. Ele perfurou o osso antes de colocar o mini-implante e esperou 4 meses para a osseointegração antes de submeter o implante a cargas funcionais. As opiniões com relação a esse período variam. Os autores preferem submeter o mini-implante ortodôntico a cargas funcionais 1 semana após a cirurgia, quando o tecido mole estiver cicatrizado. Este assunto é examinado em mais detalhes no Capítulo 3. Ao redor da mesma época, Umemori *et al.*[25] utilizaram miniplacas de titânio para ancoragem ortodôntica para realizar a intrusão dos dentes posteroinferiores em pacientes com mordida aberta esquelética.

Em 2001, na Coreia, Park[26] publicou um livro ilustrado com diversos casos utilizando mini-implantes para ancoragem ortodôntica, o qual atraiu a atenção de muitos ortodontistas. No mesmo ano, Park *et al.*[27] publicaram um caso clínico de uma paciente com severa protrusão bimaxilar tratada com ancoragem absoluta fornecida por mini-parafusos, que os autores denominaram mini-implantes. Desde então, diversos artigos surgiram com relação ao uso de diferentes tipos de mini-implantes. Em 2003, Park[28] relatou que a taxa média de sucesso foi tão alta quanto 93,3%. Ele também observou que a área palatina mediana ofereceu a maior estabilidade para os mini-implantes.

Paik *et al.*[22] relataram correções bem-sucedidas do excesso maxilar vertical em uma paciente com um alto plano mandibular e queixo retruído. A análise cefalométrica demonstrou que a intrusão de toda a dentição maxilar contribuiu amplamente para o resultado. Em outro caso clínico, Park *et al.*[29] demonstraram a correção da mordida aberta anterior por intrusão dos molares superiores usando mini-implantes no processo alveolar vestibular. Sugawara *et al.*[30] avaliaram os resultados do tratamento com o sistema de ancoragem esquelética em 9 adultos com mordida aberta. Eles relataram que a média de intrusão dos primeiros e segundos molares inferiores foi de 1,7 mm e 2,8 mm, respectivamente, e que o índice médio de recidiva foi de 27,2% nos primeiros molares e 30,3% nos segundos molares.

Nesse meio tempo, Park *et al.*[31] também publicaram os resultados de intrusão dos molares maxilares supraerupcionados usando mini-implantes em pacientes necessitando de tratamento prostodôntico para um rebordo inferior desdentado. Outros usos dos mini-implantes ortodônticos continuam a ser introduzidos. Por exemplo, Chang *et al.*[32] desenvolveram uma maneira indireta de usar o mini-implante. Eles conectaram o mini-implante à superfície do dente através de um fio retangular pesado, estabelecendo, dessa maneira, o princípio de ancoragem absoluta indireta, que pode ser biomecanicamente muito vantajoso.

Mini-implantes se estabeleceram como fontes de ancoragem ortodôntica práticas, baratas e altamente versáteis. Este livro pretende esclarecer, examinar e ilustrar o uso de mini-implantes em uma ampla variedade de aplicações.

TERMINOLOGIA

É necessário mencionar a terminologia, pois uma terminologia exata é importante para a completa comunicação entre os ortodontistas. A terminologia dos implantes ortodônticos ainda está incompleta, pois, assim como em muitas tecnologias novas, a racionalização e a padronização da terminologia necessitam de um longo período.

Ao longo dos anos, uma variedade de termos tem sido utilizada para descrever o implante ortodôntico, como mini-parafuso,[33] mini-implante,[34] microimplante[35] e implante com miniparafusos.[28] Conforme é explicado no Capítulo 4, "micro" é abreviação para "microscópico"; portanto, sob o ponto de vista do autor, o termo "mini" parece ser mais apropriado. O termo "dispositivo de ancoragem temporária" (DAT)[36,37] também é amplamente utilizado, porém esse termo inclui placas ósseas e curtos implantes osseointegrados convencionais na linha mediana do palato. "Mini-implante como DAT" parece ser o termo mais claro, mas os autores preferem utilizar a forma abreviada "mini-implante" ou "mini-implante ortodôntico". Outros subtipos de miniparafusos, tais como autoperfurante e automacheante, são explicados no Capítulo 4.

Referências Bibliográficas

1. Gainsforth B L, Higley L B 1945 A study of orthodontic anchorage possibilities in basal bone. American Journal of Orthodontics and Oral Surgery 31:406–416

2. Brånemark P I, Adell R, Breine U et al. 1969 Intra-osseous anchorage of dental prostheses. I. Experimental studies. Scandinavian Journal of Plastic and Reconstructive Surgery 3:81–100

3. Brånemark P I, Breine U, Hallen O et al. 1970 Repair of defects in mandible. Scandinavian Journal of Plastic and Reconstructive Surgery 4:100–108

4. Brånemark P I, Hansson B O, Adell R et al. 1977 Osseointegrated implants in the treatment of the edentulous jaw. Experience from a 10-year period. Scandinavian Journal of Plastic and Reconstructive Surgery Supplement 16:1–132

5. Roberts W E, Smith R K, Zilberman Y et al. 1984 Osseous adaptation to continuous loading of rigid endosseous implants. American Journal of Orthodontics 86:95–111

6. Roberts W E, Helm F R, Marshall K J et al. 1989 Rigid endosseous implants for orthodontic and orthopedic anchorage. Angle Orthodontist 59:247–256

7. Roberts W E, Nelson C L, Goodacre C J 1994 Rigid implant anchorage to close a mandibular first molar extraction site. Journal of Clinical Orthodontics 28:693–704

8. Turley P K, Kean C, Schur J et al. 1988 Orthodontic force application to titanium endosseous implants. Angle Orthodontist 58:151–162

9. Turley P K, Shapiro P A, Moffett B C 1980 The loading of bioglass-coated aluminium oxide implants to produce sutural expansion of the maxillary complex in the pigtail monkey (Macaca nemestrina). Archives of Oral Biology 25:459–469

10. Kokich V G 1996 Managing complex orthodontic problems: the use of implants for anchorage. Seminars in Orthodontics 2:153–160

11. Creekmore T D, Eklund M K 1983 The possibility of skeletal anchorage. Journal of Clinical Orthodontics 17:266–269

12. Kokich V G, Shapiro P A, Oswald R et al. 1985 Ankylosed teeth as abutments for maxillary protraction: a case report. American Journal of Orthodontics 88:303–307

13. Celenza F, Hochman M N 2000 Absolute anchorage in orthodontics: direct and indirect implant-assisted modalities. Journal of Clinical Orthodontics 34:397–402

14. Wehrbein H, Merz B R, Diedrich P et al. 1996 The use of palatal implants for orthodontic anchorage. Design and clinical application of the orthosystem. Clinical Oral Implants Research 7:410–416

15. Tinsley D, O'Dwyer J J, Benson P E et al. 2004 Orthodontic palatal implants: clinical technique. Journal of Orthodontics 31:3–8

16. Cousley R R J, Parberry D J 2005 Combined cephalometric and stent planning for palatal implants. Journal of Orthodontics 32:20–25

17. Cousley R R J 2005 Critical aspects in the use of orthodontic palatal implants. American Journal of Orthodontics and Dentofacial Orthopedics 127:723–729

18. Wehrbein H, Merz B R, Diedrich P 1999 Palatal bone support for orthodontic implant anchorage – a clinical and radiological study. European Journal of Orthodontics 21:65–70

19. Wehrbein H, Feifel H, Diedrich P 1999 Palatal implant anchorage reinforcement of posterior teeth: A prospective study. American Journal of Orthodontics and Dentofacial Orthopedics 116:678–686

20. Block M S, Hoffman D R 1995 A new device for absolute anchorage for orthodontics. American Journal of Orthodontics and Dentofacial Orthopedics 107:251–258

21. Lang J 1989 Clinical Anatomy of the Nose, Nasal Cavity and Paranasal Sinuses. Thieme, New York, p. 103, cited in Kyung S H, Hong S G, Park Y C 2003 Distalization of maxillary molars with a midpalatal miniscrew. Journal of Clinical Orthodontics 37:22–26

22. Paik C H, Woo Y J, Boyd R L 2003 Treatment of an adult patient with vertical maxillary excess using miniscrew fixation. Journal of Clinical Orthodontics 37:423–428

23. Kyung S H, Hong S G, Park Y C 2003 Distalization of maxillary molars with a midpalatal miniscrew. Journal of Clinical Orthodontics 37:22–26

24. Kanomi R 1997 Mini-implant for orthodontic anchorage. Journal of Clinical Orthodontics 31:763–767

25. Umemori M, Sugawara J, Mitani H et al. 1999 Skeletal anchorage system for open-bite correction. American Journal of Orthodontics and Dentofacial Orthopedics 115:166–174

26. Park H S 2001 The Use of Micro-implant as Orthodontic Anchorage. Narae Publishing, Seoul

27. Park H S, Bae S M, Kyung H M et al. 2001 Micro-implant anchorage for treatment of skeletal Class I bialveolar protrusion. Journal of Clinical Orthodontics 35:417–422

28. Park H 2003 Clinical study on success rate of microscrew implants for orthodontic anchorage. Korea Journal of Orthodontics 33:151–156

29. Park H S, Kwon T G, Kwon O W 2004 Treatment of open bite with microscrew implant anchorage. American Journal of Orthodontics and Dentofacial Orthopedics 126:627–636

30. Sugawara J, Baik U B, Umemori M *et al.* 2002 Treatment and posttreatment dentoalveolar changes following intrusion of mandibular molars with application of a skeletal anchorage system (SAS) for open bite correction. International Journal of Adult Orthodontics and Orthognathic Surgery 17:243–253

31. Park Y C, Lee S Y, Kim D H *et al.* 2003 Intrusion of posterior teeth using mini-screw implants. American Journal of Orthodontics and Dentofacial Orthopedics 123:690–694

32. Chang Y J, Lee H S, Chun Y S 2004 Microscrew anchorage for molar intrusion. Journal of Clinical Orthodontics 38:325–330

33. Dalstra M, Cattaneo P M, Melsen B 2004 Load transfer of miniscrews for orthodontic anchorage. Orthodontics 1:53–62

34. Hong R K, Heo J M, Ha Y K 2004 Lever arm and mini-implant system for anterior torque control during retraction in lingual orthodontic treatment. Angle Orthodontist 75:129–141

35. Chung K, Kim S H, Kook Y C 2005 Orthodontic microimplant for distalization of mandibular dentition in class I II correction. Angle Orthodontist 75:119–128

36. Cope J B 2005 Temporary anchorage devices in orthodontics: paradigm shift. Seminars in Orthodontics 11:3–9

37. Mah J, Bergstrand F 2005 Temporary anchorage devices: a status report. Journal of Clinical Orthodontics 39:132–136

CAPÍTULO 3

MINI-IMPLANTES – CONCEITOS E CONTROVÉRSIAS

INTRODUÇÃO

O mini-implante ortodôntico é uma ferramenta clínica relativamente nova e em desenvolvimento. Muitos problemas e questões relacionados com o uso de mini-implantes ainda não possuem resposta ou estão em debate ou à espera de pesquisa. O objetivo deste capítulo é informar o leitor acerca de alguns dos conceitos gerais e controvérsias relacionados com os implantes na ortodontia.

MÉTODO DE INSERÇÃO – SEM PERFURAÇÃO *VERSUS* PERFURAÇÃO PRÉVIA

Um problema importante relacionado com o uso de mini-implantes é o método de inserção. No método sem perfuração, um mini-implante autoperfurante é inserido diretamente no osso cortical intacto. No método de perfuração prévia, um mini-implante autorrosqueável é inserido em um orifício-guia por meio de uma broca.

A realização de incisões na mucosa não é necessária com o método sem perfuração, como, por exemplo, no palato ou na gengiva. O tecido mole nessas áreas é firme e não envolve as roscas do parafuso. Na mucosa alveolar, uma pequena incisão vertical no tecido mole ajuda a prevenir que este envolva as roscas. No método de perfuração prévia,[1] um parafuso mais fino (1,2 mm) é geralmente utilizado. A realização de uma perfuração prévia e o uso de um parafuso fino têm vantagem, principalmente quando o parafuso precisa ser inserido em um espaço inter-radicular estreito. Neste método, o torque de inserção aplicado no parafuso é menor que aquele necessário para um parafuso autoperfurante, visto que o parafuso é inserido através de um orifício-guia, e não em um osso intacto.

Muitos estudos constataram que o mini-implante autoperfurante é a melhor opção. Heidemann *et al.*[2] descobriram que o contato entre o parafuso e o osso usando parafusos autoperfurantes foi superior àquele com parafusos automacheantes. Kim *et al.*[3] compararam o parafuso autoperfurante de 1,6 mm de diâmetro (método sem perfuração) com o parafuso de 1,2 mm de diâmetro inserido após perfurar com uma broca (método de perfuração prévia). Esta pesquisa sugeriu melhor estabilidade e maior densidade óssea entre as roscas do mini-implante autoperfurante. Lundsöm[4] e Eriksson *et al.*[5] sugeriram que, quando a broca é utilizada, o calor produzido poderia negativamente afetar a estabilidade do parafuso. Eriksson *et al.*[5] também reiteraram a importância de controlar a produção de calor durante a cirurgia a fim de evitar uma remodelação óssea defeituosa após a inserção do parafuso.

Os autores utilizaram o método sem perfuração com mini-implantes de 1,6 mm de diâmetro em todos os casos ilustrados neste livro. O método sem perfuração é um procedimento mais simples e oferece maior estabilidade ao implante. Foi relatado que os mini-implantes com um diâmetro relativamente maior podem induzir microfraturas ósseas.[6] No entanto, estudos adicionais são necessários para esclarecer esta questão.

ESTABILIDADE PRIMÁRIA – OSSEOINTEGRAÇÃO *VERSUS* INTERTRAVAMENTO MECÂNICO

A osseointegração do mini-implante e a contribuição da osseointegração à estabilidade de um mini-implante submetido a uma força ortodôntica são questões discutíveis. Osseointegração é definida como um estado, sob o microscópio óptico, de contato direto entre o implante e o osso sem qualquer tecido mole intermediário, permitindo uma transmissão dos estresses externos à estrutura óssea de maneira funcional.[7,8] Em geral, os estudos em implantes dentários relataram graus variáveis de osseointegração. De acordo com Albrektsson *et al.*,[9] a osseointegração infere que 90-95% da superfície do implante estão em contato direto com o osso. Contudo, Roberts *et al.*[10] relataram que apenas 23-50% da superfície do implante está de forma bem-sucedida em contato com o osso no implante osseointegrado.

Com referência aos mini-implantes ortodônticos, diferentes teorias foram expressas. Alguns clínicos sugeriram que a estabilidade do mini-implante ortodôntico é alcançada através da retenção mecânica, ou seja, o intertravamento entre as roscas e o osso cortical. Gary *et al.*[11] relataram que a osseointegração pode não ser necessária quando implantes de titânio são utilizados para a ancoragem ortodôntica. Park[1] declarou que a estabilidade dos mini-implantes ocorre por intertravamento mecânico entre o parafuso e o osso e não por osseointegração. Porém, relatos mais recentes[3,12,13] apoiam a teoria de que a osseointegração ocorre. Investigações microscópicas indicaram que há, pelo menos, alguma osseointegração na interface entre o osso e o parafuso (Fig. 3.1).

No entanto, a quantidade de osseointegração necessária para estabilizar o mini-implante ortodôntico é questionável. Aparentemente, a completa osseointegração não é mandatória para a ancoragem ortodôntica. A força aplicada a um mini-implante ortodôntico é menor que a aplicada aos implantes dentários. Além do mais, o mini-implante é um dispositivo temporário, que é removido após o tratamento. De acordo com Roberts *et al.*,[14] somente 10% de integração na interface com o tecido ósseo vivo é suficiente para a ancoragem ortodôntica. Deguchi[15] constatou que até 5% de contato ósseo na interface osso-implante resistiu com êxito às forças ortodônticas em cães.

Outra questão a considerar é o efeito da osseointegração na remoção do implante. Por um lado, a osseointegração pode funcionar como uma espada de ponta dupla, aumentando a estabilidade do mini-implante durante o tratamento ortodôntico, dificultando, por outro lado, a remoção após o tratamento. Contudo, a remoção do parafuso de pequeno diâmetro é relativamente fácil, mesmo na ocorrência de osseointegração, pois o torque de remoção é proporcional ao quadrado do raio do parafuso.[3]

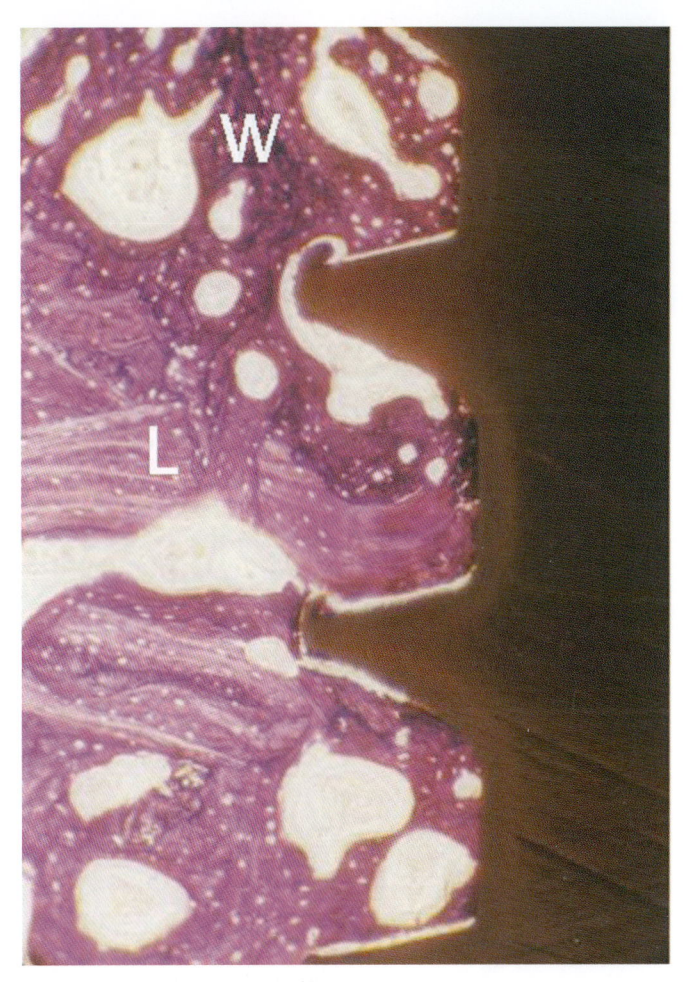

Fig. 3.1 Fotomicrografia de um parafuso no osso. Há osso imaturo (W) com canais de Havers seguindo em direção ao topo. O restante é osso lamelar (L). A osseointegração é observada na interface entre o parafuso e o osso (descalcificado, coloração HE × 250). Cortesia do Dr. Jong-Wan Kim.

MOMENTO DO CARREGAMENTO – CARGA IMEDIATA *VERSUS* TARDIA

Outra questão que tem sido debatida é o momento do carregamento. O leitor deve estar ciente que um curto período de espera, permitindo que o tecido mole da região oral cicatrize após a colocação do parafuso, pertence à categoria de "carregamento imediato".

Foi relatado que a micromovimentação após o carregamento precoce do implante interfere com a osseointegração.[16,17] Em experimentos realizados em fêmures de coelhos, Roberts *et al.*[10] recomendaram um período de cicatrização de 6 semanas antes do carregamento do implante, a fim de permitir suficiente aderência do osso maduro à superfície do implante. Seis semanas em coelhos equivale a 4-5 meses em humanos.

Porém, muitos clínicos demonstraram que o mini-implante pode receber carga sem a necessidade de esperar por vários meses. Creekmore e Eklund[18] aplicaram força ortodôntica 10 dias após a inserção do implante. Melsen *et al.*[19] realizaram uma avaliação histológica do contato osso-parafuso após intervalos de 1,3 e 6 meses antes do carregamento do implante. Melsen e Costa[12] submeteram 16 parafusos de titânio-vanádio à carga imediata de 25-50 g após a inserção; todos, exceto 2 parafusos, foram osseointegrados com sucesso. Park[1] afirmou que é possível aplicar força ortodôntica uma vez que os tecidos moles tenham cicatrizado. Huja[20] também recomendou um curto período de cicatrização de 1 semana antes de carregar os implantes com cargas relativamente leves (3-5 N [305-510 g]). Quando aplicada logo após a inserção do mini-implante, é importante que a carga inicial utilizada seja baixa, menor que 50 cN [50 g]. Um parafuso pode soltar-se como resultado da aplicação excessiva de tensão, em um grau que cause microfraturas no osso cortical delgado.[21,22]

Em todos os casos apresentados neste livro, a força foi aplicada 1 semana depois da inserção do mini-implante, após a cicatrização do tecido mole.

CARACTERÍSTICAS DA CARGA E DA ESTABILIDADE DO IMPLANTE

As forças que atuam nos mini-implantes com a finalidade de ancoragem ortodôntica são diferentes das forças que agem em outros implantes dentários. Os implantes dentários estão sujeitos a forças oclusivas intermitentes que variam em direção e magnitude. Geralmente, essas forças podem ser bem pesadas. Contudo, as forças aplicadas ao mini-implante ortodôntico são geralmente leves, uniformes e previsíveis.[12] Estudos avaliando o efeito das diferentes cargas sobre os implantes osseointegrados demonstraram que as cargas estáticas (cargas constantes com níveis de força uniformes) estimulam a produção de osso lamelar cortical mais denso e maior quantidade de contato osso-implante na interface do que nenhuma carga ou cargas dinâmicas (cargas cíclicas com níveis de força variáveis).[23-25]

O osso normalmente se adapta ao seu ambiente, contanto que seja carregado dentro de seu limite fisiológico. A Figura 3.2 exibe a teoria do mecanostato proposta por Frost de

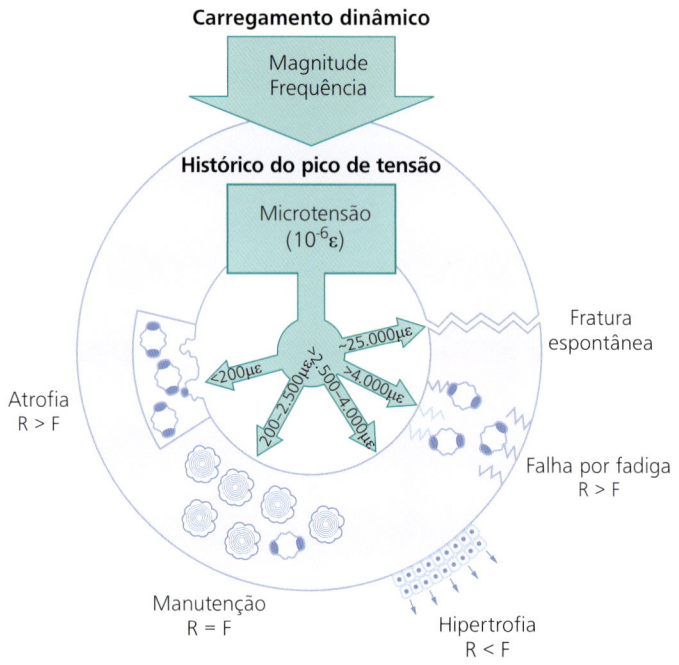

Fig. 3.2 Mecanostato de Frost[26,27] demonstrando os efeitos do carregamento dinâmico e o histórico do pico de tensão sobre a estrutura óssea. R, reabsorção; F, formação. Alterada com permissão de Roberts W E 2000 Bone physiology, metabolism, and biomechanics in orthodontic practice. In: Graber TM, Vanarsdall RL Jr (Eds.). Orthodontics: current principles and techniques. Mosby-Year Book, St Louis.

modelamento ósseo de acordo com a carga aplicada.[26,27] Tensão é um parâmetro adimensional, definida como a deformação por unidade de comprimento. Por exemplo, quando um osso de 100 mm de comprimento é alongado por 3 mm, a tensão associada é expressa como 3% de tensão, 0,03 de tensão ou 30.000 de microtensão ($\mu\varepsilon$). Quando o osso é submetido ao carregamento repetitivo dentro do limite fisiológico (200-2.500 $\mu\varepsilon$), a massa óssea permanece constante, e a integridade estrutural do osso é mantida pelo remodelamento.[28] Supõe-se que as forças leves e uniformes aplicadas aos mini-implantes estejam dentro desse limite. O osso adjacente a um implante não submetido à carga sofre tensão menor que 200 $\mu\varepsilon$ e pode sofrer atrofia, enquanto o mini-implante submetido a cargas oclusivas pesadas e intermitentes maiores que 2.500 $\mu\varepsilon$ pode soltar-se por hipertrofia óssea ou falha por fadiga (fratura).

ESTABILIDADE SECUNDÁRIA – REMODELAMENTO ÓSSEO AO REDOR DO MINI-IMPLANTE

A estabilidade primária dos mini-implantes ocorre a partir do intertravamento mecânico com o osso cortical, de modo que a espessura e a integridade do osso cortical são fatores cruciais. Normalmente, a ancoragem monocortical é utilizada, embora seja possível usar ancoragem bicortical (na qual o parafuso alcança o córtex no lado oposto do osso medular) em áreas parcialmente desdentadas e locais extra-alveolares.[20] A estabilidade secundária do mini-implante depende principalmente do remodelamento ou da renovação óssea, que não apenas mantém a integridade do suporte ósseo como também fornece um fluxo contínuo de cálcio necessário para o metabolismo ósseo. O remodelamento difere da modelagem óssea, pois a última se refere às mudanças que ocorrem na estrutura externa do osso em resposta ao carregamento mecânico e/ou trauma,[28] ou seja, alteração do formato, tamanho e/ou da posição do osso.

A duração do ciclo de remodelamento ósseo (sigma) em humanos é de aproximadamente 4 meses (17 semanas).[29]

A Figura 3.3 demonstra uma alta taxa de remodelamento ósseo em 1 mm da superfície do implante. Esse remodelamento ósseo é considerado responsável pela integração e manutenção do implante no osso.[30] A taxa de remodelamento em volta de um implante foi relatada como 30% por ano, a qual é quase 10 vezes a normalmente observada no osso cortical humano de um adulto (3%).[29] Como observado na Figura 3.1, o mini-implante ortodôntico parece estar, pelo menos, parcialmente osseointegrado, permanecendo estável durante o remodelamento ósseo ativo, de modo similar aos implantes endo-ósseos convencionais usados na prostodontia.

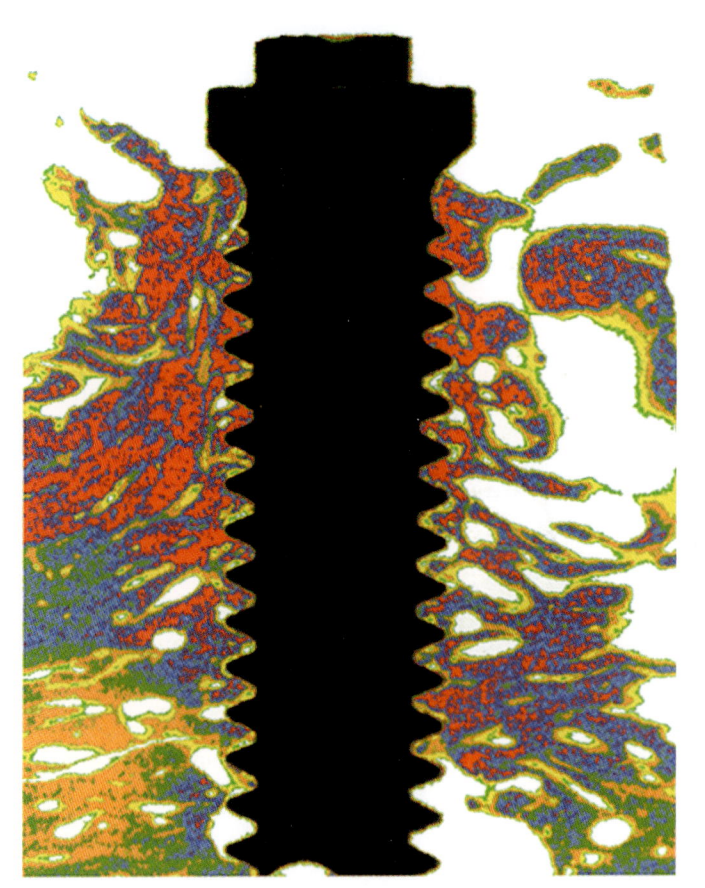

Fig. 3.3 Radiomicrografia digital de um corte longitudinal de 100 μm de espessura de um implante dentário demonstrando remodelamento ósseo.[29] Em ordem descendente de densidade óssea, as cores são: dourado, azul, vermelho e amarelo. Esta morfologia é consistente com a alta taxa de remodelamento ósseo em 1 mm da superfície do implante. Reproduzida com permissão de Yip G, Schneider P, Roberts W E 2004 Microcomputed tomography: High resolution imaging of bone and implants in three dimensions. Seminars in Orthodontics 10:174-187.

MODELO E TORQUE DE INSERÇÃO E REMOÇÃO DO MINI-IMPLANTE

Comparado aos implantes utilizados para a reposição de dentes, o mini-implante ortodôntico apresenta menos limitações anatômicas, além de os procedimentos de inserção e remoção do parafuso serem muito mais simples. Um mini-implante ideal necessita de um torque de inserção mínimo de modo que o parafuso não rompa e a tensão óssea seja baixa. Em contraste, a força necessária para remover o mini-implante (torque de remoção) deve ser relativamente grande, de modo que o mesmo não solte quando submetido a cargas funcionais. Como mencionado, o torque de remoção é proporcional ao quadrado do raio do mini-implante. Portanto, o implante ortodôntico apresenta um menor torque de remoção, sendo, consequentemente, muito mais fácil de remover do que os implantes utilizados para a reposição de dentes, que geralmente possuem um diâmetro de 4 mm. Isso representa, porém, uma potencial desvantagem, se uma grande força for aplicada ao parafuso durante o tratamento ortodôntico.

Tentativas para aumentar o torque de remoção resultaram no desenvolvimento de um mini-implante cônico, que possui maior diâmetro perto da cabeça do parafuso. De acordo com a análise de elemento finito, o formato cônico fornece maiores força e estabilidade mecânica.[12] Outro estudo comparou o torque de inserção e remoção de dois tipos de mini-implantes. O tipo cônico foi associado a maiores valores de torque de remoção, preferível para a estabilidade mecânica. No entanto, o torque de inserção também foi maior para a forma cônica. Isso pode representar uma desvantagem deste tipo de parafuso, pois pode resultar em uma tensão maior nos tecidos ósseos adjacentes e ruptura do mini-implante.[31] Um estudo constatou que um modelo de duplo passo, no qual a parte superior do parafuso possui um passo menor, ajuda a melhorar as características mecânicas, visto que está associado a um torque de inserção menor e maior torque de remoção que o mini-implante de um passo.[32]

Na opinião do autor, os mini-implantes cônicos exibem maior estabilidade em pacientes na fase de crescimento, na qual o remodelamento ósseo ativo é um fator de risco para a perda precoce do mini-implante, porém mais estudos são necessários para confirmar essa observação. O modelo do mini-implante também necessita ser aprimorado para uma estabilidade mecânica ótima.

REFERÊNCIAS BIBLIOGRÁFICAS

1. Park H S 1999 The skeletal cortical anchorage using titanium microscrew implants. Korean Journal of Orthodontics 29:699–706

2. Heidemann W, Terheyden H, Gerlach K L 2001 Analysis of the osseous/metal interface of drill free screws and self-tapping screws. Journal of Craniomaxillofacial Surgery 29:69–74

3. Kim J W, Ahn S J, Chang Y I 2005 Histomorphometric and mechanical analyses of the drill-free screw as orthodontic anchorage. American Journal of Orthodontics and Dentofacial Orthopedics 128:190–194

4. Lundström J 1972 Heat and bone tissue. An experimental investigation of the thermal properties of bone tissue and threshold levels for thermal injury. Scandinavian Journal of Plastic and Reconstructive Surgery (Supplement 9):71–80

5. Eriksson A, Albrektsson T 1984 The effect of heat on bone regeneration: An experimental study in the rabbit using the bone growth chamber. Journal of Oral and Maxillofacial Surgery 42:705–711

6. Ueda M, Matsuki M, Jacobsson M et al. 1991 Relationship between insertion torque and removal torque analyzed in fresh temporal bone. International Journal of Oral and Maxillofacial Implants 6:442–447

7. Brånemark P I, Adell R, Breine U 1969 Intra-osseous anchorage of dental prostheses. Experimental studies. Scandinavian Journal of Plastic and Reconstructive Surgery 3:81–100

8. Lee S J, Chung K R 2001 The effect of early loading on the direct bone-to-implant surface contact of the orthodontic osseointegrated titanium implant. Korean Journal of Orthodontics 31:173–185

9. Albrektsson T, Brånemark P I, Hansson H A 1981 Osseointegrated titanium implants. Requirements for ensuring a long-lasting direct bone-to-implant anchorage in man. Acta Orthopaedica Scandinavica 52:155–170

10. Roberts W E, Smith R K, Ziberman Y et al. 1984 Osseous adaptation to continuous loading of rigid endosseous implants. American Journal of Orthodontics 86:95–111

11. Gary J B, Steen M E, King G J et al. 1983 Studies on the efficacy of implants as orthodontic anchorage. American Journal of Orthodontics 83:311–317

12. Melsen B, Costa A 2000 Immediate loading of implants used for orthodontic anchorage. Clinical Orthodontics and Research 3:23–28

13. Ohmae M, Saito S, Morohashi T et al. 2001 A clinical and histological evaluation of titanium mini-implants as anchors for orthodontic intrusion in the beagle dog. American Journal of Orthodontics and Dentofacial Orthopedics 119:489–497

14. Roberts W E, Helm F R, Marshall K J et al. 1989 Rigid implants for orthodontic and orthopedic anchorage. Angle Orthodontist 59:247–256

15. Deguchi T, Takano-Yamamoto T, Kanomi R et al. 2003 The use of small titanium screws for orthodontic anchorage. Journal of Dental Research 82:377–381

16. Brunski J B 1988 Biomaterials and biomechanics in dental implant design. International Journal of Oral and Maxillofacial Implants 3:85–97

17. Pillar R M, Cameron H U, Welsh M B et al. 1981 Radiographic and morphologic studies of load-bearing porous-surfaced structured implants. Clinical Orthopaedics and Related Research 156:249–257

18. Creekmore T D, Eklund M K 1983 The possibility of skeletal anchorage. Journal of Clinical Orthodontics 17:266–269

19. Melsen B, Verna C 2005 Miniscrew implants: the Aarhus anchorage system. Seminars in Orthodontics 11:24–31

20. Huja S S 2004 Biological parameters that determine the success of screws used in orthodontics to supplement anchorage. Moyers Symposium, pp. 177–188

21. Melsen B 2005 Mini-implants: Where are we? Journal of Clinical Orthodontics 39:539–547

22. Frost H M 1992 Perspectives: bone's mechanical usage windows. Bone and Mineral 19:257–271

23. Cope J B 2005 Temporary anchorage devices in orthodontics: a paradigm shift. Seminars in Orthodontics 11:3–9

24. Duyck J, Ronold H J, Van Oosterwyck H et al. 2001 The influence of static and dynamic loading on marginal bone reactions around osseointegrated implants: an animal experimental study. Clinical Oral Implants Research 12:207–218

25. Szmukler-Moncler S, Salama H, Reingewirtz Y et al. 1998 Timing of loading and effect of micromotion on bone-dental implant interface: review of experimental literature. Journal of Biomedical Materials Research 43:192–203

26. Frost H M 1987 Bone 'mass' and the 'mechanostat': A proposal. Anatomical Record 219:1–9

27. Frost H M 1990 Skeletal structural adaptations to mechanical usage (SATMU): 1. Redefining Wolff's law: the bone modeling problem. Anatomical Record 226:403–413

28. Roberts W E, Huja S, Roberts J A 2004 Bone modeling: Biomechanics, molecular mechanism, and clinical perspectives. Seminars in Orthodontics 10:123–161

29. Roberts W E, Marshall K J, Mozasary P G 1990 Rigid endosseous implant utilized as anchorage to protract molars and close an atrophic extraction site. Angle Orthodontist 2:135–152

30. Yip G, Schneider P, Roberts W E 2004 Micro-computed tomography: High resolution imaging of bone and implants in three dimensions. Seminars in Orthodontics 10:174–187

31. Kim J W, Cho I S, Lee S J *et al.* 2006 Mechanical analysis of the taper shape and length of orthodontic mini-implant for initial stability. Korean Journal of Orthodontics 36:55–62

32. Kim J W, Cho I S, Lee S J *et al.* 2006 Effect of dual pitch mini-implant design and diameter of an orthodontic mini-implant on the insertion and removal torque. Korean Journal of Orthodontics 36:270–278

CAPÍTULO 4

TERMINOLOGIA, CARACTERÍSTICAS DO MODELO E INSTRUMENTAL CIRÚRGICO

TERMINOLOGIA E CARACTERÍSTICAS DO MODELO

Na atual ortodontia, o uso de implantes de diâmetro pequeno – mini-implantes – é preferível ao de curtos implantes palatinos osseointegrados, dos convencionais implantes dentários restauradores osseointegrados e dos *onplants*.

Um **parafuso** é definido como uma simples máquina que muda de movimento rotatório para movimento translacional enquanto fornece um benefício mecânico. O parafuso comumente utilizado possui 3 partes: **cabeça, corpo** e

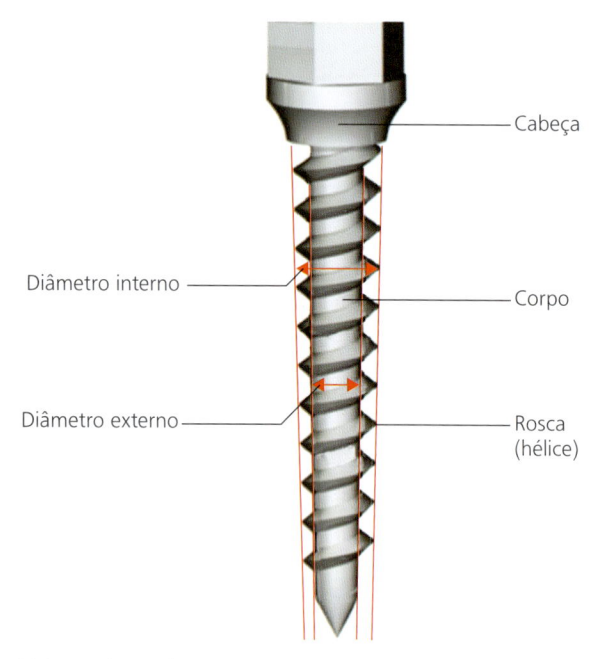

Fig. 4.1 Partes do parafuso.

rosca (hélice) (Fig. 4.1). A rosca envolve o corpo. O diâmetro do parafuso é medido pelo próprio corpo (diâmetro interno), o qual não inclui a rosca, ou inclui a rosca (diâmetro externo). A distância vertical entre 2 roscas adjacentes é denominada de **passo** do parafuso. Uma volta completa do parafuso irá movê-lo para dentro ou para fora de um objeto a uma distância igual ao passo do parafuso.

Até que os mini-implantes, especificamente projetados para uso ortodôntico, se tornassem acessíveis, os mini-parafusos de titânio usados para fixar as placas ósseas na cirurgia plástica e reconstrutiva (Martin®: diâmetro 1,5/2,0 mm; OsteoMed®: diâmetro 1,2/1,6 mm) também foram usados na ortodontia. Atualmente, muitas empresas ortodônticas estão produzindo mini-implantes, e estes são amplamente utilizados. Neste livro, a discussão sobre a estrutura e o uso dos mini-implantes será relacionada principalmente aos sistemas que os autores mais utilizam, ou seja, OSAS® (*Osseodyne Skeletal Anchorage System*; Epoch Medical, Seul, Coreia) e ORLUS® (*Ortholution*, Seul, Coreia).

O mini-implante ortodôntico que os autores utilizam é composto da liga de titânio mais extensamente utilizada, ou seja, a liga de titânio α + β ASTM (*American Society for Testing and Materials*) grau 5 (Tabela 4.1). O nome químico da liga é Ti-6Al-4V e, conforme o nome indica, contém 6% de alumínio e 4% de vanádio. Possui alta resistência, porém uma maleabilidade relativamente baixa.[1]

Tabela 4.1 Graus ASTM de titânio puro e liga de titânio

	Titânio puro				Liga de titânio			
					Liga α + β		Liga α	Liga β
Grau ASTM	1	2	3	4	5		6	7~36
Fórmula química/nome					Ti-6Al-4V	Ti-6Al-4V ELI	Ti-5Al-2,5Sn	Ti-10V-2Fe-3Al

Mini-implante ortodôntico – partes constituintes e características do modelo

O mini-implante ortodôntico difere do parafuso convencional, visto que possui uma **cabeça dupla** (Fig. 4.2) – ou seja, a cabeça apresenta um aspecto adicional, projetado especificamente para o uso no tratamento ortodôntico (para amarrar um fio de ligadura ou uma corrente elástica). A cabeça também é a parte do parafuso que é encaixada na haste da chave de fenda (chave protética) ou em um instrumento rotatório. O modelo da cabeça varia, dependendo do fabricante, e pode ser hexagonal, octogonal ou até mesmo em formato de esfera. Entre a cabeça e o corpo está a parte que entra em contato com a gengiva (**perfil transmucoso**), frequentemente chamada de colo ou colar. Alguns fabricantes fornecem mini-implantes com colos mais longos para o uso em regiões como o palato ou as áreas retromolares, onde a gengiva sobrejacente é mais espessa (Fig. 4.3).

O **corpo** do parafuso é projetado para maximizar a estabilidade e auxiliar a inserção do mini-implante no osso. Seu diâmetro varia de 1,2 mm a 2 mm (este é denominado **diâmetro interno** do parafuso). No entanto, a maioria dos fabricantes fornece o **diâmetro externo**, que inclui a largura das roscas do parafuso na medida.[2] O comprimento e o diâmetro da rosca

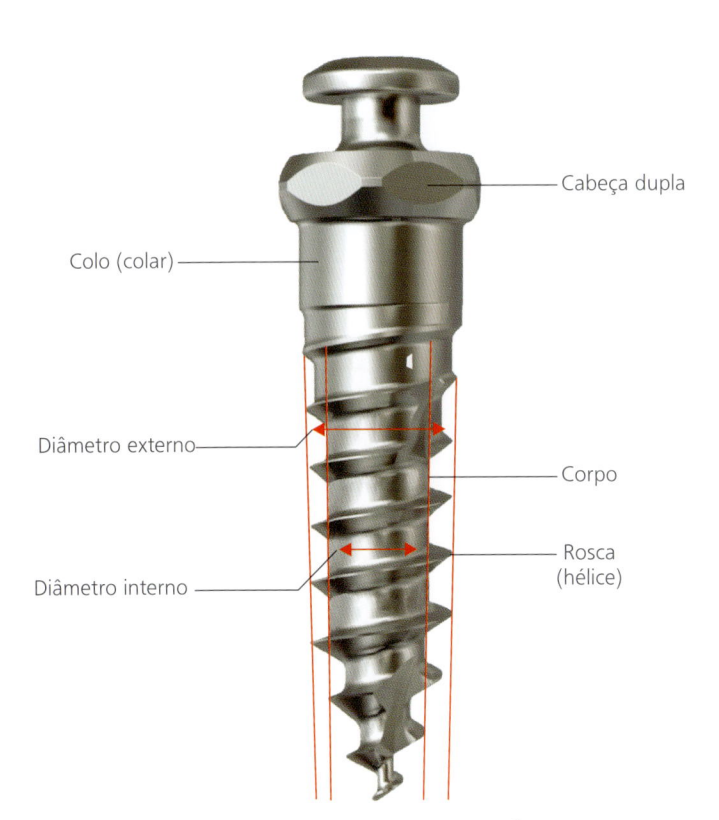

Fig. 4.2 Partes de um mini-implante ortodôntico (ORLUS®).

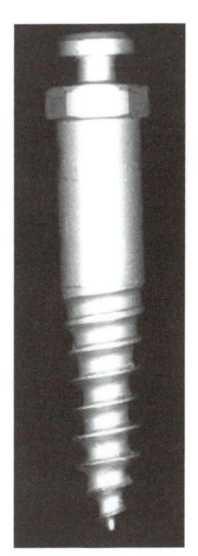

Fig. 4.3 Um parafuso com um perfil transmucoso longo.

do mini-implante são as principais características a ser consideradas na seleção do mini-implante (Fig. 4.4). Alguns mini-implantes ortodônticos necessitam de **perfuração**, ou seja, do preparo de um pequeno orifício antes de sua inserção (Fig. 4.5). Estes mini-implantes são denominados pré-furo

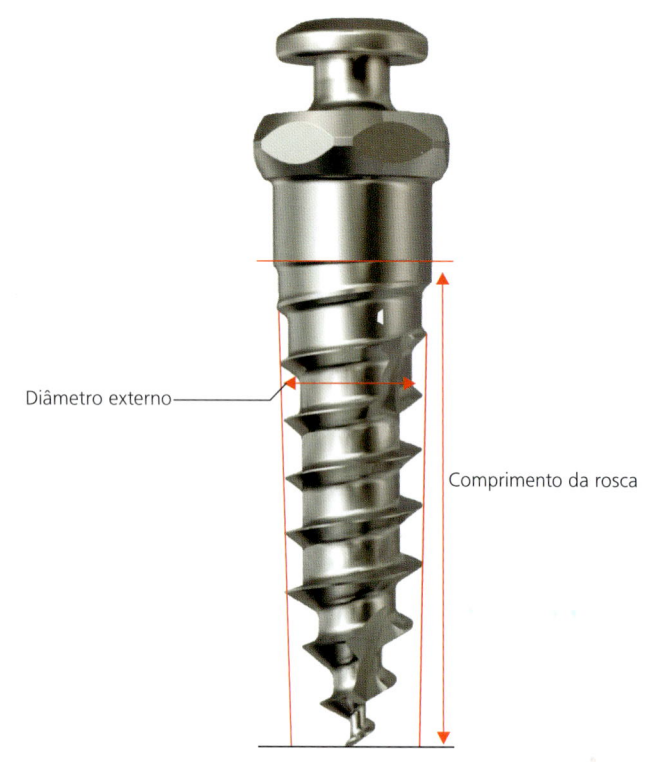

Fig. 4.4 Comprimento da rosca e diâmetro externo.

Diâmetro externo

Comprimento da rosca

ou perfurados. No sistema OsteoMed®, o mais utilizado no passado, a realização de perfuração era necessária para os parafusos com um diâmetro de 1,2 mm, porém não para os parafusos com diâmetro igual ou maior que 1,6 mm. A maioria dos mini-implantes ortodônticos atuais é do tipo **sem perfuração** ou **autoperfurante** (Fig. 4.6), possuindo um diâmetro de 1,6 mm. Estes mini-implantes autoperfurantes possuem estrias de corte especialmente produzidas, que permitem a inserção sem perfuração. Na ponta do corpo há um **sulco** vertical, que previne a interferência de debris ósseos durante a inserção (Fig. 4.7).

O procedimento de encaixe no sítio de fixação é denominado **macheamento**. Tanto os mini-implantes ortodônticos de perfuração prévia quanto os autoperfurantes não necessitam da realização prévia do macheamento, visto que a rosca do mini-implante é projetada para furar o osso durante a inserção. Consequentemente, todos os mini-implantes ortodônticos são **automacheantes**, e a maioria deles é autoperfurante (Fig. 4.8, Tabela 4.2).

Estudos indicam que os mini-implantes autoperfurantes fornecem um extenso contato entre o implante e o osso, com poucos debris ósseos e menos dano térmico do que os parafusos que necessitam de perfuração prévia.[3,4] Os parafusos autoperfurantes apresentaram menor mobilidade quando

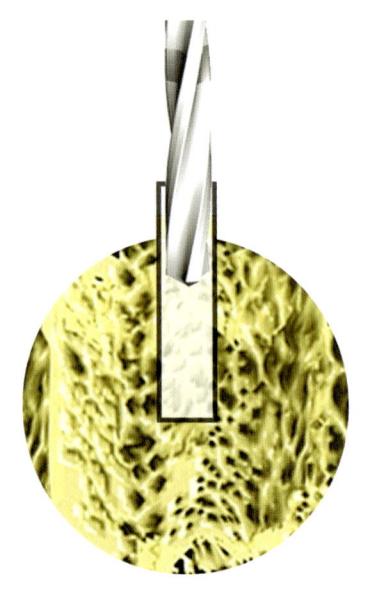

Fig. 4.5 Pré-furo realizado com a broca.

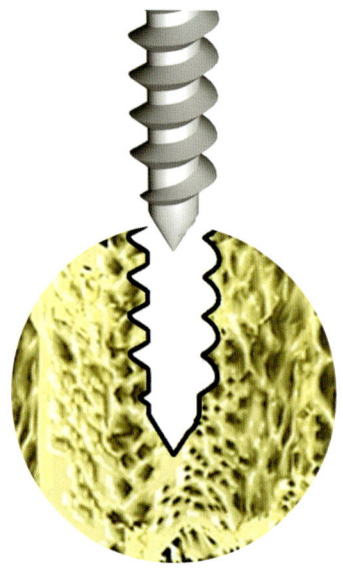

Fig. 4.6 Implante automacheante e o padrão que a rosca produz no osso.

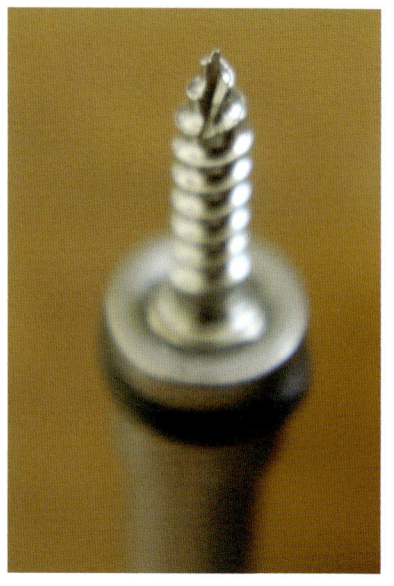

Fig. 4.7 Sulco na ponta de um mini-implante autoperfurante.

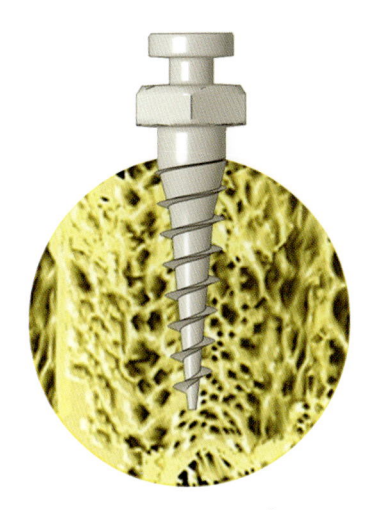

Fig. 4.8 Mini-implante autoperfurante, automacheante.

testados com Periostat® (Siemens AG, Bensheim, Alemanha), com maiores remodelamento ósseo e osseointegração que o sistema de perfuração prévia.[5] O mini-implante geralmente utilizado de 1,6 mm de diâmetro é considerado com suficiente rigidez para ser inserido sem perfuração. No passado, quando apenas parafusos ósseos estavam disponíveis, os mini-implantes de diâmetro menor que 1,5 mm eram inseridos utilizando-se o método de perfuração prévia para evitar a ruptura do parafuso. Recente aperfeiçoamento nos materiais e processos de fabricação resultaram no desenvolvimento de mini-implantes autoperfurantes com pequenos diâmetros de 1,2-1,4 mm (Dentos, Taegu, Korea e Miangang, Seul, Coreia).

Os mini-implantes autoperfurantes estão disponíveis com roscas de vários **comprimentos** (5-9 mm) (Fig. 4.9). Eles estão disponíveis em 2 configurações: **cilíndrico,** com um diâmetro de 1,6 mm (OSAS®), e **cônico,** com um diâmetro máximo de 1,6 mm ou 1,8 mm (ORLUS®). Alguns fabricantes fornecem parafusos mais longos (≥ 11 mm). Porém, os parafusos desse comprimento raramente são utilizados para as aplicações demonstradas neste livro. O comprimento a ser usado depende da espessura do tecido mole e do osso cortical no local da inserção do mini-implante. Na região palatina mediana, o osso cortical denso é revestido por um tecido mole fino e sua espessura não pode ser mensurada nas radiografias convencionais. Portanto, nessa região, sugere-se o uso de parafusos de menor comprimento (5 mm). O contato com o osso denso fornece adequada retenção, sendo raro o afrouxamento dos parafusos. Na região alveolar, a espessura óssea não é de muito interesse, mas o tecido gengival tende a ser mais espesso e o osso cortical menos denso. Nessa região, para alcançar máximo contato com o osso cortical, os mini-implantes de 6 mm de comprimento geralmente são utilizados. Mini-implantes mais longos (maiores que 6 mm) são usados na região da papila retromolar (geralmente ≥ 8 mm) e nas regiões alveolares palatinas (geralmente ≥ 7 mm), onde o tecido gengival é ainda mais espesso. Alguns sistemas fornecem a opção de parafusos com colo mais longo (Fig. 4.3).

Tabela 4.2 Algumas características dos mini-implantes ortodônticos

	Diâmetro do mini-implante	
	< 1,5 mm	**> 1,5 mm**
Perfuração	Autoperfurante	Autoperfurante (sem perfuração)
Macheamento	Automacheante	Automacheante
Uso ou não de broca	Broca sempre utilizada	Broca utilizada para ocasional perfuração do orifício piloto

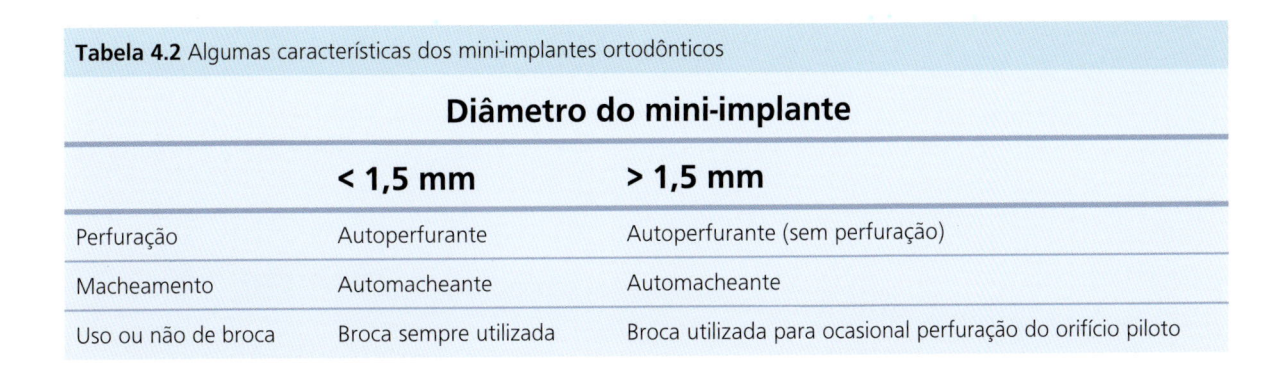

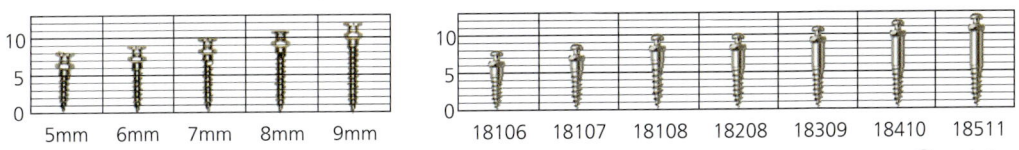

Fig. 4.9 Mini-implantes ortodônticos de 1,6 mm de diâmetro de diferentes comprimentos: cilíndrico (OSAS®) e cônico (ORLUS®).

A maioria dos mini-implantes pode ser colocada sem a realização de incisões ou suturas, contanto que o parafuso seja circundado por gengiva queratinizada. Contudo, se o mini-implante for posicionado em uma região com gengiva não queratinizada, no limite entre a gengiva queratinizada e não queratinizada, ou se a gengiva for espessa, uma incisão é feita antes de se colocar o mini-implante. Caso contrário, o tecido gengival frouxo tenderá a envolver o mini-implante durante o procedimento de inserção.

INSTRUMENTAL CIRÚRGICO

Instrumental cirúrgico para a inserção do mini-implante

Instrumentos manuais:
- Chave manual reta
- Chave manual curta
- Chave para contra-ângulos (chave de torque)

Instrumentos rotatórios motorizados:
- Motor de implante com peça de mão
- Peça de mão de baixa rotação com cabeça contra-ângulo de velocidade reduzida (1/128, 1/256 ou 1/1.024)
- Prolongador de brocas
- Broca-piloto

O uso de muitos dos itens listados é planejado ou escolhido somente em uma minoria de situações, e os autores possuem preferências que serão discutidas adiante.

Instrumentos manuais

Instrumentos manuais constituem o instrumental cirúrgico básico necessário para a inserção dos mini-implantes ortodônticos. A chave manual reta (Fig. 4.10, ORLUS®) possui 2 componentes, o cabo e a haste, os quais são esterilizados separadamente e conectados antes do procedimento de colocação do mini-implante. A chave manual curta (Fig. 4.11, ORLUS®) similarmente possui um cabo e uma haste que precisam ser conectados antes do uso. Esta chave é utilizada em locais difíceis de alcançar com a chave manual reta, tais como a região palatina mediana. O *kit* **cirúrgico** (Fig. 4.12, OSAS®) consiste de uma caixa organizadora de instrumentos com as chaves e os mini-implantes e,

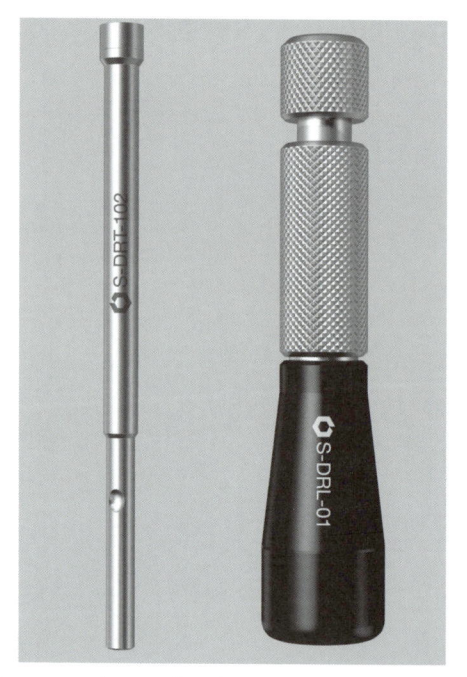

Fig. 4.10 Chave manual reta: cabo e haste.

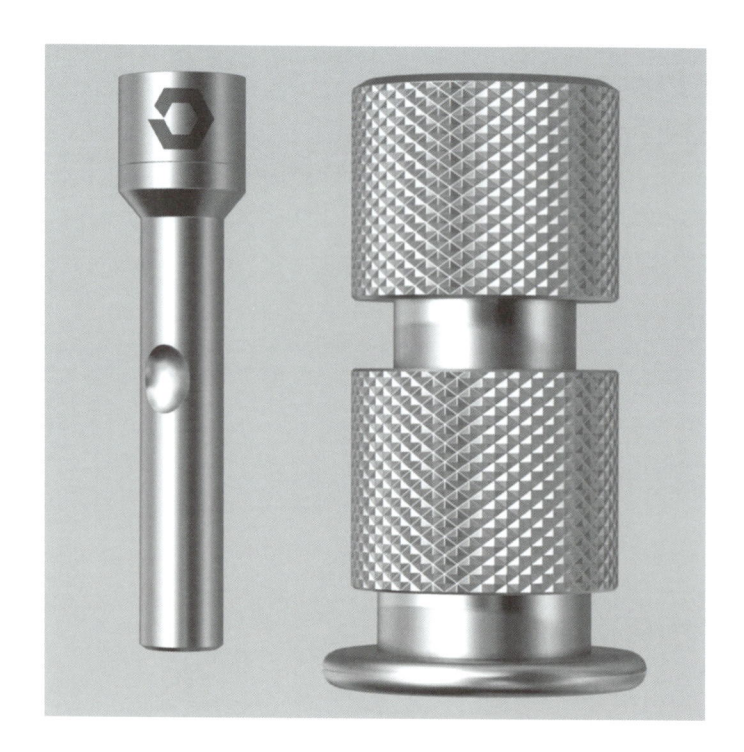

Fig. 4.11 Chave manual curta, com cabo e ponta.

opcionalmente, prolongadores de brocas, que são utilizados com a peça de mão.

A **chave para contra-ângulo (chave de torque)** (Figs. 4.13, 4.14) também pode ser utilizada para regiões em que o acesso com a chave manual reta seja difícil, como a região palatina, a papila retromolar e a tuberosidade maxilar. Esta chave é semelhante à peça de mão contra-ângulo motorizada, porém é manual. A chave é segurada com uma mão enquanto a outra mão gira a roda na extremidade posterior da chave. A força rotativa é transmitida ao prolongador de brocas e, então, ao mini-implante. Porém, a manipulação

não é tão conveniente quanto foi projetada para ser; esta chave apresenta uma precisão menor que a chave manual reta, e a transmissão da força não é tão boa quanto a peça de mão motorizada. Na experiência do autor, mesmo quando uma mão segura a chave firmemente, a haste gira com o cabo quando o osso é denso e oferece alta resistência. Consequentemente, uma força lateral indesejável é transmitida ao mini-implante. Outro fator a considerar é a imperfeição do desenho do compressor, em razão da minúscula "brecha" existente entre o mini-implante e o prolongador de brocas. Essa brecha faz com que o mini-implante em rotação "vibre" durante a inserção.

Instrumentos rotatórios motorizados

Os instrumentos rotatórios motorizados são usados principalmente nas áreas menos acessíveis, como a região alveolar palatina e palatina mediana, tuberosidade maxilar e papila retromolar. Ao utilizar esses instrumentos, para perfuração prévia ou inserção do mini-implante, são necessários o uso de rotação baixa e controlada e a aplicação de pressão leve ao osso.

O **motor de implante** (Fig. 4.15) é um motor de baixa velocidade, porém de custo bem alto, que é utilizado nos implantes prostodônticos. Uma peça de mão é anexada ao motor e, para a inserção do mini-implante, a taxa de rotação é configurada para 30 rpm ou menos. Na física, *torque* é definido como a medida de uma força agindo sobre um objeto e causando rotação desse objeto. Torque alto é uma desvantagem – um mini-implante fino, fraco, pode romper quando colocado em um osso denso.

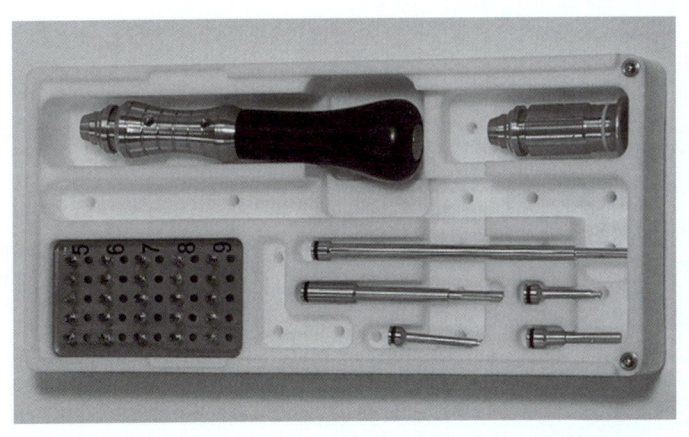

Fig. 4.12 Um *kit* cirúrgico para a inserção do mini-implante ortodôntico.

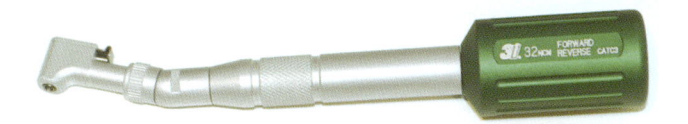

4.13

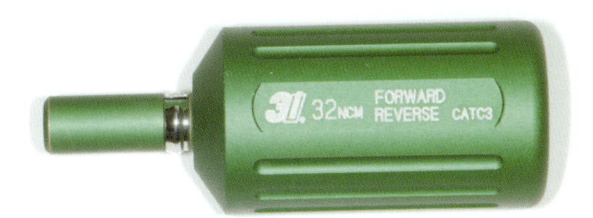

4.14

Figs. 4.13, 4.14 A Figura 4.13 exibe a chave de torque montada e a Figura 4.14 exibe um *close* do cabo da chave de torque.

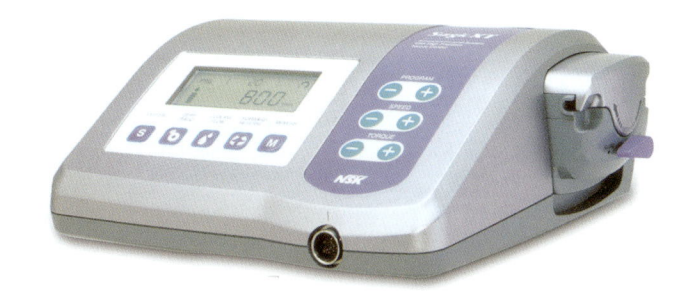

Fig. 4.15 Um motor de implante.

A **peça de mão de baixa rotação com cabeça contra-ângulo de velocidade reduzida** (1/128, 1/256 ou 1/1.024 da velocidade original) pode ser usada com o motor convencional anexado ao equipo odontológico. Para a inserção do mini-implante, uma peça de mão que reduz a velocidade original para menos de 1/256 deveria ser usada a fim de alcançar uma velocidade menor que 30-60 rpm. O prolongador de brocas é utilizado para encaixar o mini-implante e é conectado à peça de mão por aderência mecânica ou atrito (Figs. 4.16, 4.17). O sistema de fixação por atrito é mais estável do que a aderência mecânica. Como anteriormente explicado, o sistema de aderência mecânica possui uma oscilação inerente, causando a vibração do mini-implante durante o procedimento de inserção. A peça de mão possui um torque bem baixo, e os motores param quando uma alta resistência óssea é encontrada durante a inserção do mini-implante. Essa ocorrência é vantajosa, pois previne a ruptura do mini-implante. É menos caro do que o motor para implante e é autoclavável.

Um **prolongador de brocas** (Fig. 4.18) é anexado a uma peça de mão por aderência mecânica ou por atrito, conectando a peça de mão ao mini-implante. Essas brocas estão disponíveis em 2 comprimentos (19 mm e 24 mm). Geralmente, o prolongador de brocas mais curto é utilizado. O mais longo é conveniente quando um parafuso da região palatina mediana é colocado em uma abóbada palatina funda.

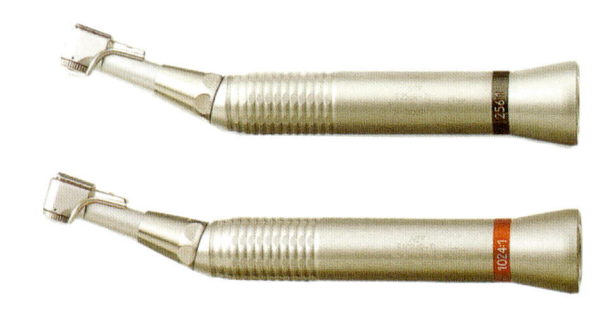

Fig. 4.16 Peças de mão de baixa rotação com sistema de aderência mecânica de velocidade reduzida (NSK RTL series, Nakanishi Inc, Tochigi, Japão).

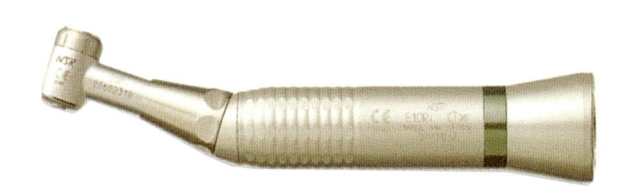

Fig. 4.17 Peças de mão de baixa rotação com sistema de fixação por atrito de velocidade reduzida (NSK SPG series, Nakanishi Inc, Tochigi, Japão).

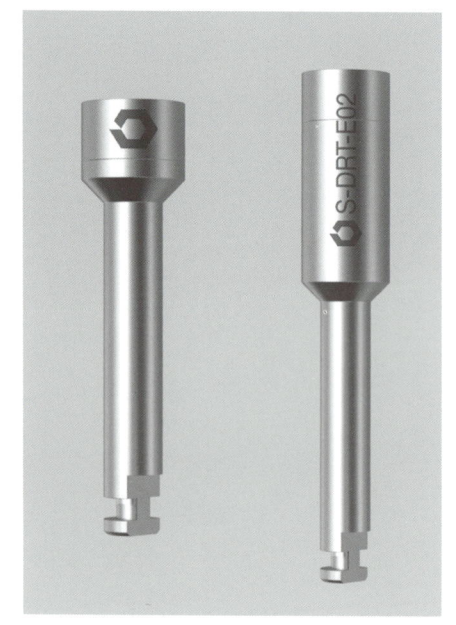

Fig. 4.18 Prolongador de brocas.

Uma **broca piloto** (Figs. 4.19, 4.20) é ocasionalmente utilizada com uma peça de mão para perfurar um orifício no osso cortical antes de se colocar o mini-implante. O diâmetro do orifício é menor que o diâmetro do mini-implante. É utilizado somente quando o mini-implante autoperfurante precisa ser inserido em locais com osso muito denso e, portanto, um grau de dificuldade é antecipado, como, por exemplo, na colocação de mini-implantes nas regiões palatina mediana, alveolar mandibular ou papila retromolar.

Sugestões úteis

Manuseio da chave manual reta

Um suporte estável é fornecido ao se segurar a chave com a palma da mão e os dedos, prevenindo que o mini-implante gire em volta de seu eixo (Figs. 4.21, 4.22). A chave manual é lentamente rotacionada a uma velocidade de 15-30 rpm para minimizar dano ao osso cortical.

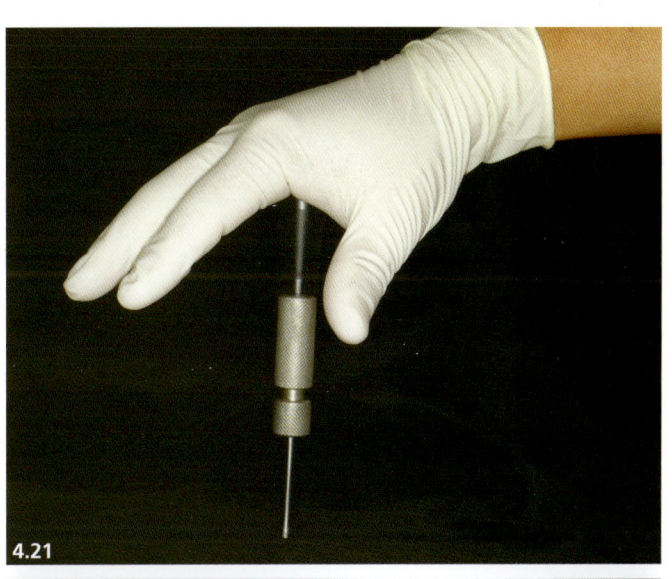

4.21

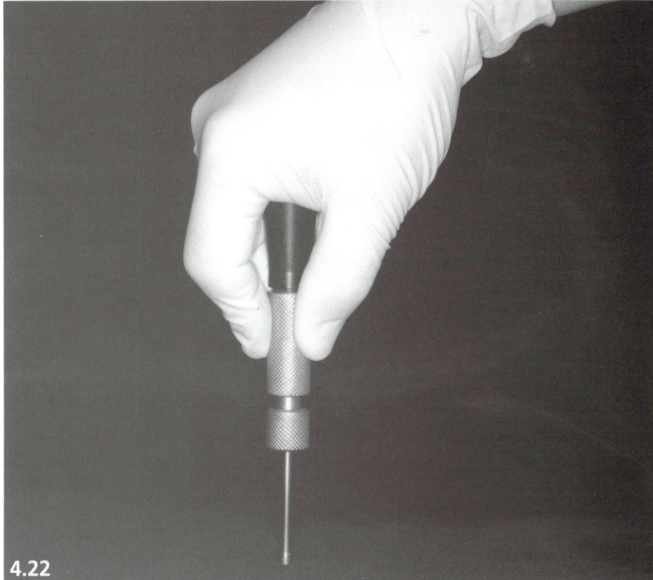

4.22

Figs. 4.21, 4.22 Maneira correta de segurar uma chave manual.

Figs. 4.19, 4.20 Broca piloto (Fig. 4.19) e prolongador de brocas (Fig. 4.20). Diâmetro 1,05 mm (ambas as figuras).

Pegando o mini-implante

Ao anexar um mini-implante na ponta da haste da chave de mão (Figs. 4.23, 4.24) ou em um prolongador de brocas de uma peça de mão (Figs. 4.25-4.27), o corpo do mini-implante deve entrar em contato somente com instrumentos esterilizados. Deve-se apanhar o mini-implante diretamente da bandeja de instrumentos, e o ajuste entre a cabeça do mini-implante e a ponta da haste ou o prolongador de brocas deve ser verificado.

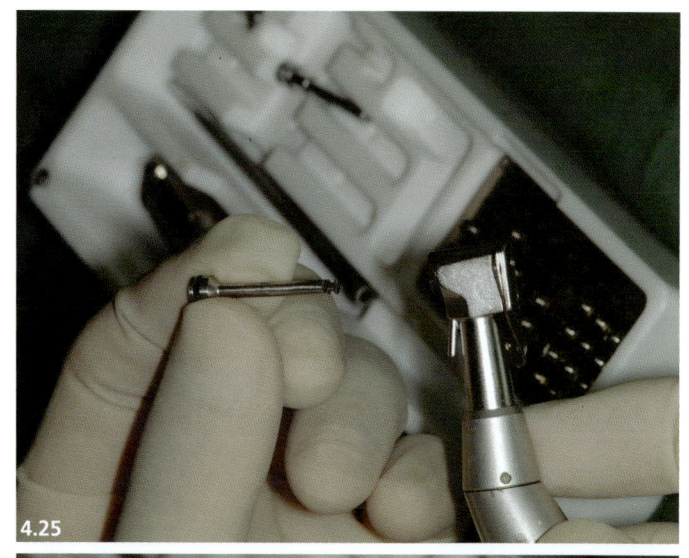

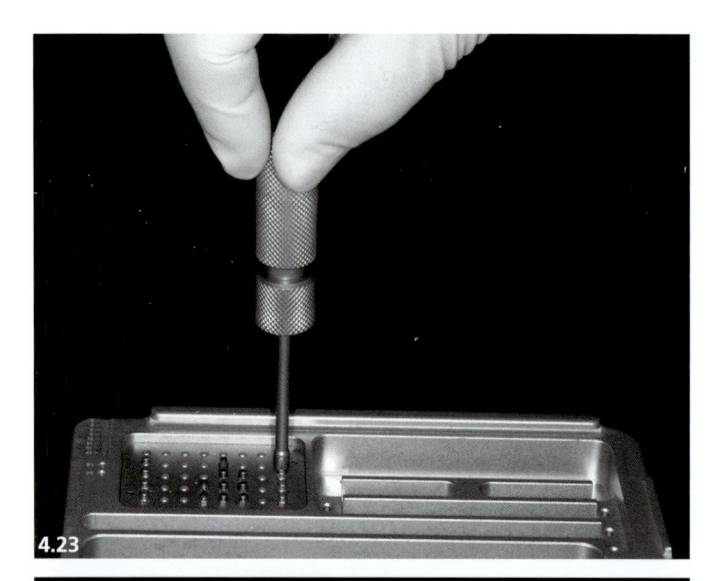

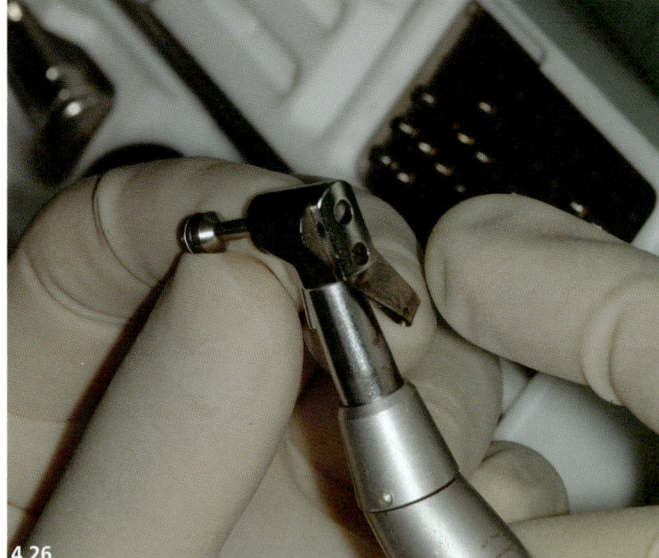

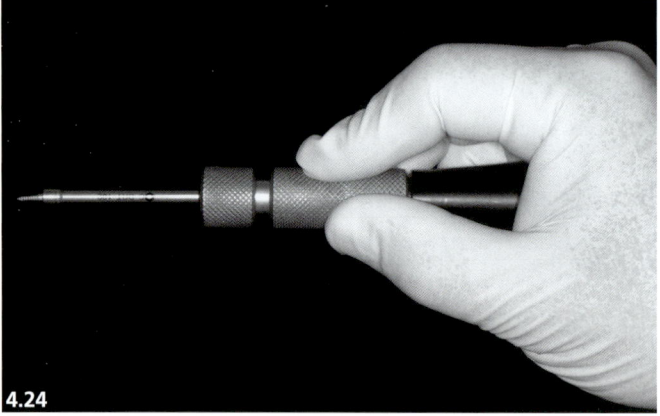

Figs. 4.23, 4.24 Pegando um mini-implante com a chave de mão.

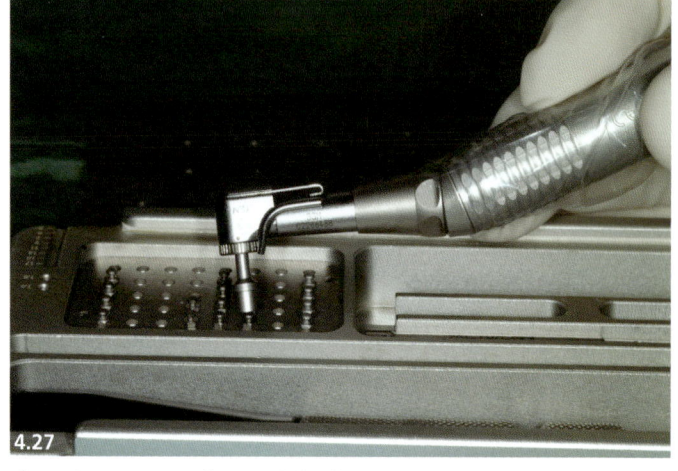

Figs. 4.25-4.27 Pegando um mini-implante com uma peça de mão.

Protocolo de esterilização

Durante a inserção do mini-implante, grande atenção deve ser dada aos protocolos de esterilização, assim como em qualquer procedimento cirúrgico oral. Anterior ao procedimento de inserção, protocolos convencionais de esterilização devem ser seguidos para desinfetar o equipo odontológico, a cadeira e seus anexos e a mesa sobre a qual os instrumentos para a inserção do mini-implante serão colocados.

Os instrumentos necessários para a inserção do mini-implante são autoclavados. Cada instrumento é empacotado individualmente, como, por exemplo, as chaves para contra-ângulo e os prolongadores de brocas. O organizador de instrumentos é embrulhado separadamente com panos cirúrgicos e, então, autoclavado. A chave manual reta e os mini-implantes devem ser colocados no organizador. Deposite um pano esterilizado sobre o suporte da mesa antes de colocar os instrumentos.

Referências Bibliográficas

1. ASTM Index, 2004.

2. Mah J, Bergstrand F 2005 Temporary anchorage devices: a status report. Journal of Clinical Orthodontics 39:132–136

3. Heidemann W, Gerlach K L, Grobe K H *et al.* 1998 Drill free screws: a new form of osteosynthesis screw. Journal of Craniomaxillofacial Surgery 26:163–168

4. Heidemann W, Terheyden H, Gerlach K L 2001 Analysis of the osseous/metal interface of drill free screws and self-tapping screws. Journal of Craniomaxillofacial Surgery 29:69–74

5. Kim J W, Ahn S J, Chang Y I 2005 Histomorphometric and mechanical analyses of the drill-free screw as orthodontic anchorage. American Journal of Orthodontics and Dentofacial Orthopedics 128:190–194

CAPÍTULO 5

CONSIDERAÇÕES ANATÔMICAS E INSERÇÃO/REMOÇÃO DOS MINI-IMPLANTES ORTODÔNTICOS

INTRODUÇÃO

A anatomia da região de inserção influencia a seleção do mini-implante, em termos de sua dimensão, local e orientação. Este capítulo discute as considerações anatômicas gerais e descreve os procedimentos para inserção e remoção dos mini-implantes ortodônticos nas regiões intraorais comumente utilizadas: a área alveolar palatina/vestibular, região palatina mediana, tuberosidade maxilar e região da papila retromolar.

CONSIDERAÇÕES ANATÔMICAS

Fatores a serem considerados durante a inserção de mini-implantes

- Estruturas anatômicas na vizinhança do local de inserção
- Qualidade óssea
- Espessura do tecido mole
- Conforto do paciente

Estruturas anatômicas na vizinhança do local de inserção

Durante a inserção de um mini-implante, as raízes, os nervos e os vasos sanguíneos dos dentes, o osso e os seios adjacentes ao local de inserção são todos vulneráveis à perfuração. Cuidado especial é necessário ao se considerar a inserção de implantes nos ossos alveolar vestibular e lingual e nas áreas paramedianas do palato. Ao contrário, não há estruturas anatômicas críticas na região palatina mediana, na tuberosidade maxilar e na região da papila retromolar, exceto pelo canal incisivo no palato.

Maxila

Na maxila, os locais comumente utilizados para a inserção de mini-implantes são a região alveolar palatina/vestibular, a região palatina mediana e a tuberosidade maxilar. As estruturas anatômicas a serem consideradas são:

- Raízes dos dentes.
- Feixe neurovascular palatino maior.

- Cavidade nasal.
- Seio maxilar.

Raízes dos dentes

Ao se planejar inserir um mini-implante entre as raízes dos dentes, uma radiografia panorâmica deve ser realizada para selecionar o local de inserção. Isso garantirá que haja suficiente espaço inter-radicular no local escolhido. O espaço inter-radicular é maior entre as raízes dos dentes que divergem entre si. Na maxila, o espaço inter-radicular entre as raízes do 2º pré-molar e do 1º molar tende a ser maior que aquele entre as raízes do 1º e 2º molar, de 5 a 7 mm apical à crista alveolar.[1]

Em razão do formato cônico das raízes dentárias, o espaço inter-radicular aumenta em direção à região apical. Teoricamente, quanto mais apical estiver o mini-implante, menor será o risco de lesão na raiz. Contudo, isso é limitado pela faixa de gengiva inserida e pela largura vestibulobucal, como também pelos fatores mecânicos. Na experiência do autor, na maioria dos pacientes, mini-implantes cilíndricos ou cônicos com um diâmetro de 1,6 mm podem ser colocados na junção dos terços cervical e médio da raiz.

Geralmente, é preferível inserir um mini-implante após o nivelamento e o alinhamento dos dentes com arco retangular. Dessa maneira, as raízes estarão alinhadas e o local ótimo de inserção pode ser determinado com uma radiografia panorâmica, ajudando a evitar lesões na raiz (Fig. 5.1). Alguma perda de ancoragem molar é inevitável durante a fase de nivelamento do tratamento. Dependendo da quantidade de apinhamento inicial, o momento de inserção do mini-implante nas arcadas superior e inferior pode variar. O momento da inserção do mini-implante também difere em pacientes que necessitam de mini-implante para ancoragem ortodôntica desde a fase inicial do tratamento. Por exemplo, um mini-implante pode ser utilizado para ancoragem, a fim de prevenir a proclinação dos incisivos inferiores durante o estágio de nivelamento e alinhamento do tratamento sem extração em um paciente com má oclusão de classe III com apinhamento inferior. Nesses casos, uma força de tração distal é aplicada entre os molares e os mini-implantes (Cap. 6, Caso 6.4) inseridos

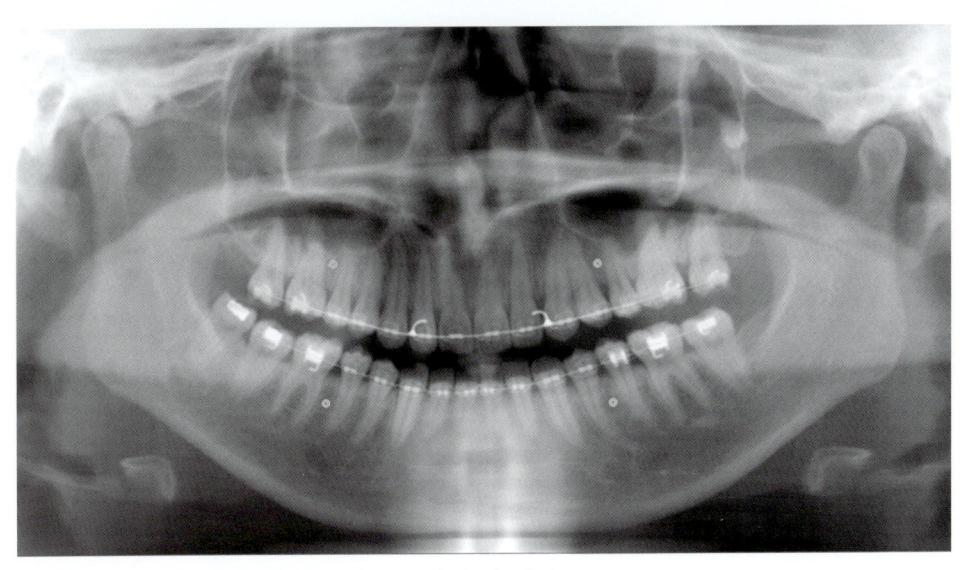

Fig. 5.1 Inserção dos mini-implantes após a conclusão do nivelamento.

no osso alveolar vestibular ou na região da papila retromolar. Os molares devem ser bem alinhados e o mini-implante deve ser inserido verticalmente, a fim de minimizar o contato com a raiz. O mini-implante para ancoragem também pode ser usado no início do tratamento para aplicar uma leve força de retração de um canino mesioangulado em um caso de extração. É importante verificar a proximidade entre a raiz e o mini-implante, visto que os dentes ainda estão se movimentando quando um mini-implante é inserido antes do término do alinhamento.

Feixe neurovascular palatino maior

O feixe neurovascular palatino maior consiste de nervo, artéria e veia que penetram a cavidade oral através do forame palatino maior (Figs. 5.2, 5.3), na junção entre o processo

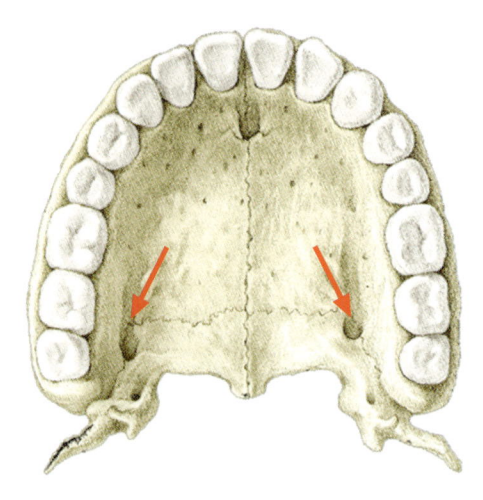

Fig. 5.2 Os forames palatinos maiores estão localizados no palato posterior.

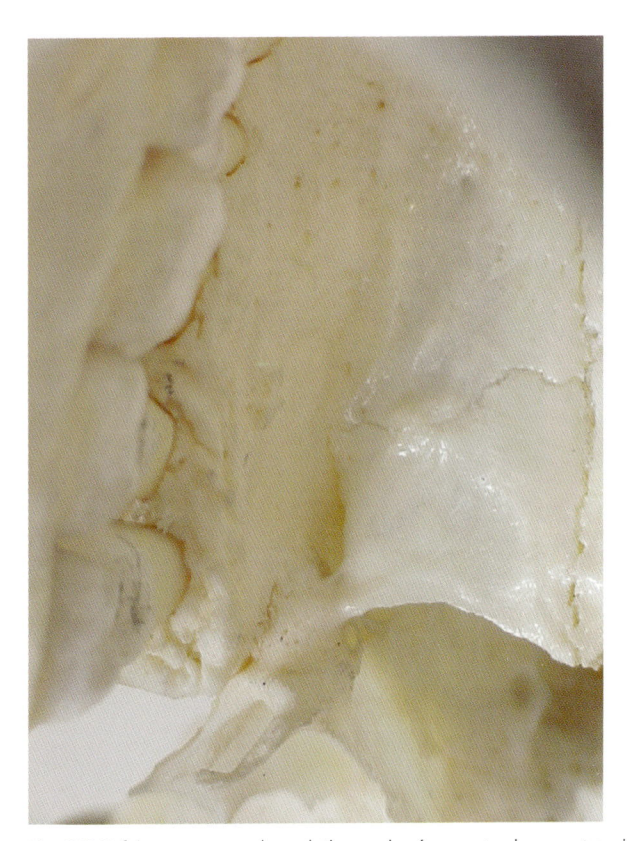

Fig. 5.3 O feixe neurovascular palatino maior é encontrado na extremidade da abóbada palatina.

palatino do osso maxilar e a superfície oral do osso palatino. Os 2 forames palatinos maiores estão tipicamente localizados medialmente aos terceiros molares. A cor azulada da veia e a textura macia da gengiva nessa região fornecem evidências da posição do feixe neurovascular na extremidade da abóbada palatina.

O feixe neurovascular palatino maior deve ser levado em consideração durante a inserção de um mini-implante na região alveolar palatina. As distâncias médias de cada componente do feixe, a partir do ponto central entre as junções amelocementárias dos 2 dentes maxilares posteriores adjacentes, são:[2]

- Artéria: 12,7 mm (entre o primeiro e o segundo pré-molares); 11,8 mm (entre o segundo pré-molar e o primeiro molar); e 13,4 mm (entre o primeiro e segundo molares).
- Nervo: 15 mm (entre o primeiro e o segundo pré-molares); 14 mm (entre o segundo pré-molar e o primeiro molar); e 15 mm (entre o primeiro e o segundo molares).

O nervo tende a estar localizado mais medial à artéria, e a veia encontra-se entre o nervo e a artéria.[2] Essas distâncias são valores médios, e a inserção de mini-implantes na região alveolar palatina em até 10 mm de distância da junção amelocementária reduz o risco de lesionar o feixe neuromuscular palatino maior.

Cavidade nasal

A sutura palatina mediana, a região com o osso cortical mais espesso no palato, é um dos locais mais adequados para a inserção de mini-implantes em adultos. Não há uma estrutura anatômica crítica a ser evitada nessa região. O vômer se encontra superior à sutura (Fig. 5.4). No adulto, a crista nasal tem formato triangular, com uma largura de 5,4 mm em sua base e uma altura de 5,6 mm, que é suficiente para a inserção do mini-implante.[3] Foi relatado que a crista nasal entre as espinhas nasais anterior e posterior (ENA e ENP) é, no mínimo, 2 mm mais espessa do que aparece em um cefalograma lateral.[4] Portanto, na maioria dos pacientes, o osso nessa região é espesso o suficiente para se inserir um mini-implante com diâmetro de 1,6 mm e comprimento de 5 mm.

No entanto, a inserção do mini-implante na sutura palatina mediana deve ser evitada nas crianças em fase de crescimento, pois a ossificação da sutura é incompleta antes dos 23 anos de idade.[5] Em pacientes com menos de 20 anos de idade, a área paramediana do palato é um local mais adequado para a inserção do mini-implante, em vez de inseri-lo ao longo da sutura. Nesta região, pela limitação da espessura óssea, a cavidade nasal pode ser perfurada, se o mini-implante utilizado for muito longo. O osso na região 1 mm lateral à linha de sutura palatina mediana é mais espesso no palato posterior. Porém, nem todos os pacientes possuem uma altura óssea maior que 4 mm. A espessura do osso palatino diminui lateralmente e, portanto, o mini-implante paramediano deve ser colocado próximo à sutura palatina mediana, devendo ser mais curto em comprimento para evitar a perfuração da cavidade nasal e o comprometimento da estabilidade.[6]

Seio maxilar

A estabilidade de um mini-implante na região alveolar palatina é comprometida quando o soalho do seio maxilar se prolonga inferiormente até o osso alveolar entre os dentes posteriores superiores. Embora mínimas complicações tenham sido relatadas após a perfuração do seio maxilar durante a inserção do parafuso ortodôntico,[7] pode ser prudente evitar essa área em pacientes com intensa pneumatização (Fig. 5.5).

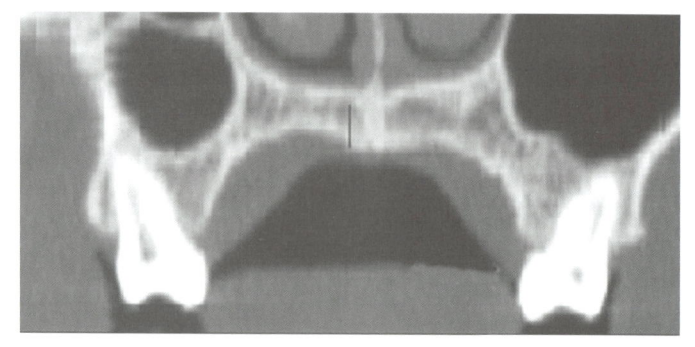

Fig. 5.4 A sutura palatina mediana é composta de osso cortical denso e o vômer está em contato com sua superfície nasal. (Reproduzida com a gentil permissão do Department of Orthodontics, College of Dentistry, Yonsei University, Seoul, Korea.)

Mandíbula

A mandíbula é uma região relativamente livre de risco para a inserção de mini-implantes. Os locais comuns utilizados na mandíbula são as regiões alveolar vestibular e labial e papila retromolar. As estruturas anatômicas a serem consideradas são, principalmente, as raízes dos dentes. Todas as outras estruturas mandibulares importantes – canais mandibulares, forame mental, nervos bucal e lingual – estão localizadas a uma distância que apresenta pouco risco de dano durante a inserção de rotina do mini-implante.

Raízes dos dentes

Assim como na maxila, a inserção do mini-implante na região alveolar vestibular e labial na mandíbula pode lesionar as raízes dentárias. Ao selecionar o local para inserção do mini-implante, a disponibilidade de espaço deve sempre ser verificada por radiografia panorâmica (Figs. 5.6, 5.7). Novamente, o espaço inter-radicular aumenta em direção aos terços apicais das raízes, aumentando o risco de lesão das raízes durante o procedimento de inserção. Na experiência do autor, na maioria dos pacientes, um mini-implante cilíndrico ou cônico com um diâmetro de 1,6 mm pode ser facilmente inserido ao nível da junção entre os terços cervical e médio das raízes. Na mandíbula, a maior distância inter-radicular é aquela entre o primeiro e segundo molares, 5-7 mm apical à crista alveolar.[1]

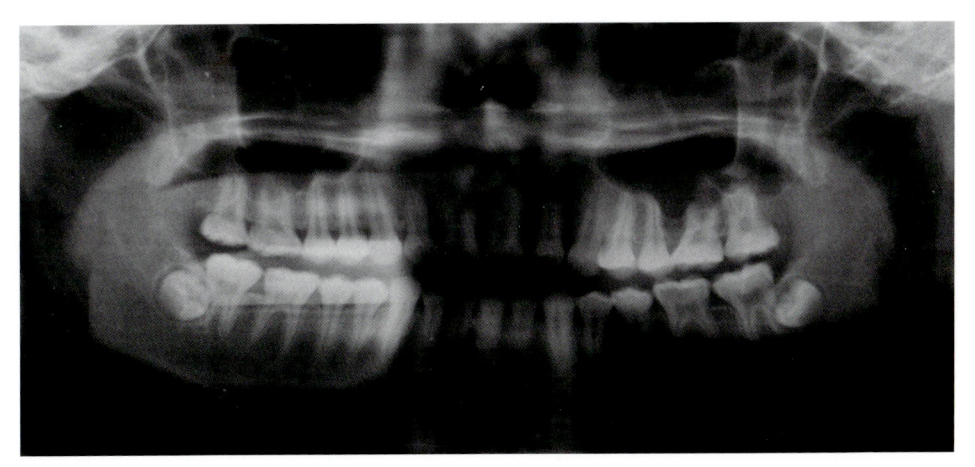

Fig. 5.5 Um paciente com intensa pneumatização do seio maxilar é um mau candidato à inserção de mini-implante no osso alveolar vestibular.

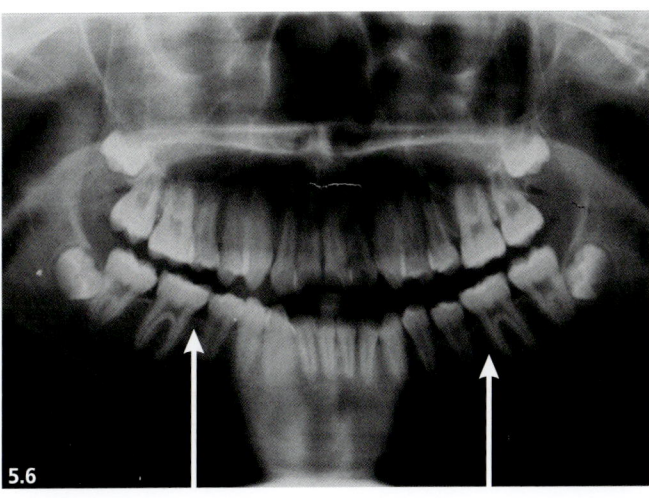

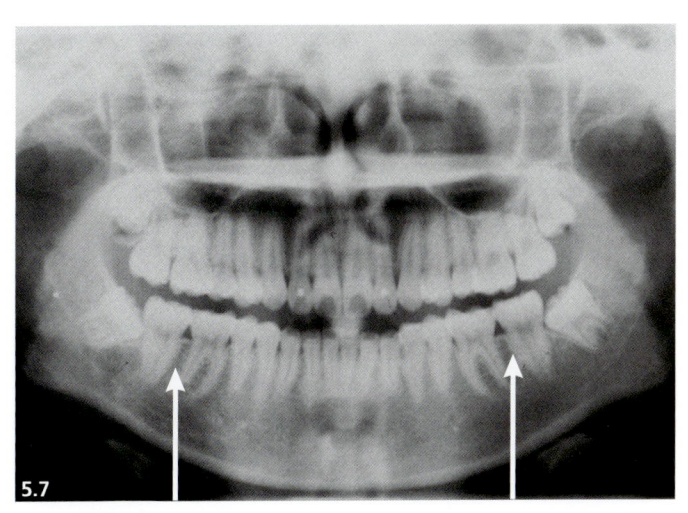

Figs. 5.6, 5.7 Verificando a radiografia panorâmica quanto a suficiente espaço para a inserção do mini-implante na mandíbula. A Figura 5.7 exibe raízes convergentes dos molares.

Qualidade óssea

A estabilidade dos mini-implantes depende da qualidade e da quantidade do osso cortical. No osso cortical denso e espesso, uma adequada retenção pode ser alcançada com uma menor profundidade de penetração pelo mini-implante. Porém, a espessura e a densidade óssea variam entre os diferentes sítios anatômicos no mesmo paciente e entre os pacientes.

De acordo com a classificação de Misch,[8] o osso alveolar maxilar é composto principalmente de osso poroso, correspondendo a D3 ou D4, enquanto a mandíbula possui osso denso classificado como D2 e D3. A região anterior tende a possuir osso mais denso do que as áreas posteriores.

A espessura do osso cortical alveolar difere em partes distintas das mandíbulas. O osso cortical maxilar é mais espesso no palato do que na superfície vestibular.[2,9] O osso cortical na maxila entre o primeiro e o segundo molares é mais delgado do que entre o primeiro e segundo pré-molares e do que entre o segundo pré-molar e o primeiro molar. A espessura do osso cortical palatino a 4 mm ou mais apical à junção amelocementária é completamente uniforme (Fig. 5.8).[2,9] Em contraste, a espessura cortical

média do osso alveolar da mandíbula aumenta em direção ao ramo (Fig. 5.9).[10]

Classificação de Misch da densidade óssea[8]

D1 – Osso compacto denso

D2 – Osso compacto denso a poroso na crista de rebordo e trabecular fino no interior

D3 – Osso trabecular fino e compacto poroso

D4 – Osso trabecular fino

D5 – Osso não mineralizado imaturo

A região palatina mediana é composta de osso cortical de boa qualidade, com suficiente volume para a inserção de um mini-implante (Fig. 5.10). Nessa região, o osso é bem denso, e uma adequada estabilidade de mini-implante pode ser obtida com um mini-implante de comprimento relativamente mais curto. A região da papila retromolar na mandíbula também é composta de osso cortical denso. Em virtude da superfície dura do osso nesta região, a perfuração é realizada, conforme necessário, antes da inserção de um mini-implante. Nesta região, um mini-implante tão pequeno quanto 4 mm incorporado ao osso é estável o

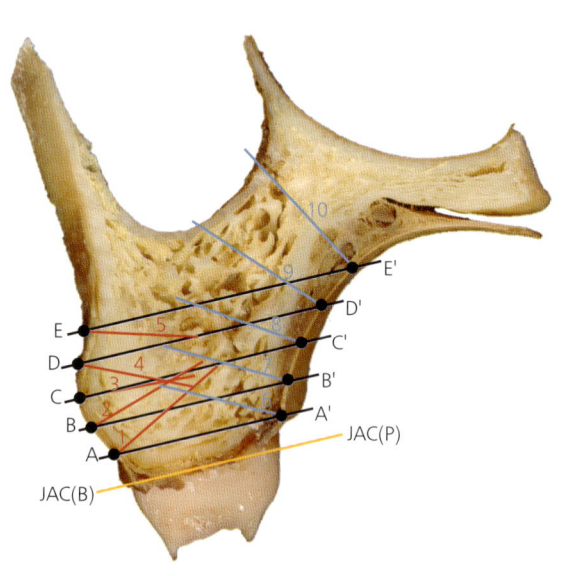

Fig. 5.8 Corte transversal do osso maxilar exibindo a espessura do osso cortical palatino e vestibular em diferentes planos a partir da junção amelocementária.

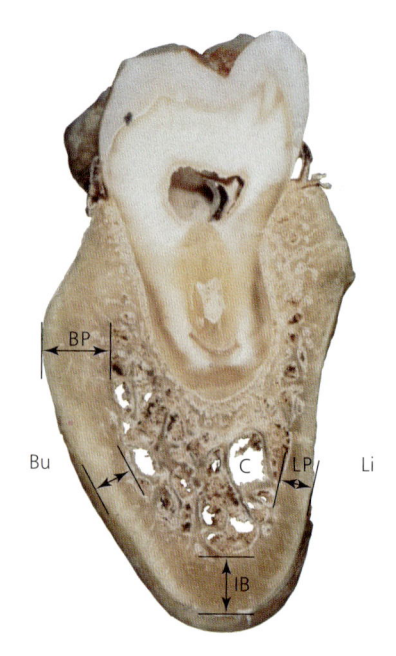

Fig. 5.9 A espessura do osso mandibular tende a aumentar em direção ao ramo. Bu, bucal; Li, lingual; BP, placa bucal; LP, placa lingual; C, osso esponjoso; IB, borda inferior.

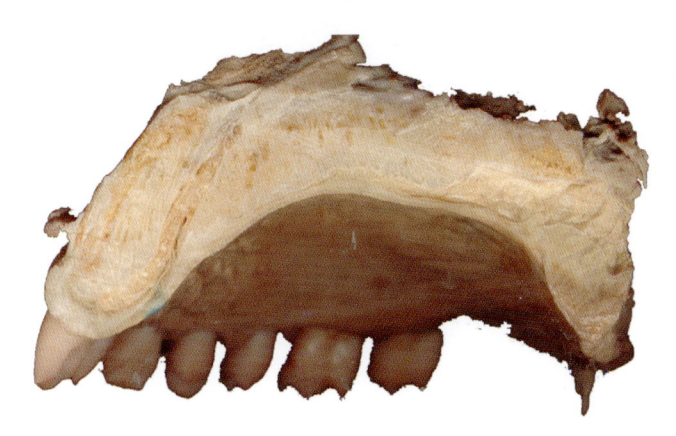

Fig. 5.10 A região palatina mediana é composta de osso cortical denso com suficiente volume para a inserção do mini-implante.

suficiente para resistir às forças ortodônticas. Quando um mini-implante de maior comprimento é utilizado, é desnecessário incrustar a região das roscas do mini-implante totalmente no interior do osso retromolar. A região das roscas é parcialmente inserida no osso e, desta maneira, a cabeça do mini-implante pode ser acessível na cavidade oral (Figs. 5.11, 5.12).

Espessura do tecido mole

A espessura do tecido mole também deve ser levada em consideração ao se determinar o comprimento do mini-implante a ser utilizado. O tecido mole que reveste as inclinações palatinas é mais espesso do que aquele na região alveolar da maxila.[2,9] No palato, a espessura do tecido mole é maior entre o primeiro e o segundo molares do que entre os pré-molares e entre o segundo pré-molar e o primeiro molar. A espessura do tecido mole aumenta gradualmente da junção amelocementária em direção à região apical.[2,9]

A região palatina mediana apresenta excelentes características de tecido mole para a inserção do mini-implante, como também qualidade óssea. O tecido mole fino e queratinizado nesta região é mais favorável à inserção do mini-implante do que o tecido mole espesso nas inclinações palatinas. Ao longo da sutura palatina mediana, a mucosa é mais espessa na região 4 mm distal à papila incisiva, e o restante da região posterior possui uma espessura do tecido mole uniforme de 1 mm.[2,9]

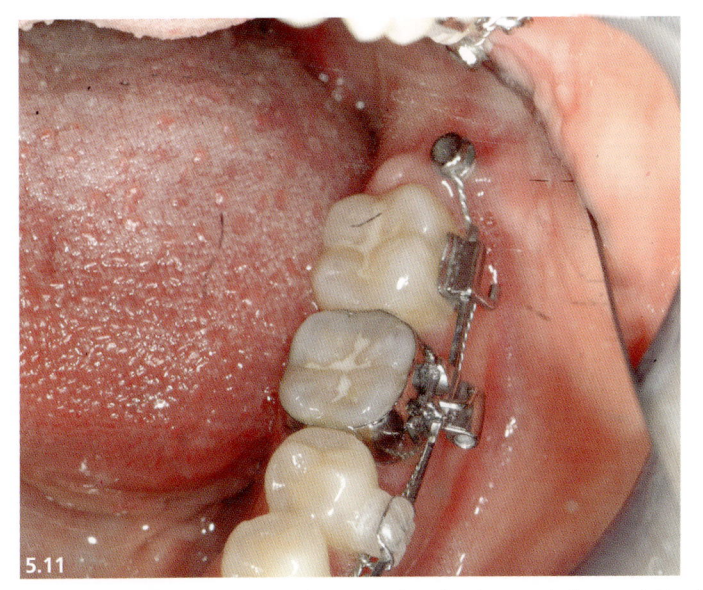

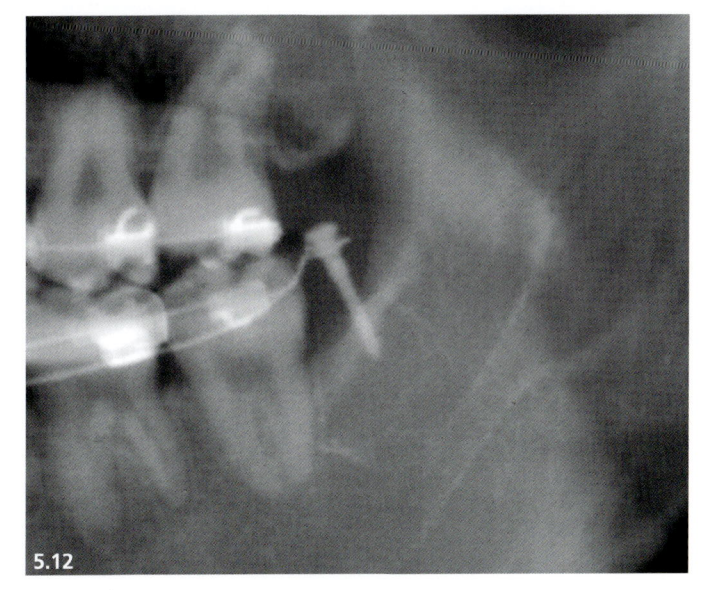

Figs. 5.11, 5.12 Força de tração aberta sendo aplicada a partir de um mini-implante retromolar.

A papila retromolar é revestida por uma gengiva queratinizada espessa, e uma incisão é necessária antes da inserção do mini-implante. A cabeça do mini-implante pode ser incrustada no tecido mole (método de tração fechada) ou encontrar-se exposta na cavidade oral (método de tração aberta; ver próxima seção para detalhes). Um mini-implante com um perfil transmucoso ou "colo" mais longo é benéfico para essa finalidade (Fig. 5.13).

Conforto do paciente

Pacientes raramente se queixam de dor após a inserção de rotina do mini-implante. O procedimento de inserção propriamente dito causa pouco ou nenhum desconforto. Se há qualquer desconforto, geralmente dura por 1 ou, no máximo, 2 dias. Porém, a protrusão da cabeça do miniparafuso ou os anexos ortodônticos (p. ex., corrente elástica) no mini-implante podem causar desconforto. Irritação

do tecido mole é observada em pacientes com um vestíbulo bucal raso ou em regiões com pouca gengiva inserida. Outra situação potencialmente desconfortável é durante o fechamento do espaço utilizando a mecânica de deslize. O módulo elastomérico, como a ligadura elástica, pode invadir a gengiva na região mais proeminente do arco (Fig. 5.14). Isso geralmente ocorre quando o mini-implante é inserido na parte mais posterior do arco, entre o primeiro e o segundo molares e entre o segundo pré-molar e o primeiro molar. Um "fio-guia" adicionado ao arco por soldagem tradicional ou soldagem autógena de um longo gancho pode causar o colapso do arco na região lingual, e a oclusão pode ser inadvertidamente afetada com uma tendência para mordida cruzada posterior (Cap. 6 – sugestões clínicas para evitar tais problemas). Esses problemas geralmente não ocorrem com os mini-implantes alveolares palatinos; a maioria dos pacientes tolera bem o mini-implante e os dispositivos palatinos.

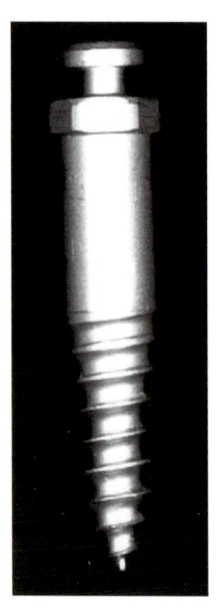

Fig. 5.13 Um mini-implante com um colo longo (perfil transmucoso).

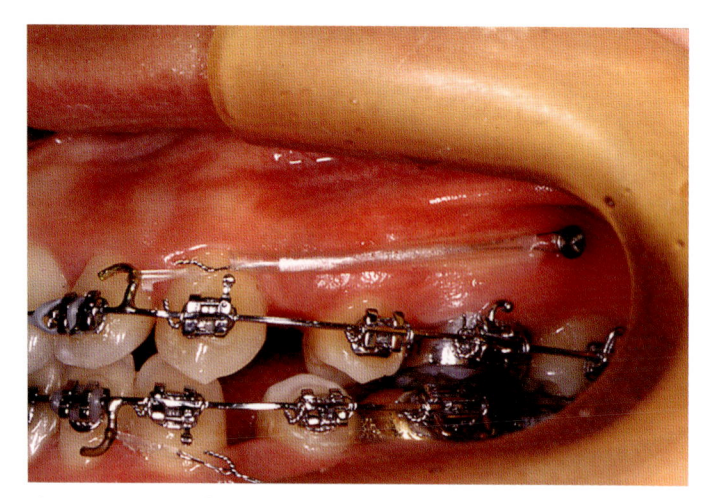

Fig. 5.14 Durante o fechamento do espaço usando mecanismos deslizantes, os módulos elastoméricos podem invadir a gengiva.

Como mencionado na seção anterior, o mini-implante pode ter a sua cabeça exposta na cavidade oral ao ser inserido na região da papila retromolar (método de tração **aberta**; Figs. 5.11, 5.12). Esse método oferece mais conforto ao paciente do que o método de **tração fechada**, no qual o mini-implante é incrustado no tecido mole e uma extensão de fio trançado sai pela gengiva (Figs. 5.15, 5.16). Esse método geralmente causa irritação da mucosa.

Um mini-implante também pode ser inserido na superfície inferior da ENA, por exemplo, para intrusão dos incisivos (Fig. 5.17). A aplicação de uma força ortodôntica desde o arco até o mini-implante, como uma mola helicoidal de níquel-titânio, pode criar pressão sobre a gengiva pelo seu contorno convexo. Foi sugerido o uso de um fio-guia, porém isso pode causar a inclinação labial dos incisivos.

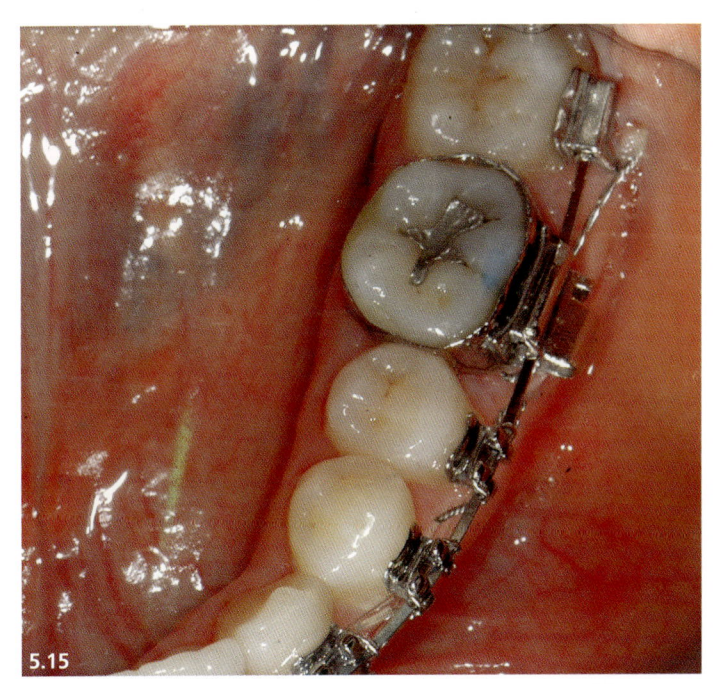

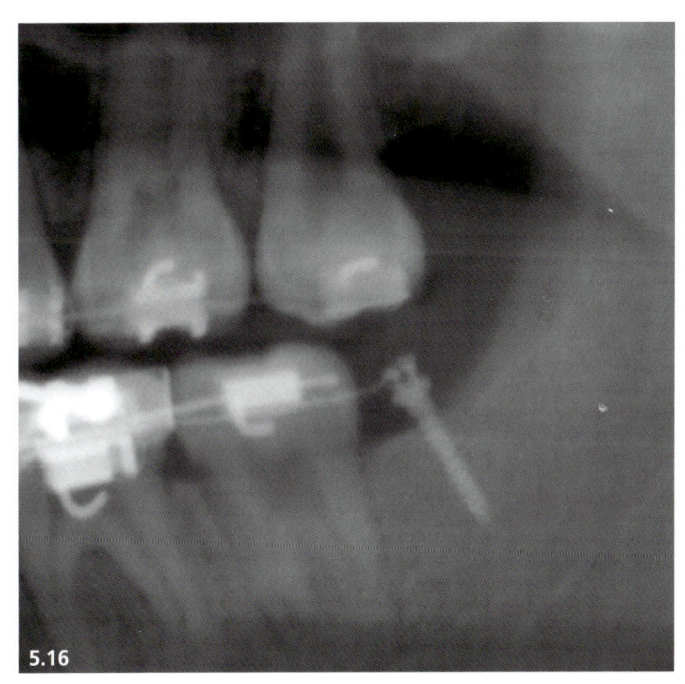

Figs. 5.15, 5,16 Força de tração fechada sendo aplicada a partir do mini-implante retromolar.

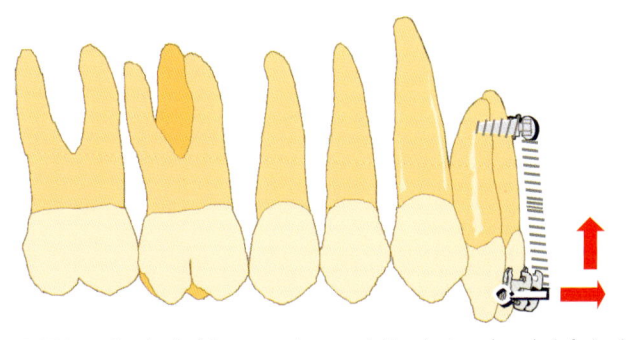

Fig. 5.17 Intrusão dos incisivos usando um mini-implante colocado inferior à espinha nasal anterior.

INSERÇÃO E REMOÇÃO DO MINI-IMPLANTE

Uma vez tomada a decisão de utilizar mini-implantes durante o tratamento ortodôntico, um consentimento informado deve ser obtido do paciente. Uma explicação completa é fornecida ao paciente sobre os benefícios e efeitos colaterais de possuir mini-implantes incorporados no tratamento. Um possível efeito colateral é o afrouxamento do mini-implante. Mobilidade pode ser observada pelo paciente ao escovar os dentes ou pelo ortodontista durante o exame de rotina mensal. Normalmente, os próprios ortodontistas podem inserir mini-implantes autoperfurantes sem dificuldades. Porém, quando se planeja inserir um mini-implante na região retromolar, o que normalmente requer um procedimento mais invasivo, o paciente é encaminhado a um cirurgião oral. Ao encaminhar o paciente, é importante descrever o local do mini-implante ao cirurgião, representando-o em um modelo de estudo.

Esterilização e preparação para o procedimento de inserção

1. O paciente é instruído a lavar a boca com uma solução de clorexidina.
2. Limpe a boca do paciente com um desinfetante oral. Os autores usam um desinfetante com ácido hipocloroso (30 ppm) como substância ativa. Clorexidina também pode ser utilizada.
3. Coloque um pano estéril sobre a face do paciente para isolar o campo.
4. Limpe a região receptora com um desinfetante oral (Fig. 5.18).
5. Aplique um gel anestésico tópico.
6. Anestesia infiltrativa é administrada com lidocaína a 2% com epinefrina a 1:50.000. Geralmente, a injeção de 1/4 de uma única ampola de 1,8 mL é suficiente para a inserção de um mini-implante alveolar. A pequena quantidade de anestésico local provavelmente não anestesiará completamente os ligamentos periodontais e, portanto, o paciente irá sentir desconforto, se o mini-implante tocar uma raiz. Um mini-implante alveolar vestibular requer apenas anestesia bucal, e o mini-implante alveolar palatino requer somente anestesia palatina.

Inserção do mini-implante – princípios gerais

Após a anestesia do local de inserção, um mini-implante estéril é colocado no sítio preparado, observando os seguintes princípios de inserção.

Há 2 métodos de inserção. O método **sem perfuração**, no qual um parafuso é inserido diretamente no osso cortical, é usado rotineiramente. No método de **perfuração prévia**, um orifício é feito antes da inserção do parafuso. Quando somente os parafusos ósseos estão disponíveis, os parafusos autoperfurantes possuem um diâmetro maior que 1,5 mm. Quando parafusos de 1,2 mm de diâmetro são utilizados, realiza-se a perfuração prévia antes da inserção do parafuso.[11,12] Como explicado no Capítulo 4, os mini-implantes autoperfurantes de 1,2-1,4 mm de diâmetro e características adicionais para uso ortodôntico estão atualmente disponíveis no mercado. Esses mini-implantes melhoraram o acesso ao osso inter-radicular estreito. Além disso, foi demonstrado que o contato osso-parafuso com parafusos autoperfurantes é superior àquele de parafusos que necessitam de perfuração prévia.[13] Um recente estudo comparando mini-implantes com e sem perfuração (1,6 mm de diâmetro) constatou que o grupo sem perfuração exibiu menos mobilidade e mais contato entre o osso e o implante.[14] Além disso, o calor gerado durante a perfuração pode comprometer a regeneração óssea e, consequentemente, colocar em risco a estabilidade do implante.[15]

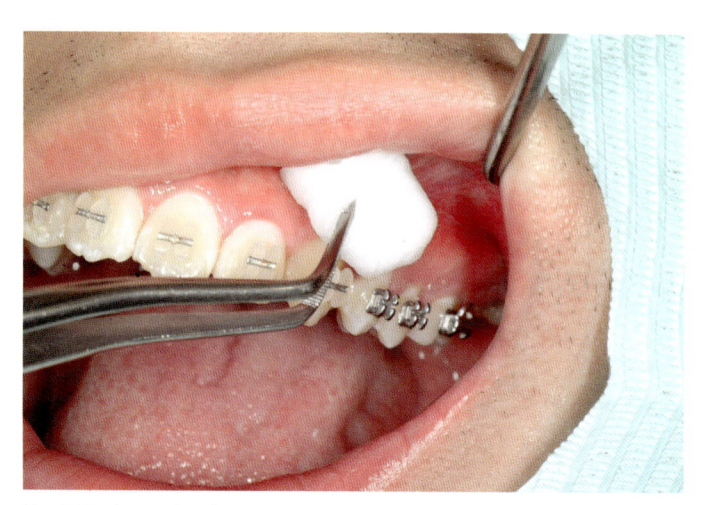

Fig. 5.18 Limpando a boca e a mucosa com um desinfetante oral.

Com o método sem perfuração, a perfuração piloto é algumas vezes necessária em regiões ósseas excepcionalmente densas, como, por exemplo, no osso alveolar mandibular e na região da papila retromolar. A **perfuração piloto** difere da **perfuração prévia**. Na perfuração piloto, uma pequena broca esférica ou broca de fissura é utilizada para fazer uma indentação na superfície óssea cortical. Essa perfuração auxilia a penetração inicial do mini-implante autoperfurante no osso. Em contraste, na perfuração prévia, uma broca com diâmetro menor que o mini-implante a ser inserido é utilizada para perfurar um orifício mais curto que o comprimento da rosca do mini-implante. A profundidade do orifício é maior com a perfuração prévia.

Instrumentos manuais, como uma chave manual reta ou uma chave manual curta, e/ou instrumentos rotatórios motorizados, são usados para a inserção do mini-implante, dependendo da acessibilidade e da densidade óssea do local escolhido. O princípio básico de inserção é que uma velocidade de rotação **menor que 30 rpm** deve sempre ser usada para minimizar a ocorrência de lesões ósseas. Irrigação com solução salina não é necessária durante o procedimento, a menos que a velocidade utilizada exceda o valor recomendado. Contudo, se a perfuração piloto ou a perfuração prévia forem planejadas, um resfriamento simultâneo da região com solução salina é obrigatório.

Osso alveolar

Osso alveolar vestibular da maxila e da mandíbula

O mini-implante alveolar vestibular é comumente utilizado como ancoragem para o controle anteroposterior durante a movimentação dos dentes – por exemplo, em pacientes com protrusão severa em que uma máxima ancoragem é necessária. Em termos de acessibilidade, as regiões alveolares bucais inferiores e superiores são locais relativamente pouco exigentes para a inserção de mini-implantes e, geralmente, a chave manual é utilizada. O paciente é instruído a não abrir muito a boca, mantendo os cantos da boca relaxados para que os lábios possam ser facilmente retraídos. Sem suficiente retração labial, é fácil

errar, inserindo-se o mini-implante obliquamente à superfície cortical do osso, com sua cabeça mesioangulada. Isso não representa um efeito adverso sobre a estabilidade do mini-implante, porém aumenta o risco de lesão à raiz do dente distal. A peça de mão elétrica é mais conveniente para usar nas áreas posteriores em pacientes com uma boca pequena.

O mini-implante alveolar vestibular é inserido no osso inter-radicular. Como mencionado anteriormente, uma cautelosa avaliação do espaço disponível em uma radiografia panorâmica ou periapical é essencial antes do procedimento de inserção. Embora o local mais seguro em termos de largura do espaço inter-radicular seja entre o segundo pré-molar e o primeiro molar na maxila e entre o primeiro molar e o segundo molar na mandíbula,[1] deve-se levar em consideração as variações interindividuais na convergência/divergência da raiz.

De modo ideal, o mini-implante deve ser colocado na gengiva inserida, que é mais resistente à inflamação. Porém, a extensão da gengiva inserida é bem estreita em muitos pacientes. Consequentemente, nem sempre é possível colocar o mini-implante na gengiva inserida. Nesses casos, o mini-implante pode ser inserido na gengiva não queratinizada ou na margem entre a gengiva livre e a gengiva inserida. Uma **incisão** vertical é realizada antes da inserção do parafuso para prevenir que o tecido frouxo da gengiva não queratinizada envolva o mini-implante. Uma lâmina nº 12 é utilizada para essa incisão.

Antes e durante o procedimento de inserção, o local e a direção de inserção devem ser verificados com um espelho clínico para evitar perfuração nas raízes adjacentes. O mini-implante deve ser inserido diretamente acima do ponto de contato dos 2 dentes adjacentes e deve estar perpendicular ao osso alveolar na visão oclusal. Idealmente, o mini-implante é posicionado perpendicular à superfície óssea. Porém, essa posição não é sempre defendida. Quando observado no plano coronal, o mini-implante é inserido de forma curva em direção ao osso alveolar. Quando o volume do osso alveolar vestibular é suficiente, o mini-implante é inserido em uma posição mais vertical (Fig. 5.19). O contato com a raiz é minimizado. Se houver uma cobertura fina de osso alveolar, o mini-implante é inserido quase perpendicularmente à superfície óssea. Sua inserção mesiodistal seria crucial para evitar a perfuração das raízes dos dentes adjacentes (Fig. 5.20).

Durante o procedimento, o paciente é instruído a sinalizar se sentir dor. A dor não necessariamente significa que o mini-implante tenha penetrado uma raiz, pois o ligamento periodontal não é completamente anestesiado e retém alguma sensação. O cirurgião também deve ficar atento ao tato, pois a densidade da raiz do dente é maior que a densidade do osso em volta. Na dúvida, tire uma radiografia periapical após a inserção no osso de, aproximadamente, metade do comprimento do mini-implante.

Após a inserção de todo o comprimento, uma radiografia periapical é tirada para verificar a ausência de contato en-

tre a raiz e o parafuso. Uma radiografia digital é recomendada para a confirmação imediata. A menos que o contato raiz-parafuso seja negativo, geralmente 2 tomadas são tiradas com o cone do aparelho radiográfico direcionado em diferentes ângulos. Por exemplo, se a ponta do mini-implante aparenta se sobrepor à raiz do dente distal na 1ª radiografia, uma 2ª radiografia é tirada de um ângulo diferente, com o feixe mais distal (Fig. 5.21). Uma imagem com a ponta do mini-implante localizada entre as raízes é o suficiente para verificar uma inserção segura (Fig. 5.22).

Osso alveolar palatino

Um mini-implante alveolar palatino pode ser utilizado como ancoragem durante a retração dos dentes anteriores superiores em pacientes com aparelho ortodôntico lingual e que necessitem de máxima ancoragem, ou para a intrusão dos molares superiores. A distância inter-radicular é maior na face palatina do que na face bucal no arco maxilar, porém o tecido mole mais espesso[2] torna a face palatina um local menos favorável. A espessura do tecido mole é avaliada com um instrumento afiado, tais como uma sonda. Uma lâmina nº 15 é utilizada da gengiva até a superfície óssea. Uma lâmina nº 12 não deve ser utilizada para realizar uma incisão na mucosa alveolar vestibular, pois penetra a espessa mucosa palatina, causando muito sangramento. Levando a espessura do tecido mole em consideração, um mini-parafuso com um colo longo pode ser utilizado (Fig. 5.13). O instrumento motorizado deve ser utilizado, visto que o acesso com uma chave manual reta é difícil. O mini-implante é inserido entre as raízes palatinas.

Ver a seção sobre Considerações anatômicas para uma discussão detalhada das estruturas a serem evitadas nessa região.

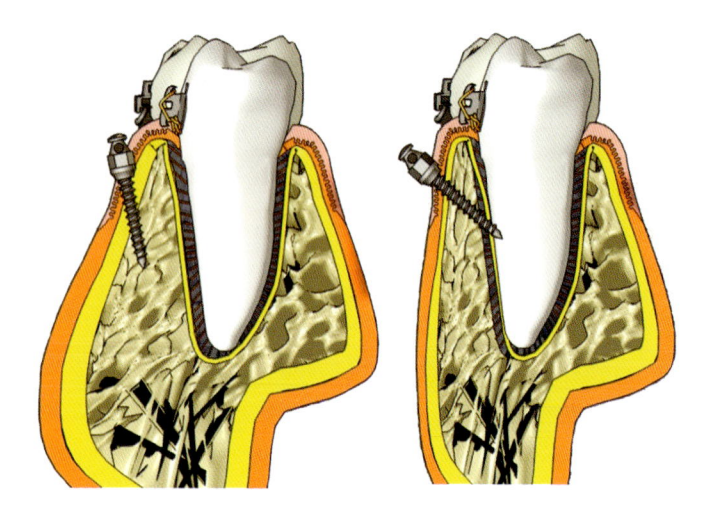

Figs. 5.19, 5.20 O ângulo de inserção do mini-implante depende do volume ósseo.

Figs. 5.21, 5.22 Na Figura 5.21, o mini-implante aparenta estar invadindo a raiz do 2º molar. Uma 2ª radiografia tirada com o feixe de raios X direcionado mais distalmente demonstra que o mini-implante está localizado entre as raízes (Fig. 5.22).

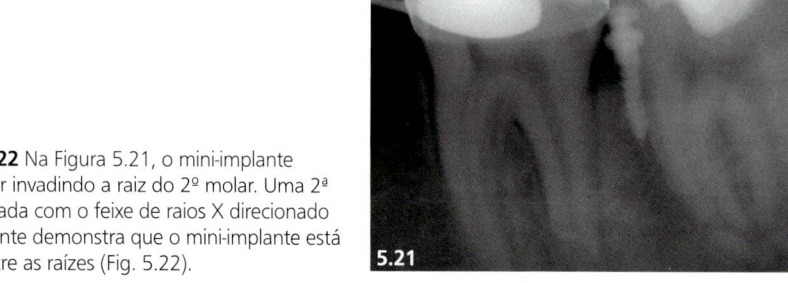

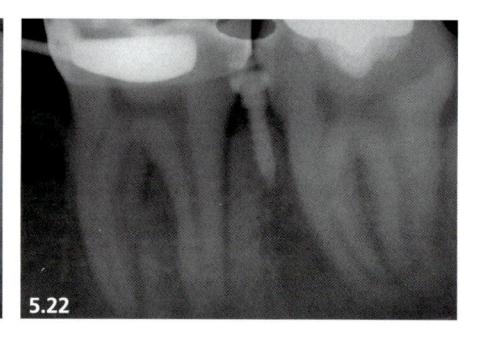

Procedimento de inserção

Região alveolar maxilar – uso de chave manual reta

1. Antes da colocação do mini-implante, determinar o local de inserção colocando uma sonda em sentido paralelo ao eixo longo dos dentes, lembrando a posição da ponta do mini-implante (Fig. 5.23). Para o mini-implante alveolar vestibular, o sítio de inserção é oclusal à posição final da ponta do mini-implante. A altura apropriada é determinada examinando-se a radiografia panorâmica, e um esforço é feito para colocar o mini-implante na gengiva inserida.

2. Uma marca puntiforme é feita no sítio de inserção planejado com um explorador dental (Fig. 5.24). Isso é verificado com um espelho clínico. Se o mini-implante for colocado em uma gengiva não inserida não queratinizada, como na região alveolar posterior, onde há pouca gengiva inserida, uma etapa adicional é necessária neste estágio. Uma incisão vertical é realizada na gengiva até a superfície óssea com uma lâmina nº 12 para prevenir que o tecido mole envolva o mini-implante. Deslocamento gengival não é necessário.

3. O mini-implante é conectado a uma chave manual e firmado à superfície óssea cortical antes de ser inserido no osso (Fig. 5.25). O paciente deve ser instruído a não abrir muito a boca, de modo que os lábios permaneçam relaxados e a retração seja possível. Verifique a orientação e o local do mini-implante com o espelho clínico (Fig. 5.26). Olhar através de um espelho a partir do plano oclusal ajuda a confirmar o local do mini-implante. A verificação a olho nu da posição do mini-implante a partir da cadeira pode resultar em erros, pois a linha de visão do cirurgião é normalmente oblíqua ao sítio de inserção, especialmente na região alveolar posterior. Um mini-implante que aparente penetrar uma raiz dentária, quando inspecionado a olho nu, pode na verdade estar bem posicionado quando inspecionado aos raios X.

4. Insira o parafuso rotacionando a chave de fenda em sentido horário a menos de 30 rpm (1/4 de rotação por segundo). Irrigação com solução salina não é necessária, a menos que a velocidade de rotação exceda a frequência recomendada. Porém, é possível exceder essa frequência, mesmo quando o mini-implante é manualmente pressionado para dentro do osso. Portanto, os autores realizam irrigação com solução salina rotineiramente.

5. Interrompa a pressão quando a cabeça do parafuso se encontrar no plano da superfície gengival (Fig. 5.25). Desconecte a chave do miniparafuso puxando a chave exatamente na linha com o eixo do parafuso.

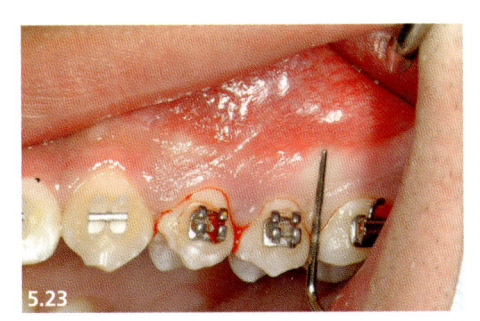
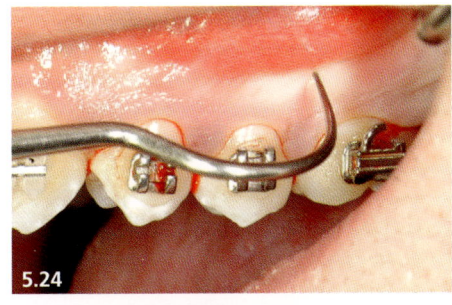
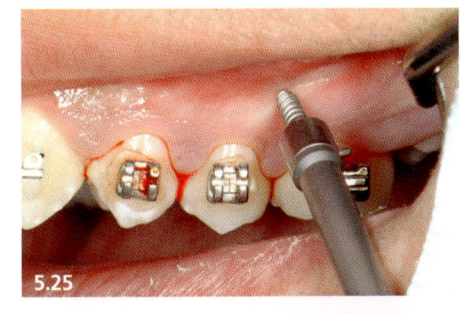
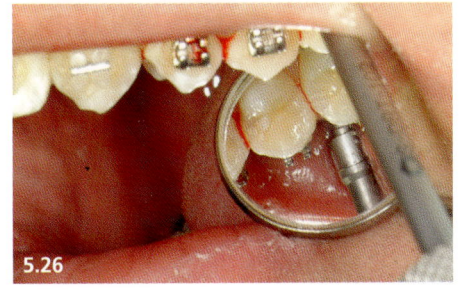
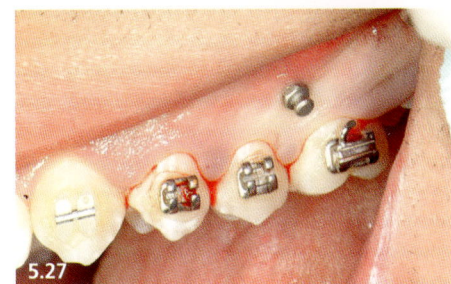

Figs. 5.23-5.27 Inserção de um mini-implante na região alveolar maxilar.

Região alveolar maxilar – uso de um instrumento rotatório

Instrumentos rotatórios podem ser utilizados para inserir os mini-implantes no osso alveolar vestibular, especialmente na região entre o primeiro e o segundo molares. O procedimento é basicamente o mesmo daquele com o instrumento manual, exceto que a peça de mão conectada ao motor para implante ou uma peça de mão de baixa rotação com cabeça contra-ângulo de velocidade reduzida é utilizada para inserir o mini-implante. Um prolongador de brocas é necessário para conectar o mini-implante à peça de mão.

1. Determine o local e marque o tecido mole na região planejada.
2. Encaixe o mini-implante na peça de mão (Fig. 5.28). Fixe o mini-implante no sítio de inserção e verifique a orientação do mini-implante com o espelho clínico.
3. Insira o parafuso no osso usando uma peça de mão de baixa rotação, exercendo leve pressão a uma velocidade menor que 30 rpm (Fig. 5.29). Irrigação com solução salina não é necessária, a menos que a velocidade de rotação exceda a frequência recomendada.
4. Após a inserção, desconecte a peça de mão do mini-implante inserido. Isso pode não ser fácil, em razão do firme contato entre o prolongador de brocas e a cabeça do mini-implante, além do espaço limitado na parte posterior da cavidade oral. Primeiro desconecte o prolongador de brocas da peça de mão e depois desconecte a broca do mini-implante.

Osso alveolar palatino – uso de um instrumento rotatório

1. Determine o local e marque o tecido mole na região planejada.
2. Faça uma incisão vertical na gengiva até a superfície óssea usando uma lâmina nº 15 (Fig. 5.30).
3. Realize uma marca na superfície do osso cortical com um explorador dental. Verifique com o espelho clínico.
4. Insira o parafuso usando uma peça de mão de baixa rotação, exercendo leve pressão a uma velocidade menor que 30 rpm (Fig. 5.31). O mini-implante é inserido perpendicular à superfície óssea, com a ponta em direção apical à cabeça. Nenhuma irrigação com solução salina é necessária, a menos que a velocidade de rotação exceda a frequência recomendada.
5 Termine o procedimento e desconecte a peça de mão do mini-implante inserido (Fig. 5.32).

Região alveolar mandibular – uso de uma chave de mão

O procedimento de inserção de um mini-implante na região alveolar mandibular é basicamente o mesmo daquele da região alveolar maxilar. No entanto, a realização de uma incisão será necessária, se o mini-implante for colocado na gengiva não inserida (Fig. 5.33). O osso cortical mandibular tende a ser mais denso do que o osso alveolar maxilar, ou seja, um torque maior pode ser necessário para a inserção do mini-implante.

O procedimento passo a passo da inserção do mini-implante na região alveolar mandibular é descrito nas Figuras 5.34-5.37.

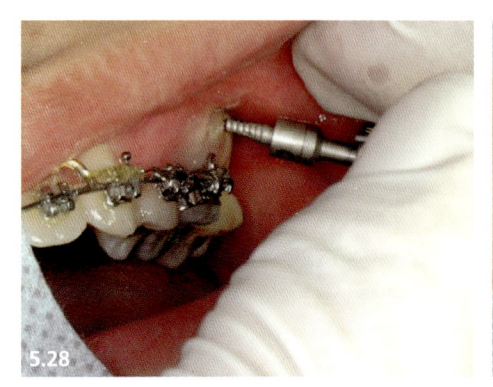
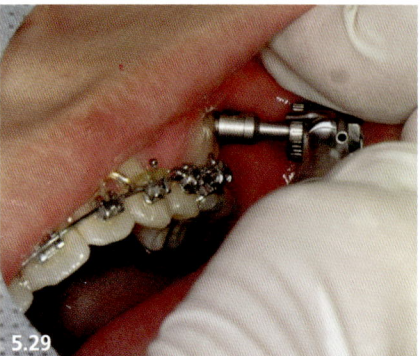

Figs. 5.28, 5.29 Utilização de um instrumento rotatório para a inserção de um mini-implante na região alveolar maxilar.

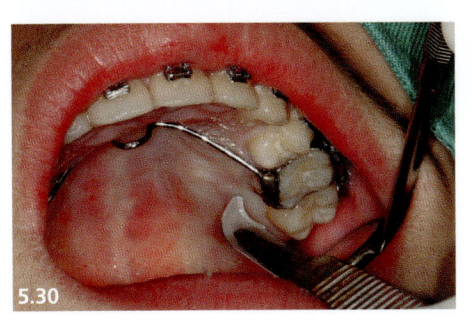
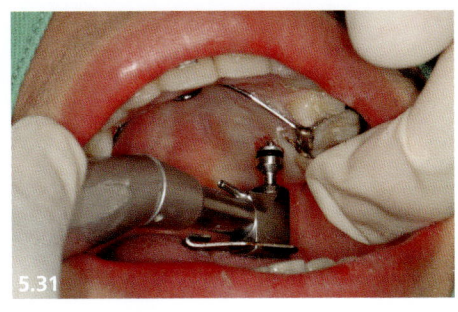
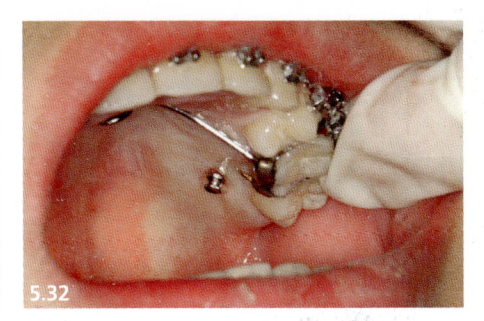

Figs. 5.30-5.32 Inserção de um mini-implante na região alveolar palatina.

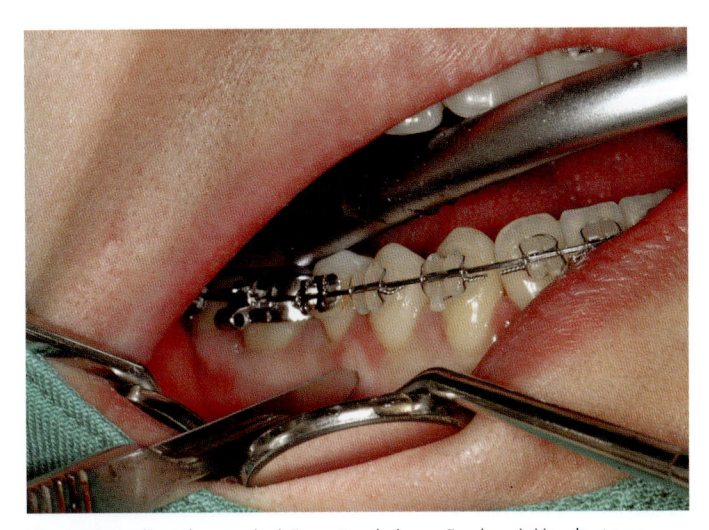

Fig. 5.33 Realizando uma incisão antes da inserção do mini-implante na região alveolar mandibular.

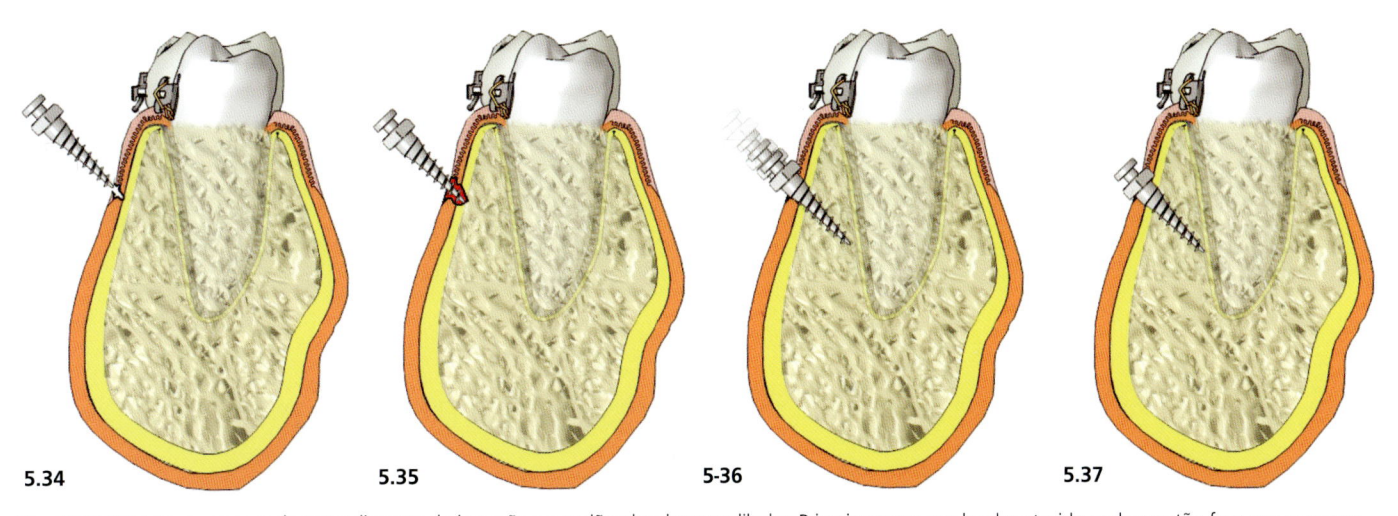

Figs. 5.34-5.37 Passo a passo do procedimento de inserção na região alveolar mandibular. Primeiro marque o local no tecido mole e então faça um pequeno furo na superfície do osso cortical. Insira o parafuso no osso. A Figura 5.37 exibe a completa inserção.

Região alveolar mandibular com superfície óssea dura – perfuração piloto e uso de uma chave manual ou de um instrumento rotatório

Ocasionalmente, o osso cortical é bem denso na região alveolar mandibular, podendo dificultar a inserção inicial. A ponta do parafuso pode sair facilmente da superfície óssea. Uma perfuração piloto é realizada na profundidade do osso cortical com uma pequena broca esférica ou broca de fissura. O mini-implante é inserido utilizando-se uma chave manual ou uma peça de mão. Esta perfuração piloto difere do método de perfuração prévia, defendido por alguns clínicos, para mini-implantes com um diâmetro de 1,2 mm (ver anteriormente).[11,12]

1. Determine o local e marque o tecido mole na região planejada.
2. Realize uma perfuração piloto na superfície do osso cortical com uma broca de fissura acoplada a uma peça de mão, com irrigação salina.
3. Insira o mini-implante no furo criado com a broca de fissura, usando uma chave de mão ou uma peça de mão.

Prótese de Kim – uma técnica de precisão com posicionamento exato dos mini-implantes entre as raízes dentárias (desenvolvida pelo Dr. Tae-Woo Kim)

Durante a inserção de um mini-implante na região alveolar vestibular, é importante evitar o contato com as raízes dentárias adjacentes. Esta seção descreve um método para o posicionamento exato de um mini-implante no espaço inter-radicular usando um fio-guia denominado **prótese de Kim** (Figs. 5.38-5.40).

A prótese de Kim possui 2 partes: o **guia de direção** (Figs. 5.38, 5.40: marcado "D") é preso no dente mesialmente ao sítio de inserção do mini-implante. O ramo oclusal determina a *direção* de inserção do mini-implante e a direção do feixe de raios X. O **gabarito posicionador**, que ajuda a determinar o sítio final de inserção, é preso no dente em posição distal ao sítio de inserção do mini-implante (Figs. 5.39, 5.40: marcado "P").

Um modelo de gesso e uma radiografia periapical são usados com a prótese para determinar a direção de inserção do mini-implante. Uma impressão é tirada com o arco

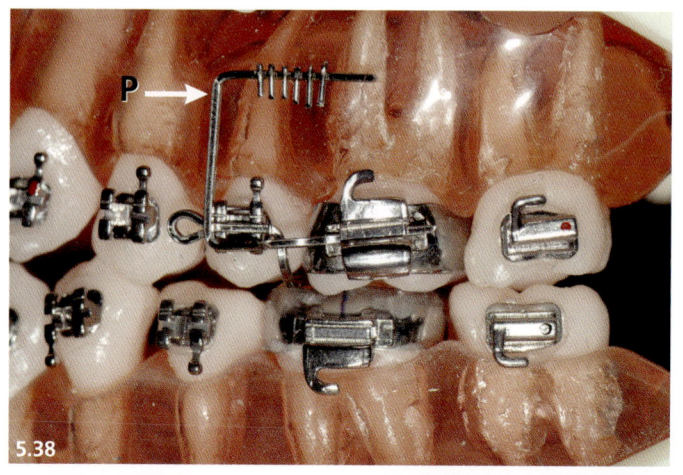

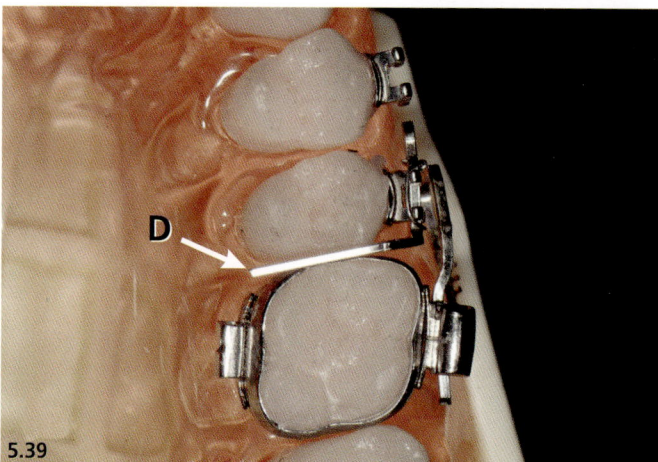

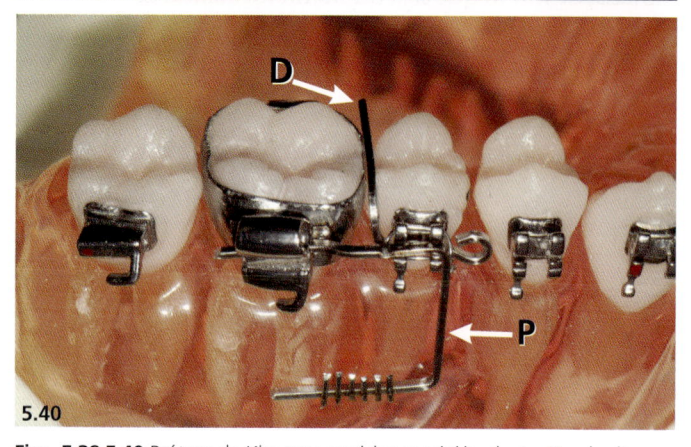

Figs. 5.38-5.40 Prótese de Kim para posicionar mini-implante. P, gabarito posicionador; D, guia de direção.

removido, incluindo a região vestibular. A direção de inserção e o sítio de inserção são marcados no modelo. O fio-guia é feito com fio de aço inoxidável 0,021" × 0,028" (JinSung, Seul, Coreia) para minimizar o movimento do bráquete 0,022" (MBT™, 3M-Unitek, Califórnia, EUA) e a deformação. Cinco a 7 pedaços longos de fios Elgiloy 0,014" (Rocky Mountain Orthodontics, Colorado, EUA) são soldados no ramo horizontal do gabarito posicionador em intervalos de 1 mm, para serem usados como suportes.

Após o encaixe das 2 partes do fio-guia nos respectivos dentes, uma radiografia periapical é tirada. É importante que o feixe de raios X aponte na mesma direção que o ramo oclusal do guia de direção (Fig. 5.41). Somente quando esse procedimento tenha sido corretamente realizado, o ramo oclusal do guia de direção irá ajudar o cirurgião a determinar a direção do parafuso. Uma radiografia exata irá garantir que as raízes sejam visualizadas precisamente na direção a partir da qual o mini-implante será inserido. Um ponto entre as 2 raízes adjacentes e o fio soldado correspondente do gabarito posicionador é identificado na radiografia. O sítio final do mini-implante é determinado realizando-se ajustes anteroposteriores à posição predeterminada, de modo que seja diretamente oclusal ao fio soldado escolhido (Fig. 5.42). O mini-implante é inserido com o eixo da chave paralelo ao eixo do guia de direção (Fig. 5.43).

Removendo um mini-implante da região alveolar vestibular

O mini-implante alveolar vestibular é removido com uma chave de mão. Anestesia tópica é aplicada, e o clínico pede ao paciente para lavar a boca com clorexidina. A chave de mão é encaixada na cabeça do mini-implante e rotacionada em sentido anti-horário. Anestesia não é necessária para a remoção, pois o osso não possui terminações nervosas sensoriais.

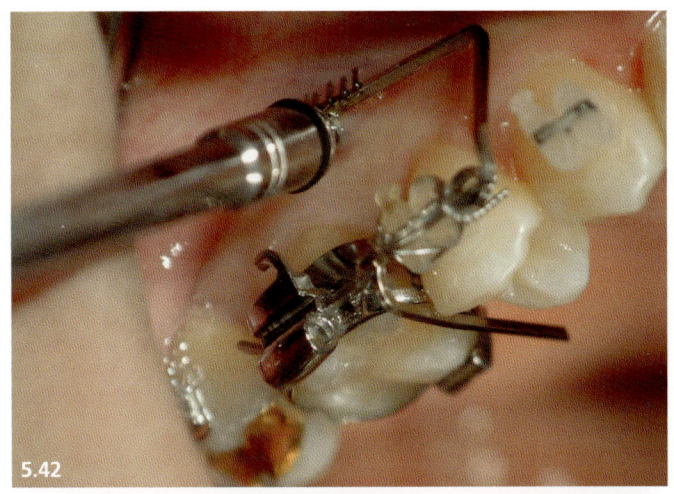

5.42

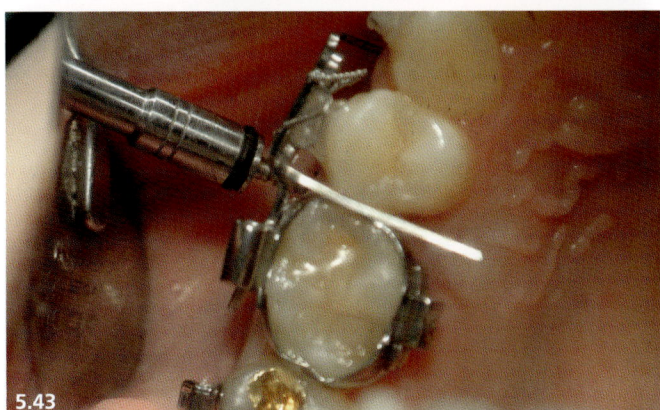

5.43

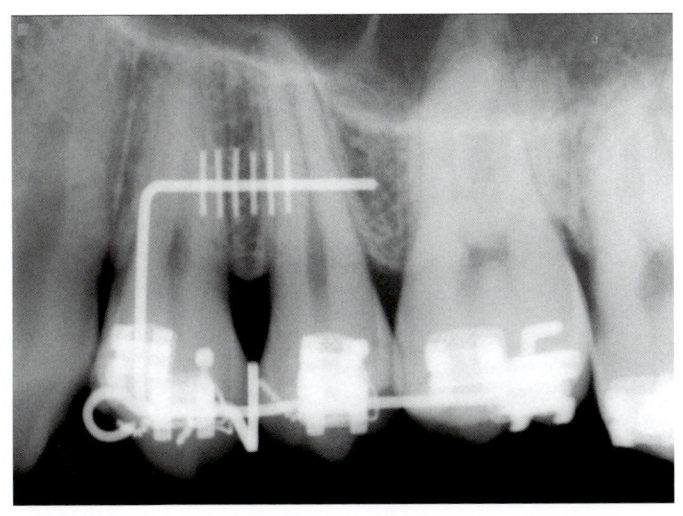

Fig. 5.41 Tirando uma radiografia com a prótese de Kim no lugar. O guia de direção estende-se perpendicularmente à superfície oclusal paralelo ao feixe de raios X. O gabarito posicionador demonstra que há aproximadamente 3 mm de espaço inter-radicular.

Figs. 5.42, 5.43 Mini-implante sendo inserido com a prótese de Kim como guia. Um segmento de fio no gabarito posicionador é escolhido para determinar a posição anteroposterior do mini-implante, usando a radiografia como referência. O mini-implante é colocado 2-3 mm oclusal ao ramo horizontal. Após utilizar um espelho clínico para ver a superfície oclusal, o eixo da chave é posicionado paralelamente ao guia de direção antes da inserção do mini-implante.

Região palatina mediana

A região óssea palatina mediana é um sítio excelente para a inserção de mini-implante em termos de características tanto de tecido mole quanto de tecido duro. O tecido mole fino queratinizado e o osso cortical de alta densidade na região palatina mediana são vantajosos para a implantação e a conservação do mini-implante.[16]

É adequado o uso de um mini-implante de menor comprimento (5 mm). Embora a crista nasal esteja presente em seu aspecto dorsal, a espessura óssea é limitada e não pode ser mensurada corretamente em uma radiografia convencional. Um mini-implante muito longo poderia penetrar a cavidade nasal. Visto que a região palatina mediana é composta de osso cortical denso e duro, um mini-implante não necessita ser incrustado muito profundamente para estabilidade adequada.

Ao selecionar o prolongador de brocas, a altura da abóbada palatina e o ângulo de inserção precisam ser considerados. Uma abóbada palatina profunda requer um prolongador de brocas mais longo (24 mm) para evitar colisão da peça de mão com os incisivos superiores durante a inserção do mini-implante. Com relação à direção de inserção, o mini-implante deve ser inserido perpendicularmente à raiz da cavidade oral. Porém, em palatos profundos, o mini-implante talvez tenha que ser inserido ligeiramente na direção posterior para a anterior no plano sagital (Fig. 5.44). O mini-implante pode não estar perpendicular ao palato, porém este leve desvio é, na verdade, vantajoso. O comprimento do mini-implante preso no osso é maior. Isso não apenas melhora sua retenção, ao aumentar o contato entre o parafuso e o osso, como também reduz o risco de perfuração da cavidade nasal. Geralmente, também é mais fácil prender um módulo elástico ao mini-implante inserido desta maneira.

Uma chave manual curta ou chave de torque também pode ser utilizada para inserir um mini-implante na região palatina mediana, porém pode ser difícil girar o cabo contra o osso cortical palatino mediano altamente denso. Frequentemente, a força gerada manualmente pode não ser suficiente para iniciar a inserção. Além disso, se a peça de mão for utilizada sozinha, um arco transpalatino poderá atrapalhar. O trajeto pode ser desviado, causando ruptura do mini-implante.

Geralmente, uma **peça de mão motorizada e uma chave manual curta** são utilizadas em combinação: a peça de mão é utilizada no estágio inicial de inserção, quando um torque alto, ou uma grande força de rotação, são necessários. Após a inserção de mais da metade da rosca no osso, a chave manual curta é usada para inserir a parte restante do mini-implante. A vantagem em usar uma chave de mão é a sensibilidade tátil durante a inserção. A sutil resistência óssea pode ser detectada, impedindo a ruptura do mini-implante em razão de uma força rotatória muito grande.

Uma **chave de torque** (BIOMET 3i Flórida, EUA) também está disponível, porém os autores não acham seu uso conveniente. Como explicado no Capítulo 3, sua precisão é inferior à chave de mão, e a transmissão da força é inferior, quando comparada com a peça de mão motorizada. Portanto, recomenda-se o uso da peça de mão motorizada e/ou da chave manual curta.

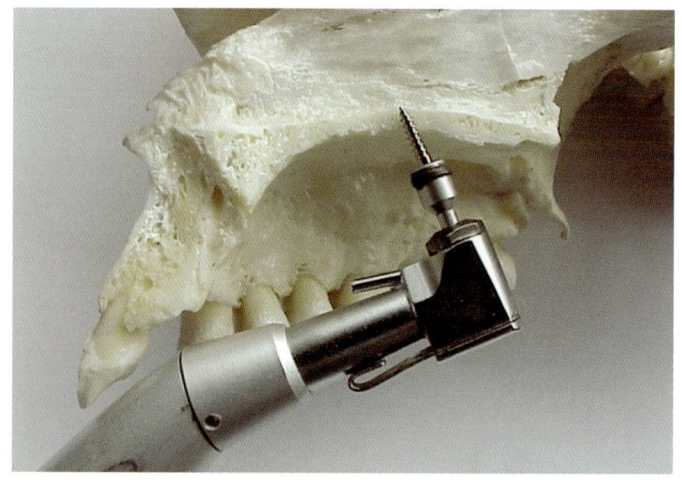

Fig. 5.44 Direção de inserção do mini-implante em um palato profundo (visão sagital).

Procedimento de inserção

Instrumentos manuais e rotatórios, sem perfuração piloto

1. Após anestesia, marque o tecido mole para inserção com um instrumento afiado.
2. Estabeleça o trajeto de inserção e insira a metade distal do mini-implante utilizando uma peça de mão contra-ângulo de baixa rotação, aplicando leve pressão (Fig. 5.45).

3. Desconecte a peça de mão do mini-implante (Fig. 5.46). Como descrito, é difícil de desconectar a peça de mão e o prolongador de brocas do mini-implante, então desconecte primeiro a peça de mão do prolongador de brocas e depois o prolongador de brocas da cabeça do mini-implante. Essa separação em 2 etapas reduz as forças alternadas no mini-implante inserido.
4. Uma chave manual curta (Fig. 5.47) é, então, utilizada (Fig. 5.48) para inserir o mini-implante (Fig. 5.49).

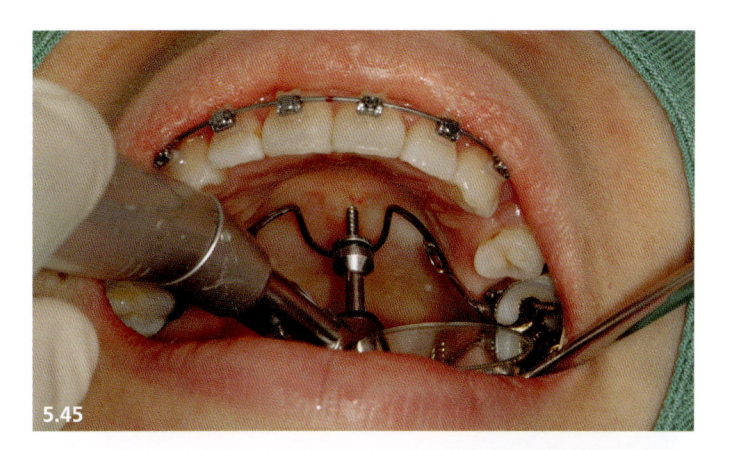

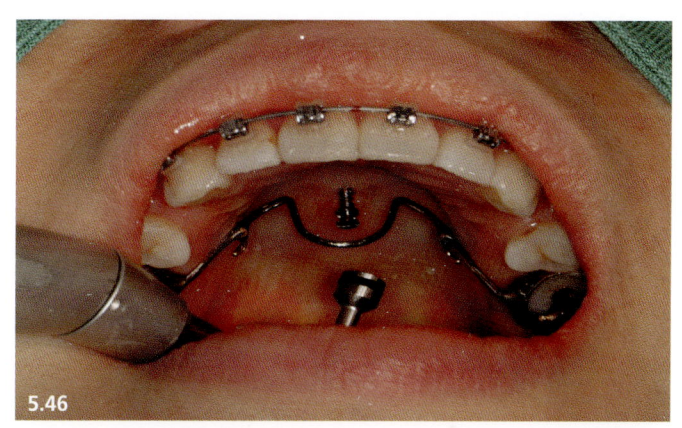

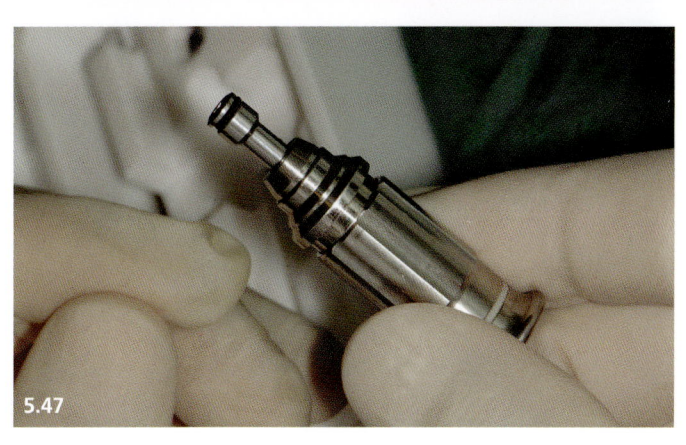

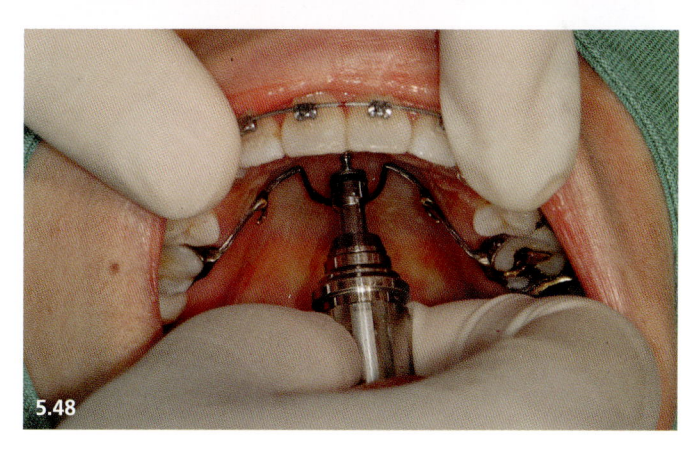

Figs. 5.45-5.49 Inserção de um mini-implante na região palatina mediana.

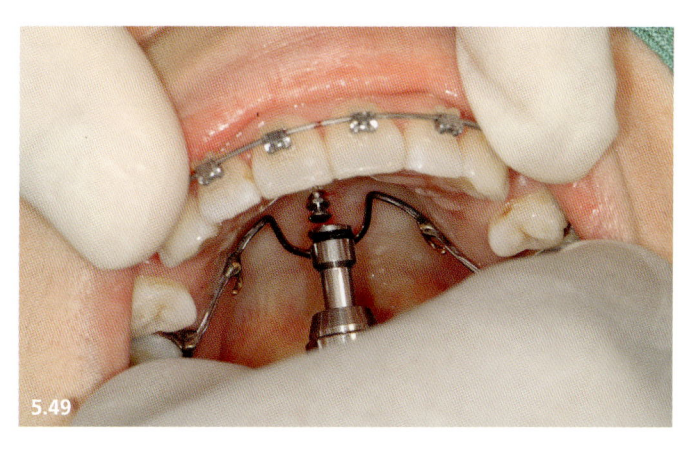

Remoção de um mini-implante da região palatina mediana

Para remover o mini-implante palatino mediano, a chave manual curta ou peça de mão é utilizada para agarrar a cabeça do mini-implante e rotacionar em sentido anti-horário. Anestesia local não é necessária.

Tuberosidade maxilar

A tuberosidade maxilar é utilizada para a inserção do mini-implante quando os molares superiores necessitam ser distalizados. A qualidade óssea nessa região é relativamente baixa (categorias de Misch D3 ou D4), porém não há estruturas anatômicas a ser evitadas. Um mini-implante de 6-7 mm de comprimento pode ser usado, pois o tecido mole nessa região é fino.

A peça de mão motorizada é utilizada, visto que a tuberosidade está localizada na extremidade distal da cavidade oral. Nessa região, o acesso é deficiente, sendo impossível alcançar o sítio de inserção com uma chave manual. Uma incisão não é necessária, pois a região é revestida por mucosa inserida. Deve-se tentar inserir o mini-implante perpendicularmente ao osso (Fig. 5.50). A menos que o paciente possua um dispositivo lingual ortodôntico, o mini-implante deve ser inserido na superfície vestibular da tuberosidade, e não na crista alveolar. Um vetor de forças constritoras age sobre a arcada dentária quando a força é aplicada a partir de um mini-implante inserido lingualmente (Fig. 5.51).

O mini-implante não pode ser inserido na tuberosidade maxilar na presença dos terceiros molares superiores. Após a extração, um período de espera de 3 meses é necessário para permitir o desenvolvimento de osso cortical para a manutenção do mini-implante.

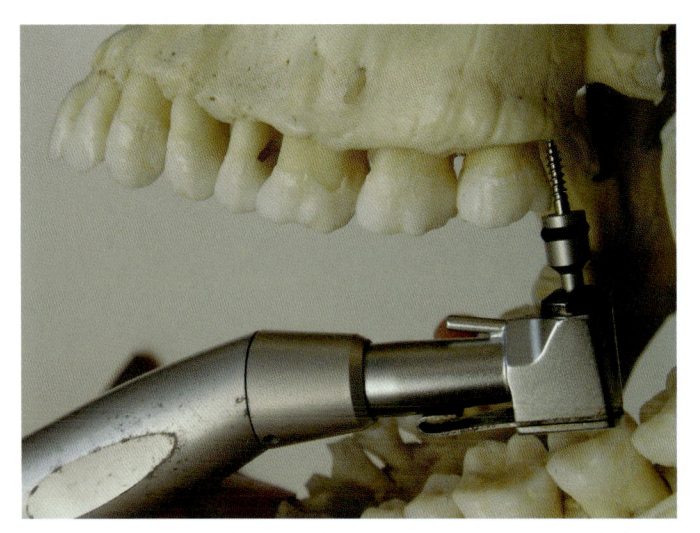

Fig. 5.50 A orientação do mini-implante não é exatamente perpendicular à superfície óssea.

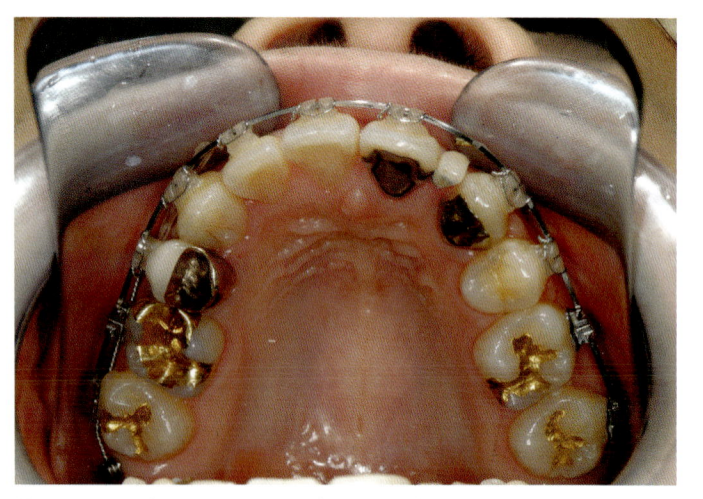

Fig. 5.51 Uma força constritora pode ser introduzida quando a força de retração é aplicada a partir de um mini-implante inserido lingualmente.

Procedimento de inserção

1. Determine o local, marque o tecido mole para inserção com um instrumento afiado e verifique com um espelho clínico.
2. Insira o mini-implante usando uma peça de mão contra-ângulo de baixa rotação (Fig. 5.52). Tente inserir o mini-implante perpendicularmente ao osso. A menos que bráquetes linguais sejam utilizados, o mini-implante deve ser inserido na face bucal e quase paralelo ao longo eixo dos molares superiores (Fig. 5.53).
3. Desconecte a peça de mão do mini-implante puxando-a da cabeça do mini-implante (Figs. 5.54, 5.55).

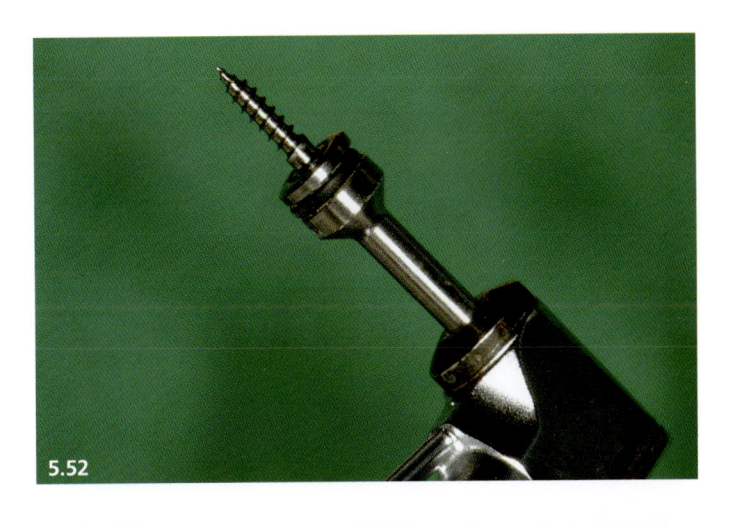

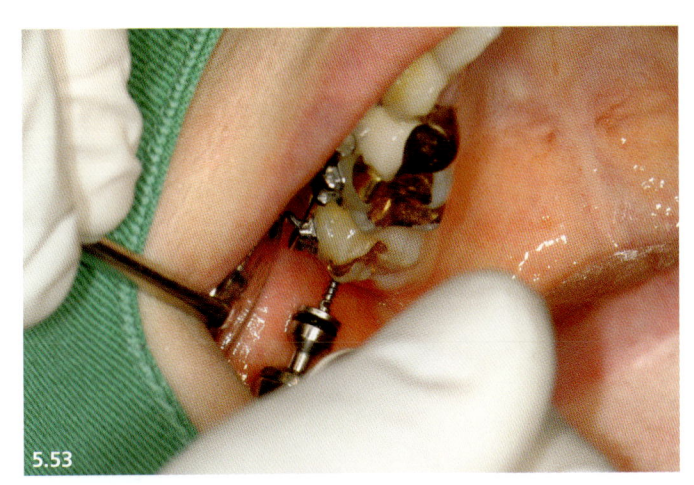

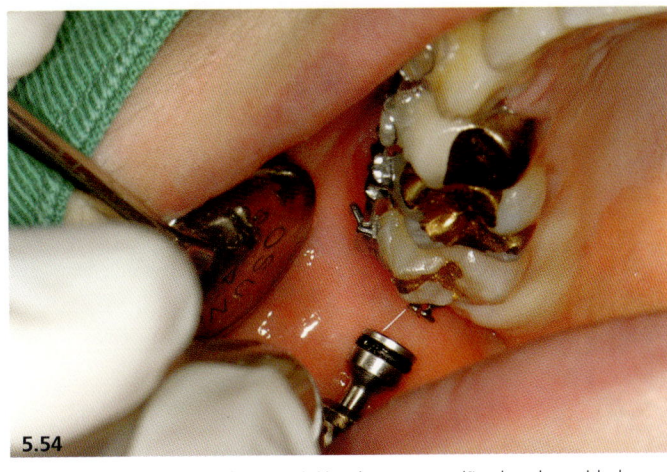

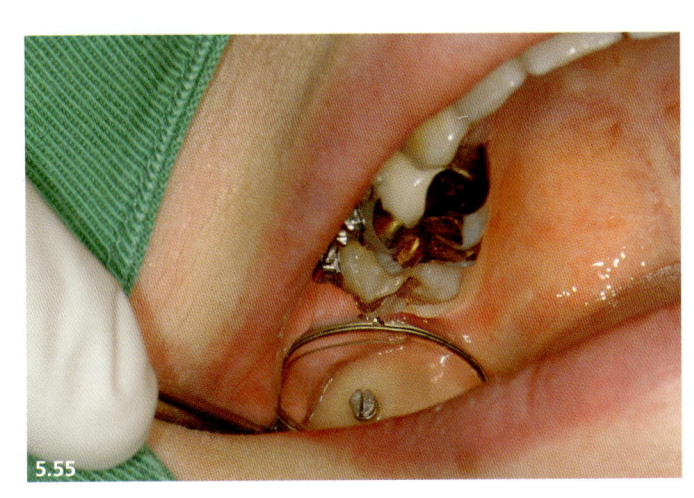

Figs. 5.52-5.55 Inserção de um mini-implante na região da tuberosidade maxilar.

Removendo um mini-implante da tuberosidade maxilar

Uma peça de mão é necessária para remover um mini-implante da tuberosidade maxilar. O prolongador de brocas é usado para agarrar a cabeça do mini-implante e rotacionar em sentido **anti-horário**. Nenhuma anestesia é necessária.

Papila retromolar

Mini-implantes são inseridos na região da papila retromolar quando a retração distal de toda a dentição mandibular é planejada.[17] Nessa região, não há estruturas anatômicas críticas. Comparado com a inserção das miniplacas,[18] o procedimento cirúrgico para a inserção do mini-implante é mais simples e está associado a menor morbidade e trauma. Visto que a inserção do mini-implante na papila retromolar requer um procedimento mais invasivo do que nas outras regiões da mandíbula, esta é geralmente realizada por um cirurgião oral.

Se os terceiros molares inferiores tiverem sido extraídos recentemente, um período de espera de pelo menos 3 meses é necessário antes da inserção do mini-implante. O local apropriado de inserção do mini-implante é ligeiramente bucal ao centro bucolingual do triângulo retromolar (no centro) (Fig. 5.56). A face lingual da crista oblíqua interna deve ser evitada, pois há uma redução substancial da massa óssea, e o nervo e as veias linguais passam por ela. Palpação da crista oblíqua externa ajuda a localizar a região ótima de inserção do mini-implante (Fig. 5.57).

O tecido mole na região da papila retromolar é espesso e composto de mucosa não queratinizada. Portanto, uma incisão antes e uma sutura após a inserção são sempre necessárias. Um mini-implante longo (> 8 mm) ou um mini-implante com um colo longo (Fig. 5.13) é utilizado. O osso retromolar é muito denso, e uma perfuração piloto pode ser necessária antes da inserção do mini-implante. Assim como na região óssea do palato médio, a metade inicial do mini-implante é inserida usando-se uma peça de mão motorizada e a 2ª metade usando-se uma chave manual.

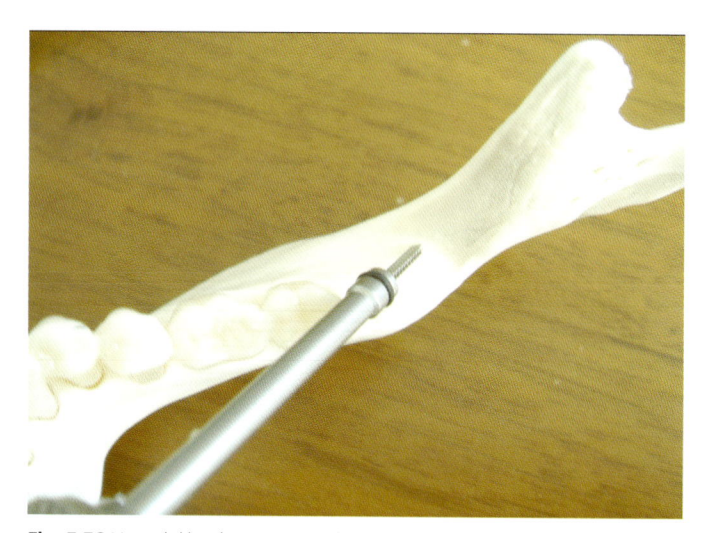

Fig. 5.56 Um mini-implante retromolar é localizado ligeiramente bucal ao triângulo retromolar.

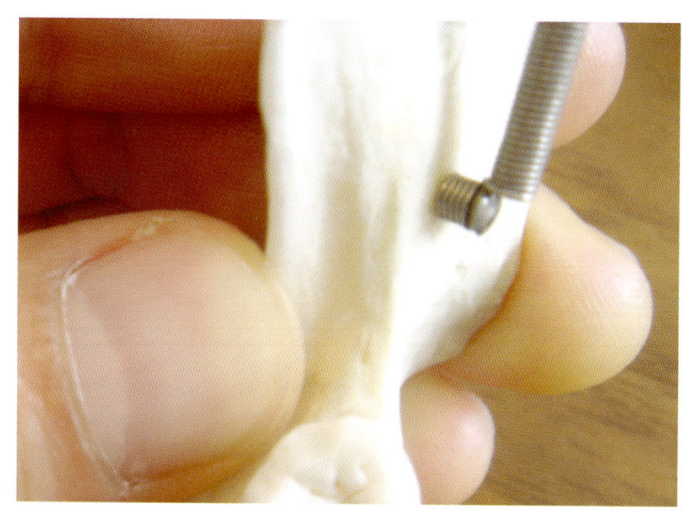

Fig. 5.57 A palpação da crista oblíqua externa ajuda a localizar a região ótima de inserção.

A alta densidade do osso cortical é favorável para a retenção do mini-implante. Mesmo apenas 3 mm de inserção do mini-implante no osso retromolar são capazes de resistir à força ortodôntica, apesar do movimento de deslocamento agir sobre o mini-implante. Não há nenhuma vantagem em inserir o mini-implante em seu comprimento total. É mais conveniente e mais confortável para o paciente ter um mini-implante inserido parcialmente, porém o suficiente para uma retenção firme, e ter a cabeça do mini-implante exposta na cavidade oral. Desta maneira, a ligadura elástica pode ser diretamente conectada ao mini-implante, e o **método** de **tração aberta** (Figs. 5.11, 5.12) pode ser utilizado. Uma solicitação deve ser feita ao cirurgião oral para não inserir o mini-implante completamente no osso retromolar.

A exposição da cabeça do mini-implante pode não ser possível se o tecido mole que reveste a papila retromolar for muito espesso. O mini-implante é incrustado na mucosa, e o método de tração fechada (Figs. 5.15, 5.16) é utilizado. Um fio de ligadura de aço 0,012" é amarrado ao redor do mini-implante e trançado. As extremidades livres do fio trançado são expostas na cavidade oral e dobradas para formar um gancho. Um módulo elastomérico, como uma corrente elástica ou uma mola de níquel-titânio, é conectado ao gancho para a aplicação de força. Os autores chamam esse arranjo de **aperto (puxador) retromolar**. O fio de ligadura utilizado para o aperto retromolar não deve ser muito fino ou muito espesso. Um fio muito fino, como um fio 0,010" ou 0,011", pode deformar ou romper, enquanto um fio muito grosso será inflexível e causará irritação durante a função. Ao encaminhar um paciente ao cirurgião oral para a inserção do mini-implante, o ortodontista deve fornecer o fio de ligadura ortodôntico.

Removendo um mini-implante retromolar

Mini-implantes retromolares **de tração fechada** devem ser removidos por um cirurgião oral. Mini-implante retromolar de **tração aberta** pode ser removido por um ortodontista. Infecção pode ocorrer quando o tecido mole é espesso. Solução bucal à base de clorexidina é prescrita para prevenir inflamação.

INSTRUÇÕES PARA O PACIENTE APÓS A INSERÇÃO

Após a inserção do mini-implante, as precauções são explicadas ao paciente. Instruções escritas também são fornecidas. O paciente é informado que pode haver dor, porém esta não irá durar mais de 1-2 dias. Quando necessário, os pacientes podem tomar analgésicos de venda livre. Aspirina não é recomendada, pois suas propriedades anti-inflamatórias foram relatadas como capazes de inibir o movimento dentário. O paciente pode escovar os dentes normalmente, porém deve tomar cuidado para não bater no mini-implante com a parte plástica da escova de dente. Uma escova de dente com cerdas macias deve ser recomendada.

Instruções para o paciente

- O sítio cirúrgico pode estar doloroso após a redução do efeito anestésico. Tome um analgésico de venda livre (não aspirina), se necessário.
- Evite comer alimentos duros.
- Não toque o mini-implante com a língua ou com os dedos, pois pode comprometer sua união com o osso.
- Gentilmente escove o mini-implante enquanto escova os dentes com uma escova de cerdas macias.
- Cuidado para não bater na cabeça do mini-implante com sua escova de dente.

MOMENTO DE APLICAÇÃO DA FORÇA INICIAL

Com relação à osseointegração, o momento de aplicação da força inicial após a implantação é controverso. O movimento relativo entre o implante e a recuperação óssea durante os estágios iniciais da cicatrização interfere com a osseointegração.[19] Por essa razão, alguns autores sugerem o adiamento da aplicação de força por um período mínimo de 4-5 meses, a fim de obter uma máxima osseointegração.[20] Contudo, enquanto há uma necessidade de se esperar a ocorrência de osseointegração ao usar implantes convencionais e *onplants* para ancoragem esquelética, a osseointegração não é necessária ao se utilizar mini-implantes para ancoragem ortodôntica. Esses parafusos permanece-ram imóveis em estudos em que a força ortodôntica foi aplicada imediatamente após a fixação do parafuso.[7] Em todos os casos ilustrados nos capítulos subsequentes deste livro, a força foi aplicada 1 semana após a inserção do mini-implante, a fim de permitir a cicatrização do tecido mole. Na fixação intermaxilar, os fios foram presos imediatamente.

Ainda que a osseointegração entre o mini-implante e o osso não seja necessária para uso ortodôntico, há evidência microscópica de osseointegração em um estudo animal.[14] Visto que os mini-implantes possuem um pequeno diâmetro, eles são relativamente fáceis de remover, mesmo no evento de osseointegração, pois o torque de remoção é proporcional ao quadrado do diâmetro do parafuso.

Referências Bibliográficas

1. Park H S 2002 An anatomical study using CT images for the implantation of micro-implants. Korean Journal of Orthodontics 32:435–441

2. Yun H S 2001 The thickness of the maxillary soft tissue and cortical bone related with an orthodontic implantation [master's thesis]. Seoul, South Korea: Yonsei University

3. Lang J 1989 Clinical Anatomy of the Nose, Nasal Cavity and Paranasal Sinuses. Thieme, New York, p. 103

4. Wehrbein H, Merz B R, Diedrich P 1999 Palatal bone support for orthodontic implant anchorage – a clinical and radiological study. European Journal of Orthodontics 21:65–70

5. Schlegel K A, Kinner F, Schlegel K D 2002 The anatomic basis for palatal implants in orthodontics. International Journal of Adult Orthodontics and Orthognathic Surgery 17:133–139

6. Kang S, Lee S J, Ahn S J et al. 2007 Bone thickness of the palate for orthodontic mini-implant anchorage in adults. American Journal of Orthodontics and Dentofacial Orthopedics 131(4 Suppl):S74–81

7. Costa A, Raffainl M, Melsen B 1998 Miniscrews as orthodontic anchorage: a preliminary report. International Journal of Adult Orthodontics and Orthognathic Surgery 13:201–209

8. Misch C E Contemporary Implant Dentistry, second ed. Mosby, St Louis, pp. 110–118

9. Kim H J, Yun H S, Park H D et al. 2006 Soft-tissue and cortical-bone thickness at orthodontic implant sites. American Journal of Orthodontics and Dentofacial Orthopedics 130:177–182

10. Kim H J, Lee H Y, Chung I H 1997 Mandibular anatomy related to sagittal split ramus osteotomy in Koreans. Yonsei Medical Journal 38:19–25

11. Kyung H M, Park H S, Bae S M et al. 2003 Development of orthodontic micro-implants for intraoral anchorage. Journal of Clinical Orthodontics 37:321–328

12. Kanomi R 1997 Mini-implant for orthodontic anchorage. Journal of Clinical Orthodontics 31:763–767

13. Heidemann W, Terheyden H, Gerlach K L 2001 Analysis of the osseous/metal interface of drill free screws and self-tapping screws. Journal of Craniomaxillofacial Surgery 29:69–74

14. Kim J W, Ahn S J, Chang Y I 2005 Histomorphometric and mechanical analyses of the drill-free screw as orthodontic anchorage. American Journal of Orthodontics and Dentofacial Orthopedics 128:190–194

15. Eriksson R A, Albrektsson T 1984 The effect of heat on bone regeneration: an experimental study in the rabbit using the bone growth chamber. Journal of Oral and Maxillofacial Surgery 12:705–711

16. Lee J S, Kim D H, Park Y C 2004 The efficient use of midpalatal miniscrew implants. Angle Orthodontist 74:711–714

17. Paik C H, Nagasaka S, Hirashita A 2006 Class III nonextraction treatment with miniscrew anchorage. Journal of Clinical Orthodontics 40:480–484

18. Umemori M, Sugawara J, Mitani H 1999 Skeletal anchorage system for open-bite correction. American Journal of Orthodontics and Dentofacial Orthopedics 115:166–174

19. Brunski J B 1988 Biomaterials and biomechanics in dental implant design. International Journal of Oral and Maxillofacial Implants 3:85–97

20. Roberts W E, Smith R K, Zilberman Y 1984 Osseous adaptation to continuous loading of rigid endosseous implants. American Journal of Orthodontics 86:95–111

CAPÍTULO 6

USO DE MINI-IMPLANTES COMO ANCORAGEM NO MOVIMENTO DENTÁRIO ANTEROPOSTERIOR

INTRODUÇÃO

Dependendo do local de inserção do mini-implante, um dente ou um grupo de dentes podem ser movimentados na direção anterior ou posterior, com o mini-implante fornecendo ancoragem. Este capítulo descreve 4 empregos do mini-implante como ancoragem para o movimento anteroposterior dos dentes:

- Fornece ancoragem absoluta quando a mesialização dos dentes posteriores é contraindicada.
- Para movimento distal da dentição maxilar, mandibular ou ambas.
- Para distalização molar.
- Para mesialização dos dentes posteriores.

USO DE MINI-IMPLANTES PARA ANCORAGEM ABSOLUTA QUANDO A MESIALIZAÇÃO DOS DENTES POSTERIORES É CONTRAINDICADA

Na ortodontia, o termo "ancoragem" é utilizado para descrever a resistência ao movimento dentário que resulta de forças recíprocas.[1] Ancoragem máxima indica uma situação em que esse movimento não deve ocorrer para alcançar os objetivos do tratamento. A ancoragem pode ser quantificada de acordo com a quantidade de movimento aplicada aos dentes posteriores para fechar o espaço residual da extração.[2] Nesse contexto, estes autores definiram ancoragem máxima como uma situação em que não mais do que 25% do espaço da extração deve ser fechado por mesialização dos dentes posteriores.

Há várias maneiras de intensificar a ancoragem na ortodontia. A maneira mais simples é incluindo maior número de dentes e dentes maiores na unidade de ancoragem. Outros métodos tradicionais de adicional reforço da ancoragem incluem o uso de aparelho extrabucal e o de barras transpalatinas. No entanto, esses métodos apresentam algumas desvantagens, como o desenho complicado do aparelho e a necessidade de grande cooperação do paciente. O mini-implante ortodôntico pode substituir qualquer aparelho auxiliar utilizado para reforçar o valor de ancoragem dos dentes posteriores e que seja dependente da cooperação do paciente, além de fornecer suficiente ancoragem para resistir à força recíproca produzida pela força de retração aplicada aos dentes anteriores. Quando um mini-implante é eficaz de forma máxima, não há mesialização dos dentes posteriores, e, consequentemente, o termo ancoragem absoluta pode ser utilizado nessas situações.

CASO 6.1

Máxima Ancoragem em uma Paciente com Protrusão Bimaxilar

Queixa apresentada e exame clínico

Uma coreana de 22 anos de idade apresentou protrusão bimaxilar. A paciente apresentava um perfil convexo, com severa protrusão e incompetência labial, e tensão do músculo *mentalis* foi observada durante o selamento labial. A face era assimétrica, com o lado esquerdo mais longo. A linha do sorriso da paciente também era assimétrica (Figs. 6.1-6.4). A paciente era uma respiradora oral. Havia estalos em ambas as articulações temporomandibulares, porém não havia dor.

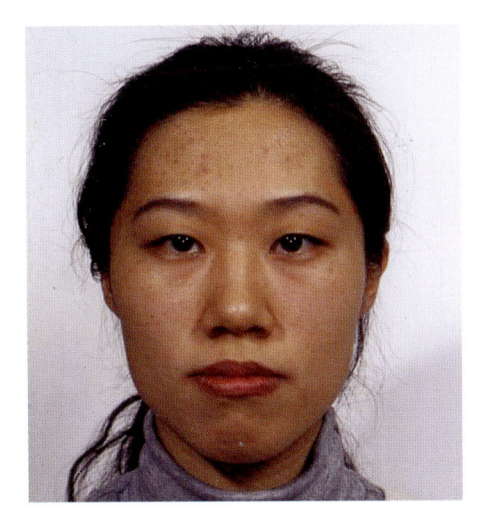

Fig. 6.1

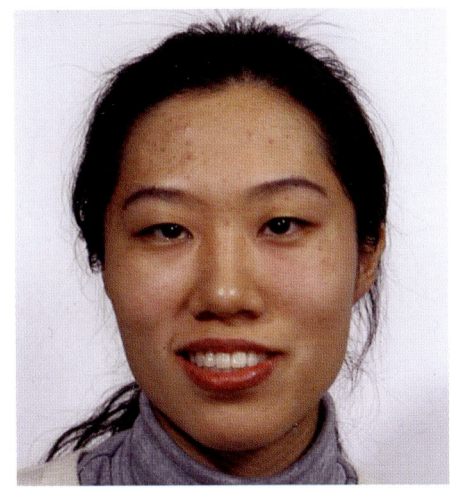

Fig. 6.2

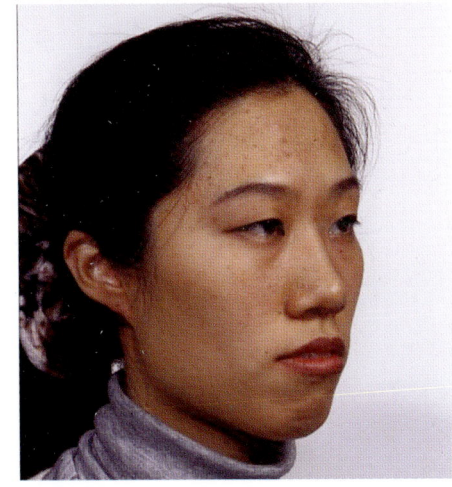

Fig. 6.3

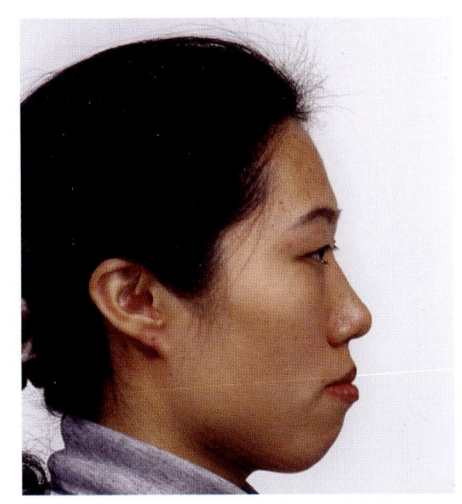

Fig. 6.4

O exame intraoral demonstrou boa higiene oral, relações molar e canino de classe I em ambos os lados com uma sobressaliência de 3,0 mm e leve apinhamento anterossuperior e anteroinferior. Os dentes eram grandes, e a linha média dentária coincidia com a linha média facial (Figs. 6.5-6.10).

Avaliação radiográfica

A radiografia panorâmica (Fig. 6.11) revelou uma dentição permanente completa, exceto pelos terceiros molares.

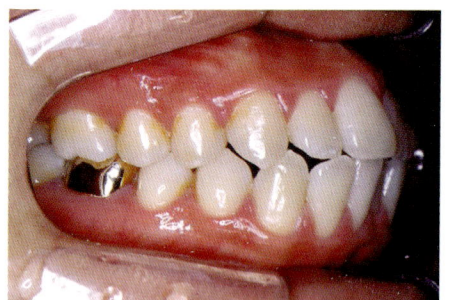
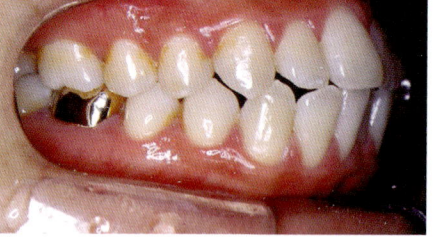

Fig. 6.5

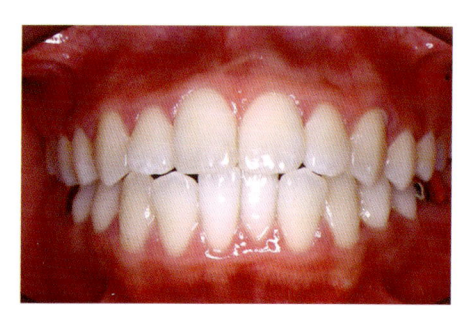

Fig. 6.6

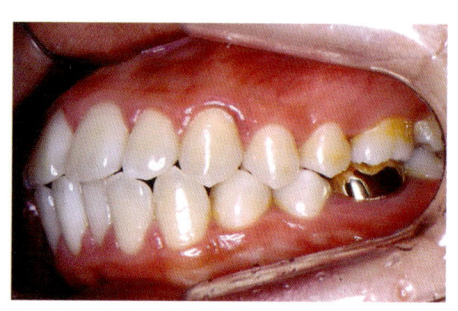

Fig. 6.7

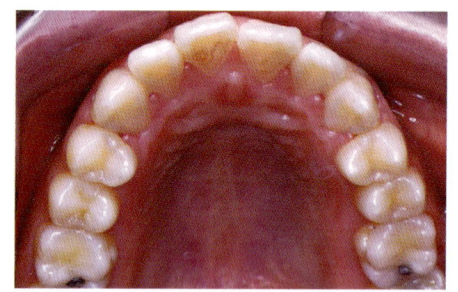

Fig. 6.8

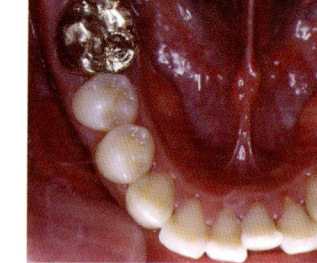

Fig. 6.9

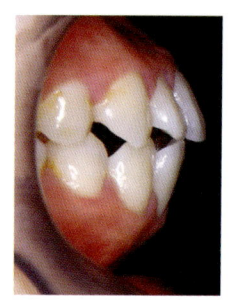

Fig. 6.10

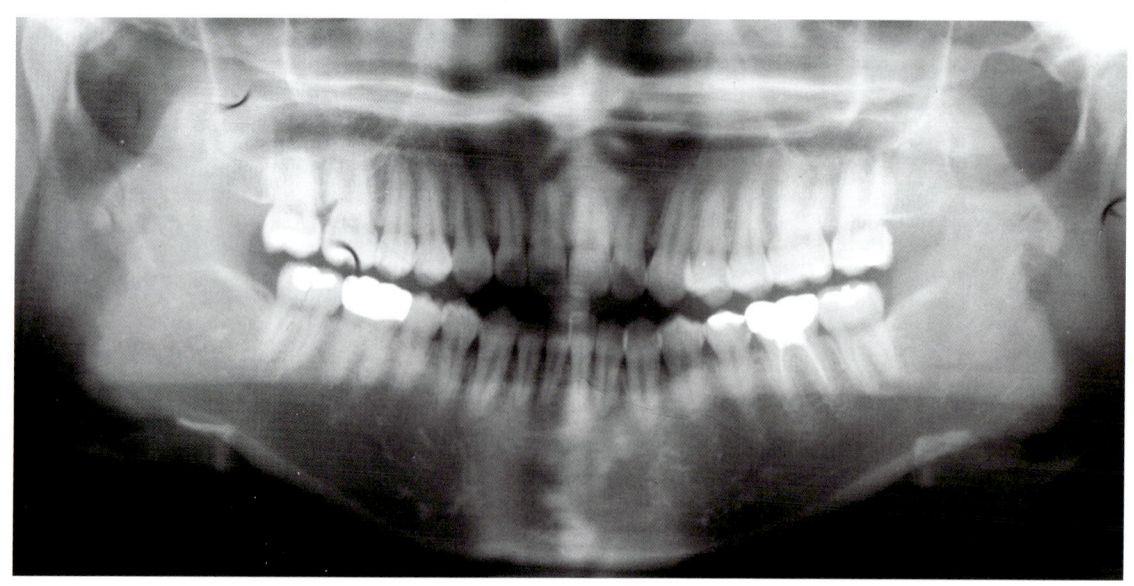

Fig. 6.11

A análise cefalométrica (Figs. 6.12, 6.13; Tabela 6.1) revelou protrusão bimaxilar de classe I esquelética. Os incisivos superiores e inferiores estavam proclinados. O lábio inferior estava protruso com relação à linha E (estética). O ângulo entre o plano maxilar e mandibular e o ângulo GoMe/SN estavam aumentados.

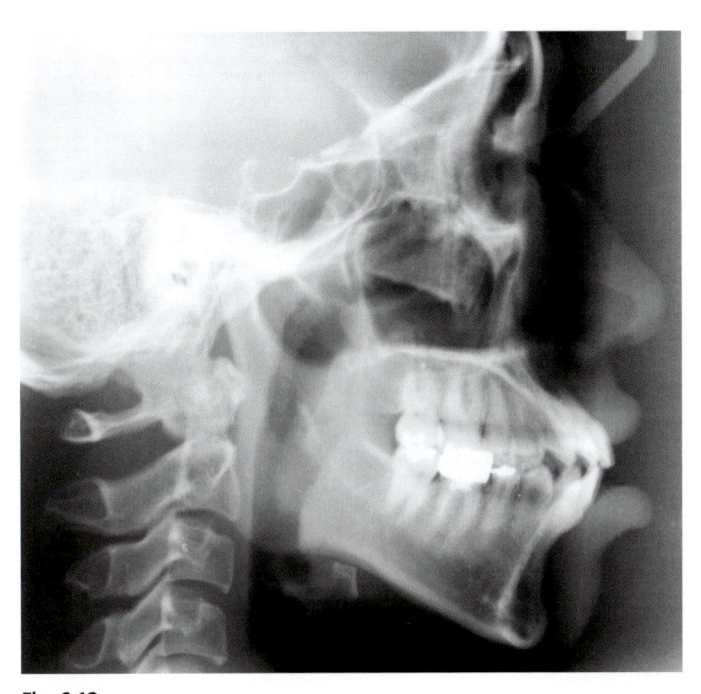

Fig. 6.12

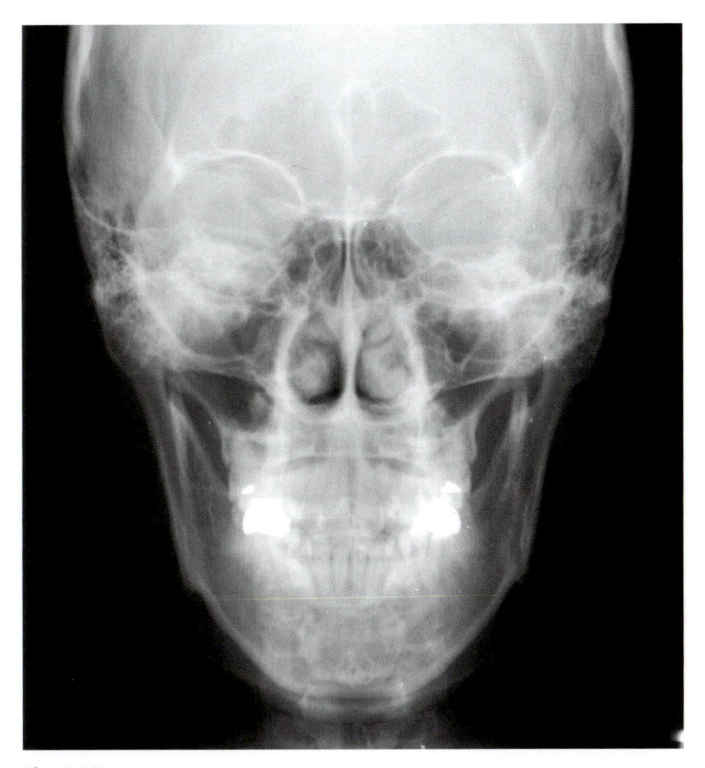

Fig. 6.13

Tabela 6.1 Pré-tratamento dentário e medidas cefalométricas faciais

ANÁLISE ESQUELÉTICA	
Anteroposterior	
SNA (°)	80,5
SNB (°)	77,5
ANB (°)	3,0
Vertical	
GoMe/SN (°)	36,0
FMA (°)	28,0
PP/PM (°)	20,0
Goníaco inferior (°)	75,0
ENA-Me (mm)	78,5
ANÁLISE DENTÁRIA	
Sobressaliência (mm)	3,0
Sobremordida (mm)	1,0
UI-SN (°)	114,0
LI/GoMe (°)	106,0
SN/PO (°)	19,0
Is-Is' (mm)	32,0
Mo-Ms (mm)	28,5
Ii-Ii' (mm)	54,0
Mo-Mi (mm)	43,0
ANÁLISE LABIAL	
LS-E (mm)	0,0
LI-E (mm)	8,5
ANL (°)	80,5

Ver página ix para os padrões coreanos.
Is-Is': Altura dentoalveolar anterior superior (UI-AN)
Ii-Ii': Altura dentoalveolar anterior inferior (LI-GoMe)
Mo-Ms: Altura dentoalveolar posterior superior (U6-AN)
Mo-Mi: Altura dentoalveolar posterior inferior (L6-GoMe)

Objetivos e plano de tratamento

O tratamento teve como objetivo a retração máxima dos dentes anteriores superiores e inferiores e redução da protrusão labial. O plano de tratamento consistiu em extrair os quatro primeiros pré-molares e reduzir a protrusão dentoalveolar. A ancoragem máxima seria fornecida com 4 mini-implantes inseridos no osso alveolar inter-radicular em cada quadrante, a fim de evitar a mesialização dos dentes posteriores. O espaço da extração seria fechado principalmente por retração dos dentes anteriores, maximizando a redução da protrusão labial.

Tratamento

Após a extração dos quatro primeiros pré-molares, aparelhos fixos pré-ajustados de 0,022" × 0,028" foram colados nas arcadas superior e inferior. Uma barra transpalatina foi instalada nos primeiros molares superiores. Após nivelamento e alinhamento, arcos ortodônticos de aço inoxidável de 0,019" × 0,025" foram inseridos em ambas as arcadas.

Ancoragem com mini-implante e fechamento do espaço

Aos 6 meses de tratamento, 2 mini-implantes Martin® (1,6 mm de diâmetro, 6,0 mm de comprimento) foram inseridos na arcada superior entre o segundo pré-molar e o primeiro molar no lado direito e entre o primeiro e o segundo molares no lado esquerdo. A posição do mini-implante foi determinada avaliando-se as distâncias inter-radiculares obtidas na radiografia panorâmica. Estes mini-implantes serviram como unidades de ancoragem direta para retração dos incisivos proclinados. Uma chave de fenda manual (chave manual) foi utilizada para inserção. O comprimento foi selecionado com base na espessura da mucosa no sítio de inserção. Uma incisão não foi necessária, pois o tecido mole era muito fino. Após a inserção, tomadas radiográficas periapicais comprovaram a ausência de contato entre o parafuso e as raízes dentárias adjacentes (Figs. 6.14, 6.15). A higiene oral foi realizada de forma habitual após a inserção, e as instruções de cuidado foram fornecidas à paciente (Cap. 5).

A cabeça do mini-implante foi deixada exposta na cavidade oral para facilitar a aplicação de força, a qual foi iniciada 1 semana após a inserção, permitindo desse modo a cicatrização dos tecidos moles. O fechamento do espaço da extração na arcada superior foi iniciado com 150-200 g de força aplicada por grampos ativos dos ganchos anteriores pré-soldados para os mini-implantes (Figs. 6.16, 6.17).

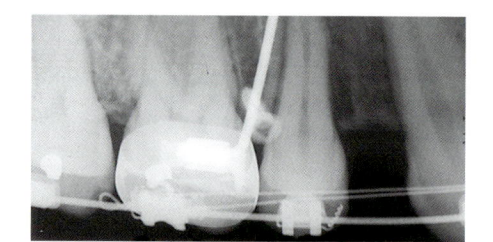

Fig. 6.14

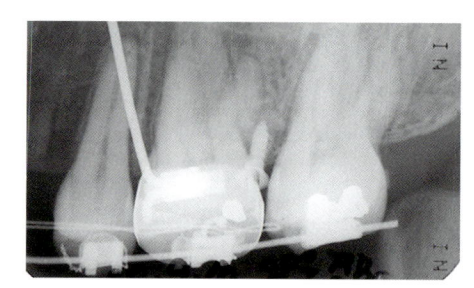

Fig. 6.15

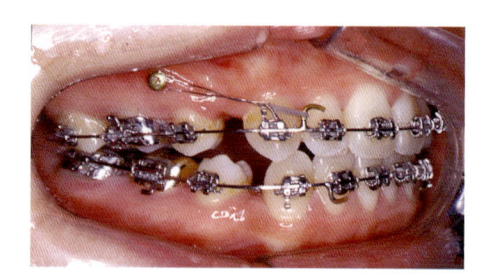

Fig. 6.16

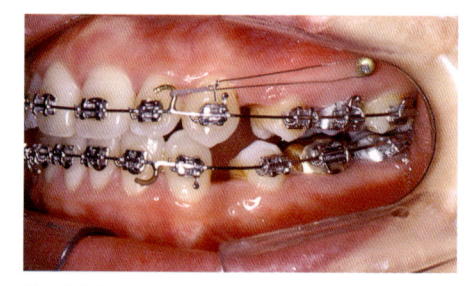

Fig. 6.17

Quando o plano de tratamento requer a inserção do mini-implante no espaço inter-radicular, recomenda-se introduzir os mini-implantes após o completo nivelamento e alinhamento dos dentes. Isso ajuda a determinar o melhor local possível para a inserção do mini-implante e evita danos à raiz dentária durante e após a inserção. Dependendo do alinhamento inicial dos dentes, o momento de inserção do mini-implante nas arcadas superior e inferior pode variar, com alguma perda da ancoragem sendo inevitável durante este estágio inicial do tratamento. Em diversas consultas durante a fase inicial do tratamento, esta paciente apresentou soltura de bráquetes, principalmente dos bráquetes inferiores, o que resultou em um período de tempo maior que o habitual antes da inserção dos fios de aço inoxidável. Como resultado, houve maior perda da ancoragem que o esperado nesta fase de tratamento.

Aos 8 meses de tratamento, 2 mini-implantes Martin® (1,6 mm de diâmetro, 6,0 mm de comprimento) foram inseridos em ambos os lados na arcada inferior, no osso alveolar inter-radicular entre o segundo pré-molar e o primeiro molar (Figs. 6.18, 6.19). No lado direito, foi realizada uma tomada radiográfica periapical fornecendo uma visão mesiodistal da região, em que se verificou que a ponta do mini-implante não estava em contato com a raiz adjacente. Novamente, dobras distais ativas foram colocadas em ambos os lados, entre os ganchos na arcada inferior e os mini-implantes, para retrair os dentes anteroinferiores.

Na mesma consulta, houve afrouxamento do mini-implante esquerdo superior, que foi substituído por um mini-implante OsteoMed® (1,6 mm de diâmetro, 6,0 mm de comprimento). Com a invasão do tecido mole, o fio de ligadura foi coberto com uma bainha plástica para reduzir a irritação gengival (Fig. 6.20). Quando esta paciente estava sendo tratada, apenas parafusos de cabeça única estavam disponíveis. Irritação do tecido mole foi comumente observada ao redor do parafuso quando elásticos ou fios foram fixados ao mini-implante. Quanto maior a distância entre o parafuso e a extremidade da aplicação de força, maior a probabilidade de invasão do tecido mole pelos dispositivos de tração. Esse problema pode ser minimizado pelo uso de mini-implantes ortodônticos de cabeça dupla (Cap. 4) atualmente disponíveis no mercado.

Para a retração em massa dos dentes anterossuperiores, os ganchos no arco superior foram estendidos gengivalmente de modo que a força de tração pudesse passar pelo centro de resistência dos dentes anteriores (Figs. 6.21, 6.22). O tempo total de tratamento foi de 27 meses. Após a remoção do bráquete, foi realizada a colagem de contenções fixas inferior e superior. Contenções removíveis também foram fornecidas à paciente.

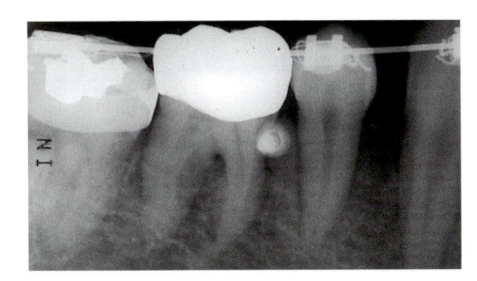

Fig. 6.18

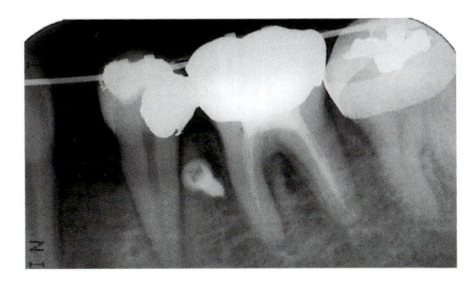

Fig. 6.19

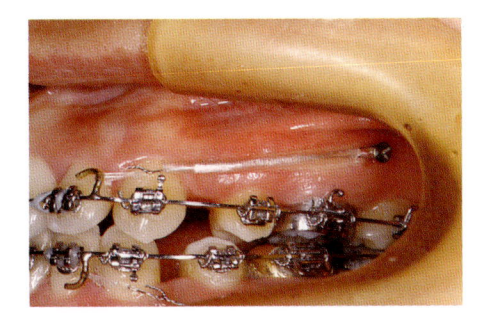

Fig. 6.20

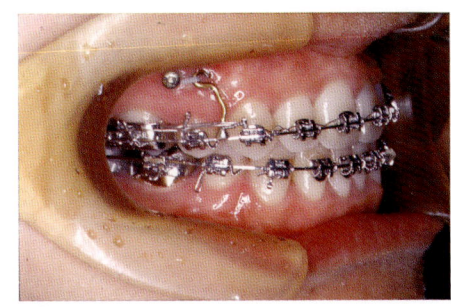

Fig. 6.21

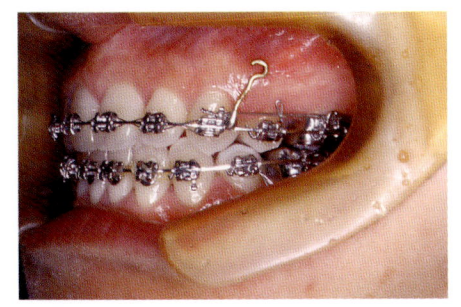

Fig. 6.22

Avaliação pós-tratamento

A protrusão labial foi altamente reduzida. A estética facial foi satisfatória, e boa oclusão dentária foi obtida (Figs. 6.23-6.32).

Houve mínima reabsorção óssea (Fig. 6.33), apesar da significante quantidade de movimento dos dentes anteriores.

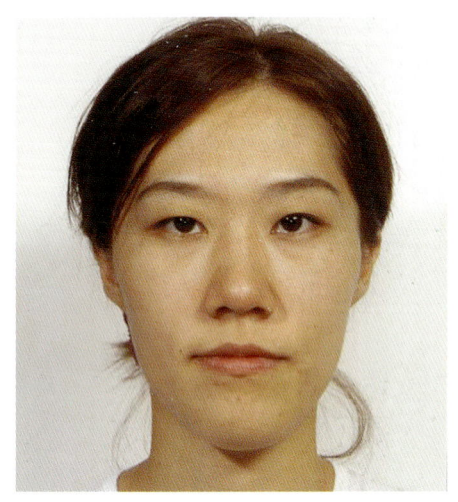

Fig. 6.23

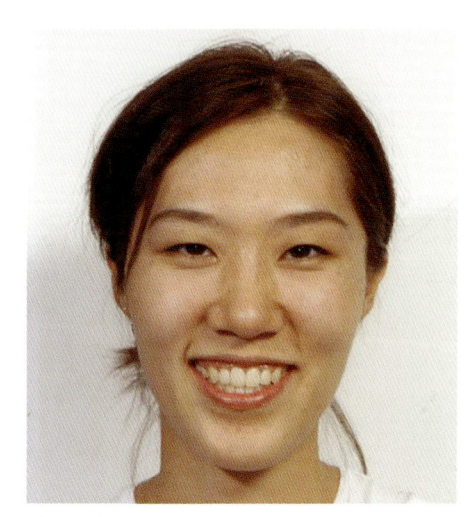

Fig. 6.24

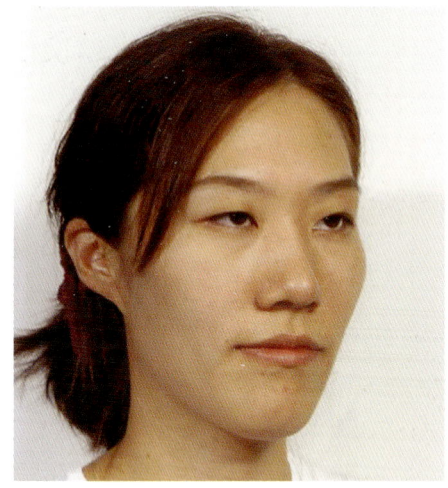

Fig. 6.25

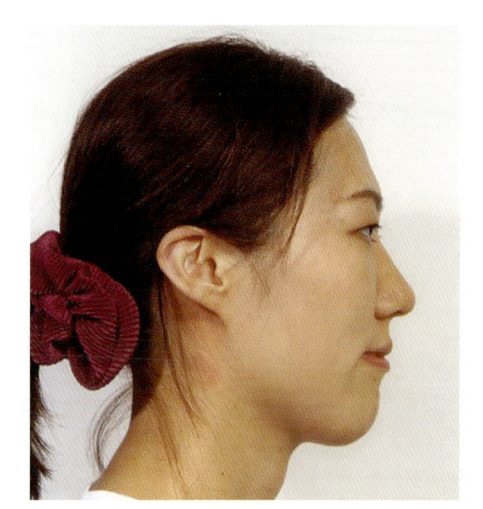

Fig. 6.26

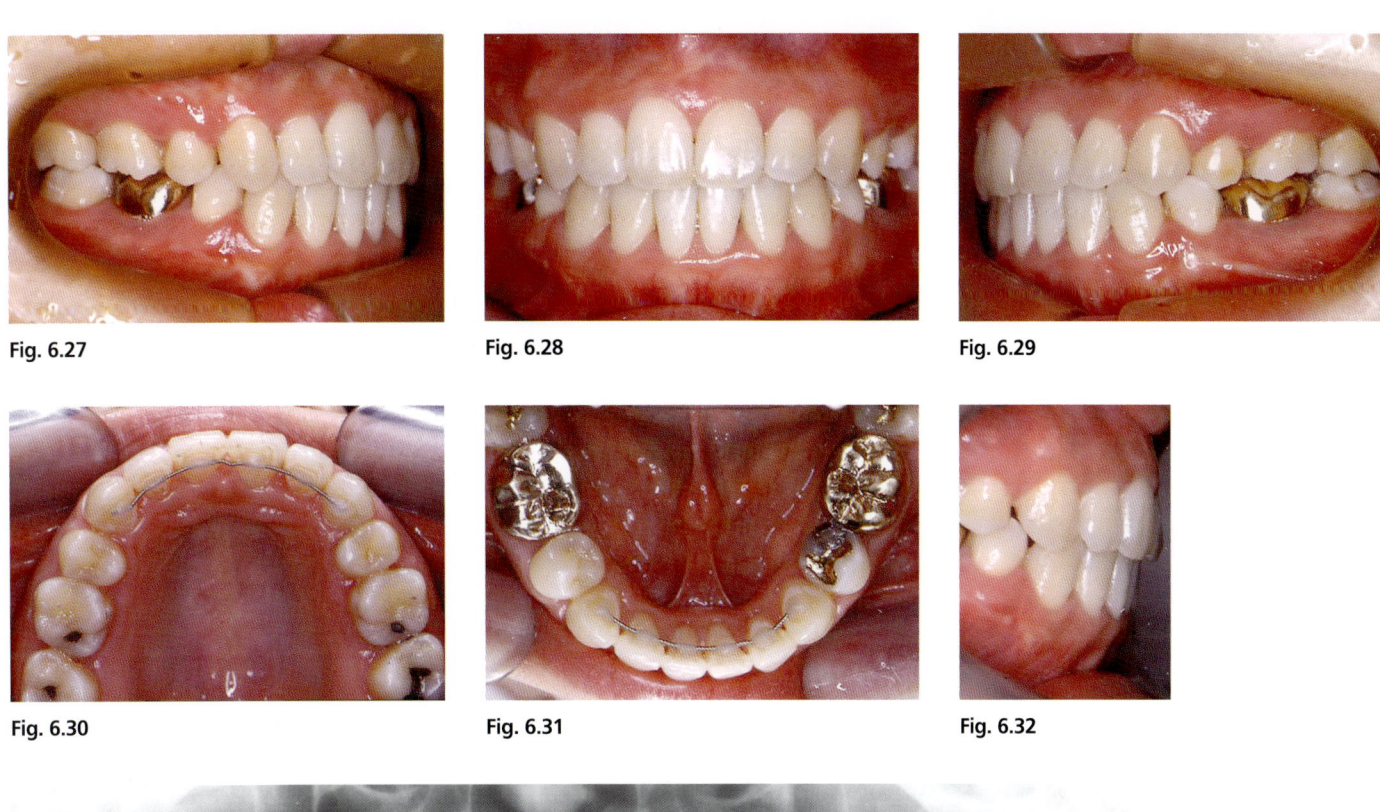

Fig. 6.27

Fig. 6.28

Fig. 6.29

Fig. 6.30

Fig. 6.31

Fig. 6.32

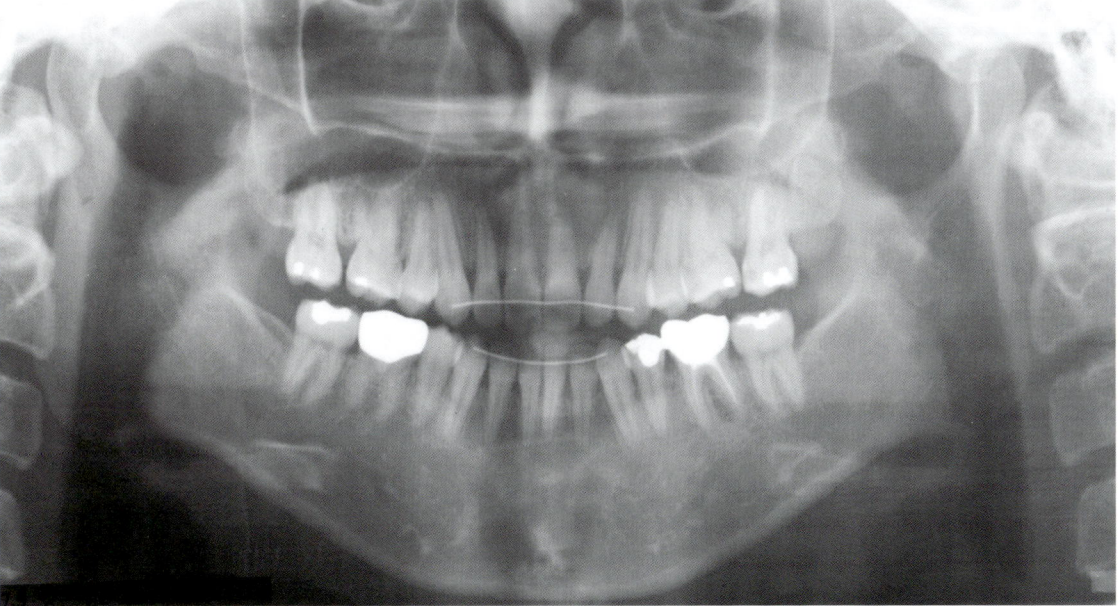

Fig. 6.33

As sobreposições cefalométricas demonstram considerável alteração na posição dos dentes anteriores. Os incisivos superiores foram retraídos em 10,0 mm, com uma redução de 17,0° na inclinação labial. Os incisivos inferiores foram retraídos em 10,0 mm, com uma redução de 16,0° na inclinação labial. Os molares superiores e inferiores deslocaram-se, respectivamente, 1,5 mm e 2,0 mm anterior-

mente. Houve pouca sobreposição dos incisivos nos traçados cefalométricos pré e pós-tratamento. Foi observado considerável remodelamento ósseo alveolar. A tensão do músculo *mentalis* durante o selamento labial tinha desaparecido. Verticalmente, houve mínimas alterações (Figs. 6.34-6.37; Tabela 6.2).

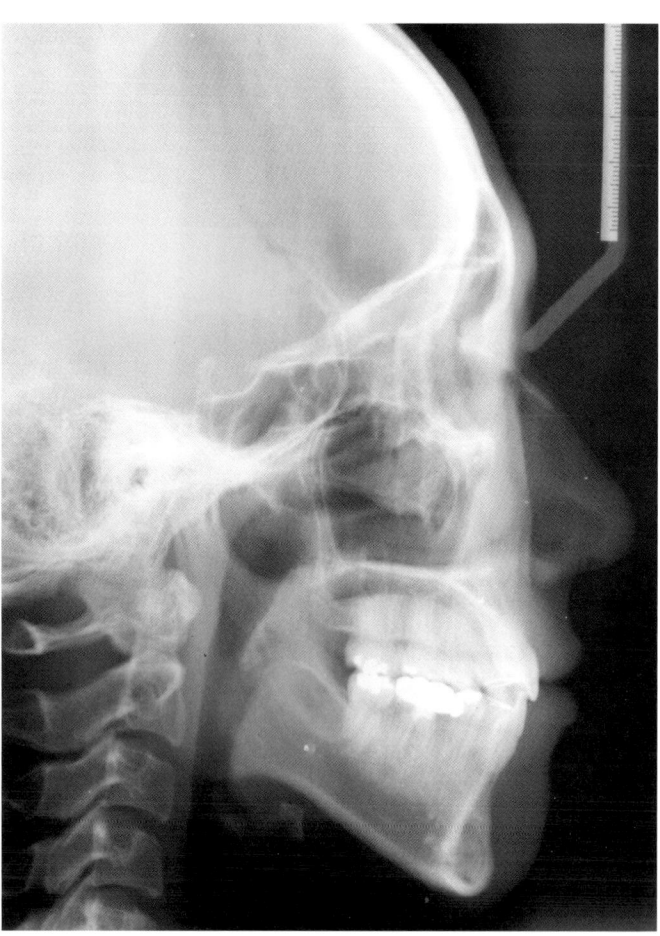

Fig. 6.34

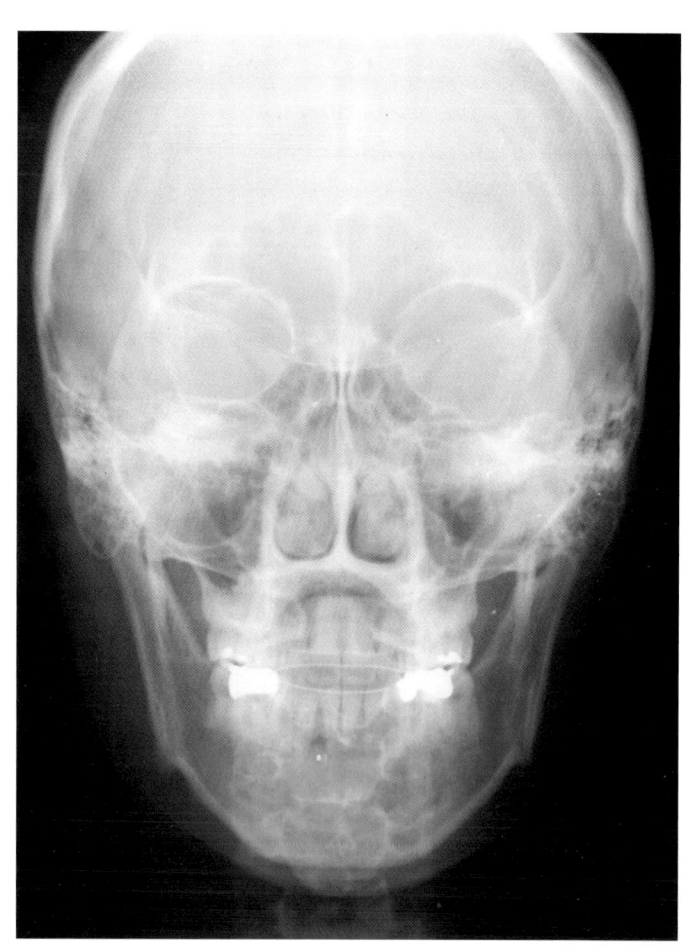

Fig. 6.35

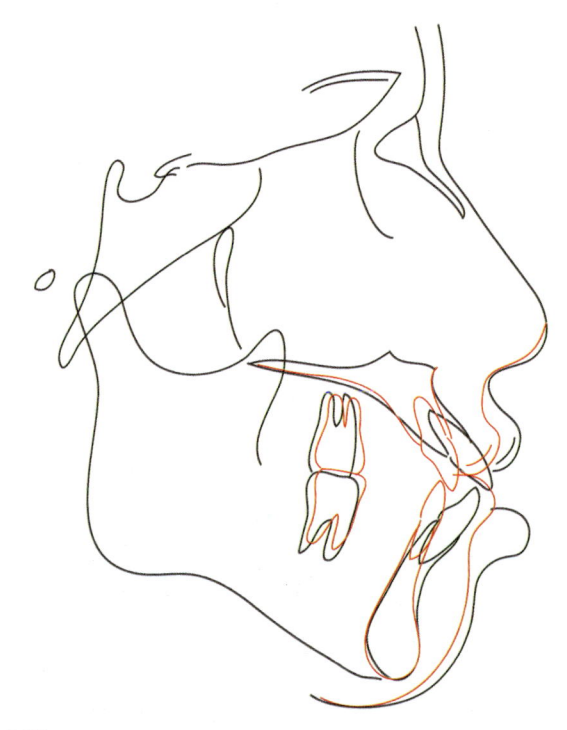

Fig. 6.36

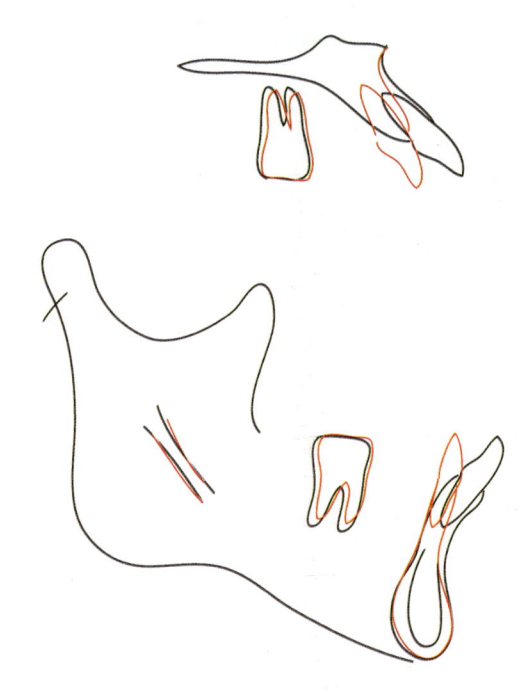

Fig. 6.37

Tabela 6.2 Medidas cefalométricas esqueléticas, dentárias e faciais pré e pós-tratamento

	Pré-tratamento	Pós-tratamento
ANÁLISE ESQUELÉTICA		
Anteroposterior		
SNA (°)	80,5	80,0
SNB (°)	77,5	75,5
ANB (°)	3,0	4,5
Vertical		
GoMe/SN (°)	36,0	37,0
FMA (°)	28,0	30,0
PP/PM (°)	20,0	22,0
Goníaco inferior (°)	75,0	77,0
ENA-Me (mm)	78,5	78,0
ANÁLISE DENTÁRIA		
Sobressaliência (mm)	3,0	2,5
Sobremordida (mm)	1,0	2,0
UI-SN (°)	114,0	97,0
LI/GoMe (°)	106,0	90,0
SN/PO (°)	19,0	22,0
Is-Is' (mm)	32,0	32,0
Mo-Ms (mm)	28,5	28,5
Ii-Ii' (mm)	54,0	51,0
Mo-Mi (mm)	43,0	44,5
ANÁLISE LABIAL		
LS-E (mm)	0,0	– 4,0
LI-E (mm)	8,5	– 0,5
ANL (°)	80,5	82,0

Ver página ix para os padrões coreanos.
Ver Tabela 6.1 e página x para abreviações.

Notáveis mudanças foram observadas em 2 anos e 10 meses de contenção. O tecido mole da face inferior apresentava um aspecto mais natural. Contudo, houve uma leve abertura do sítio de extração esquerdo superior, pois a paciente não foi complacente com o aparelho de contenção (Figs. 6.38-6.48).

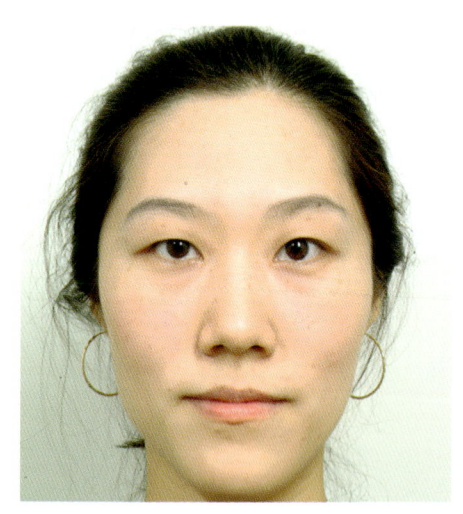

Fig. 6.38

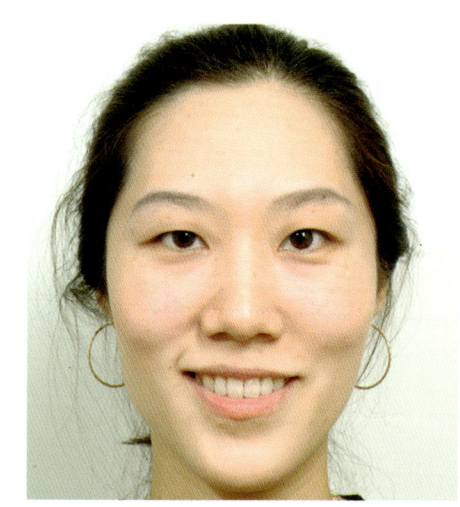

Fig. 6.39

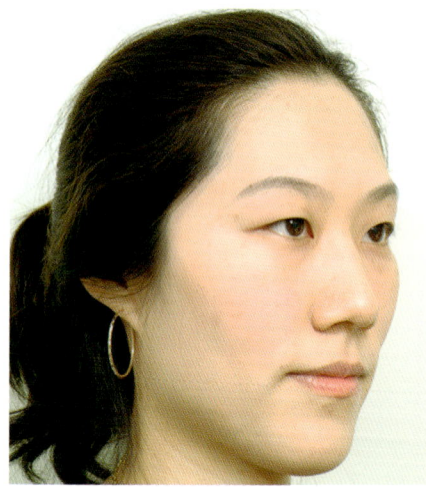

Fig. 6.40

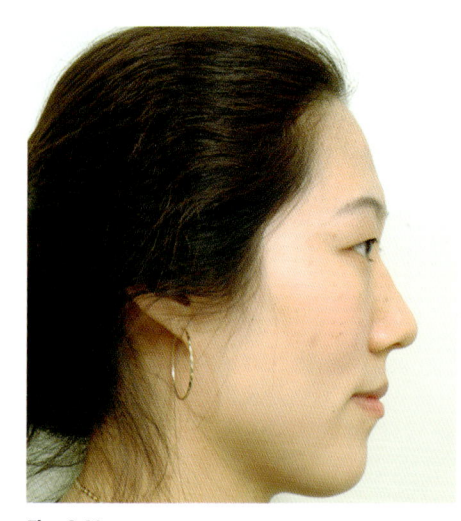

Fig. 6.41

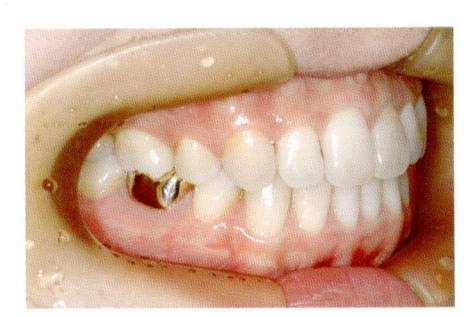

Fig. 6.42

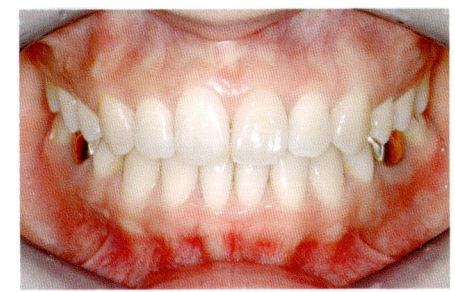

Fig. 6.43

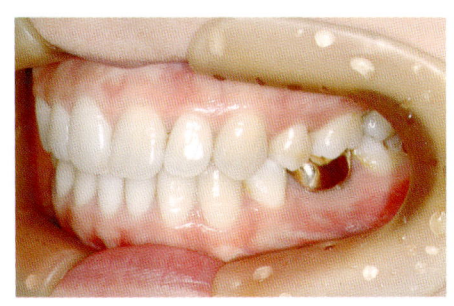

Fig. 6.44

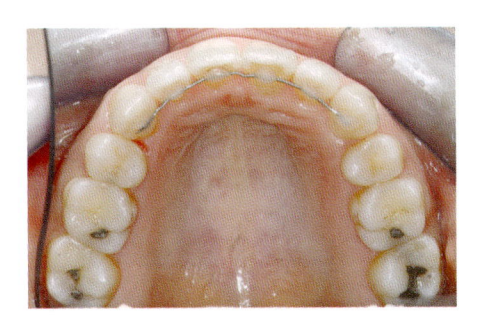

Fig. 6.45

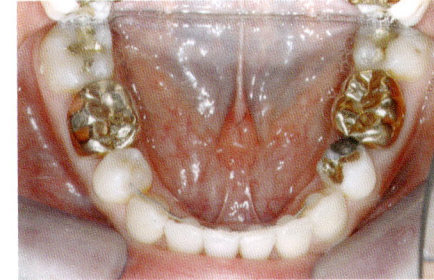

Fig. 6.46

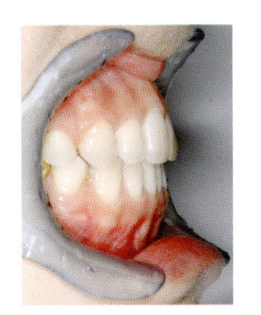

Fig. 6.47

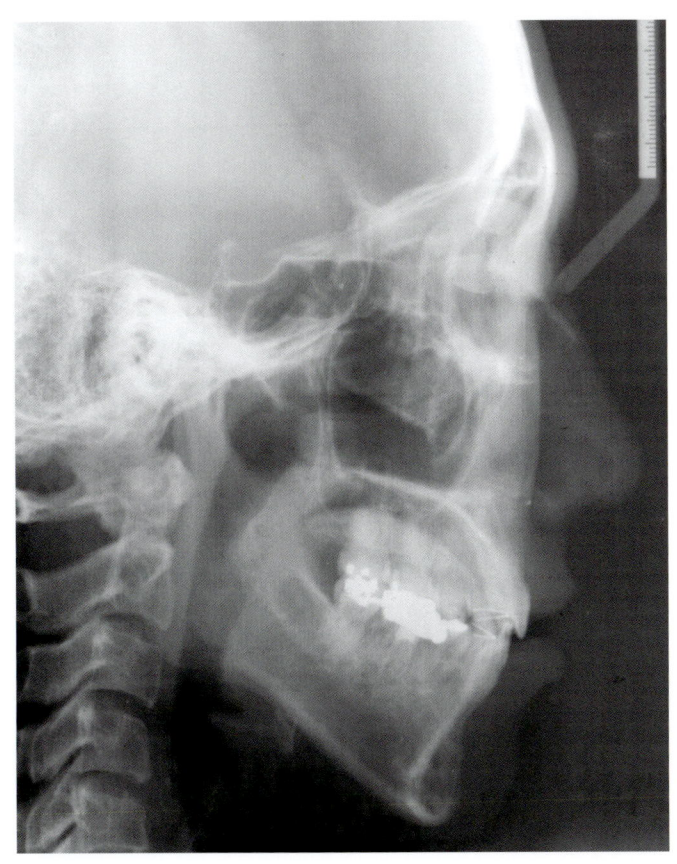

Fig. 6.48

Sugestões clínicas

Mini-implantes ortodônticos de cabeça dupla facilitam a aplicação de força elástica e causam menos desconforto ao paciente. A corrente elástica é esticada entre o mini-implante e o gancho do arco (Fig. 6.49).

Alternativamente, um fio de ligadura, 0,012″ pode ser fixado ao redor da cabeça do mini-implante. O fio é trançado e a extremidade livre dobrada em forma de gancho (Fig. 6.50). A corrente elástica é então estirada entre o gancho do arco e o gancho trançado de aço. O mini-implante não precisa ser manipulado cada vez que o elástico é substituído.

A inserção das dobras distais ativas, diretamente no mini-implante, é outra opção (Fig. 6.51).

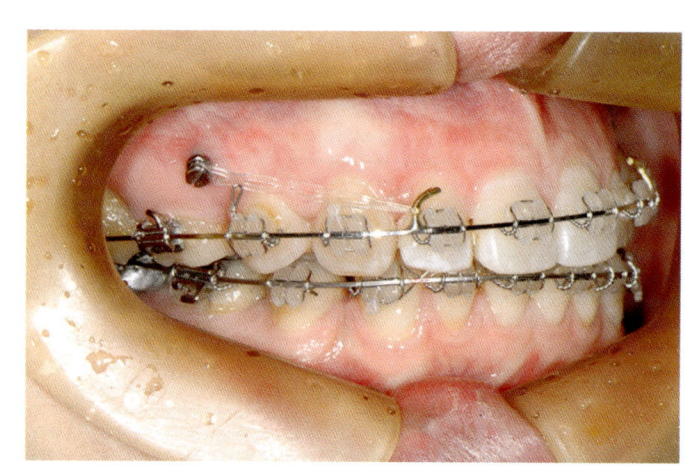

Fig. 6.49

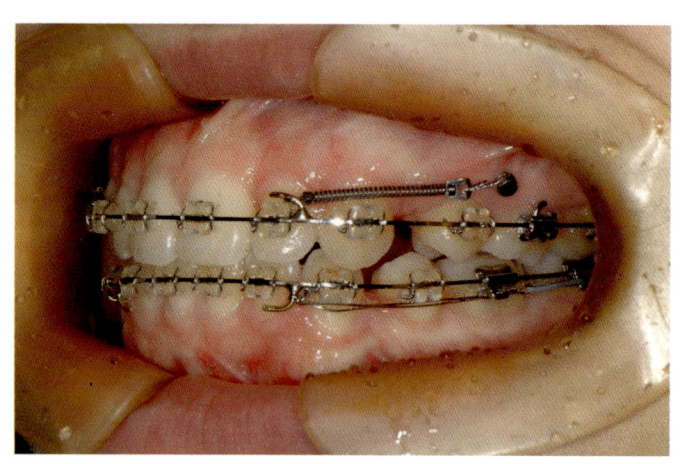

Fig. 6.50a

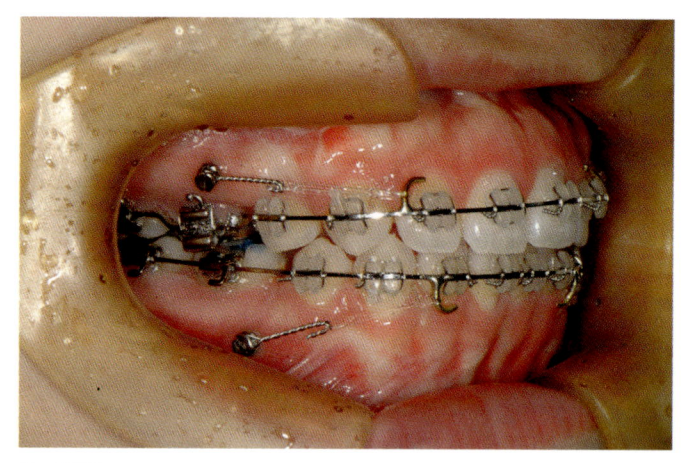

Fig. 6.50b

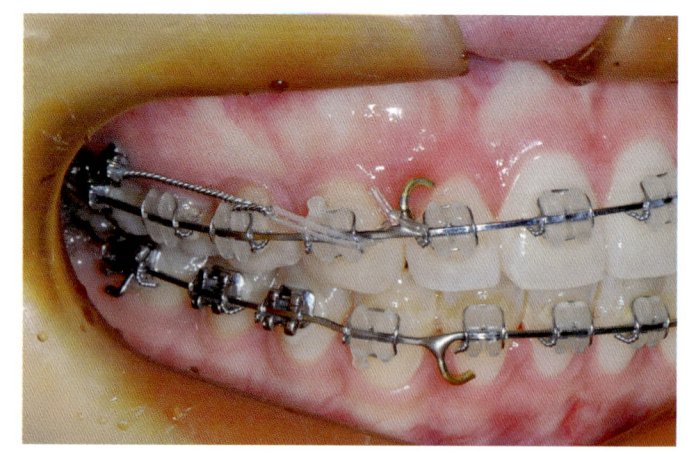

Fig. 6.51a

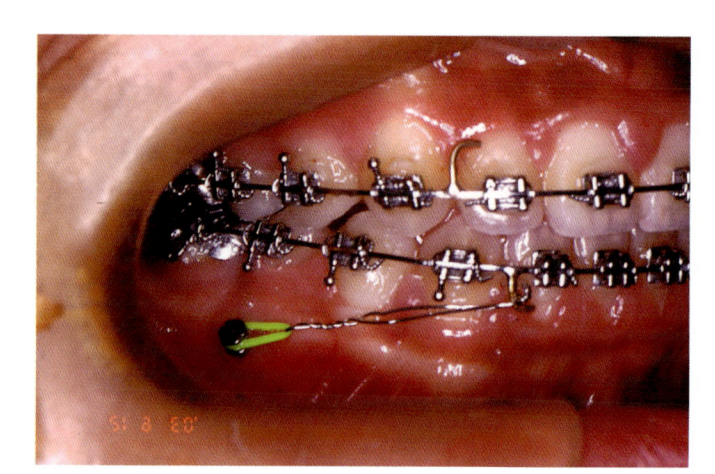

Fig. 6.51b

CASO 6.2

Retração dos Dentes Anteriores em uma Paciente com Extrações Assimétricas

Queixa apresentada e exame clínico

Uma coreana de 21 anos de idade teve como queixa principal a protrusão labial. Ela possuía lábios espessos e exibia tensão do músculo *mentalis* durante o selamento labial (Figs. 6.52-6.54).

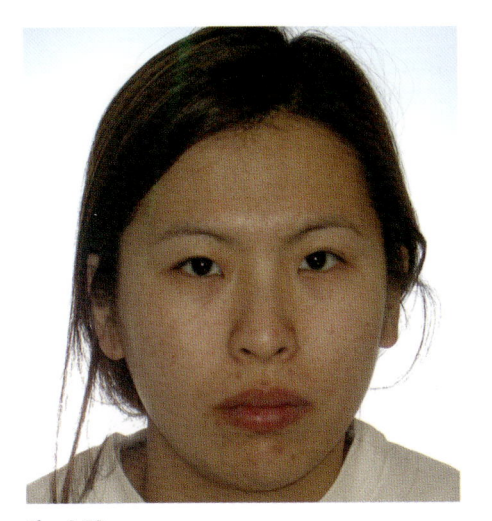

Fig. 6.52

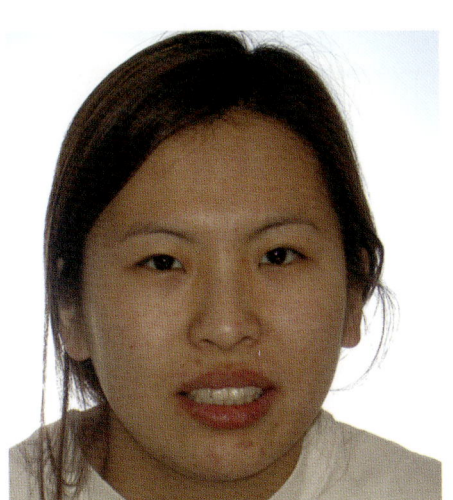

Fig. 6.53

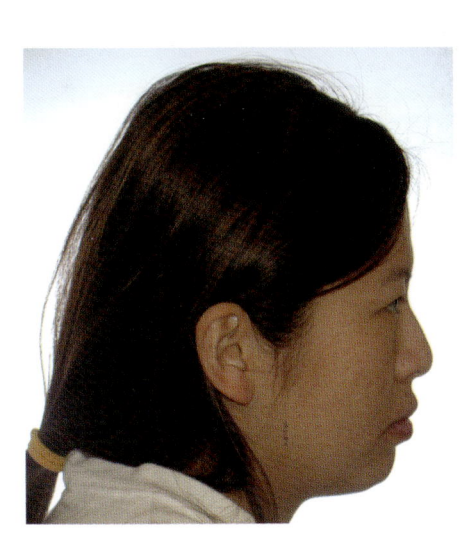

Fig. 6.54

O exame intraoral demonstrou relação molar bilateral de classe I. A linha média dentária superior estava desviada para o lado esquerdo, e a linha média dentária inferior estava desviada para o lado direito. A forma da arcada superior esquerda estava distorcida, pois o segundo pré-molar esquerdo estava bloqueado palatalmente (Figs. 6.55-6.59).

A radiografia panorâmica revelou uma dentição permanente completa, com impactação dos quatro terceiros molares. Havia uma radiolucência periapical evidente em relação ao segundo pré-molar esquerdo inferior, o qual tinha sido tratado endodonticamente (Fig. 6.60).

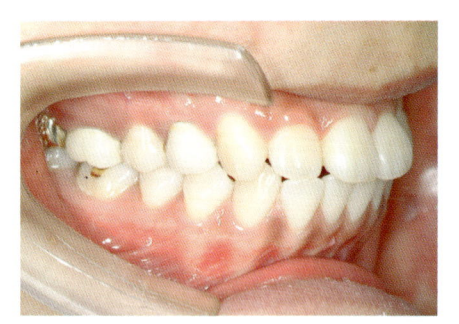
Fig. 6.55

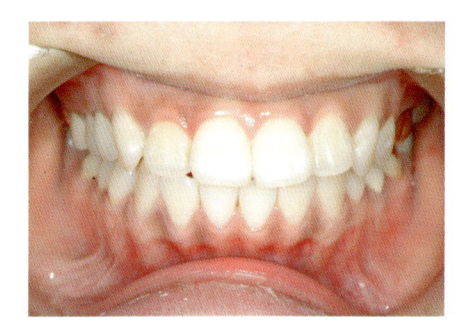
Fig. 6.56

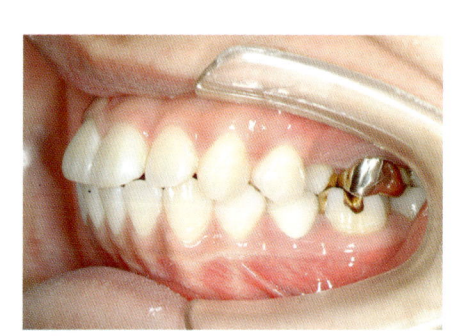
Fig. 6.57

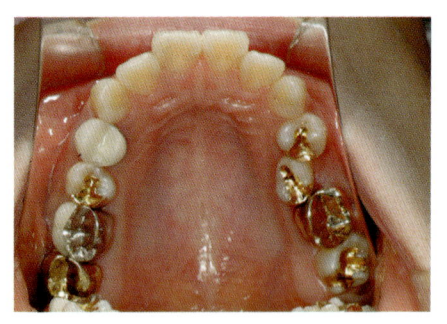
Fig. 6.58

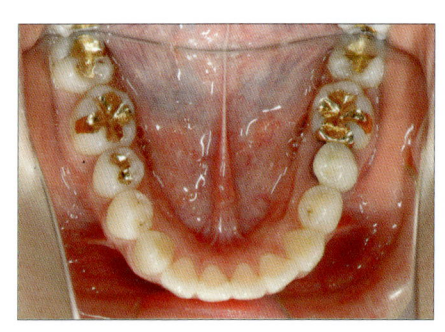
Fig. 6.59

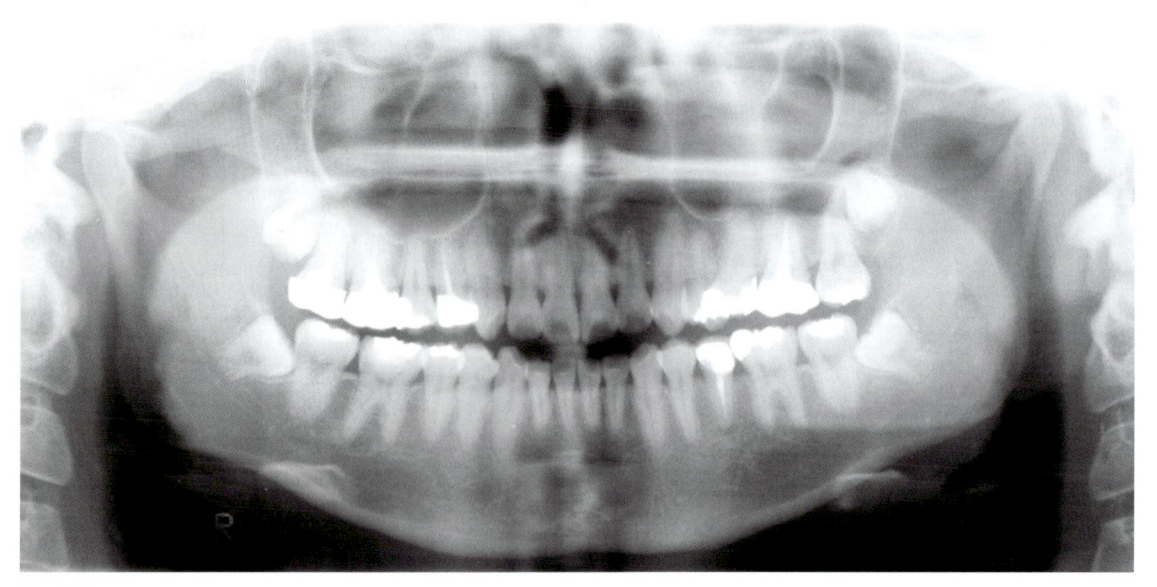
Fig. 6.60

A análise cefalométrica revelou uma relação esquelética de classe II com a mandíbula retruída com relação à base do crânio. Tanto os incisivos superiores quanto os inferiores possuíam inclinações axiais normais. Os lábios estavam protrusos com relação à linha E (Fig. 6.61; Tabela 6.3).

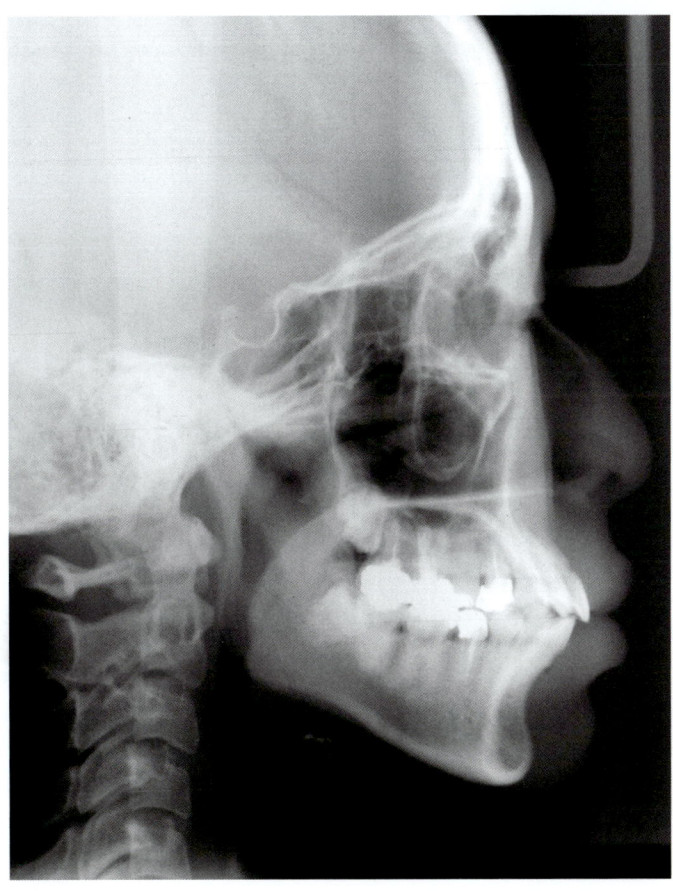

Fig. 6.61

Tabela 6.3 Pré-tratamento dentário e medidas cefalométricas faciais

ANÁLISE ESQUELÉTICA	
Anteroposterior	
SNA (°)	80,0
SNB (°)	75,5
ANB (°)	4,5
Vertical	
GoMe/SN (°)	37,5
FMA (°)	30,0
PP/PM (°)	26,0
Goníaco inferior (°)	77,0
ENA-Me (mm)	69,0
ANÁLISE DENTÁRIA	
Sobressaliência (mm)	3,0
Sobremordida (mm)	1,0
UI-SN (°)	108,0
LI/GoMe (°)	106,0
SN/PO (°)	18,0
Is-Is' (mm)	31,5
Mo-Ms (mm)	26,0
Ii-Ii' (mm)	44,5
Mo-Mi (mm)	34,8
ANÁLISE LABIAL	
LS-E (mm)	1,7
LI-E (mm)	3,8
ANL (°)	96,0

Ver página ix para os padrões coreanos.
Ver Tabela 6.1 e página x para abreviações.

Objetivos e plano de tratamento

O tratamento teve como objetivo a redução da protrusão dentoalveolar com o tratamento de extração. Visto que a paciente preferiu realizar a extração dos dentes com coroas, foi planejada a extração dos primeiros pré-molares no lado direito e dos segundos pré-molares no lado esquerdo. Foi planejada uma ancoragem com o uso de mini-implantes para compensar o padrão assimétrico de extração, com maior valor de ancoragem no lado esquerdo para o alcance de uma retração anterior simétrica.

Tratamento

Após a extração dos quatro pré-molares, aparelhos fixos pré-ajustados de 0,22" × 0,28" foram colados nas arcadas superior e inferior. Uma barra transpalatina foi colocada nos primeiros molares superiores, e nivelamento e alinhamento de ambas as arcadas iniciados.

Ancoragem com mini-implante e posterior tratamento

Aos 3 meses de tratamento, 2 mini-implantes Jaeil® (1,4 mm de diâmetro, 8,0 mm de comprimento) foram inseridos sob anestesia local infiltrativa entre o segundo pré-molar e o primeiro molar superior direito, em direção mesial do primeiro molar esquerdo. A espessura dos arcos foi progressivamente aumentada para arcos de aço inoxidável 0,19" × 0,025" (Figs. 6.62-6.64).

Conforme os dentes superiores anteriores foram retraídos, uma relação de classe III se desenvolveu no lado esquerdo. Aos 9 meses de tratamento, um mini-implante ORLUS® (1,6 mm de diâmetro, 7,0 mm de comprimento) foi inserido no osso inter-radicular, entre o primeiro e segundo molares inferiores esquerdos. A retração dos dentes anteriores foi continuada com o uso de molas de níquel-titânio (Figs. 6.65-6.67). Os implantes permaneceram estáveis durante todo o tratamento. O tempo total de tratamento foi de 30 meses.

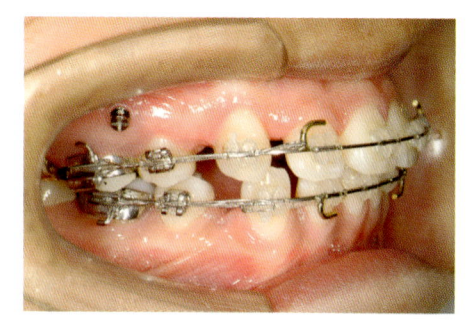

Fig. 6.62

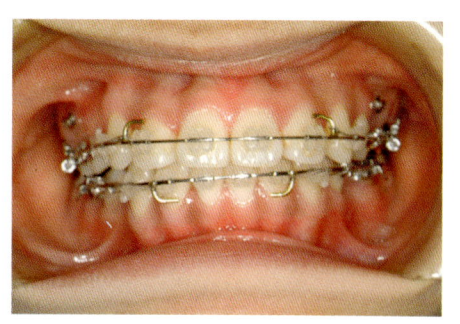

Fig. 6.63

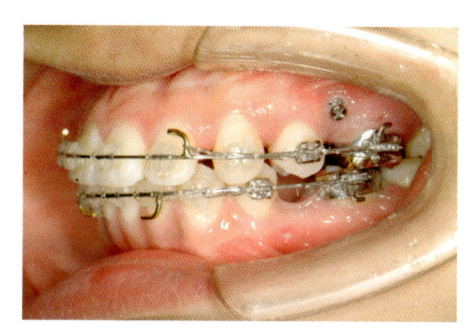

Fig. 6.64

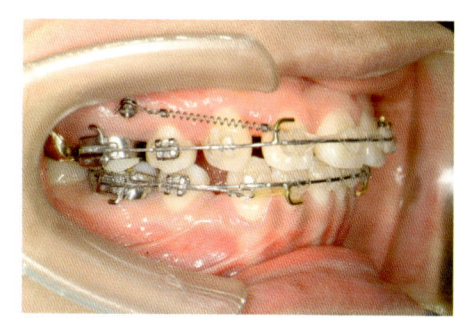

Fig. 6.65

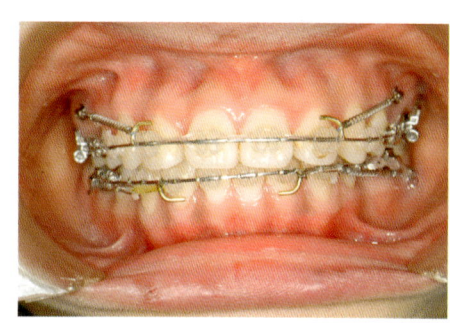

Fig. 6.66

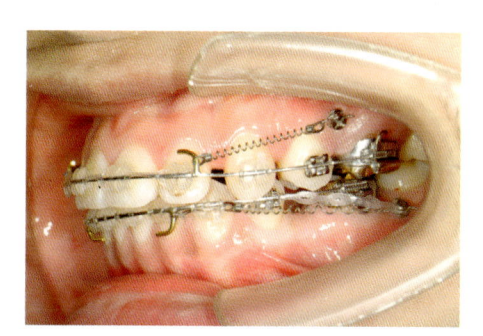

Fig. 6.67

Avaliação pós-tratamento

A protrusão dentoalveolar foi reduzida, diminuindo o volume labial. As relações molar e canino de classe I com sobressaliência e sobremordida ideais foram estabelecidas em ambos os lados. As linhas médias dentárias superior e inferior foram alinhadas com a linha média da face (Figs. 6.68-6.75).

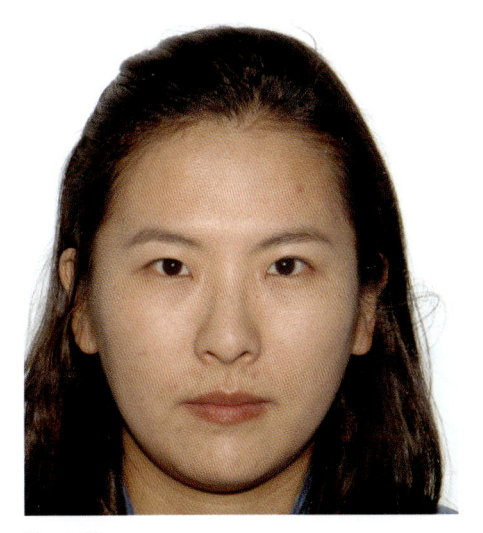

Fig. 6.68

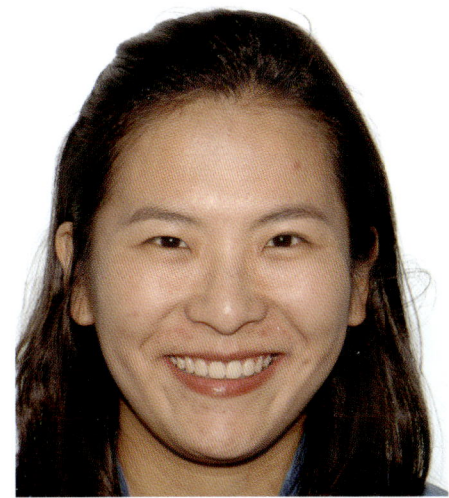

Fig. 6.69

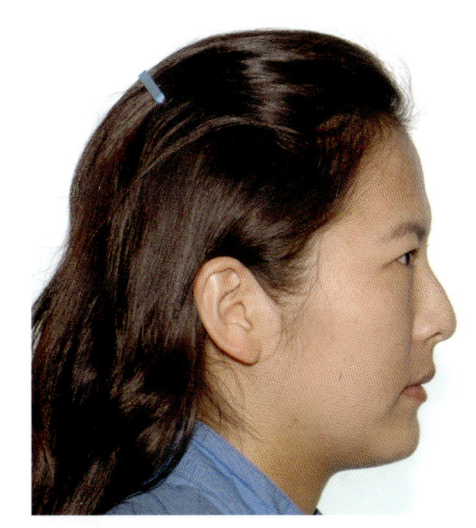

Fig. 6.70

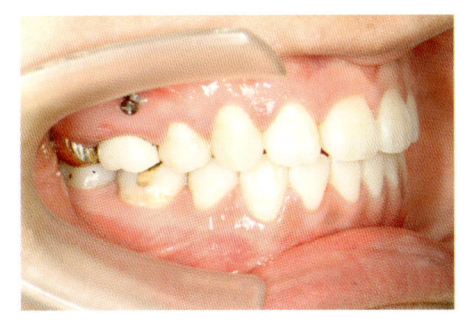

Fig. 6.71

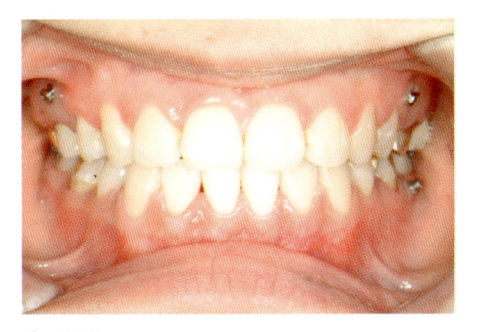

Fig. 6.72

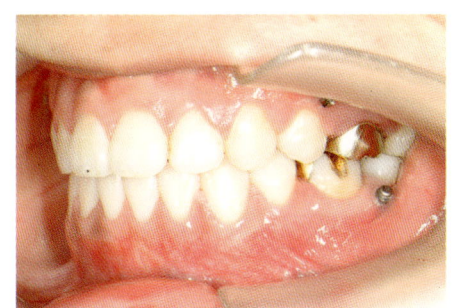

Fig. 6.73

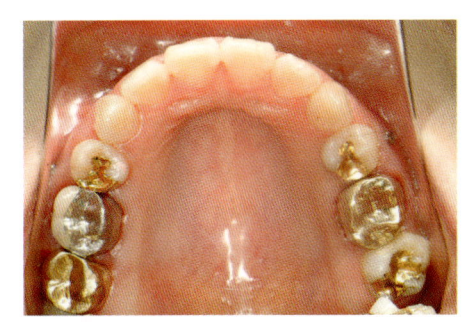

Fig. 6.74

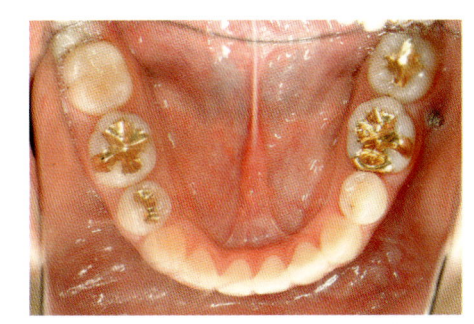

Fig. 6.75

A sobreposição dos traçados cefalométricos pré e pós-tratamento demonstrou redução da protrusão labial e eliminação da tensão do músculo *mentalis*. Os incisivos superiores foram retraídos em 7,5 mm, com uma redução de 13,0° na inclinação labial. Os incisivos inferiores foram retraídos em 8,5 mm, com uma redução de 17,0° na inclinação labial.

Houve retrusão dos lábios superior e inferior com relação à linha E. Mínima alteração vertical foi observada nos dentes posteriores, pois os dentes anteriores foram retraídos com a ajuda de mini-implantes. Após o tratamento, a radiografia panorâmica exibiu leve reabsorção radicular em todos os dentes (Figs. 6.76-6.79; Tabela 6.4).

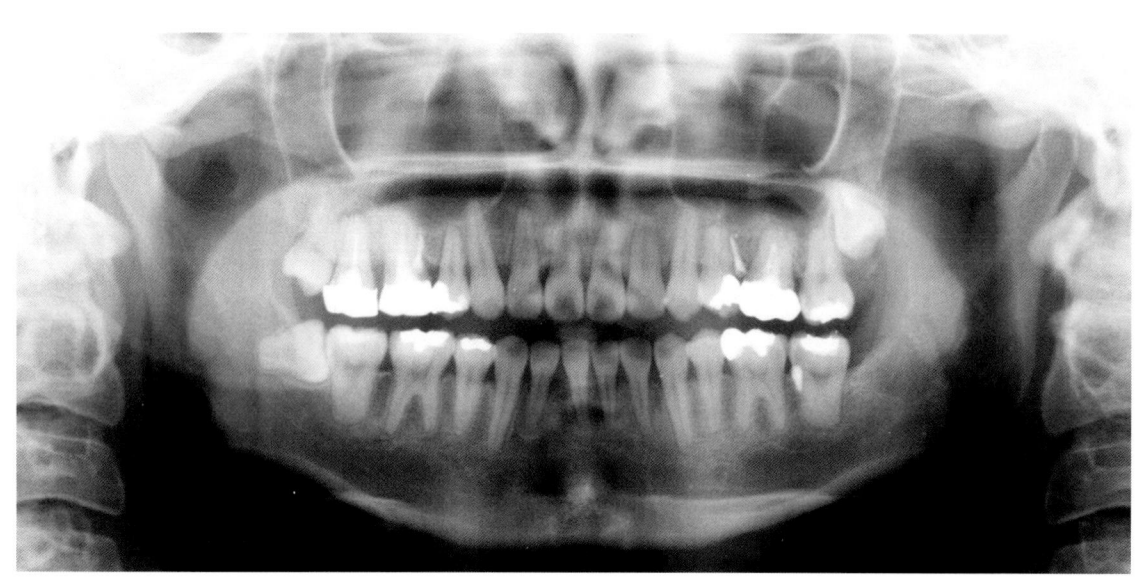

Fig. 6.76

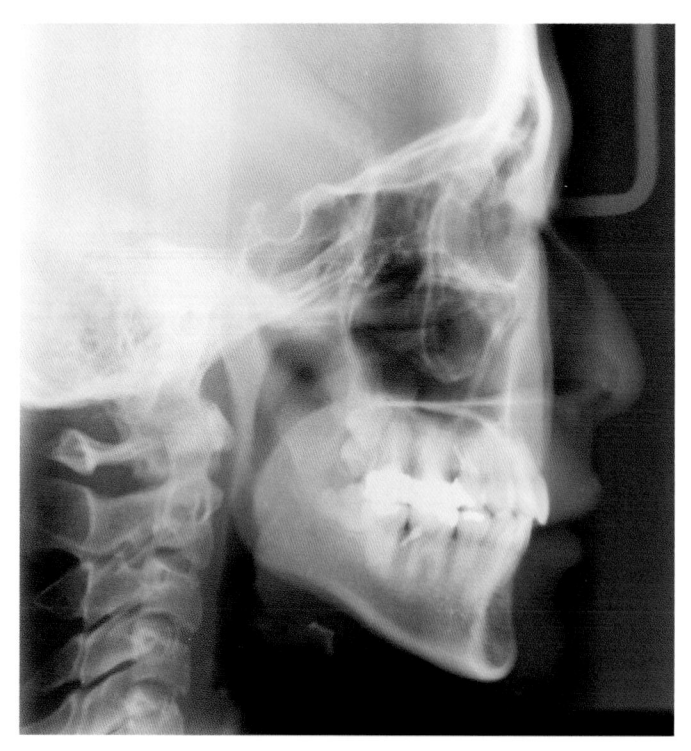

Fig. 6.77

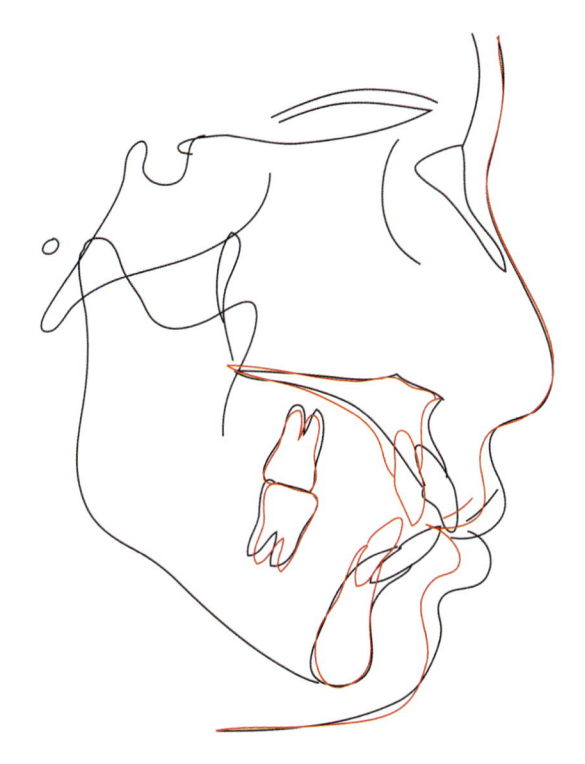

Fig. 6.78

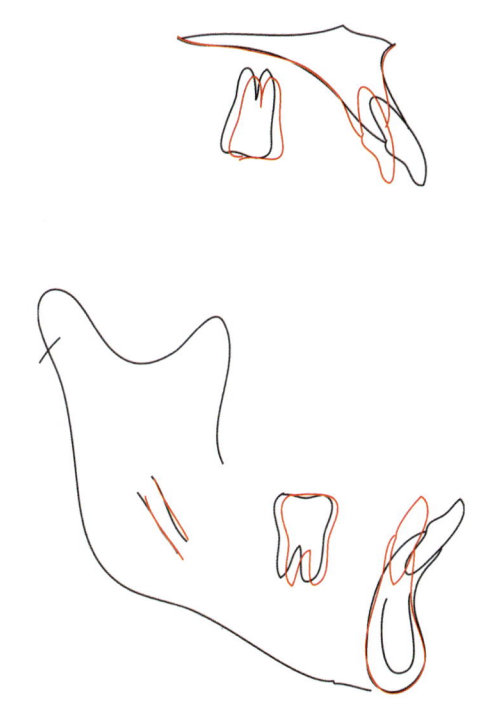

Fig. 6.79

Tabela 6.4 Medidas cefalométricas esqueléticas, dentárias e faciais pré- e pós-tratamento

	Pré-tratamento	Pós-tratamento
ANÁLISE ESQUELÉTICA		
Anteroposterior		
SNA (°)	80,0	78,0
SNB (°)	75,5	74,0
ANB (°)	4,5	4,0
Vertical		
GoMe/SN (°)	37,5	38,5
FMA (°)	30,0	31,0
PP/PM (°)	26,0	26,0
Goníaco inferior (°)	77,0	77,0
ENA-Me (mm)	69,0	70,0
ANÁLISE DENTÁRIA		
Sobressaliência (mm)	3,0	3,5
Sobremordida (mm)	1,0	2,0
UI-SN (°)	108,0	95,0
LI/GoMe (°)	106,0	89,0
SN/PO (°)	18,0	20,0
Is-Is' (mm)	31,5	31,0
Mo-Ms (mm)	26,0	27,0
Ii-Ii' (mm)	44,5	42,5
Mo-Mi (mm)	34,8	35,5
ANÁLISE LABIAL		
LS-E (mm)	1,7	– 2,8
LI-E (mm)	3,8	– 2,6
ANL (°)	96,0	106,0

Ver página ix para os padrões coreanos.
Ver Tabela 6.1 e página x para abreviações.

ANCORAGEM COM MINI-IMPLANTE NA RETRAÇÃO DE TODA A DENTIÇÃO

O movimento em massa de toda a dentição não é possível com o tratamento ortodôntico convencional. No entanto, um mini-implante serve como fonte de ancoragem estacionária, e um grupo de dentes pode ser movido sem que haja movimento recíproco de outro grupo de dentes. Portanto, o movimento em massa da dentição maxilar, dentição mandibular, ou ambas, é possível com esse sistema de ancoragem. Casos limítrofes com apinhamento anterior ou protrusão leve e discrepância da linha média ou discrepância anteroposterior leve podem ser tratados com sucesso com o tratamento ortodôntico sem extração e sem movimento anterior dos dentes.

Os locais comuns de inserção dos mini-implantes para este movimento em massa são:

- Para movimento distal de toda a dentição maxilar: região palatina mediana posterior, osso alveolar palatino e região da tuberosidade maxilar.
- Para movimento distal de toda a dentição mandibular: osso alveolar vestibular e papila retromolar

Em termos de qualidade óssea e estabilidade do implante, a região palatina mediana e a papila retromolar são os melhores locais intraorais para a inserção do mini-implante. A região palatina mediana consiste de osso cortical denso em adultos, fornecendo suficiente retenção para os implantes.[3-6] Contudo, em razão da altura óssea limitada nessa região, a espessura óssea deve ser medida no cefalograma lateral antes da inserção do implante. A verdadeira espessura óssea vertical do palato é de, no mínimo, 2 mm maior que a observada no cefalograma.[4] O osso palatino mediano é capaz de reter um mini-implante de 6,0 mm de comprimento – se a região do canal incisivo for evitada – em pacientes cuja sutura palatina mediana esteja fechada.[4,7,8] Embora existam algumas estruturas anatômicas críticas nestas áreas, exceto pelo canal incisivo,[9] o mini-implante pode perfurar o soalho nasal, pela grande variação individual na espessura óssea que existe na região palatina mediana.[7,8] No entanto, os tecidos duro e mole ao redor dos implantes inseridos são cobertos por tecido conjuntivo e revestidos com mucosa respiratória,[10] não sendo observadas reações teciduais adversas.[11]

Os molares inferiores podem ser distalizados usando-se um sistema de ancoragem esquelética, constituído de placas de ancoragem de titânio e parafusos monocorticais na região retromolar.[12] O uso de mini-implante de ancoragem na região retromolar também pode resultar em quantidade similar de movimento distal.[13] Os implantes são fortes o suficiente para resistir a uma força de retração de 200-300 g. Além disso, a inserção do mini-implante requer uma cirurgia menos extensa do que a inserção da miniplaca.

CASO 6.3

Retração das Dentições Superior e Inferior em uma Paciente Submetendo-se a um Tratamento sem Extração

Queixa apresentada e exame clínico

Uma coreana de 18 anos de idade teve como queixa principal a protrusão e protuberância dos incisivos superiores. A face da paciente era simétrica, com um perfil convexo e lábios relativamente espessos. Havia uma quantidade moderada de protrusão labial e leve tensão do músculo *mentalis* durante o selamento labial (Figs. 6.80-6.83). A exposição do incisivo superior em repouso labial era de 5,0 mm.

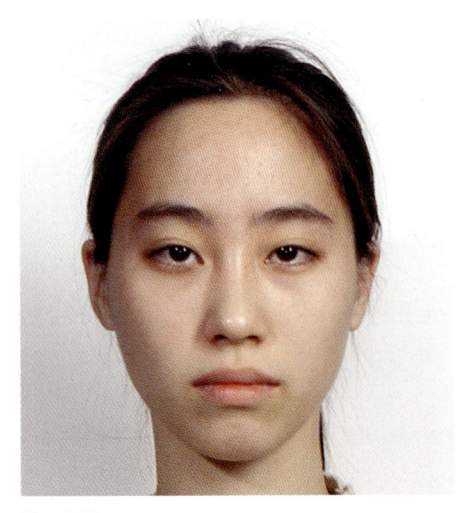

Fig. 6.80

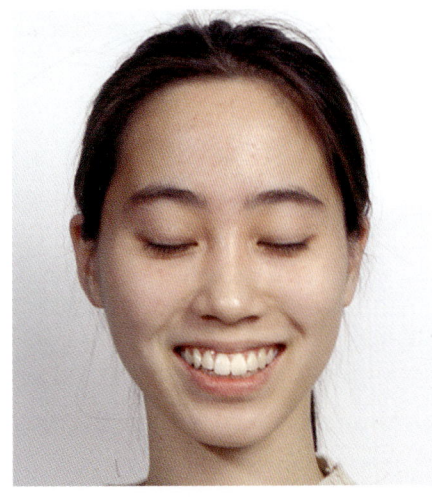

Fig. 6.81

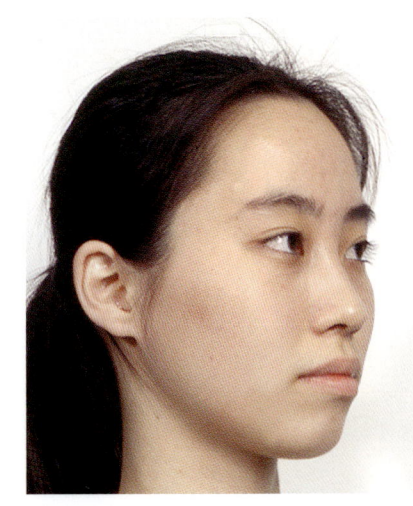

Fig. 6.82

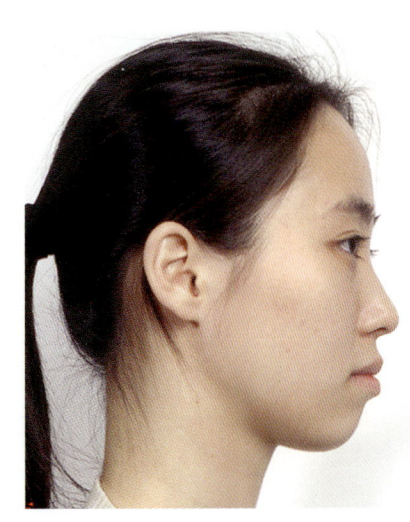

Fig. 6.83

O exame intraoral exibiu uma relação de caninos de classe II no lado direito, com sobressaliência de 3,0 mm. Havia leve apinhamento anterossuperior. A linha média dentária superior era coincidente com a linha média facial, porém a linha média dentária inferior estava 1,3 mm desviada para a direita. Em geral, os dentes eram grandes (Figs. 6.84-6.89). A higiene oral era excelente.

Avaliação radiográfica

A radiografia panorâmica revelou uma dentição permanente completa, incluindo os quatro terceiros molares (Fig. 6.90).

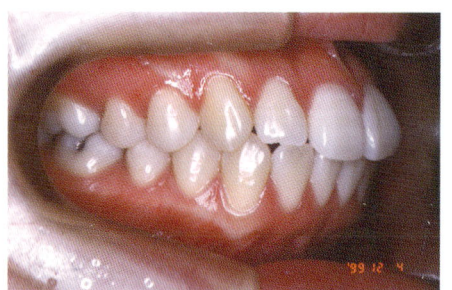
Fig. 6.84

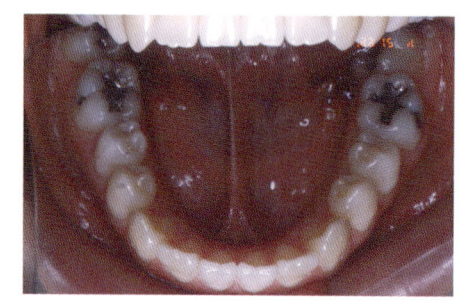
Fig. 6.85

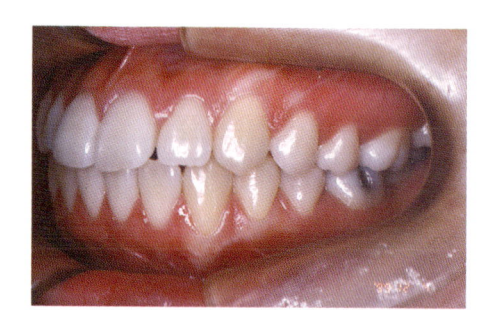
Fig. 6.86

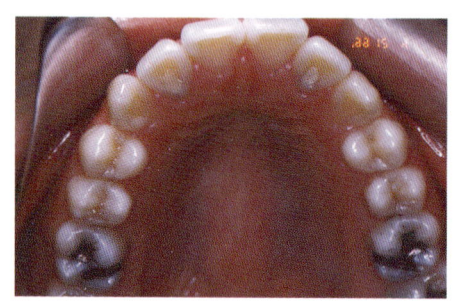
Fig. 6.87

Fig. 6.88

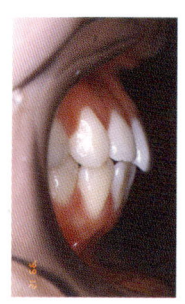
Fig. 6.89

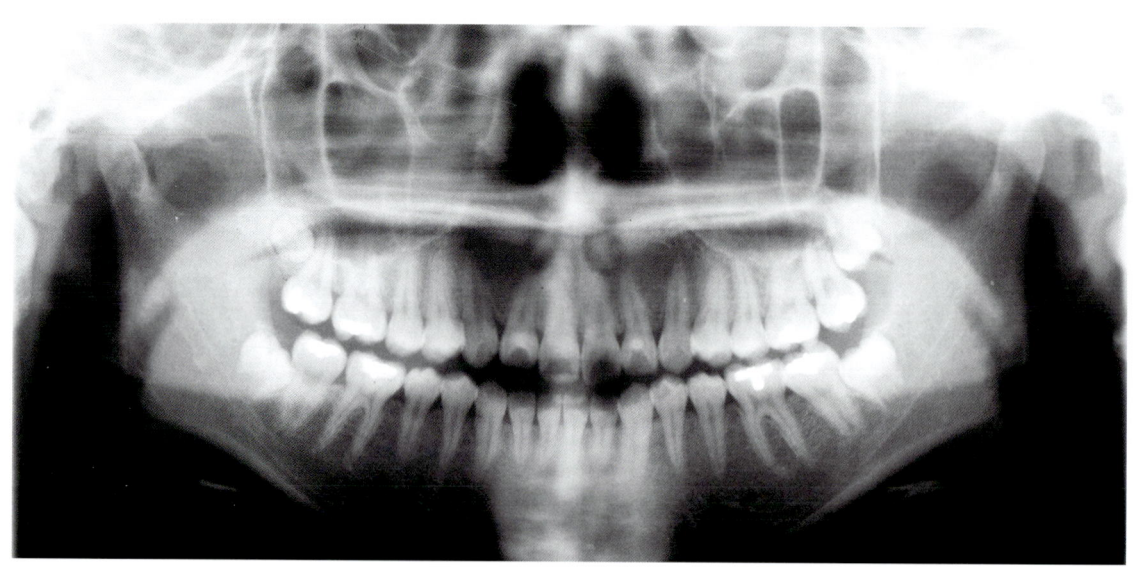
Fig. 6.90

A análise cefalométrica revelou uma leve relação esquelética de classe II, com proclinação dos incisivos superiores e inferiores. Os lábios estavam protrusos com relação à linha E. Os ângulos entre os planos maxilar e mandibular, goníaco inferior e GoMe/SN estavam aumentados (Fig. 6.91; Tabela 6.5).

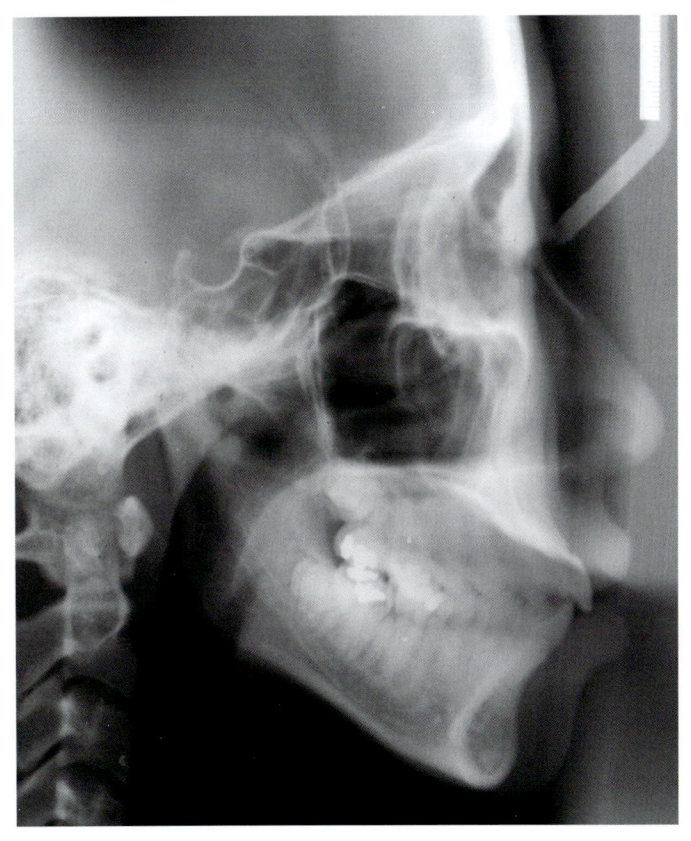

Fig. 6.91

Objetivos e plano de tratamento

A paciente desejava um tratamento sem extração. O plano inicial de tratamento foi fornecer espaço pela redução interproximal dos dentes anteriores superiores e inferiores, seguida pela retração dos dentes anteriores. Durante o fechamento do espaço, um aparelho extrabucal de tração parietal seria usado para minimizar os movimentos anterior e distal dos molares superiores.

Tabela 6.5 Pré-tratamento dentário e medidas cefalométricas faciais

ANÁLISE ESQUELÉTICA	
Anteroposterior	
SNA (°)	82,0
SNB (°)	76,0
ANB (°)	6,0
Vertical	
GoMe/SN (°)	41,0
FMA (°)	32,0
PP/PM (°)	27,0
Goníaco inferior (°)	79,0
ENA-Me (mm)	69,0
ANÁLISE DENTÁRIA	
Sobressaliência (mm)	3,0
Sobremordida (mm)	1,5
UI-SN (°)	113,0
LI/GoMe (°)	101,0
SN/PO (°)	20,5
Is-Is' (mm)	31,0
Mo-Ms (mm)	24,0
Ii-Ii' (mm)	45,5
Mo-Mi (mm)	35,0
ANÁLISE LABIAL	
LS-E (mm)	1,0
LI-E (mm)	6,5
ANL (°)	91,0

Ver página ix para os padrões coreanos.
Ver Tabela 6.1 e página x para abreviações.

Tratamento

Uma barra transpalatina foi instalada nos molares superiores, e uma redução interproximal dos 6 dentes anterossuperiores e anteroinferiores foi realizada. Aparelhos fixos pré-ajustados de 0,022" × 0,028" foram colados nos incisivos centrais superiores e na arcada inferior. Os incisivos centrais superiores sofreram intrusão com o uso de um arco utilidade durante o nivelamento e alinhamento da arcada inferior (Figs. 6.92-6.94). O aparelho extrabucal de tração parietal também estava desgastado.

Após 2 meses, foram colados aparelhos fixos aos dentes superiores restantes, e a espessura dos arcos foi progressivamente aumentada para arcos de aço inoxidável de 0,019" × 0,025" (Fig. 6.95).

Após 1 ano de tratamento, a paciente se queixou que seus lábios ainda estavam protrusos. Seu sorriso era ligeiramente gengival e exibia muitos dentes, sem corredores bucais (Figs. 6.96-6.98).

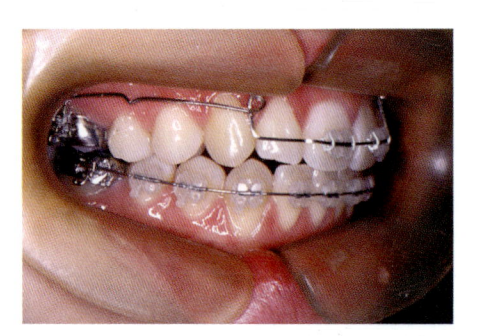

Fig. 6.92

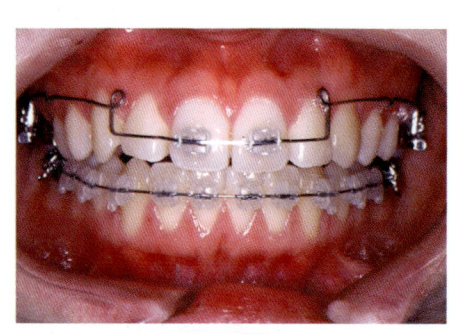

Fig. 6.93

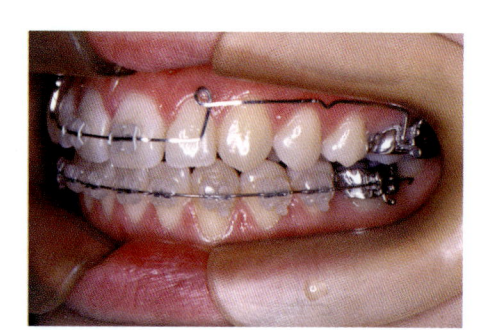

Fig. 6.94

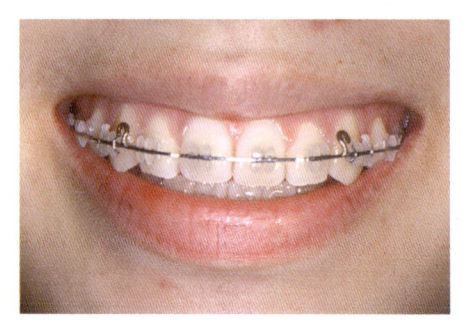

Fig. 6.95

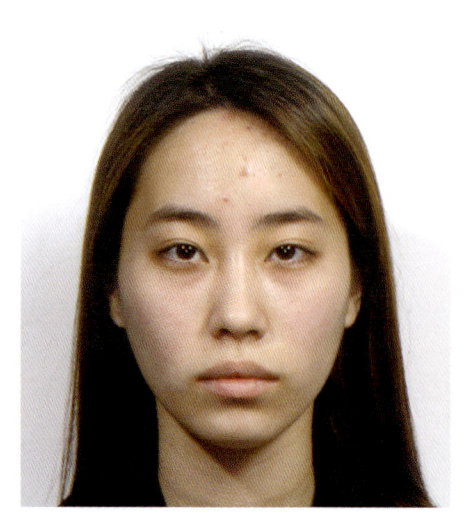

Fig. 6.96

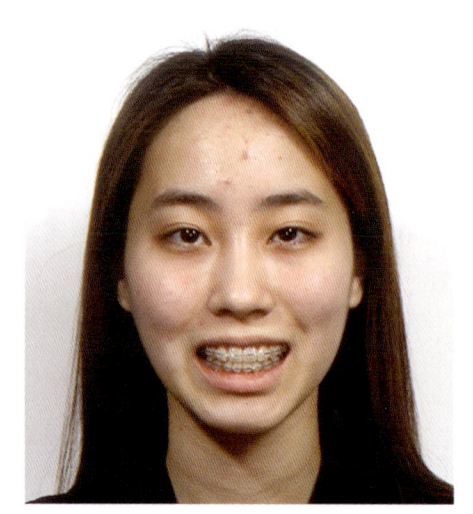

Fig. 6.97

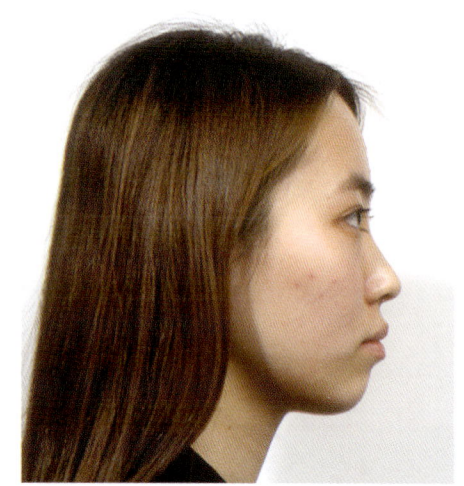

Fig. 6.98

Ancoragem com mini-implante e posterior tratamento

Tratamento posterior foi realizado com a extração dos quatro terceiros molares, para facilitar a distalização de toda a dentição mandibular e maxilar, usando-se mini-implantes para ancoragem esquelética. A inserção de 3 mini-implantes (OsteoMed®, 1,6 mm de diâmetro, 6,0 mm de comprimento) foi realizada sob anestesia infiltrativa: 1 na região palatina mediana, entre o primeiro e segundo molares no plano sagital, e os outros 2 mini-implantes entre os segundos pré-molares inferiores direito e esquerdo e entre os primeiros molares inferiores direito e esquerdo. A posição dos parafusos inseridos foi verificada com um cefalograma lateral e radiografias periapicais (Figs. 6.99-6.101).

A dentição maxilar foi tratada como uma unidade, colocando-se dobras distais ativas entre os ganchos molares e os ganchos pré-soldados no arco principal. Em seguida, movimento de toda a dentição maxilar foi iniciado aplicando-se tração do mini-implante palatino até a barra transpalatina (Fig. 6.102).

No arco inferior, uma força de retração foi aplicada dos mini-implantes aos ganchos anteriores no arco principal. O fio de ligadura foi coberto com uma bainha plástica para reduzir a invasão do tecido mole (Fig. 6.103). Houve redução da distância entre a barra transpalatina e o mini-implante palatino, em razão da movimentação posterior da dentição. O modelo da barra transpalatina foi modificado para facilitar posterior aplicação de força (Fig. 6.104).

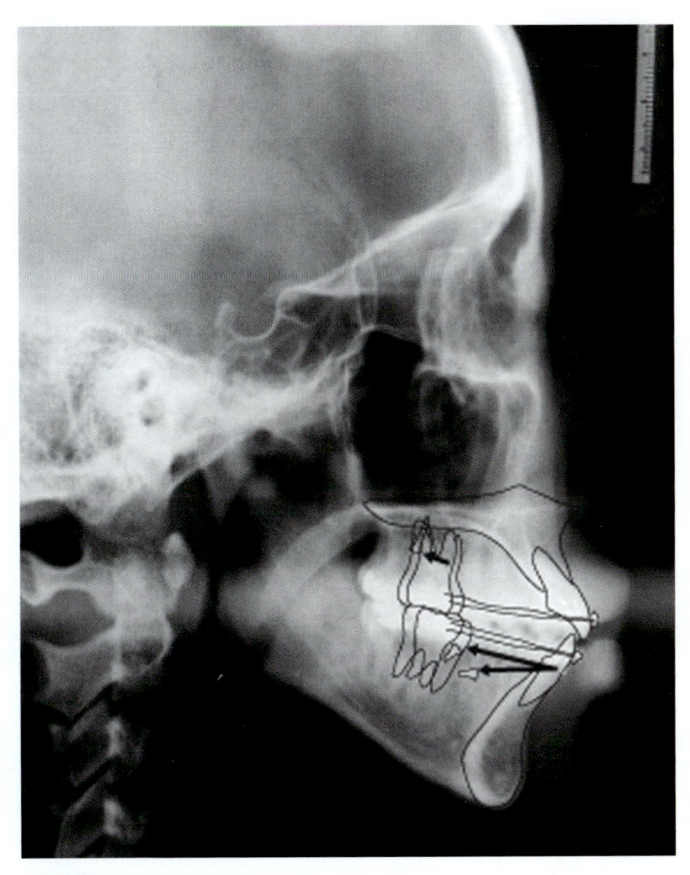

Fig. 6.99

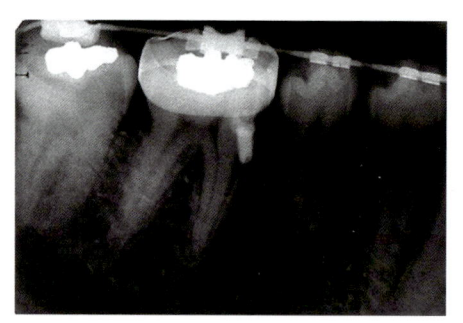

Fig. 6.100

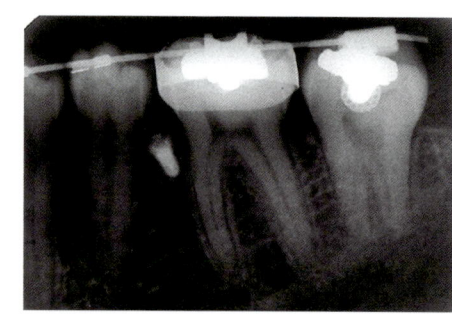

Fig. 6.101

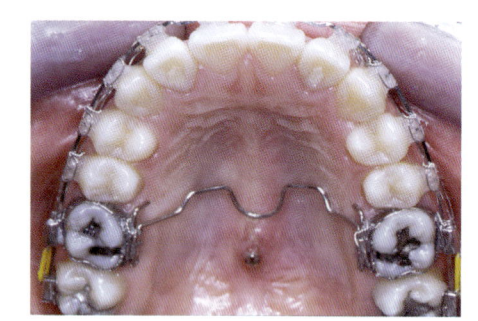

Fig. 6.102

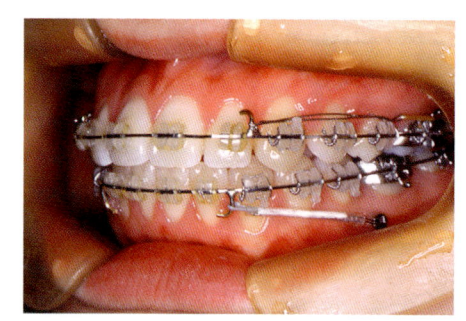

Fig. 6.103

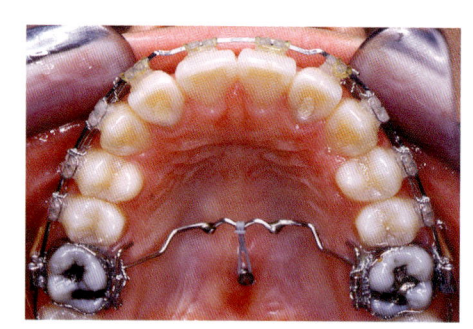

Fig. 6.104

Avaliação pós-tratamento

Houve uma melhora no perfil da paciente. A protrusão labial foi reduzida, e, embora os lábios ainda estivessem brandamente protruídos, a contração do músculo *mentalis* desapareceu. Os corredores bucais eram visíveis durante o sorriso. A inclinação axial dos incisivos superiores e inferiores foi melhorada, com relações molar e canino de classe I.

Uma sobremordida e uma sobressaliência ideal foram estabelecidas, com alinhamento das linhas médias superior e inferior (Figs. 6.105-5.114).

A radiografia panorâmica pós-tratamento demonstrou verticalização dos dentes posteriores, visto que os dentes foram movimentados distalmente (Fig. 6.115).

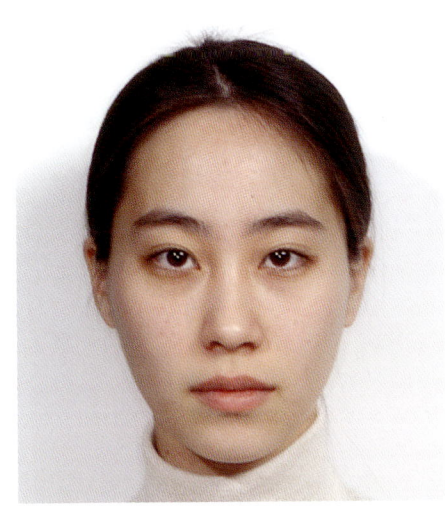

Fig. 6.105

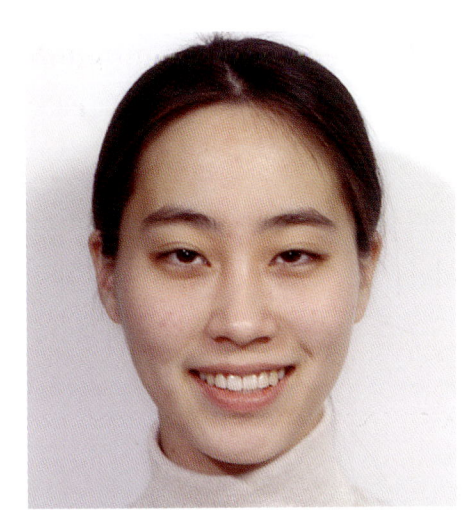

Fig. 6.106

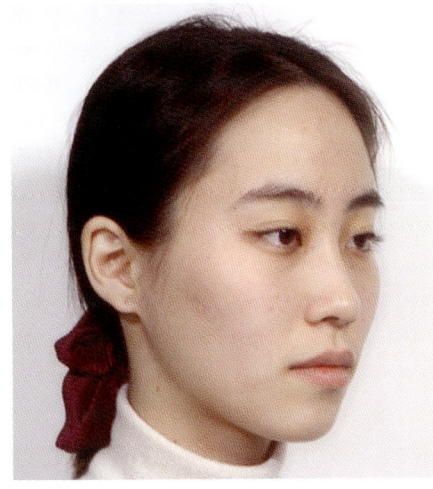

Fig. 6.107

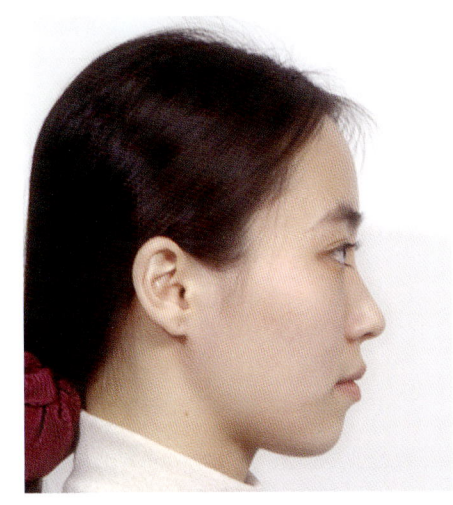

Fig. 6.108

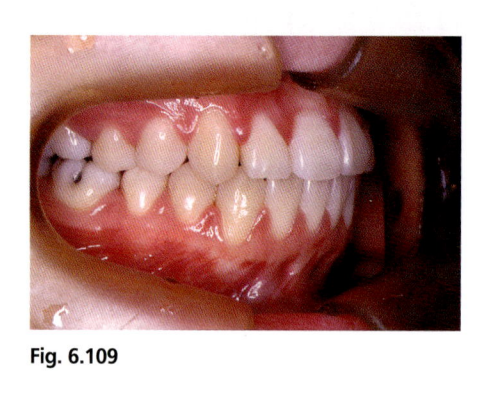

Fig. 6.109

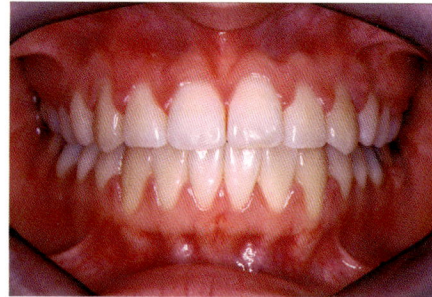

Fig. 6.110

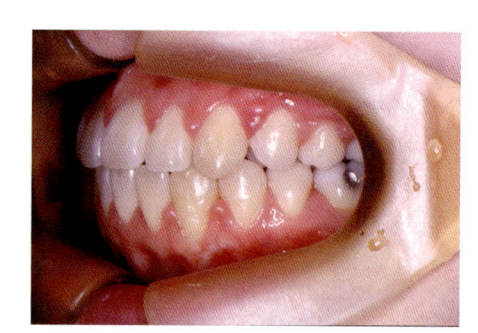

Fig. 6.111

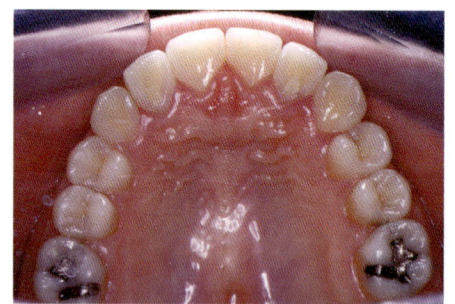

Fig. 6.112

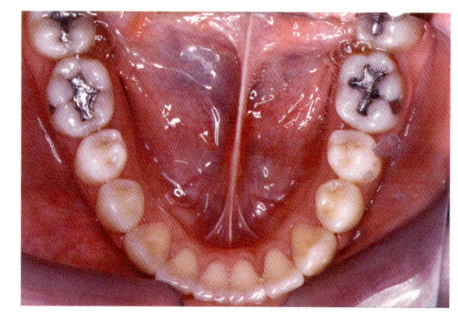

Fig. 6.113

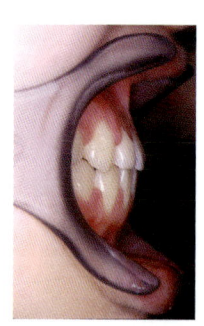

Fig. 6.114

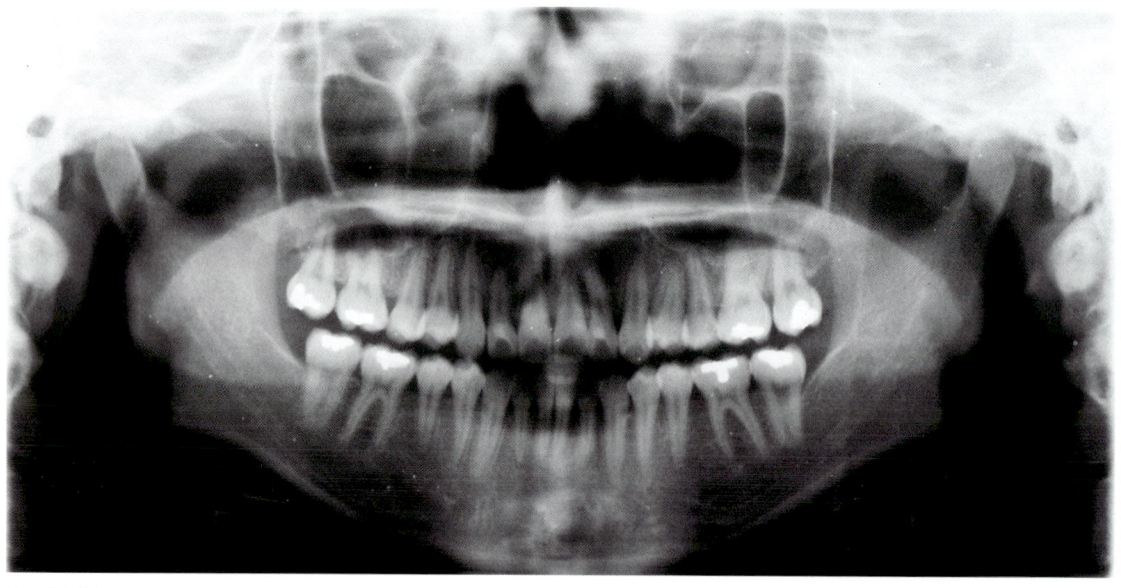

Fig. 6.115

A sobreposição dos traçados cefalométricos pré e pós-tratamento demonstrou movimento distal das dentições superiores e inferiores. Os incisivos superiores foram retraídos em 5,0 mm, com uma redução de 5,5° na inclinação labial. Os incisivos inferiores foram retraídos em 3,0 mm e inclinados lingualmente em 9,0°. Os molares superiores e inferiores moveram-se distalmente em 1,8 mm e 0,8 mm, respectivamente. Os molares superiores sofreram intrusão por 0,8 mm, visto que a força intrusiva tinha sido aplicada no arco superior. Em contraste, os molares inferiores sofreram 0,8 mm de extrusão, e mínima mudança foi observada na altura facial anteroinferior (Figs. 6.116-6.118; Tabela 6.6).

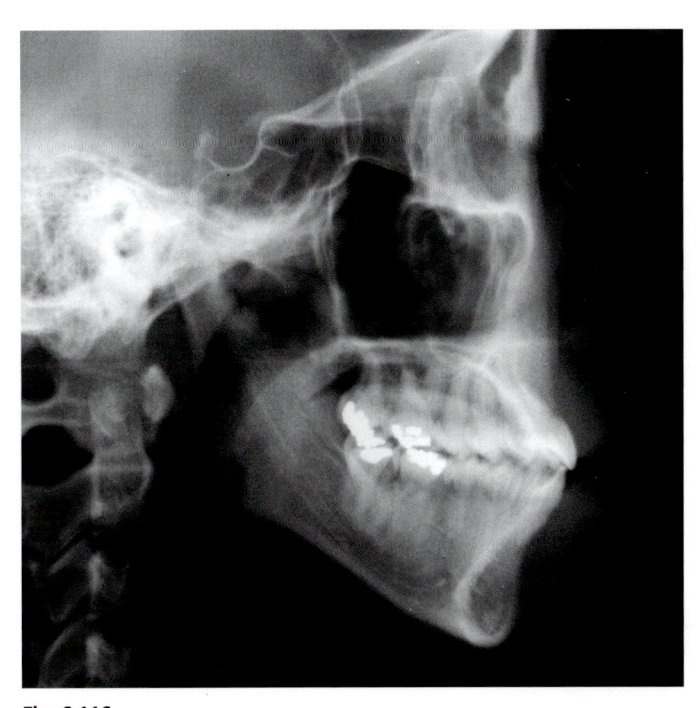

Fig. 6.116

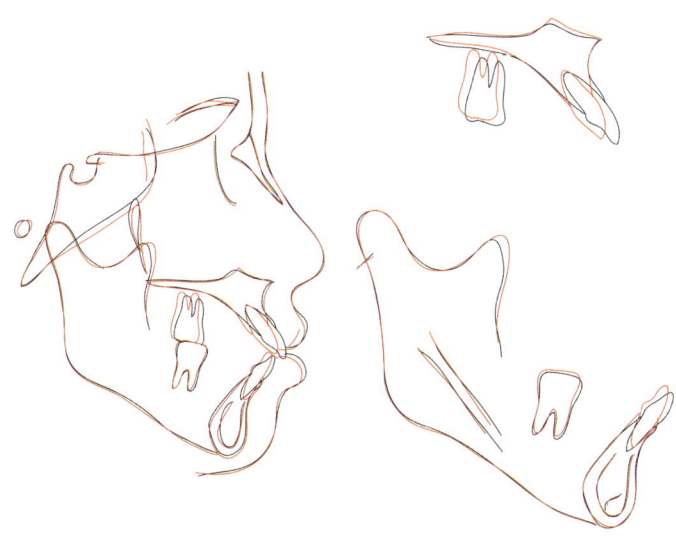

Fig. 6.117   Fig. 6.118

Tabela 6.6 Medidas cefalométricas esqueléticas, dentárias e faciais pré- e pós-tratamento

	Pré-tratamento	Pós-tratamento
ANÁLISE ESQUELÉTICA		
Anteroposterior		
SNA (°)	82,0	81,0
SNB (°)	76,0	76,0
ANB (°)	6,0	5,0
Vertical		
GoMe/SN (°)	41,0	41,5
FMA (°)	32,0	31,5
PP/PM (°)	27,0	27,0
Goníaco inferior (°)	79,0	79,0
ENA-Me (mm)	69,0	68,5
ANÁLISE DENTÁRIA		
Sobressaliência (mm)	3,0	2,0
Sobremordida (mm)	1,5	1,0
UI-SN (°)	113,0	107,5
LI/GoMe (°)	101,0	92,0
SN/PO (°)	20,5	21,5
Is-Is' (mm)	31,0	29,0
Mo-Ms (mm)	24,0	24,0
Ii-Ii' (mm)	45,5	46,0
Mo-Mi (mm)	35,0	35,5
ANÁLISE LABIAL		
LS-E (mm)	1,0	0,0
LI-E (mm)	6,5	4,5
ANL (°)	91,0	96,0

Ver página ix para os padrões coreanos.
Ver Tabela 6.1 e página x para abreviações.

Após 3 anos e 5 meses, não foram observadas mudanças significantes na estética facial, porém houve recidiva da discrepância da linha média dentária (Figs. 6.119-6.128).

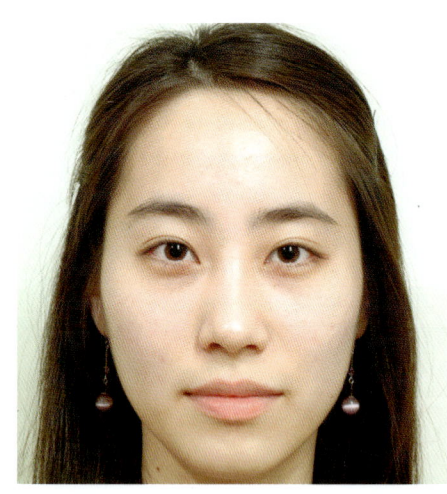

Fig. 6.119

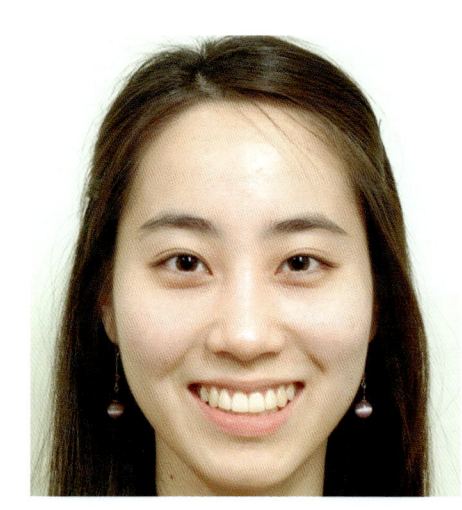

Fig. 6.120

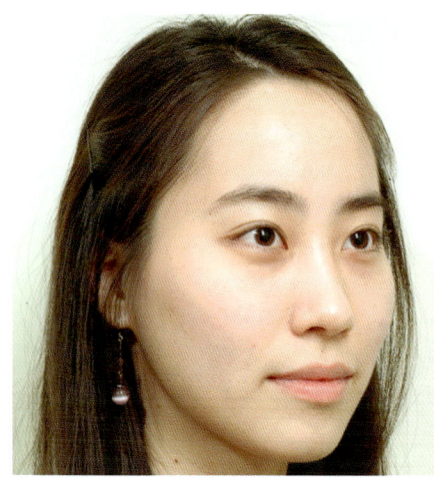

Fig. 6.121

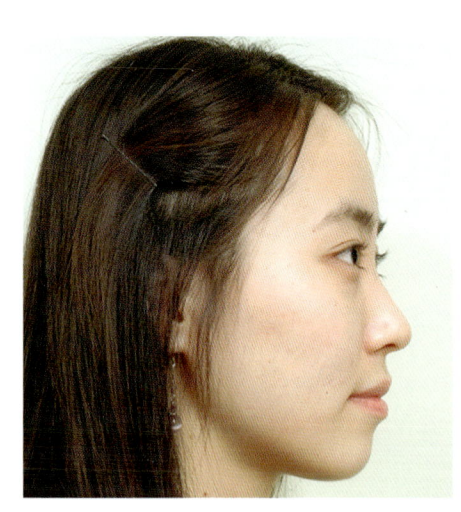

Fig. 6.122

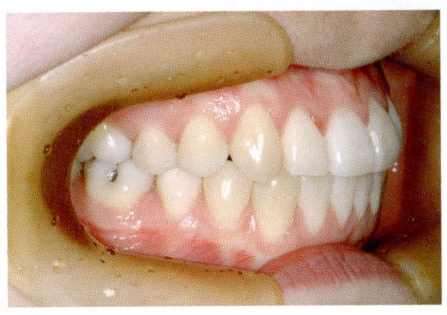

Fig. 6.123

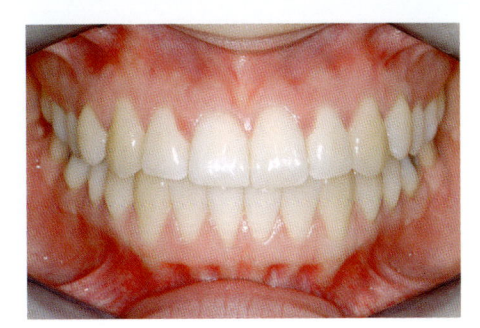

Fig. 6.124

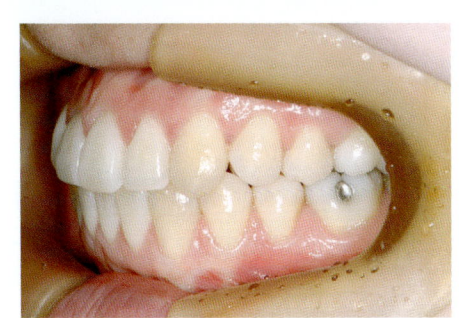

Fig. 6.125

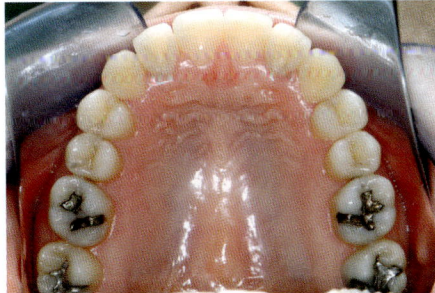

Fig. 6.126

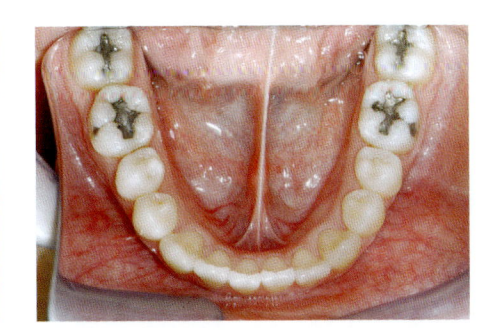

Fig. 6.127

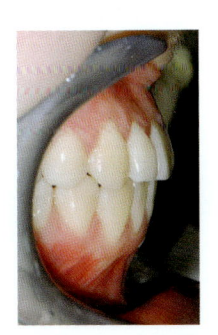

Fig. 6.128

Sugestão clínica

Ao se determinar o local de inserção do mini-implante palatino, deve-se levar em consideração a profundidade da abóbada palatina. Em pacientes com uma abóbada palatina profunda, a linha de força de retração passa mais apical ao centro de resistência, resultando em um movimento mais distal das raízes do que as coroas dos molares (Figs. 6.129, 6.130). Nessa situação, o mini-implante deve ser inserido no osso alveolar palatino ou vestibular. A linha de força, então, passa próxima ao centro de resistência dos dentes e permite o movimento dentário. A paciente no Caso 6.3 apresentava um palato relativamente raso, e a dentição superior foi retraída utilizando-se um mini-implante na região palatina mediana para ancoragem.

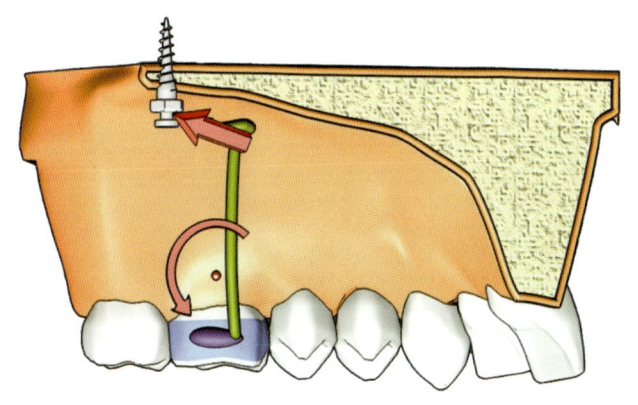

Fig. 6.129

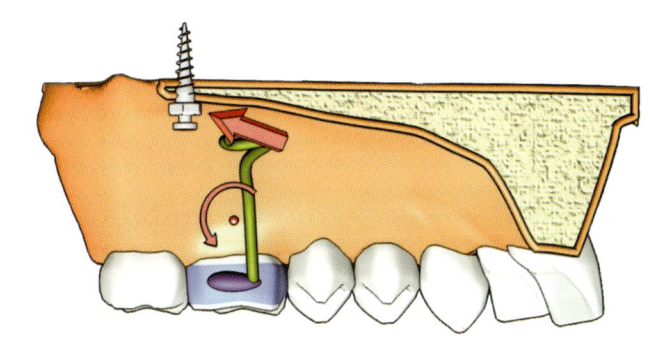

Fig. 6.130

CASO 6.4

Retração das Dentições Superior e Inferior em um Paciente com Protrusão Bimaxilar de Classe III Esquelética

Queixa apresentada e exame clínico

Um coreano de 22 anos de idade teve como queixa principal a protrusão labial. Ele possuía lábios espessos, e foi observada tensão labial e do músculo *mentalis* durante o selamento labial. A visão frontal demonstrou uma face assimétrica com desvio mandibular para a direita.

Foi observada inclinação do plano oclusal durante o sorriso, e o paciente tinha o hábito de morder os lábios (Figs. 6.131-6.134).

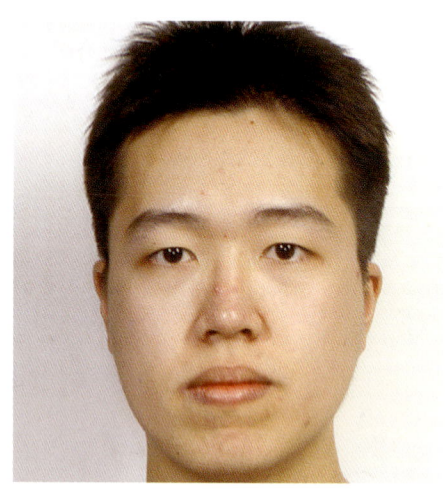
Fig. 6.131

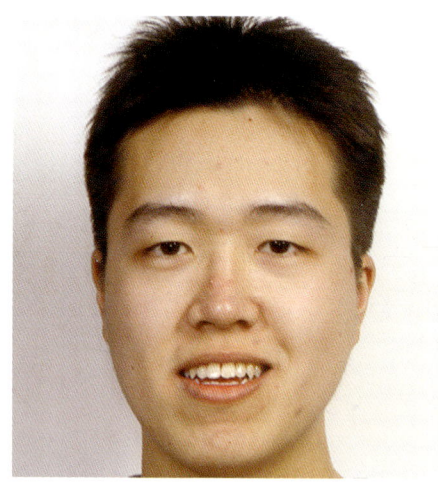
Fig. 6.132

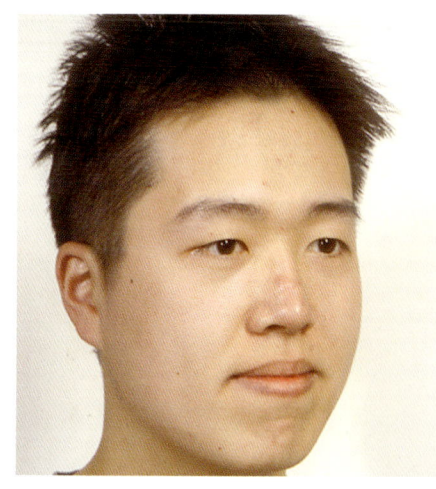
Fig. 6.133

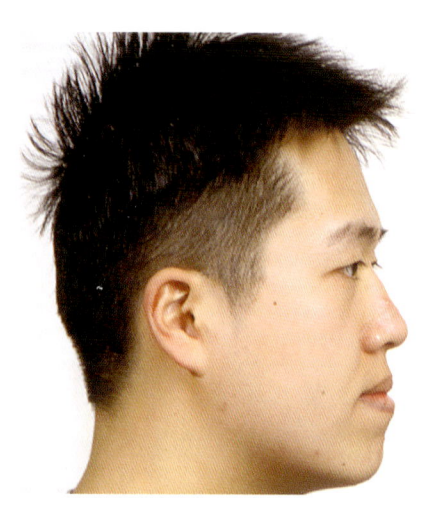
Fig. 6.134

O exame intraoral demonstrou relações molar e canino de classe II em ambos os lados, com mordida topo a topo dos incisivos laterais superiores e inferiores. A linha média dentária superior estava centralizada, porém havia desvio de 1,0 mm da linha média dentária inferior para o lado direito. O alinhamento dos dentes foi satisfatório, com um amplo arco superior em forma de "U" e um arco inferior quadrado. Retração gengival foi observada no primeiro pré-molar superior direito. A higiene oral era satisfatória (Figs. 6.135-6.140).

Avaliação radiográfica

A radiografia panorâmica revelou uma dentição permanente completa, com impactação dos quatro terceiros molares. Foi evidenciada uma pequena perda óssea alveolar horizontal. O côndilo mandibular esquerdo era delgado e a distância entre a cabeça condilar e o ponto antegonial no lado esquerdo era maior que no lado direito (Fig. 6.141).

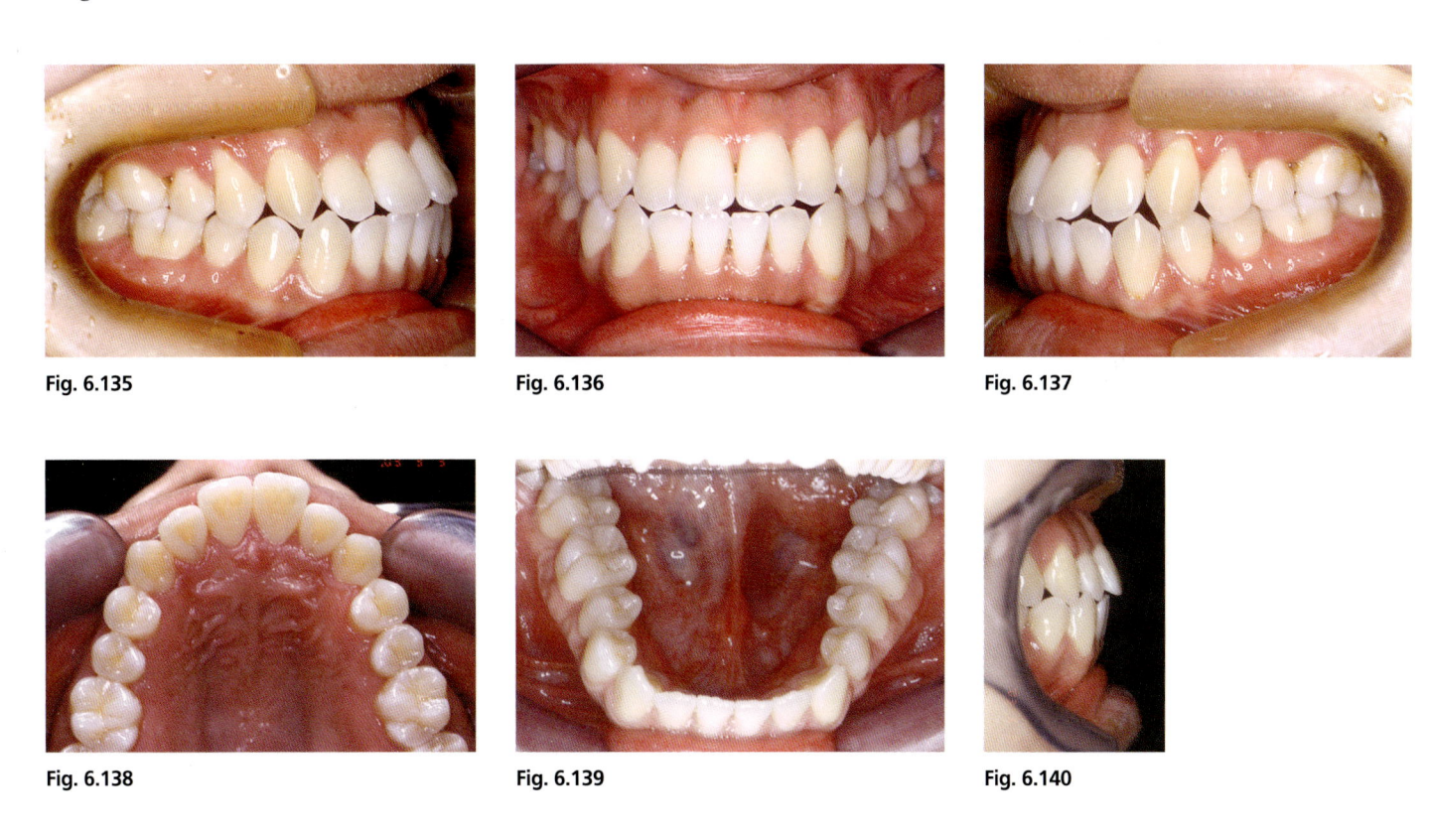

Fig. 6.135   Fig. 6.136   Fig. 6.137

Fig. 6.138   Fig. 6.139   Fig. 6.140

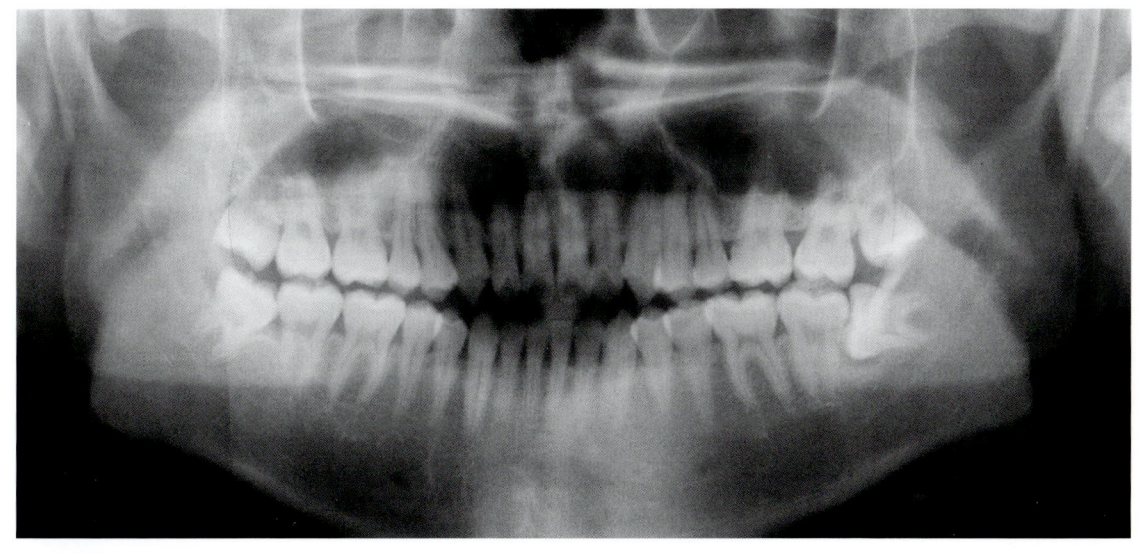

Fig. 6.141

A análise cefalométrica revelou uma relação esquelética de classe III com prognatismo mandibular. Os incisivos superiores estavam proclinados, e os incisivos inferiores estavam bem posicionados com relação à base apical. A cefa-lometria posteroanterior (PA) revelou desvio mandibular para a direita, com assimetria do contorno mandibular (Figs. 6.142, 6.143; Tabela 6.7).

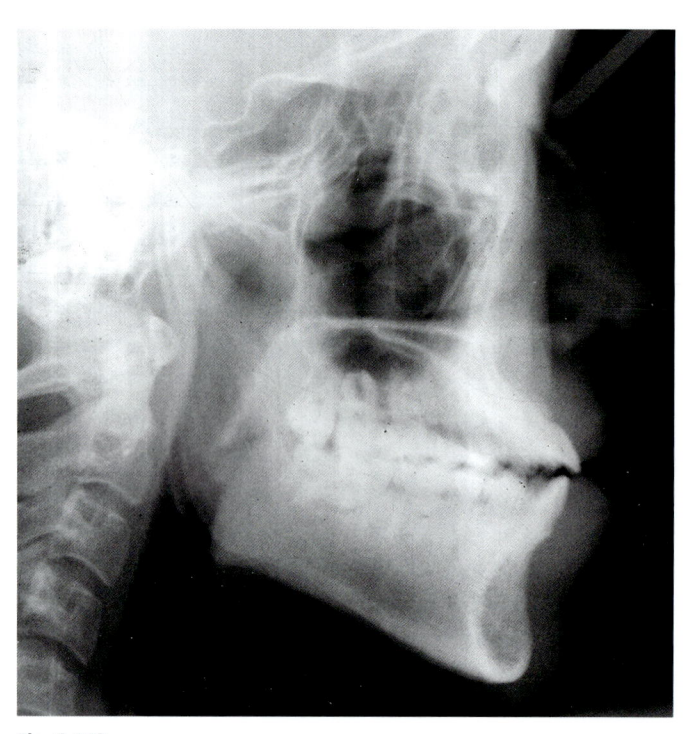

Fig. 6.142

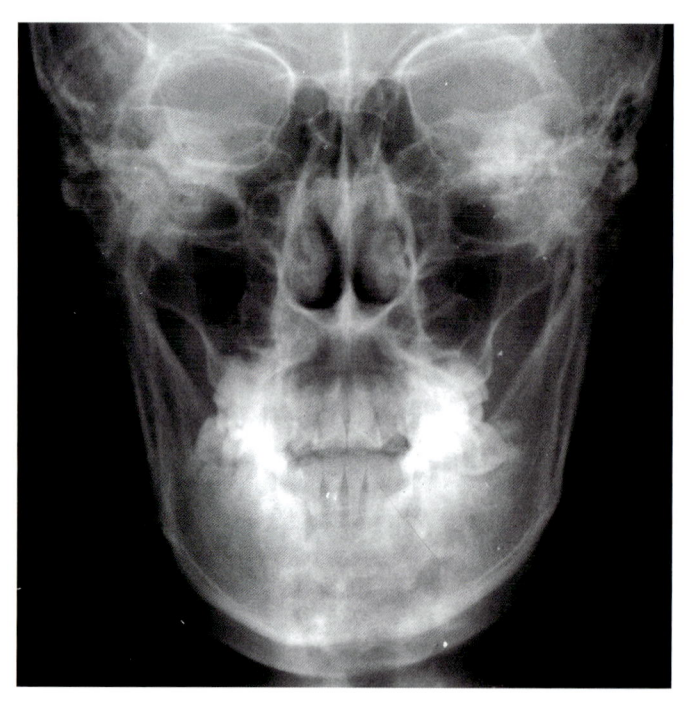

Fig. 6.143

Tabela 6.7 Pré-tratamento dentário e medidas cefalométricas faciais	
ANÁLISE ESQUELÉTICA	
Anteroposterior	
SNA (°)	83,5
SNB (°)	83,5
ANB (°)	0,0
Vertical	
GoMe/SN (°)	32,0
FMA (°)	23,0
PP/PM (°)	22,0
Goníaco inferior (°)	78,0
ENA-Me (mm)	85,5
ANÁLISE DENTÁRIA	
Sobressaliência (mm)	3,0
Sobremordida (mm)	0,0
UI-SN (°)	121,5
LI/GoMe (°)	97,0
SN/PO (°)	12,5
Is-Is' (mm)	35,0
Mo-Ms (mm)	33,0
Ii-Ii' (mm)	52,0
Mo-Mi (mm)	43,0
ANÁLISE LABIAL	
LS-E (mm)	– 2,0
LI-E (mm)	2,5
ANL (°)	94,0
Ver página ix para os padrões coreanos. Ver Tabela 6.1 e página x para abreviações.	

Objetivos e plano de tratamento

Os objetivos de tratamento foram reduzir a protrusão labial e estabelecer um grau ótimo de sobremordida e relações molar e canino de classe I, com alinhamento das linhas médias dentárias.

Dois planos de tratamento foram discutidos com o paciente. O 1º plano envolveu tratamento ortodôntico combinado e cirurgia ortognática bimaxilar. Os procedimentos cirúrgicos seriam uma osteotomia LeFort I da maxila para intrusão dos dentes posteriores e uma osteotomia bilateral sagital para recuo mandibular com genioplastia de avanço. O 2º plano envolveu a extração dos quatro primeiros pré-molares, seguida pela retração dos dentes anteriores com ancoragem moderada para reduzir protrusão dentoalveolar e labial. No entanto, o paciente recusou os 2 planos de tratamento.

Um 3º plano foi delineado, envolvendo a extração dos quatro terceiros molares com retração das dentições superiores e inferiores com a ajuda do mini-implante de ancoragem. Um total de 4 mini-implantes seria necessário, 2 no osso alveolar palatino, entre o primeiro e segundo molares superiores em ambos os lados, e os outros 2 no osso alveolar vestibular, entre o primeiro e segundo molares inferiores em ambos os lados. Uma barra transpalatina e um arco lingual inferior seriam colocados para estabilizar as dentições durante o movimento distal. O paciente consentiu em submeter-se a este tratamento.

Tratamento

Após a instalação de uma barra transpalatina e de um arco lingual inferior, o paciente foi encaminhado a um cirurgião oral para a extração dos quatro terceiros molares. Na consulta seguinte, 4 mini-implantes foram inseridos. No arco superior, 2 mini-implantes OSAS® (1,6 mm de diâmetro, 8,0 mm de comprimento) foram inseridos no osso alveolar entre as raízes palatinas do primeiro e segundo molares. A espessura do tecido mole foi verificada antes da seleção do comprimento do mini-implante, pois o tecido mole nesta região é bem espesso. Após a administração de anestesia infiltrativa, a profundidade da mucosa sobrejacente foi avaliada com a ponta de um explorador dental. Uma incisão na superfície óssea foi realizada para prevenir a extensão do tecido mole espesso para o osso, que pode comprometer a retenção do mini-implante. Uma peça de mão contra-ângulo de baixa rotação 256:1 foi utilizada para inserir o mini-implante. A distância inter-radicular entre as raízes é suficiente, e o contato da raiz palatina não é um grande problema durante a inserção do implante, pois os dentes posteriores possuem apenas uma raiz palatina. Porém, é preciso ter cautela para não perfurar os vasos palatinos maiores.

No arco dentário inferior, 2 mini-implantes OSAS® (1,6 mm de diâmetro, 8,0 mm de comprimento) foram inseridos no osso alveolar vestibular entre o primeiro e o segundo molares. Neste paciente, o osso alveolar nesta região era bulboso e os mini-implantes foram inseridos mais verticalmente, em um ângulo de aproximadamente 45° à superfície óssea, reduzindo, consequentemente, a possibilidade de contato radicular. Além disso, a proximidade da raiz foi verificada em uma radiografia panorâmica antes da inserção e, após a inserção, tomadas radiográficas periapicais foram realizadas para verificar a ausência de contato entre o mini-implante e a raiz dentária.

Na semana seguinte, aparelhos fixos pré-ajustados de 0,22" × 0,28" foram colados em ambas as arcadas dentárias e o nivelamento e o alinhamento iniciados. Visto que uma barra transpalatina e um arco lingual já tinham sido colocados para estabilizar as dentições, uma força elástica de 150-200 g em cada lado foi imediatamente aplicada a partir de cada implante (Figs. 6.144-6.148).

A espessura dos arcos foi progressivamente aumentada para arcos de aço inoxidável 0,019" × 0,025". Uma força de retração foi aplicada na arcada inferior, com correntes elásticas entre os ganchos da barra transpalatina e os mini-implantes. Na mandíbula, dobras distais ativas foram utilizadas entre os ganchos do arco e os mini-implantes (Figs. 6.149-6.153).

Após 7 meses de retração, um cefalograma foi tirado para acessar a quantidade de osso alveolar lingual disponível para posterior retração dos incisivos (Fig. 6.154).

O tempo total de tratamento foi de 14 meses.

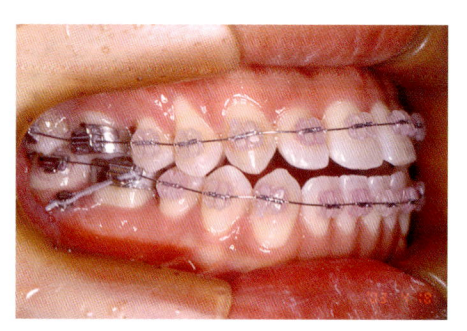
Fig. 6.144

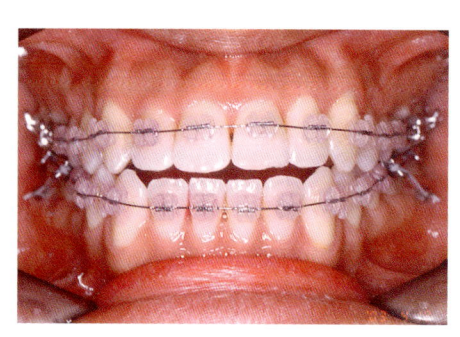
Fig. 6.145

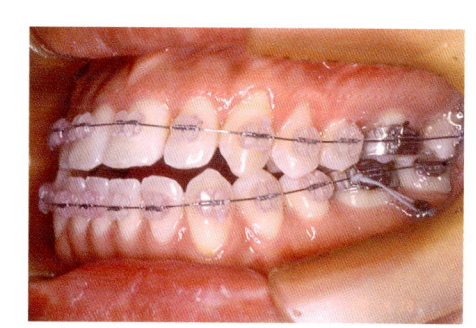
Fig. 6.146

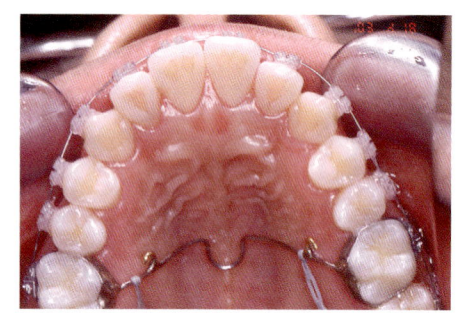
Fig. 6.147

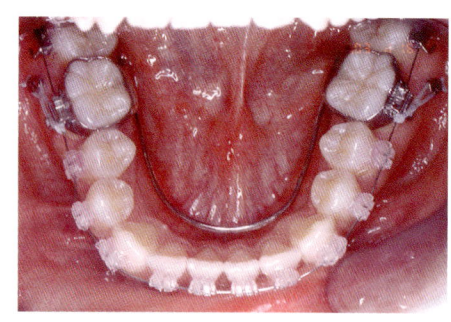
Fig. 6.148

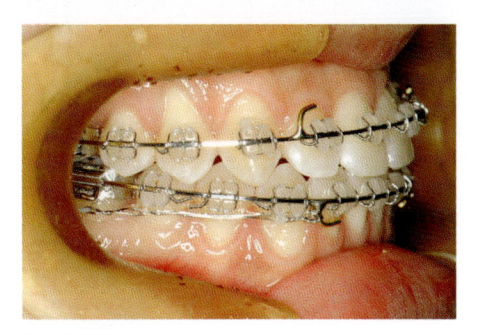

Fig. 6.149

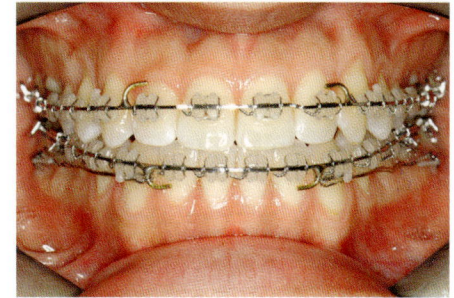

Fig. 6.150

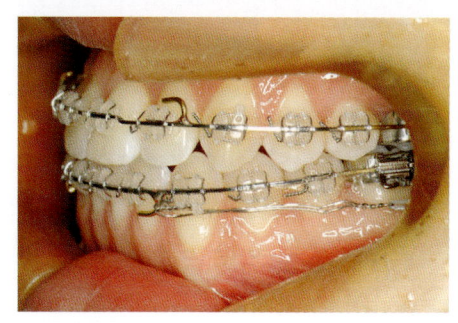

Fig. 6.151

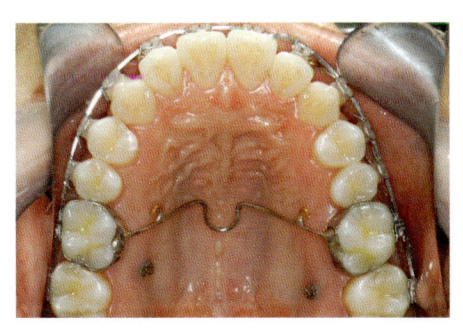

Fig. 6.152

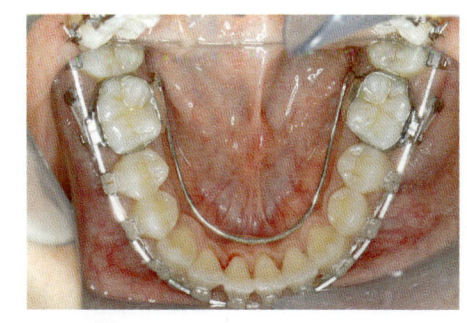

Fig. 6.153

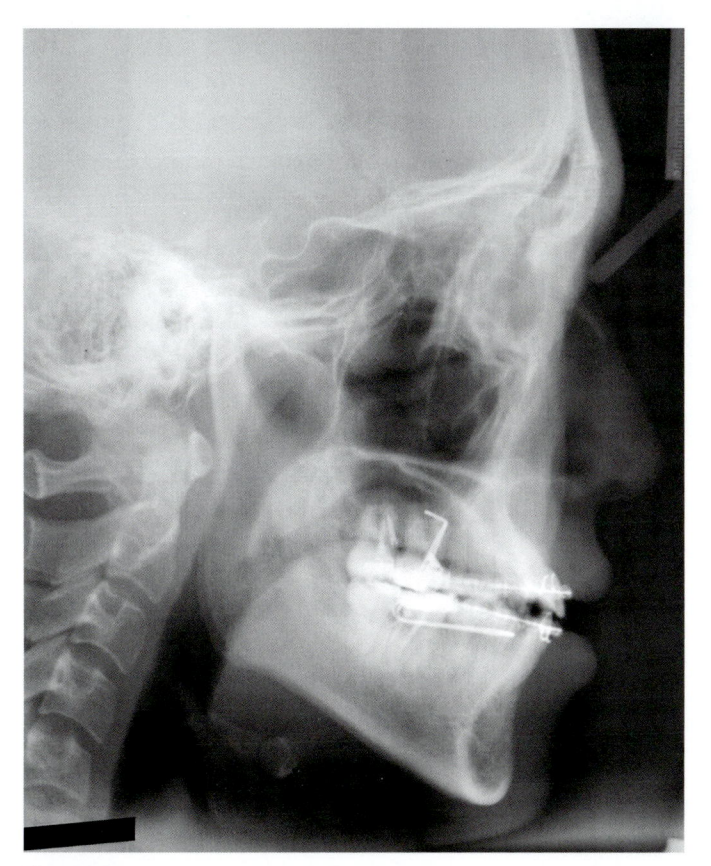

Fig. 6.154

Avaliação pós-tratamento

A protrusão dentoalveolar foi reduzida, diminuindo a espessura labial. Houve persistência de uma leve protrusão labial e tensão labial, e o sulco labiomental ainda estava raso (Figs. 6.155-6.158).

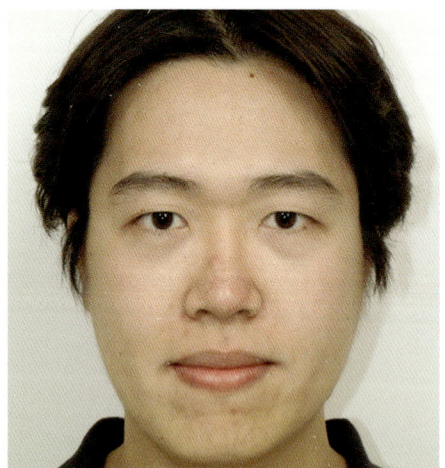
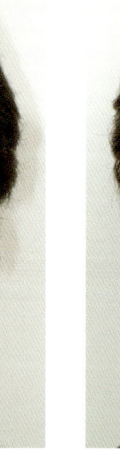

Fig. 6.155

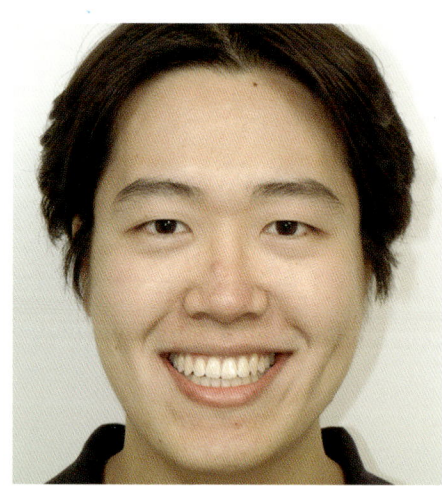

Fig. 6.156

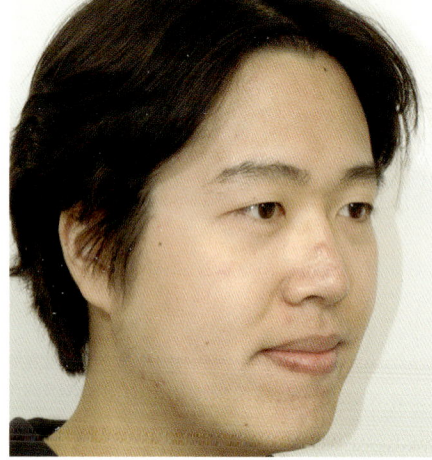
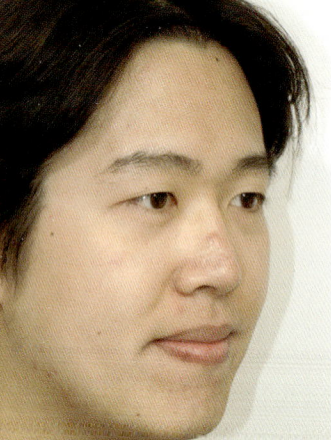

Fig. 6.157

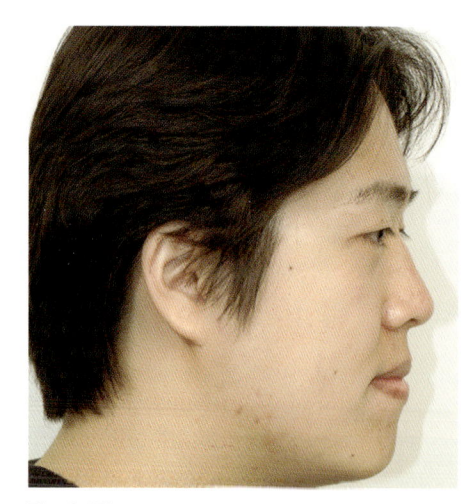

Fig. 6.158

CASO 6.4

Retração das Dentições Superior e Inferior em um Paciente com Protrusão Bimaxilar de Classe III Esquelética ● **99**

Relações molar e canino de classe I foram estabelecidas no lado direito. No lado esquerdo, uma relação de classe II de 1,0 mm foi observada. Estabeleceu-se um grau ótimo de sobressaliência e sobremordida com alinhamento das linhas dentárias superior e inferior (Figs. 6.159-6.164).

Após a remoção do aparelho, uma tomada radiográfica panorâmica exibe os mini-implantes palatinos (Fig. 6.165).

Os parafusos foram removidos na consulta seguinte. Verticalização dos molares superiores e inferiores foi evidente, em virtude do movimento distal das dentições superiores e inferiores contrário ao mini-implante de ancoragem. Os níveis ósseos foram mantidos, e mínima reabsorção radicular apical foi observada nos molares e incisivos superiores e inferiores.

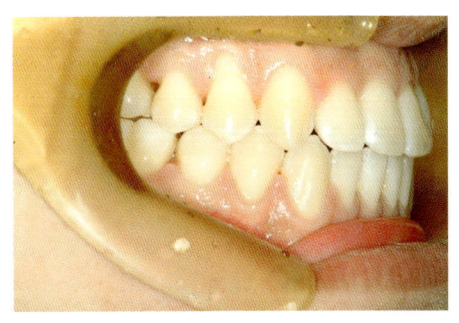

Fig. 6.159

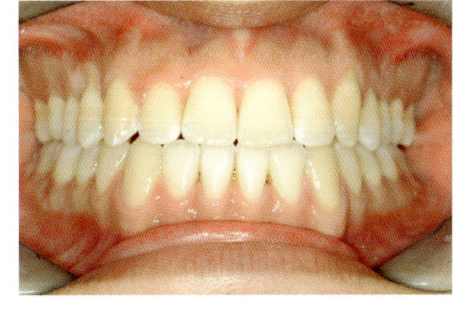

Fig. 6.160

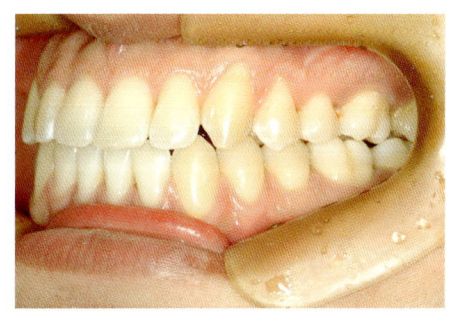

Fig. 6.161

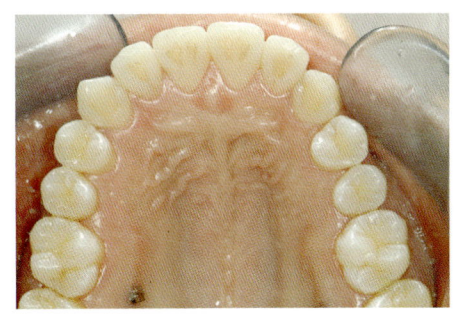

Fig. 6.162

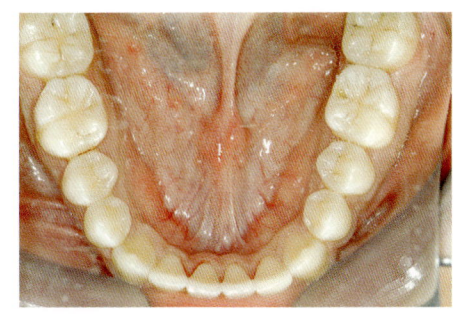

Fig. 6.163

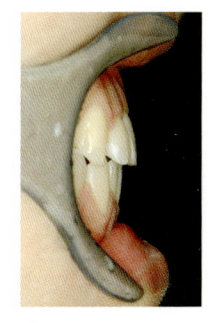

Fig. 6.164

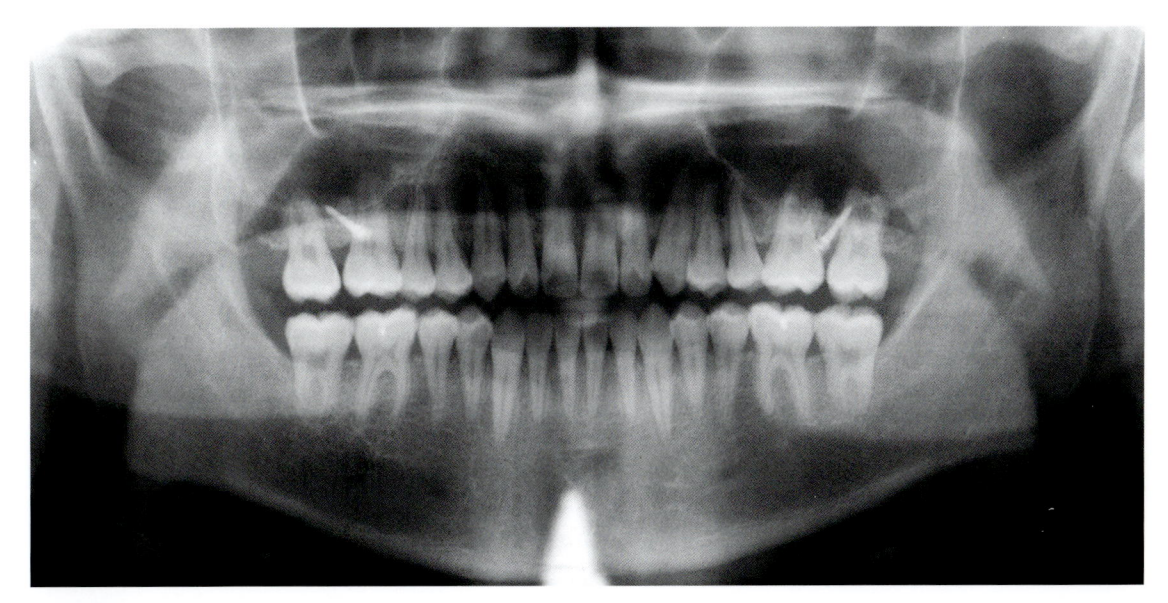

Fig. 6.165

A sobreposição dos traçados cefalométricos pré e pós--tratamento demonstrou retração labial inferior, sem alteração na dimensão vertical. Os incisivos superiores foram retraídos em 3,0 mm. Os incisivos inferiores foram retraídos em 3,5 mm com uma redução de 8,5° na inclinação labial. Os dentes inferiores sofreram ligeira extrusão (Figs. 6.166-6.169; Tabela 6.8).

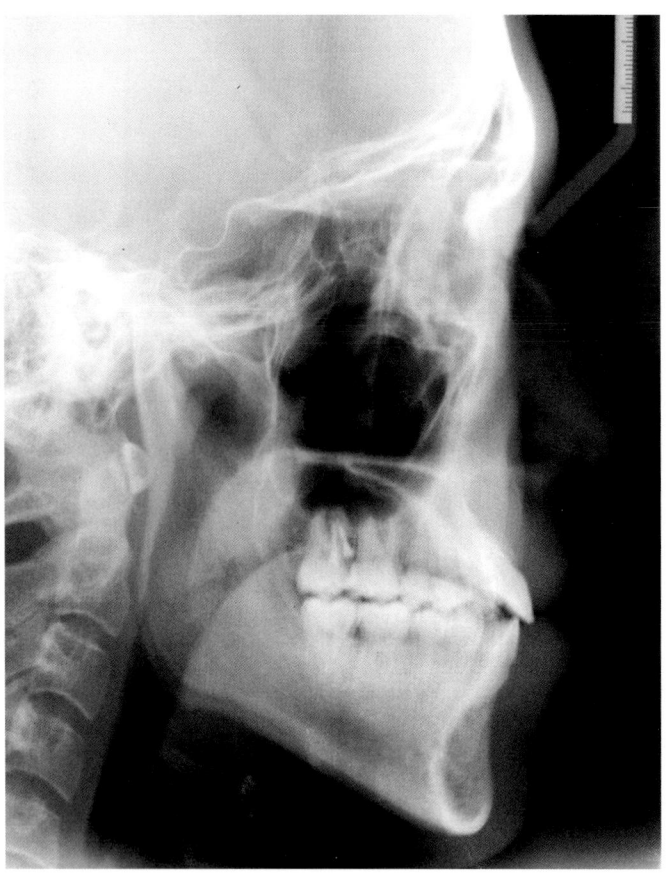
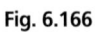

Fig. 6.166

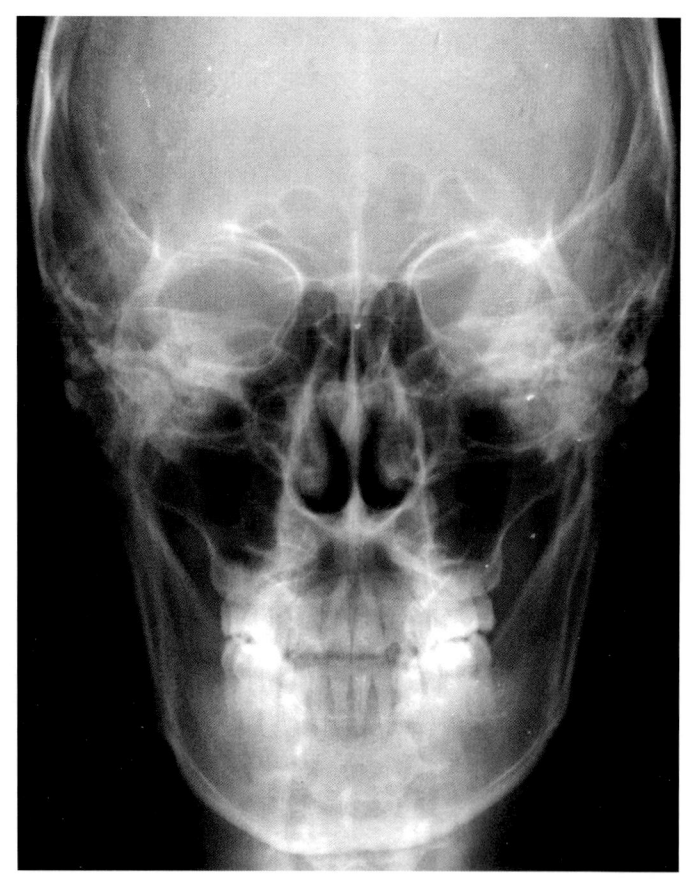

Fig. 6.167

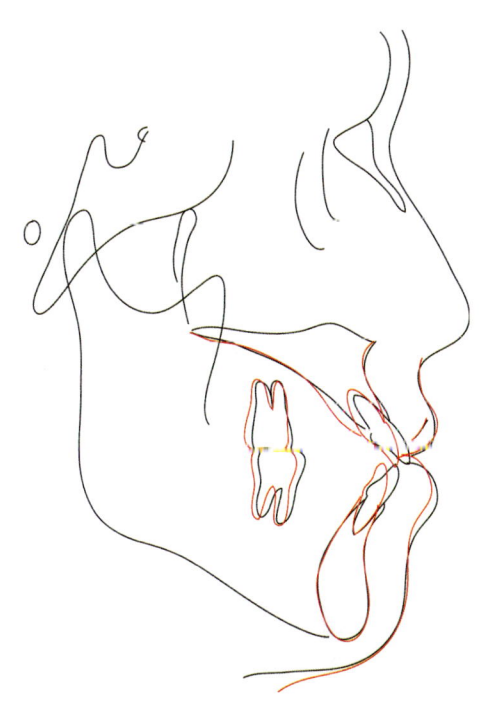

Fig. 6.168

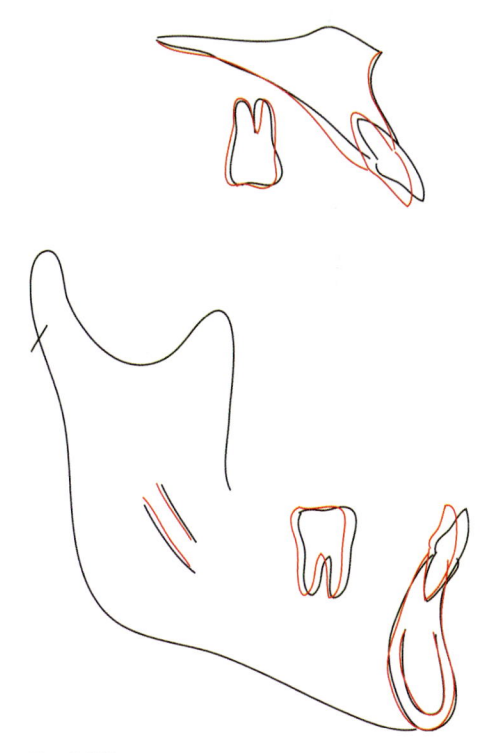

Fig. 6.169

Tabela 6.8 Medidas cefalométricas esqueléticas, dentárias e faciais pré- e pós-tratamento

	Pré-tratamento	Pós-tratamento
ANÁLISE ESQUELÉTICA		
Anteroposterior		
SNA (°)	83,5	82,0
SNB (°)	83,5	83,0
ANB (°)	0,0	– 1,0
Vertical		
GoMe/SN (°)	32,0	30,5
FMA (°)	23,0	24,0
PP/PM (°)	22,0	21,0
Goníaco inferior (°)	78,0	77,5
ENA-Me (mm)	85,5	85,5
ANÁLISE DENTÁRIA		
Sobressaliência (mm)	3,0	3,5
Sobremordida (mm)	0,0	1,0
UI-SN (°)	121,5	118,0
LI/GoMe (°)	97,0	88,5
SN/PO (°)	12,5	12,5
Is-Is' (mm)	35,0	35,0
Mo-Ms (mm)	33,0	33,0
Ii-Ii' (mm)	52,0	51,5
Mo-Mi (mm)	43,0	42,5
ANÁLISE LABIAL		
LS-E (mm)	– 2,0	– 2,5
43LI-E (mm)	2,5	0,5
ANL (°)	94,0	93,5

Ver página ix para os padrões coreanos.
Ver Tabela 6.1 e página x para abreviações.

Sugestões clínicas

Para evitar o contato entre o mini-implante e a raiz durante a retração em massa, uma orientação vertical de um mini-implante é preferível. Isso não é sempre possível, especialmente quando o osso vestibular é fino (Figs. 6.170, 6.171), e, em tais pacientes, um mini-implante palatino mediano pode ser mais adequado, como no Caso 6.3. No entanto, se o formato do osso vestibular permitir, os mini-implantes são inseridos verticalmente na superfície vestibular. Em uma paciente com osso alveolar vestibular bulboso, o mini-implante pode ser inserido verticalmente, e a possibilidade de contato com a raiz é significantemente reduzida (Figs. 6.172, 6.173).

Uma inserção mais apical do mini-implante é outra maneira de evitar contato entre a raiz e o parafuso, visto que os dentes são movidos distalmente próximo ao parafuso. Porém, nessas situações, a cabeça do mini-implante é incrustada no tecido mole, e o método de tração fechada (Cap. 5) é utilizado para aplicar força (Fig. 6.174). Contudo, lembre-se que uma força intrusiva é gerada pelo considerável componente vertical da linha de força. Para comparação, a Figura 6.175 exibe o método de tração aberta.

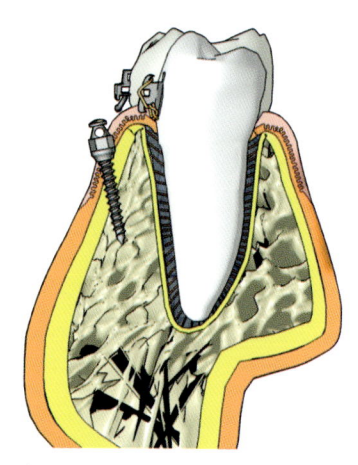

Fig. 6.172

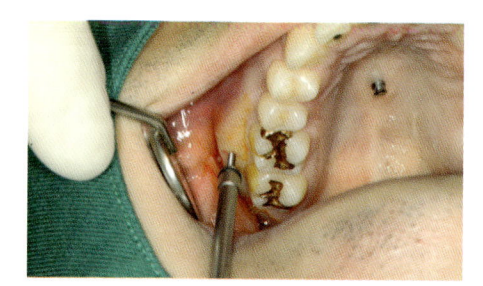

Fig. 6.173

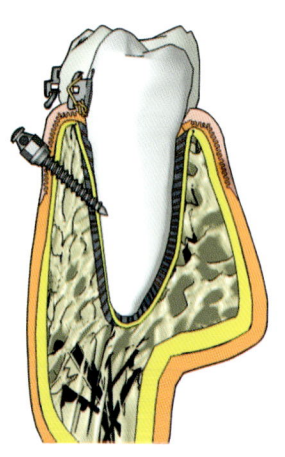

Fig. 6.170

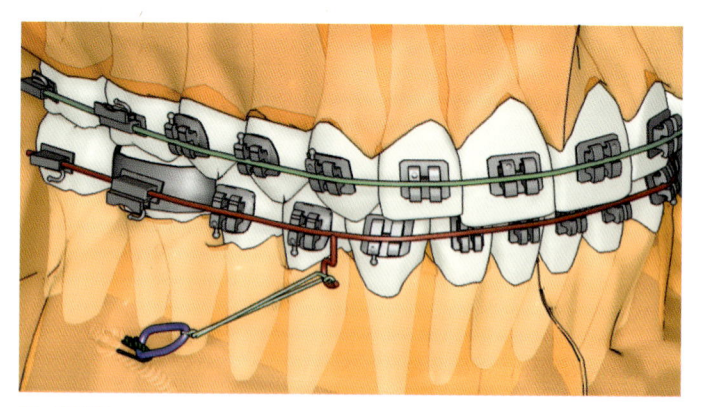

Fig. 6.174

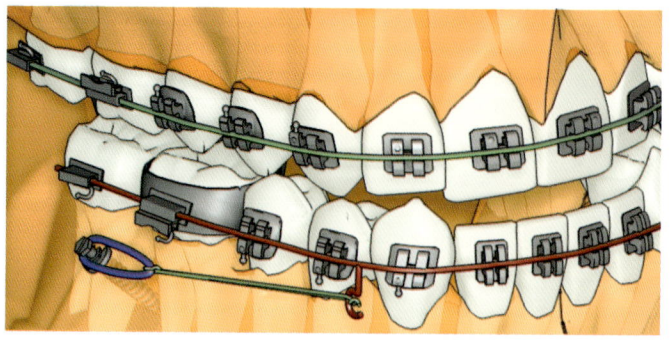

Fig. 6.171

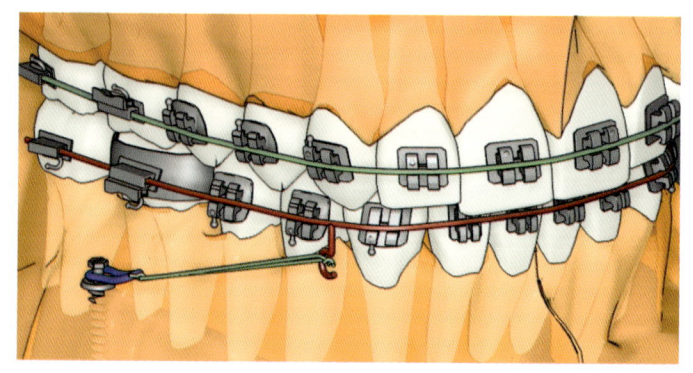

Fig. 6.175

CASO 6.5

Retração dos Dentes Inferiores em um Paciente com Má Oclusão de Classe III Esquelética com Assimetria Facial

Queixa apresentada e exame clínico

Um coreano de 30 anos de idade apresentou uma mordida topo a topo. Ele possuía um perfil côncavo com retrusão do lábio superior. Seus incisivos superiores não eram visíveis na posição de repouso labial (Figs. 6.176-6.178).

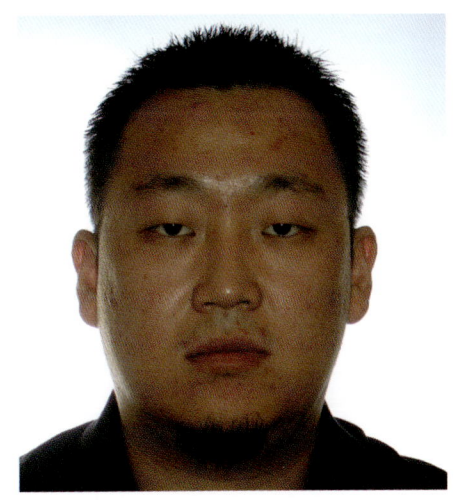

Fig. 6.176

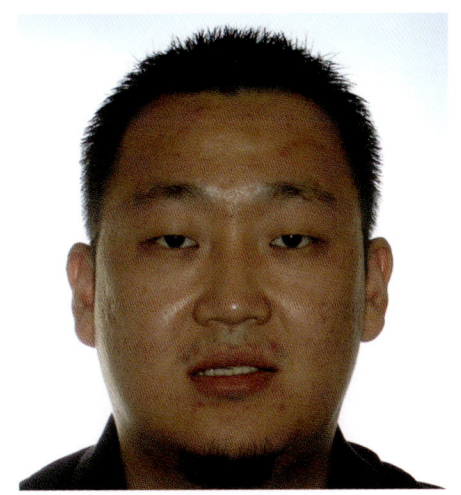

Fig. 6.177

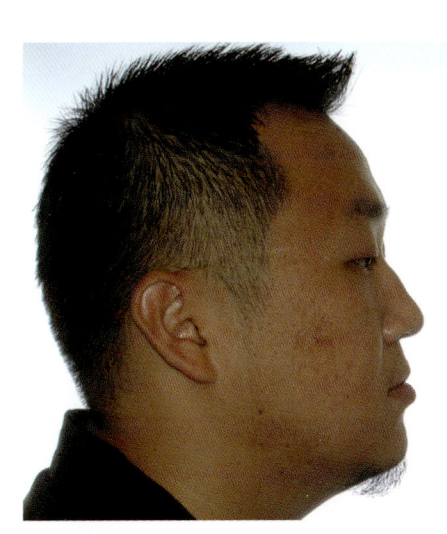

Fig. 6.178

O exame intraoral demonstrou uma discrepância da linha média. A linha média dentária superior estava alinhada com a linha média facial, porém a linha média dentária inferior estava desviada para a esquerda. As relações molar e canino eram de classe III no lado direito, porém a relação de caninos foi de classe II e de molares de classe I no lado esquerdo. Os incisivos laterais inferiores eram em formato conoide, e uma mordida cruzada foi observada à esquerda, desde os incisivos até os pré-molares. O formato de ambas as arcadas era amplo, e os dentes eram bem alinhados (Figs. 6.179-6.183).

Avaliação radiográfica

A radiografia panorâmica revelou uma dentição permanente completa, exceto pelo terceiro molar inferior esquerdo, o qual estava ausente. Foi evidenciada uma leve e generalizada perda óssea alveolar horizontal (Fig. 6.184).

A análise cefalométrica revelou uma relação esquelética de classe III com a maxila retruída com relação à base do crânio. Os incisivos superiores e inferiores estavam bem posi-

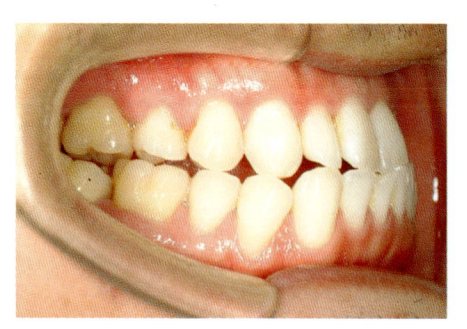
Fig. 6.179

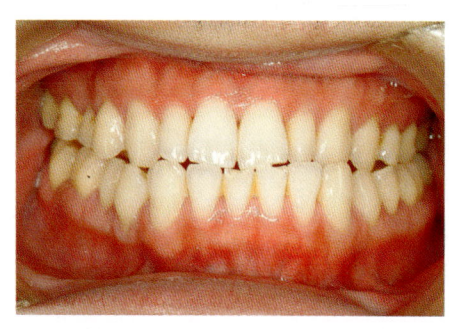
Fig. 6.180

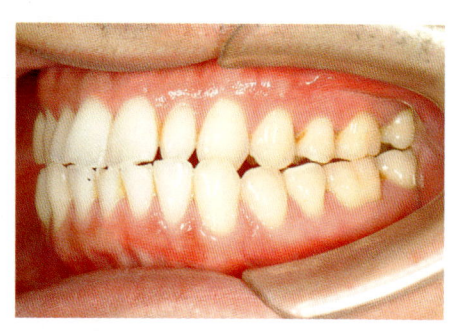
Fig. 6.181

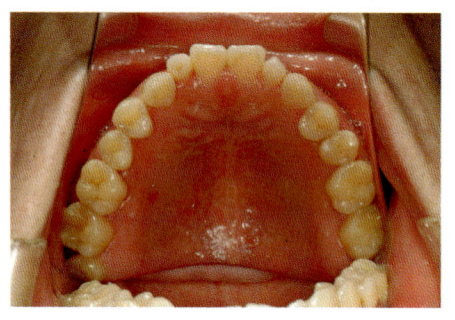
Fig. 6.182

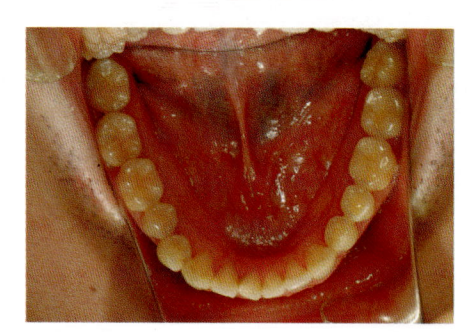
Fig. 6.183

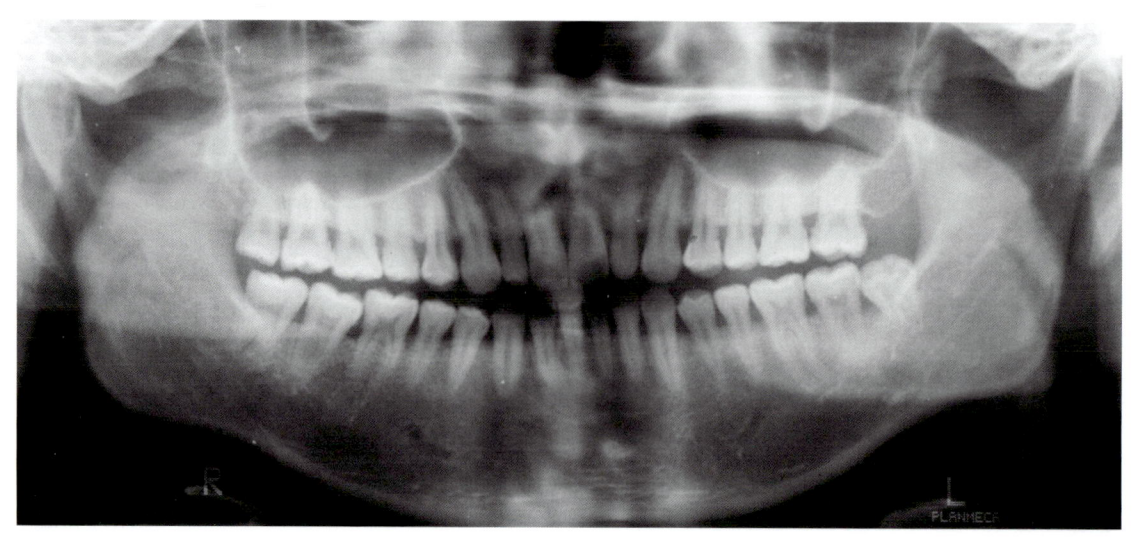
Fig. 6.184

cionados sobre o osso basal. Havia retrusão do lábio superior com relação à linha E (Fig. 6.185; Tabela 6.9).

O cefalograma PA exibiu desvio à esquerda da mandíbula com uma borda mandibular assimétrica. Desvio da linha média dentária inferior também foi observado (Fig. 6.186).

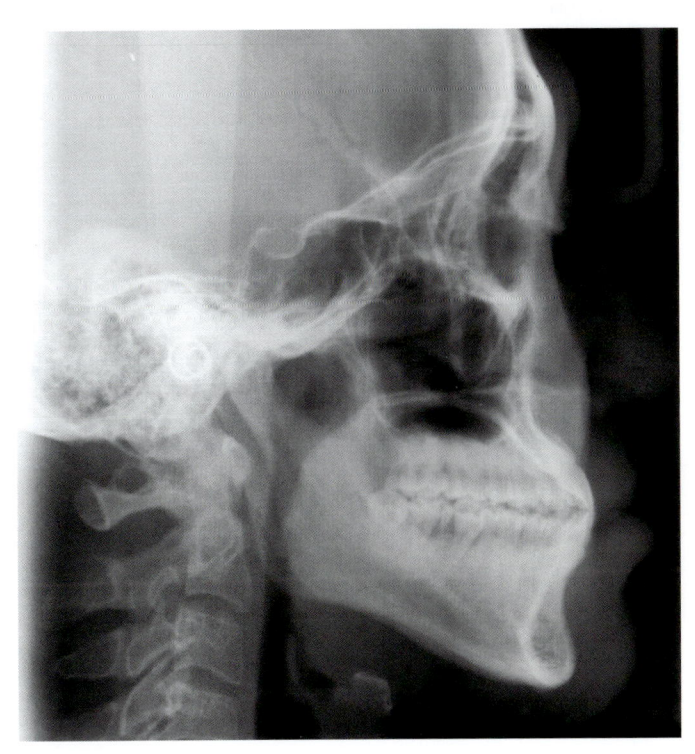

Fig. 6.185

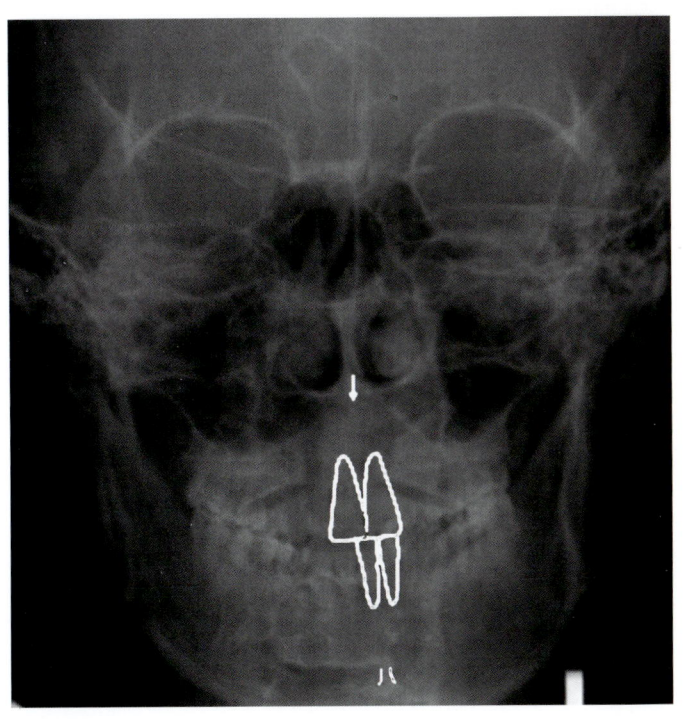

Fig. 6.186

Tabela 6.9 Pré-tratamento dentário e medidas cefalométricas faciais	
ANÁLISE ESQUELÉTICA	
Anteroposterior	
SNA (°)	77,0
SNB (°)	79,5
ANB (°)	– 2,5
Vertical	
GoMe/SN (°)	34,5
FMA (°)	29,0
PP/PM (°)	21,0
Goníaco inferior (°)	77,0
ENA-Me (mm)	76,0
ANÁLISE DENTÁRIA	
Sobressaliência (mm)	– 0,5
Sobremordida (mm)	0,0
UI-SN (°)	109,5
LI/GoMe (°)	99,5
SN/PO (°)	19,5
Is-Is' (mm)	31,5
Mo-Ms (mm)	28,0
Ii-Ii' (mm)	47,0
Mo-Mi (mm)	41,0
ANÁLISE LABIAL	
LS-E (mm)	– 5,0
LI-E (mm)	1,0
ANL (°)	91,0

Ver página ix para os padrões coreanos.
Ver Tabela 6.1 e página x para abreviações.

Objetivos e plano de tratamento

O plano de tratamento consistiu na extração dos três terceiros molares e ancoragem com mini-implante na região retromolar direita para a retração dos dentes inferiores e, ao mesmo tempo, para corrigir a discrepância da linha média dentária.

Tratamento

Após a extração dos três terceiros molares, aparelhos fixos pré--ajustados de 0,22" × 0,28" foram colados na arcada superior e inferior. As arcadas foram niveladas e alinhadas e a espessura dos arcos progressivamente aumentada para arcos de aço inoxidável 0,019" × 0,025". Aos 4 meses de tratamento, um mini-implante ORLUS® (1,6 mm de diâmetro, 10,0 mm de comprimento) foi inserido na região retromolar direita inferior. A parte não rosqueada do corpo do parafuso possuía comprimento de 2,0 mm e a parte rosqueada 8,0 mm. O comprimento foi selecionado com base na espessura da mucosa no sítio de inserção. A cabeça do mini-implante foi exposta intraoralmente para facilitar a aplicação da força de tração aberta (Figs. 6.187, 6.188). Uma semana após a inserção do mini-implante, uma força ortodôntica de 200 g foi aplicada usando-se molas Sentalloy® (Figs. 6.189, 6.190).

O tempo total de tratamento foi de 19 meses.

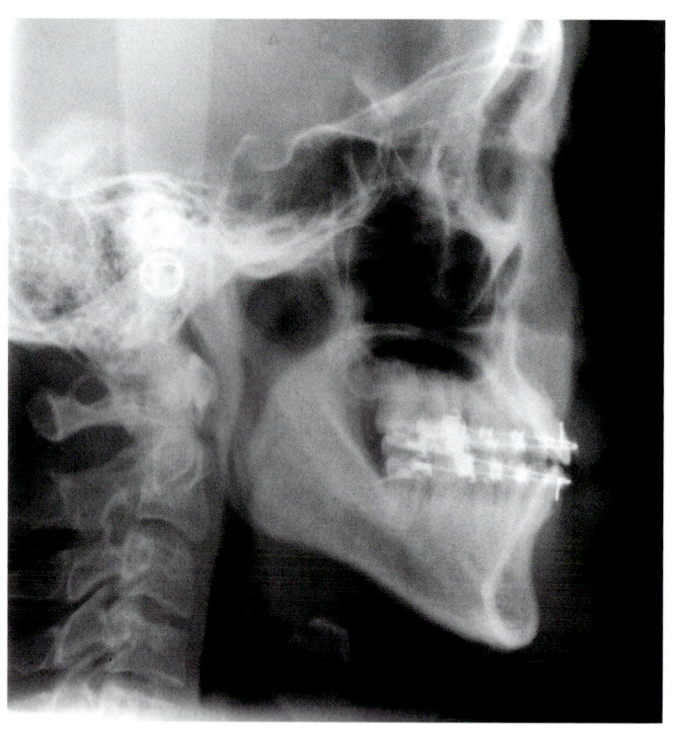

Fig. 6.187

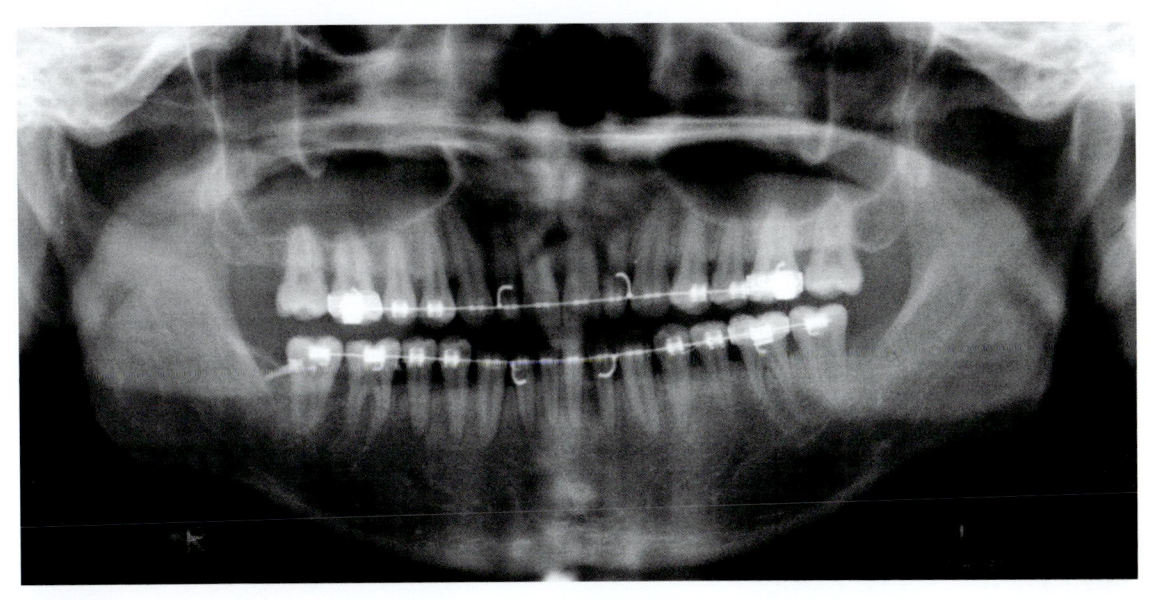

Fig. 6.188

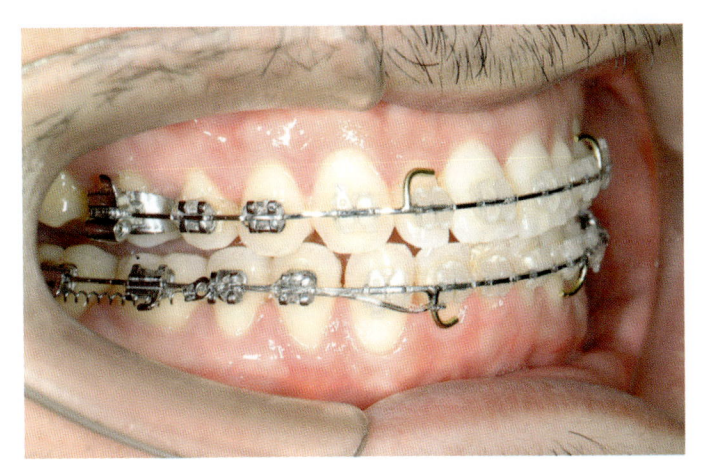

Fig. 6.189

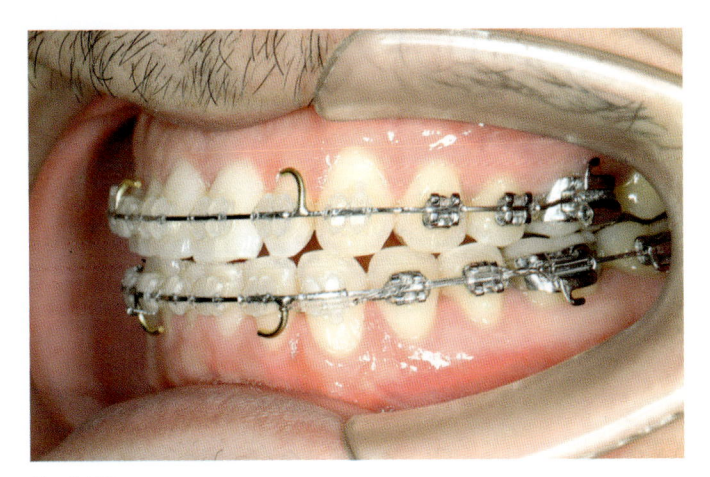

Fig. 6.190

Avaliação pós-tratamento

A protrusão labial inferior foi reduzida, conforme a dentição inferior foi retraída. As linhas médias dentárias estavam alinhadas. Relações molar e canino de classe I foram obtidas em ambos os lados. A mordida cruzada foi corrigida (Figs. 6.191-6.198).

Foi observada a verticalização dos molares na radiografia panorâmica pós-tratamento. O plano horizontal do osso alveolar foi mantido (Fig. 6.199).

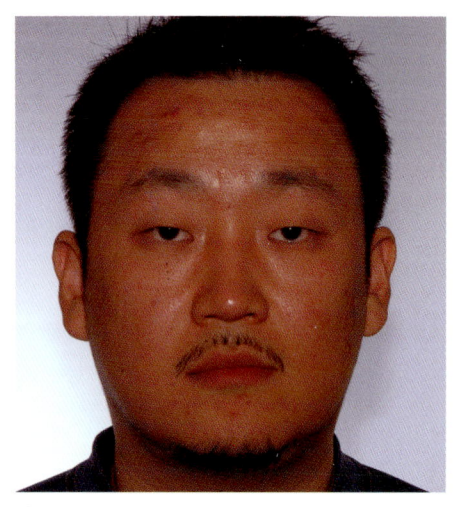

Fig. 6.191

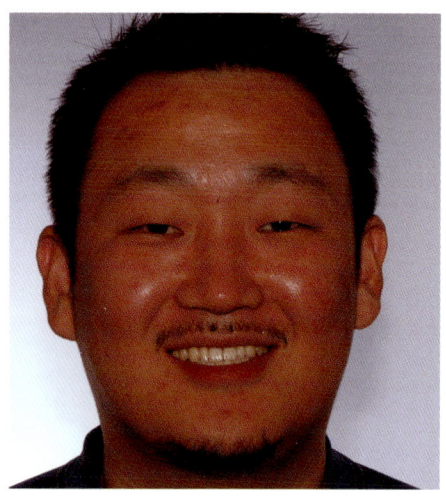

Fig. 6.192

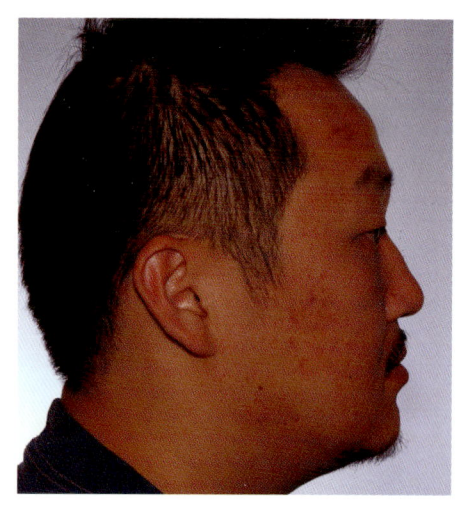

Fig. 6.193

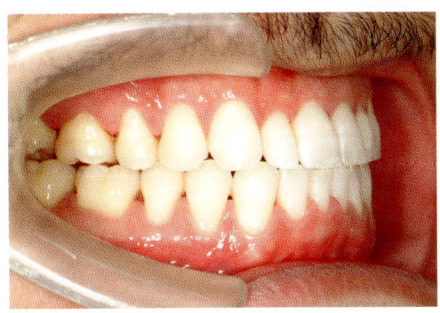

Fig. 6.194

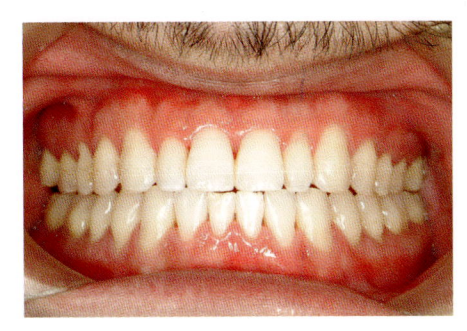

Fig. 6.195

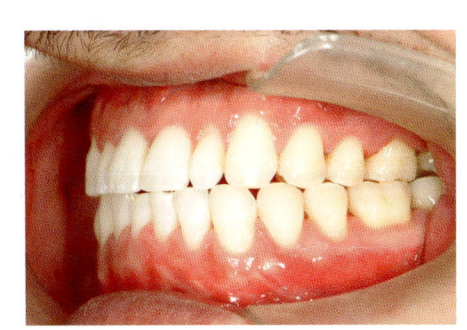

Fig. 6.196

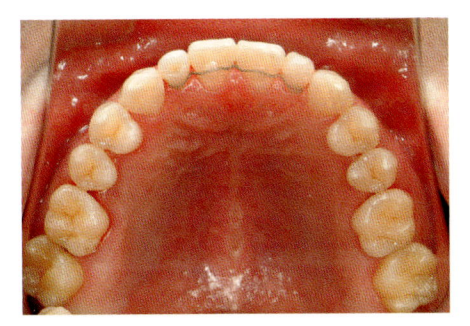

Fig. 6.197

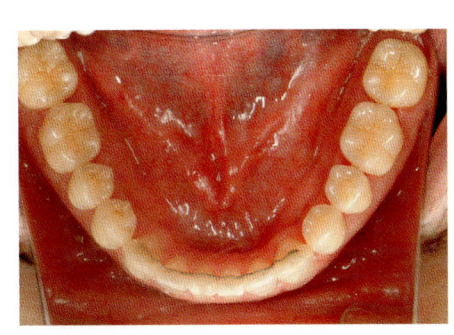

Fig. 6.198

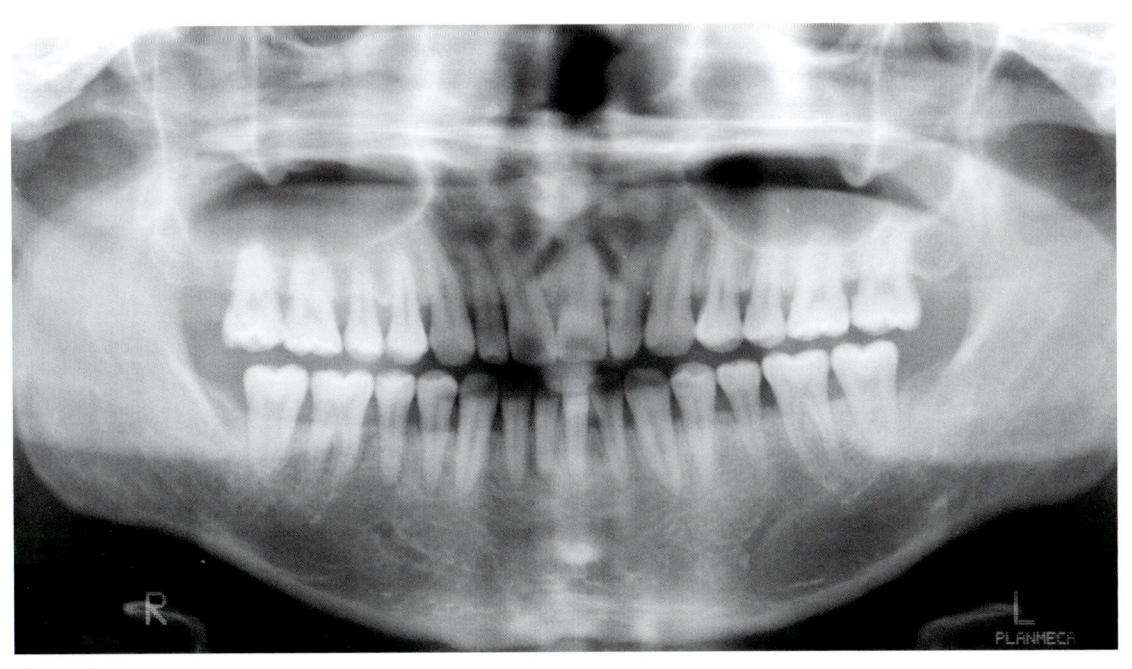

Fig. 6.199

A sobreposição cefalométrica pré- e pós-tratamento exibe retração dos dentes inferiores. Após o tratamento, a diferença na posição anteroposterior dos dentes molares direito e esquerdo foi reduzida pela retração do molar direito inferior, que estava inicialmente posicionado mais anteriormente. Os incisivos inferiores estavam 3,0 mm retraídos e retroinclinados 8,5°. Observou-se a intrusão dos molares e incisivos inferiores, 1,7 mm e 0,7 mm, respectivamente, pois a força de retração sobre os dentes inferiores foi aplicada a partir dos mini-implantes retromolares ao nível da gengiva. Mínimo movimento foi observado nos dentes superiores. Também foram observados um leve aumento na proclinação dos incisivos superiores e leve redução na altura facial (Figs. 6.200-6.203; Tabela 6.10).

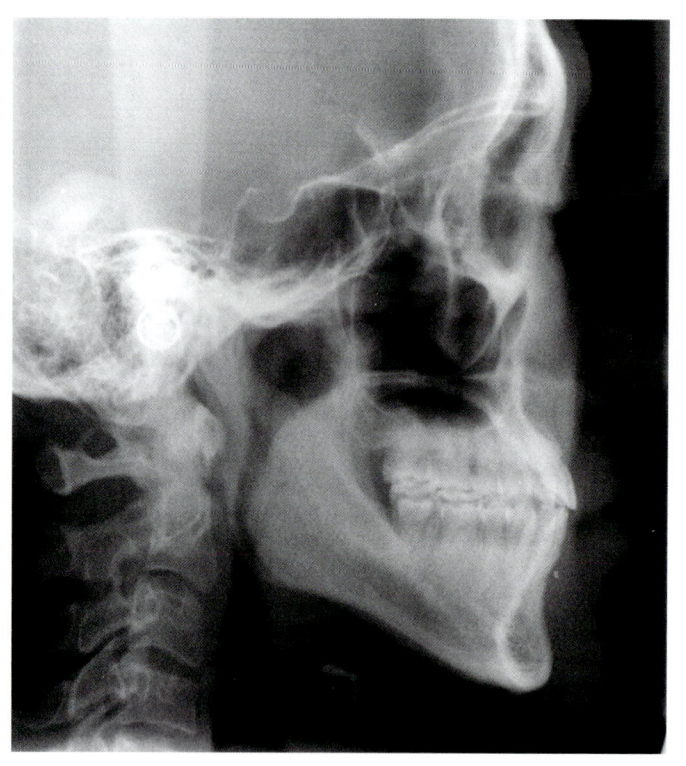

Fig. 6.200

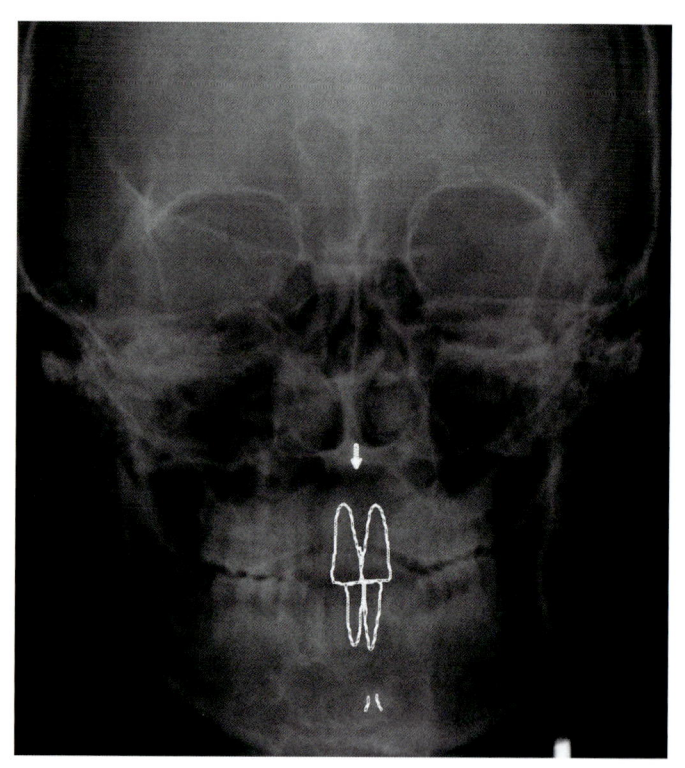

Fig. 6.201

Sugestão clínica

Dependendo da espessura do tecido mole, o método de tração fechada (Fig. 6.174) ou o método de tração aberta (Fig. 6.175) pode ser utilizado na região da papila retromolar. Ver Capítulo 5 para uma descrição detalhada dos métodos.

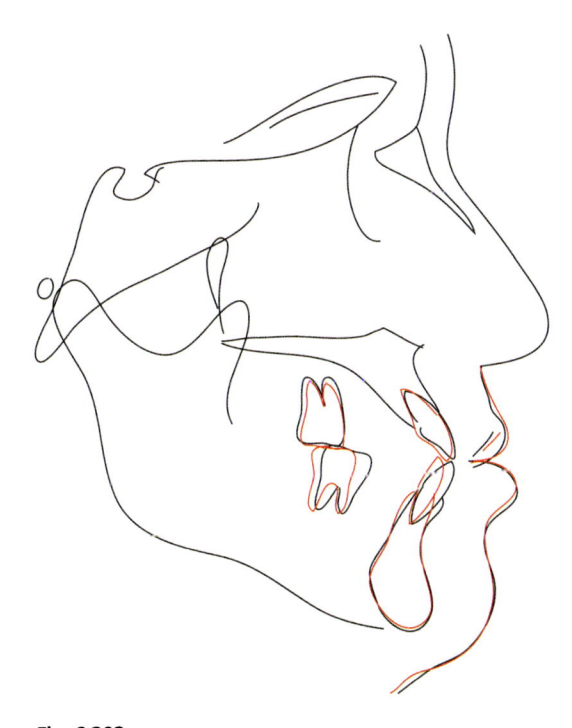

Fig. 6.202

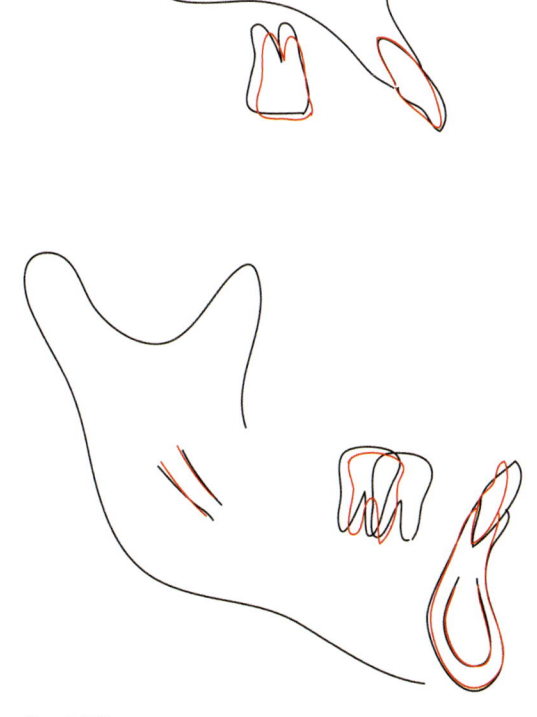

Fig. 6.203

Tabela 6.10 Medidas cefalométricas esqueléticas, dentárias e faciais pré- e pós-tratamento

	Pré-tratamento	Pós-tratamento
ANÁLISE ESQUELÉTICA		
Anteroposterior		
SNA (°)	77,0	78,0
SNB (°)	79,5	79,5
ANB (°)	– 2,5	– 1,5
Vertical		
GoMe/SN (°)	34,5	32,0
FMA (°)	29,0	29,0
PP/PM (°)	21,0	20,0
Goníaco inferior (°)	77,0	76,0
ENA-Me (mm)	76,0	75,0
ANÁLISE DENTÁRIA		
Sobressaliência (mm)	– 0,5	2,0
Sobremordida (mm)	0,0	0,5
UI-SN (°)	109,5	111,5
LI/GoMe (°)	99,5	91,0
SN/PO (°)	19,5	18,0
Is-Is' (mm)	31,5	31,0
Mo-Ms (mm)	28,0	28,0
Ii-Ii' (mm)	47,0	46,5
Mo-Mi (mm)	41,0	40,0
ANÁLISE LABIAL		
LS-E (mm)	– 5,0	– 4,0
LI-E (mm)	1,0	0,0
ANL (°)	91,0	80,0

Ver página ix para os padrões coreanos.
Ver Tabela 6.1 e página x para abreviações.

ANCORAGEM COM MINI-IMPLANTE NA DISTALIZAÇÃO MOLAR

A distalização molar como parte da retração em massa de todos os dentes foi discutida e ilustrada anteriormente. Os mini-implantes também são capazes de fornecer excelente e conveniente ancoragem quando a arcada superior é distalizada em 2 estágios. A utilização de uma variedade de aparelhos intraorais baseados em ancoragem palatina tem sido bem-sucedida na distalização dos molares superiores. Os aparelhos comumente utilizados são o Distal Jet e o pêndulo. No entanto, o benefício inicial na retração molar está inevitavelmente associado à mesialização dos dentes anteriores de ancoragem, e muito da melhora molar inicial é perdida durante a subsequente retração desses dentes anteriores. Podem-se utilizar elásticos interarcos, como, por exemplo, com *sliding jigs* (cursores) ou força elástica de classe II ao segmento posterior do arco superior, ou ancoragem extraoral, tais como aparelho extrabucal, porém ambos os métodos dependem demasiadamente da cooperação do paciente. Além disso, o uso de elásticos de classe II causa a perda de ancoragem na arcada inferior. A chave do sucesso é o sistema de força que distaliza os molares e os dentes mais anteriores sem protrusão recíproca dos dentes anteriores e sem a necessidade de cooperação do paciente. Com o mini-implante de ancoragem, ambos os objetivos de não perda da ancoragem e ausência da necessidade de cooperação do paciente podem ser realizados. Esta seção descreverá as diferentes aplicações dos mini-implantes na distalização molar:

- Uso de mini-implantes como âncoras diretas para retrair os dentes anteriores após a distalização molar (Caso 6.6).
- Uso de mini-implantes como âncoras indiretas para manter os molares em posição durante a retração dos dentes anteriores. (Casos 6.7 e 6.8).
- Uso de mini-implantes como âncoras indiretas para manter a unidade de ancoragem durante a distalização molar (Caso 6.8).

CASO 6.6

Retração dos Dentes Anteriores após a Distalização Molar com Aparelho Pêndulo em uma Paciente Adulta com Má Oclusão de Classe II

Queixa apresentada e exame clínico

Uma coreana de 18 anos de idade apresentou protrusão labial. Havia leve apinhamento superior e inferior com relação molar bilateral de classe I (Figs. 6.204, 6.205; Tabela 6.11).

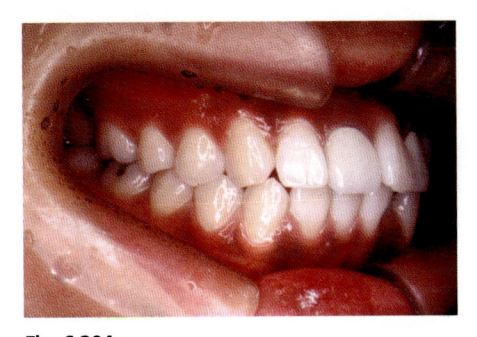

Fig. 6.204

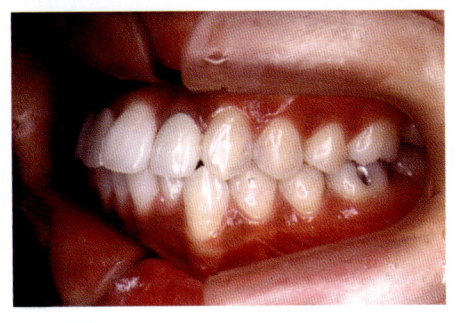

Fig. 6.205

Tabela 6.11 Pré-tratamento dentário e medidas cefalométricas faciais

ANÁLISE ESQUELÉTICA	
Anteroposterior	
SNA (°)	78,0
SNB (°)	75,0
ANB (°)	4,0
Vertical	
GoMe/SN (°)	40,0
FMA (°)	28,0
PP/PM (°)	24,0
Goníaco inferior (°)	78,0
ENA-Me (mm)	73,0
ANÁLISE DENTÁRIA	
Sobressaliência (mm)	4,8
Sobremordida (mm)	2,2
UI-SN (°)	110,5
LI/GoMe (°)	101,0
SN/PO (°)	22,0
Is-Is' (mm)	32,0
Mo-Ms (mm)	27,5
Ii-Ii' (mm)	48,0
Mo-Mi (mm)	38,0
ANÁLISE LABIAL	
LS-E (mm)	2,1
LI-E (mm)	3,4
ANL (°)	82,0

Ver página ix para os padrões coreanos.
Ver Tabela 6.1 e página x para abreviações.

Plano de tratamento

A paciente se recusou a fazer o tratamento de extração. Portanto, a distalização molar com o aparelho pêndulo foi planejada.

Tratamento

Na 1ª fase do tratamento, após 5 meses da distalização do segundo molar (Figs. 6.206-6.207), o aparelho foi removido. Um aparelho de Nance passivo foi cimentado nos segundos molares superiores e colado aos primeiros pré-molares, enquanto os primeiros molares e segundos pré-molares eram retraídos (Fig. 6.208).

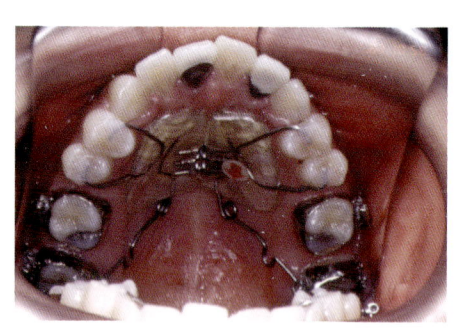

Fig. 6.206

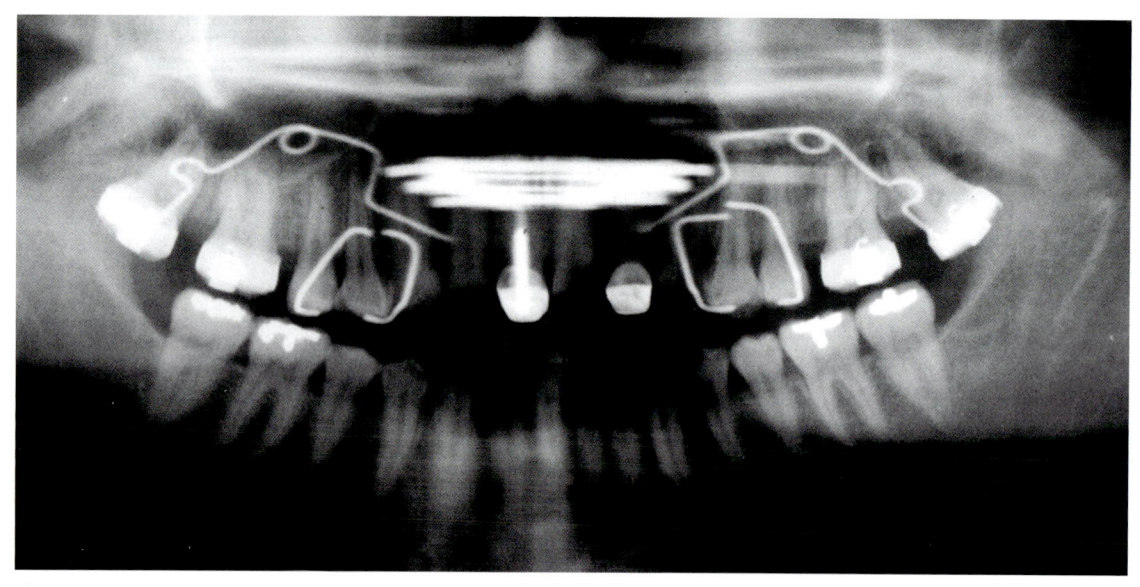

Fig. 6.207

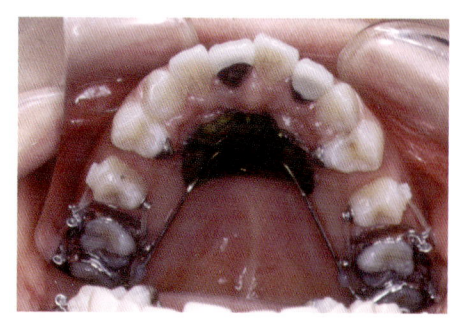

Fig. 6.208

Ancoragem com mini-implante e posterior tratamento

Após a retração dos segundos pré-molares, 2 mini-implantes Martin® (1,6 mm de diâmetro, 6,0 mm de comprimento) foram inseridos no osso inter-radicular alveolar entre os segundos pré-molares e os primeiros molares. Antes da inserção, a proximidade das raízes foi verificada através de uma radiografia panorâmica. Uma chave de fenda manual (chave manual) foi utilizada para inserção. Em seguida, aparelhos fixos pré-ajustados de 0,22" × 0,28" foram colados nos dentes superiores e inferiores e o nivelamento e o alinhamento dos dentes foram iniciados (Figs. 6.209-6.211). A retração dos dentes anteriores e dos primeiros pré-molares foi realizada com os mini-implantes. Portanto, não houve tensão na ancoragem sobre os segundos pré-molares e molares (Figs. 6.212, 6.213) durante esta 2ª fase do tratamento.

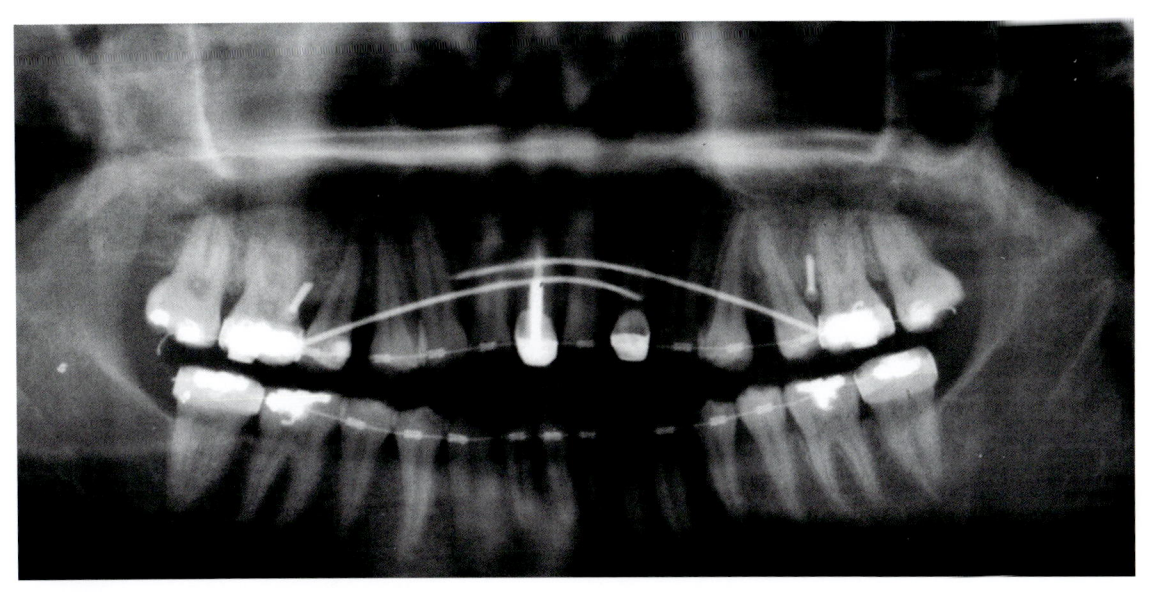

Fig. 6.209

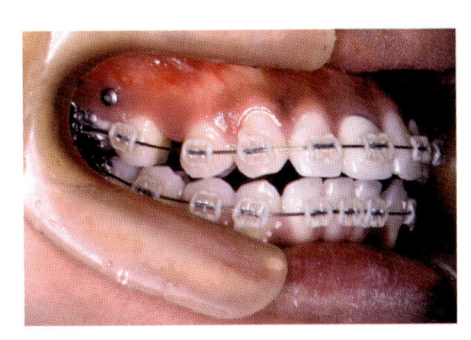

Fig. 6.210

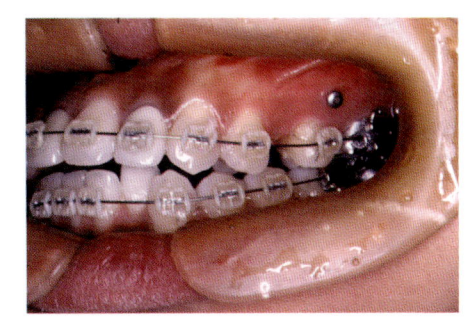

Fig. 6.211

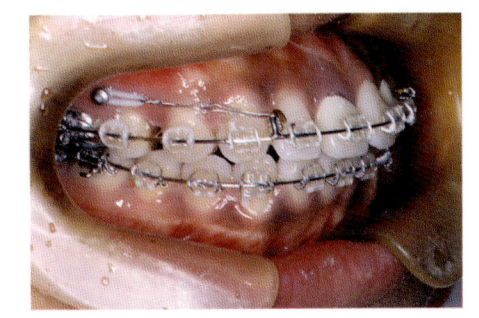

Fig. 6.212

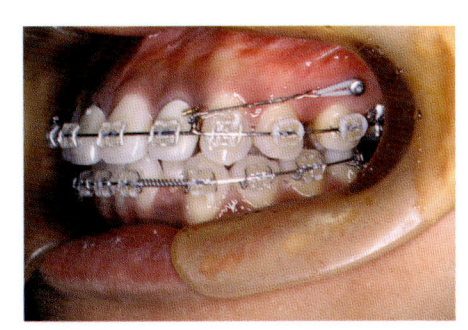

Fig. 6.213

Avaliação pós-tratamento

Após a remoção dos bráquetes, a sobreposição dos traçados cefalométricos pré- e pós-tratamento demonstrou movimento distal de 2,5 mm dos molares. Os incisivos superiores estavam 4,0 mm retraídos e a inclinação labial reduzida. Os incisivos inferiores estavam retraídos em 2,0 mm. Houve certa extrusão dos molares inferiores (Figs. 6.214-6.218; Tabela 6.12).

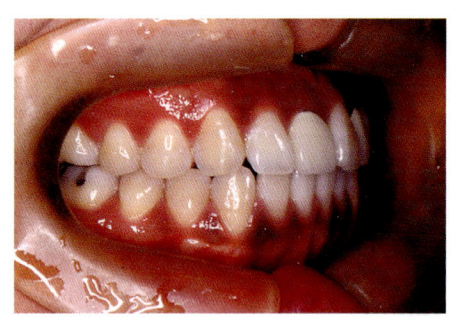
Fig. 6.214

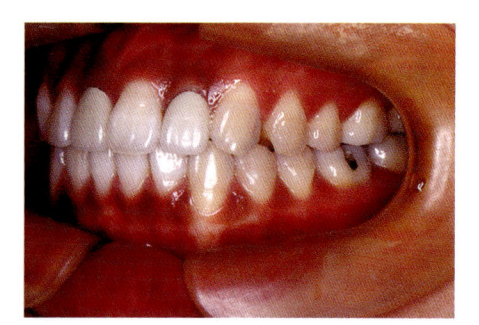
Fig. 6.215

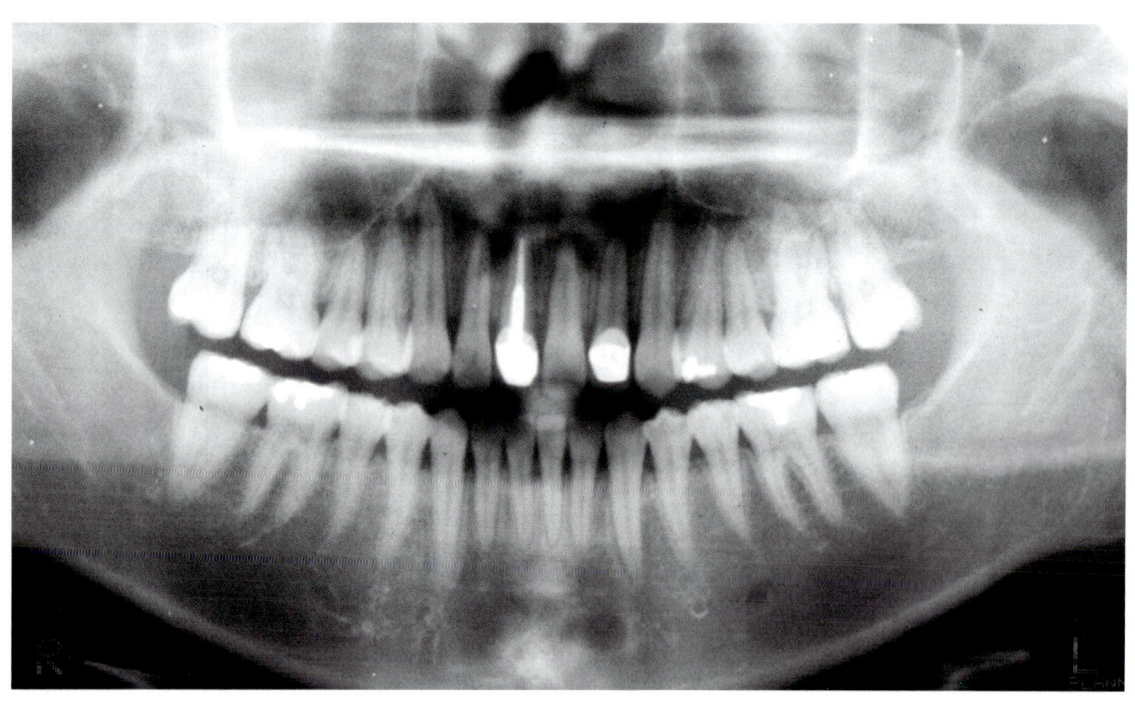
Fig. 6.216

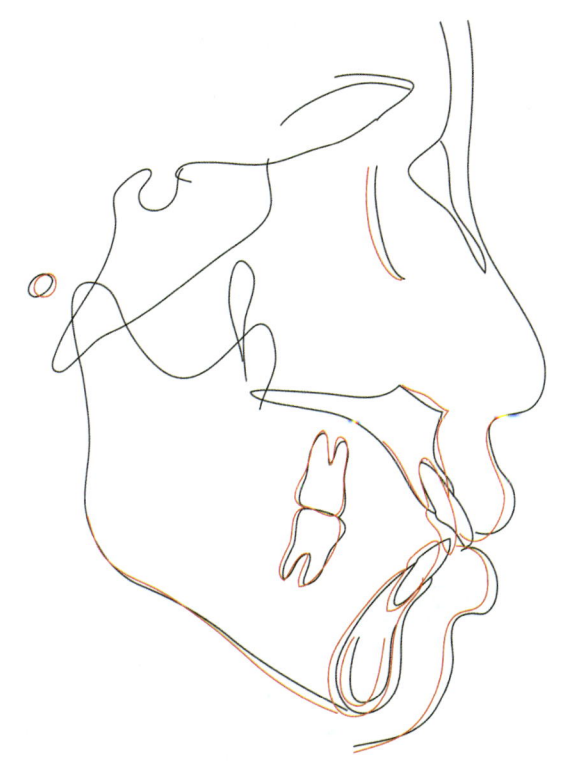

Fig. 6.217

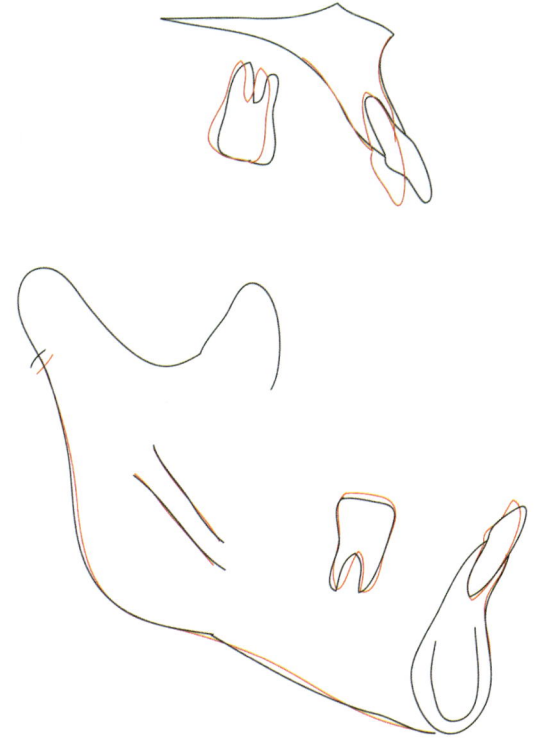

Fig. 6.218

Tabela 6.12 Medidas cefalométricas esqueléticas, dentárias e faciais pré- e pós-tratamento

	Pré-tratamento	Pós-tratamento
ANÁLISE ESQUELÉTICA		
Anteroposterior		
SNA (°)	78,0	79,0
SNB (°)	75,0	74,0
ANB (°)	4,0	5,0
Vertical		
GoMe/SN (°)	40,0	42,0
FMA (°)	28,0	31,0
PP/PM (°)	24,0	27,0
Goníaco inferior (°)	78,0	80,0
ENA-Me (mm)	73,0	73,5
ANÁLISE DENTÁRIA		
Sobressaliência (mm)	4,8	3,0
Sobremordida (mm)	2,2	3,0
UI-SN (°)	110,5	94,0
LI/GoMe (°)	101,0	95,0
SN/PO (°)	22,0	22,5
Is-Is' (mm)	32,0	33,5
Mo-Ms (mm)	27,5	27,0
Ii-Ii' (mm)	48,0	48,5
Mo-Mi (mm)	38,0	40,0
ANÁLISE LABIAL		
LS-E (mm)	2,1	1,5
LI-E (mm)	3,4	3,4
ANL (°)	82,0	95,0

Ver página ix para os padrões coreanos.
Ver Tabela 6.1 e página x para abreviações.

CASO 6.7

Reforço da Ancoragem Posterior após a Distalização Molar em um Adolescente

Queixa principal e exame clínico

Um coreano de 13 anos de idade teve como queixa principal a presença de um canino superior esquerdo alto. O padrão esquelético era de classe I. Erupção do canino esquerdo ocorrendo fora do arco dentário. A linha média dentária superior estava desviada para a esquerda e a linha média dentária inferior estava correta. Havia uma mordida aberta anterior com inclinações axiais dos incisivos superiores e inferiores normais. Havia leve apinhamento anteroinferior (Figs. 6.219-6.223; Tabela 6.13).

Objetivos e plano de tratamento

O tratamento sem extração com distalização molar utilizando o aparelho pêndulo foi planejado.

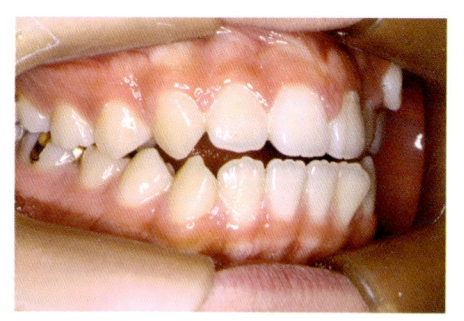
Fig. 6.219

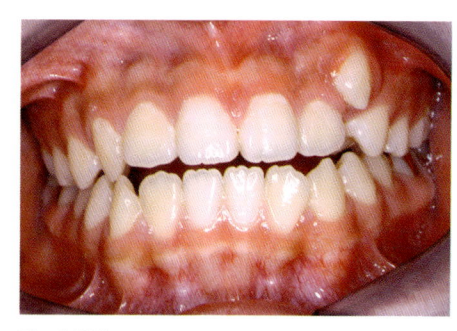
Fig. 6.220

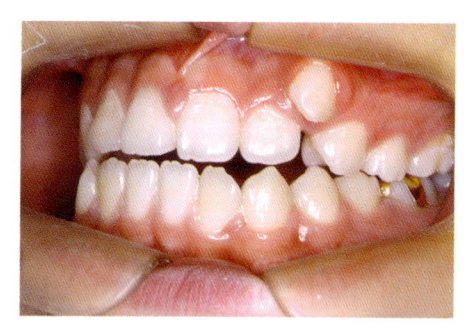
Fig. 6.221

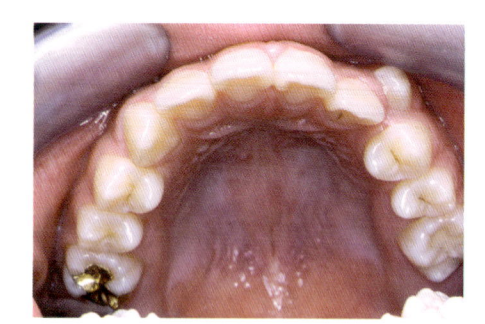
Fig. 6.222

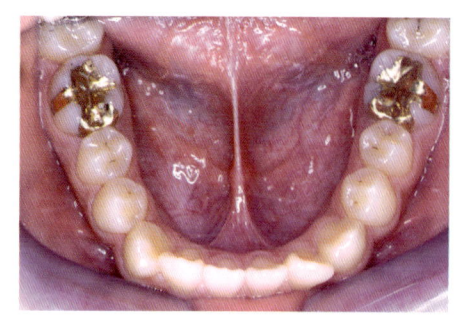
Fig. 6.223

Tabela 6.13 Pré-tratamento dentário e medidas cefalométricas faciais

ANÁLISE ESQUELÉTICA

Anteroposterior

SNA (°)	81,0
SNB (°)	77,0
ANB (°)	4,0

Vertical

GoMe/SN (°)	39,0
FMA (°)	31,0
PP/PM (°)	25,0
Goníaco inferior (°)	82,0
ENA-Me (mm)	74,8

ANÁLISE DENTÁRIA

Sobressaliência (mm)	1,0
Sobremordida (mm)	– 1,3
UI-SN (°)	106,5
LI/GoMe (°)	93,0
SN/PO (°)	19,0
Is-Is' (mm)	31,0
Mo-Ms (mm)	27,8
Ii-Ii' (mm)	47,0
Mo-Mi (mm)	38,0

ANÁLISE LABIAL

LS-E (mm)	1,0
LI-E (mm)	4,5
ANL (°)	86,5

Ver página ix para os padrões coreanos.
Ver Tabela 6.1 e página x para abreviações.

Tratamento

Após 3 meses, os primeiros molares superiores foram distalizados (Fig. 6.224). O aparelho pêndulo foi removido e substituído por uma barra transpalatina com um gancho soldado no centro. Um mini-implante OsteoMed® (1,6 mm de diâmetro, 6,0 mm de comprimento) foi inserido na região palatina mediana, na posição anteroposterior dos primeiros molares. Uma corrente elástica foi conectada ao gancho da barra transpalatina e ao mini-implante para a aplicação de tração distal. Aparelhos fixos pré-ajustados de 0,022" × 0,028" foram colados em todos os dentes superiores, exceto no canino esquerdo, e a distalização dos pré-molares superiores foi iniciada (Figs. 6.225-6.228).

Não houve mesialização dos molares durante a distalização dos pré-molares para o interior do espaço obtido, pois os molares foram segurados distalmente com o mini-implante de ancoragem. O aparelho fixo foi colado no canino esquerdo após a disponibilidade de espaço para seu alinhamento no arco (Fig. 6.229).

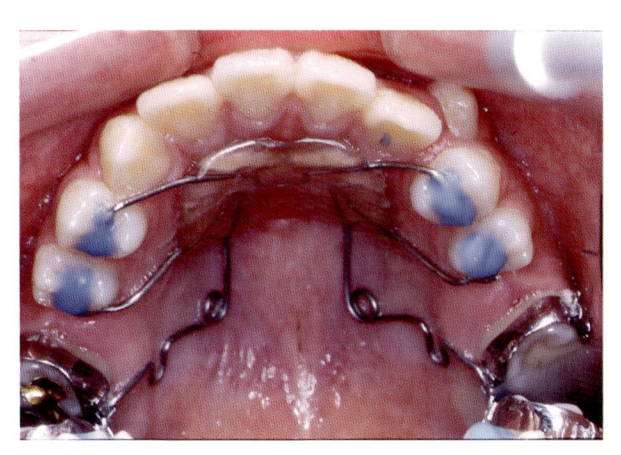

Fig. 6.224

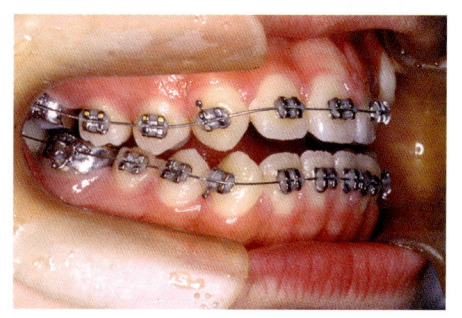

Fig. 6.225

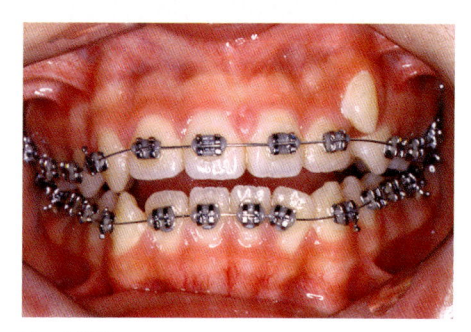

Fig. 6.226

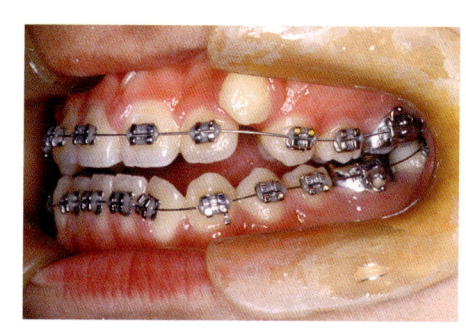

Fig. 6.227

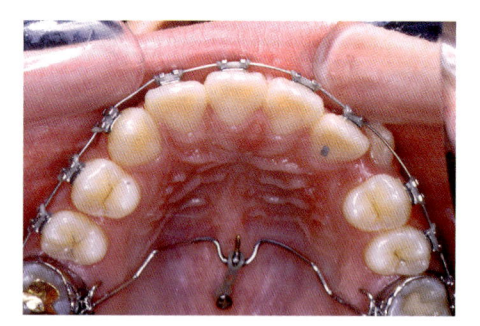

Fig. 6.228

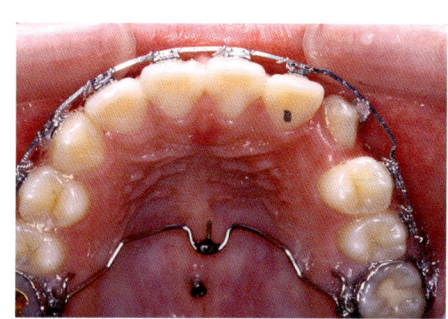

Fig. 6.229

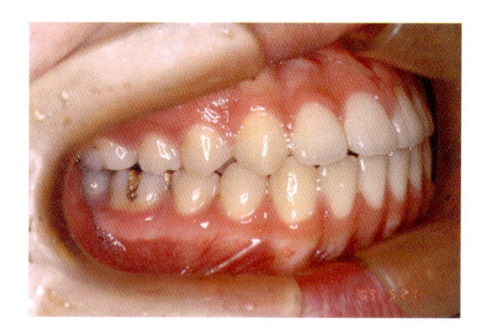

Fig. 6.230

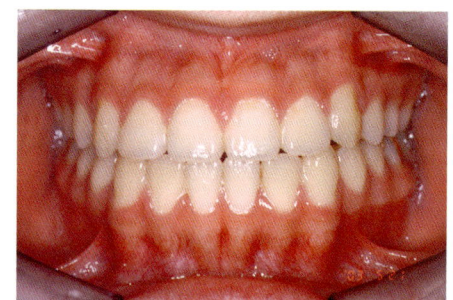

Fig. 6.231

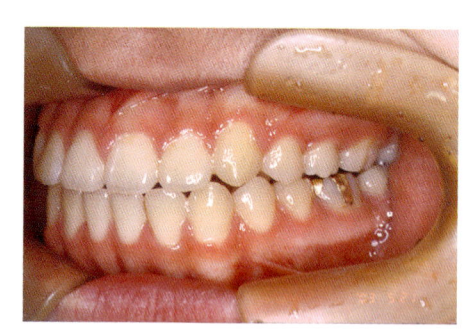

Fig. 6.232

Avaliação pós-tratamento

As linhas médias dentárias superior e inferior foram alinhadas e o canino superior esquerdo estava bem posicionado no arco, embora o controle vertical não tenha sido suficiente neste caso (Figs. 6.230-6.234; Tabela 6.14).

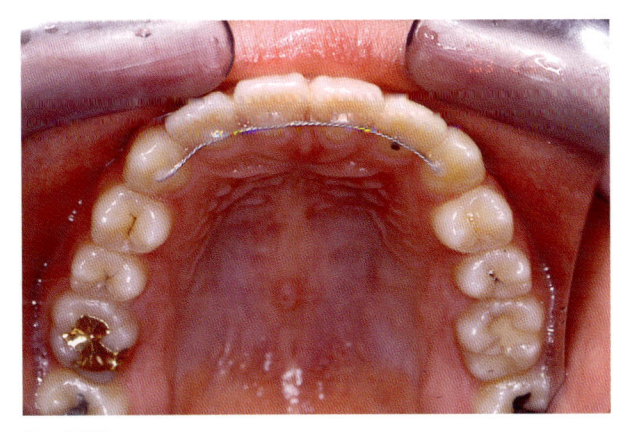

Fig. 6.233

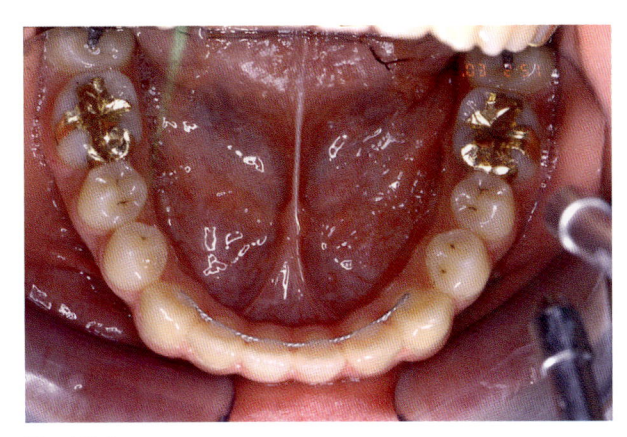

Fig. 6.234

Tabela 6.14 Medidas cefalométricas esqueléticas, dentárias e faciais pré- e pós-tratamento

	Pré-tratamento	Pós-tratamento
ANÁLISE ESQUELÉTICA		
Anteroposterior		
SNA (°)	81,0	84,0
SNB (°)	77,0	79,0
ANB (°)	4,0	5,0
Vertical		
GoMe/SN (°)	39,0	37,5
FMA (°)	31,0	31,0
PP/PM (°)	25,0	27,5
Goníaco inferior (°)	82,0	83,0
ENA-Me (mm)	74,8	80,5
ANÁLISE DENTÁRIA		
Sobressaliência (mm)	1,0	2,0
Sobremordida (mm)	− 1,3	0,5
UI-SN (°)	106,5	111,5
LI/GoMe (°)	93,0	80,5
SN/PO (°)	19,0	20,0
Is-Is' (mm)	31,0	34,0
Mo-Ms (mm)	27,8	27,5
Ii-Ii' (mm)	47,0	50,0
Mo-Mi (mm)	38,0	41,5
ANÁLISE LABIAL		
LS-E (mm)	1,0	0,5
LI-E (mm)	4,5	5,0
ANL (°)	86,5	79,0

Ver página ix para os padrões coreanos.
Ver Tabela 6.1 e página x para abreviações.

CASO 6.8

Reforço da Ancoragem em Ambas as Fases de Distalização da Arcada Superior em um Paciente Adulto com Má Oclusão de Classe II

Queixa apresentada e exame clínico

Um coreano de 13 anos de idade apresentou severo apinhamento anterossuperior e protrusão labial superior. Ambos os caninos superiores estavam vestibularmente bloqueados e a relação molar era de Classe II bilateral. Os incisivos superiores foram retroinclinados e os incisivos inferiores proclinados com uma sobressaliência de 3,0 mm e

sobremordida de 3,5 mm. Havia uma discrepância da linha média dentária (Figs. 6.235-6.240; Tabela 6.15).

Objetivos e plano de tratamento

Os pais do paciente solicitaram um tratamento sem extração. Para a obtenção de espaço, foi planejada a distalização molar para alívio do apinhamento anterior.

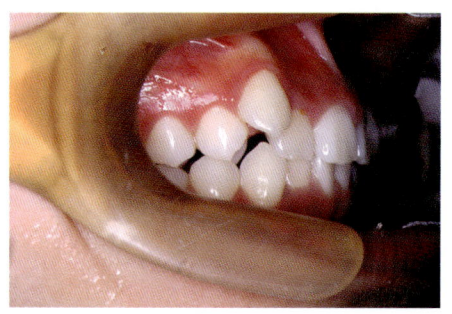
Fig. 6.235

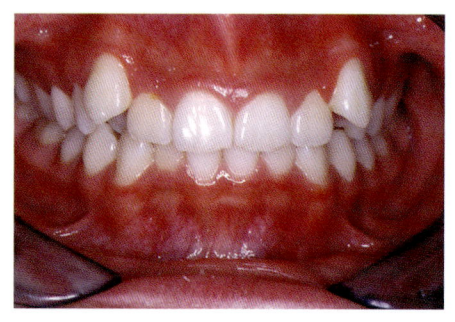
Fig. 6.236

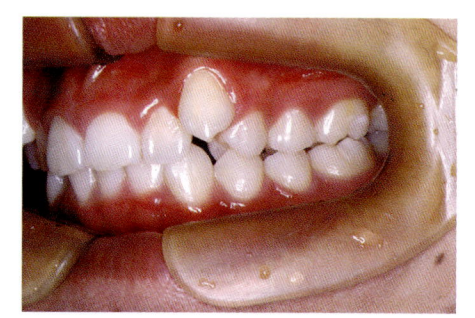
Fig. 6.237

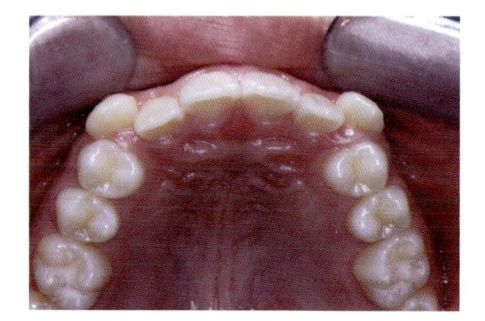
Fig. 6.238

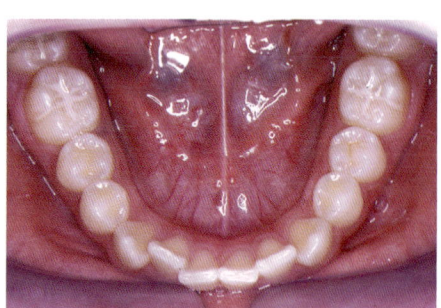
Fig. 6.239

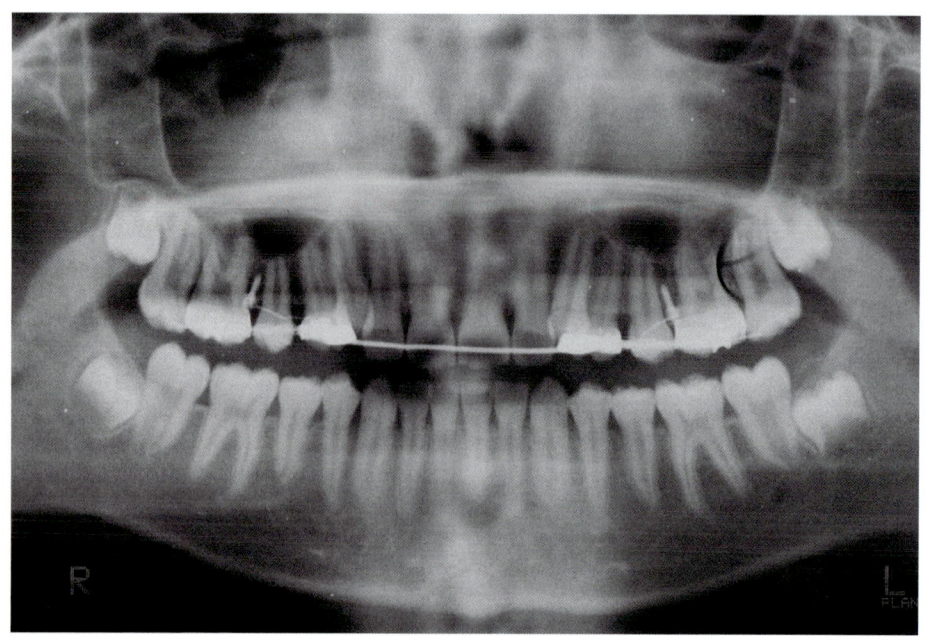
Fig. 6.240

Tabela 6.15 Pré-tratamento dentário e medidas cefalométricas faciais

ANÁLISE ESQUELÉTICA

Anteroposterior

SNA (°)	80,0
SNB (°)	75,0
ANB (°)	5,0

Vertical

GoMe/SN (°)	34,5
FMA (°)	23,5
PP/PM (°)	25,0
Goníaco inferior (°)	71,0
ENA-Me (mm)	71,0

ANÁLISE DENTÁRIA

Sobressaliência (mm)	3,0
Sobremordida (mm)	3,5
UI-SN (°)	95,0
LI/GoMe (°)	102,0
SN/PO (°)	24,0
Is-Is' (mm)	34,0
Mo-Ms (mm)	26,0
Ii-Ii' (mm)	43,0
Mo-Mi (mm)	35,5

ANÁLISE LABIAL

LS-E (mm)	4,0
LI-E (mm)	4,2
ANL (°)	71,5

Ver página ix para os padrões coreanos.
Ver Tabela 6.1 e página x para abreviações.

Tratamento

Dois mini-implantes OSAS® (1,6 mm de diâmetro, 6,0 mm de comprimento) foram inseridos no osso inter-radicular alveolar, entre os segundos pré-molares e os primeiros molares superiores. A proximidade radicular foi verificada em uma radiografia panorâmica antes da inserção. Uma chave de fenda manual (chave manual) foi utilizada para a inserção. Tomadas radiográficas periapicais foram realizadas após a inserção para verificar a ausência de contato entre o mini-implante e a raiz (Figs. 6.241, 6.242).

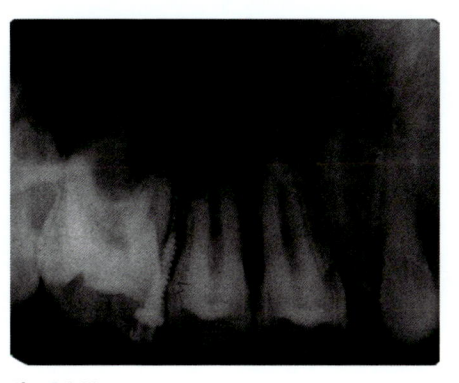

Fig. 6.241

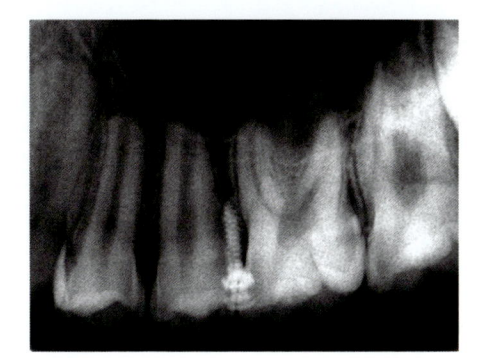

Fig. 6.242

Na semana seguinte, uma barra palatina foi cimentada nos primeiros pré-molares superiores. Os mini-implantes foram passivamente conectados à barra palatina com fios de ligadura de aço para anular as forças recíprocas produzidas pelas molas colocadas entre os primeiros pré-molares e os primeiros molares. Fios de aço inoxidável 0,016" × 0,022" foram fixados nos bráquetes, e molas de níquel-titânio fo-

ram colocadas para distalizar os primeiros molares (Figs. 6.243- 6.246). Uma radiografia panorâmica foi tirada para verificar qualquer contato existente entre o mini-implante e os segundos pré-molares (Fig. 6.247). A distalização molar foi continuada e os 2os pré-molares inclinados distalmente (Fig. 6.248).

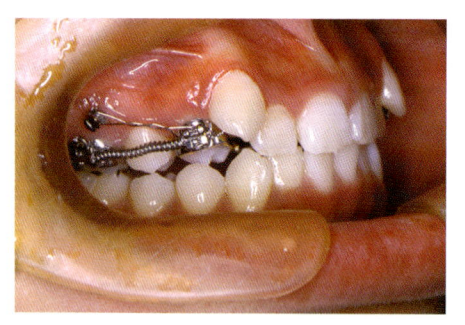
Fig. 6.243

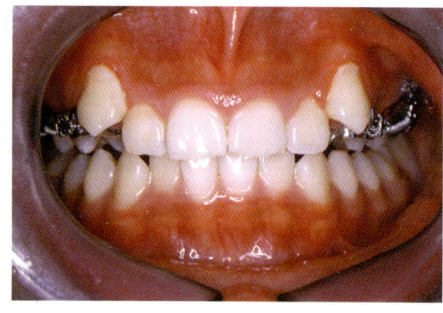
Fig. 6.244

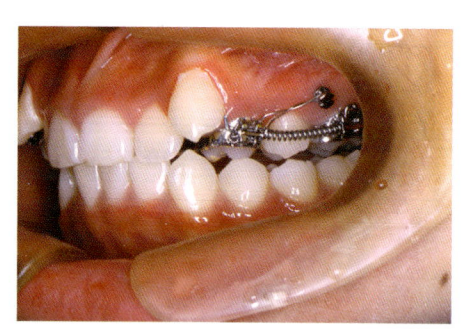
Fig. 6.245

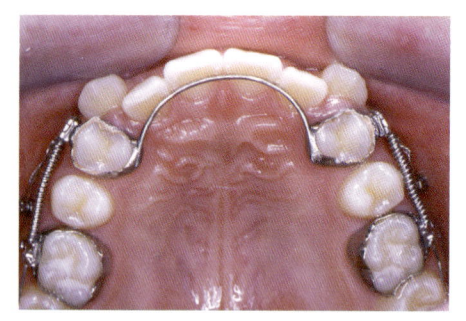
Fig. 6.246

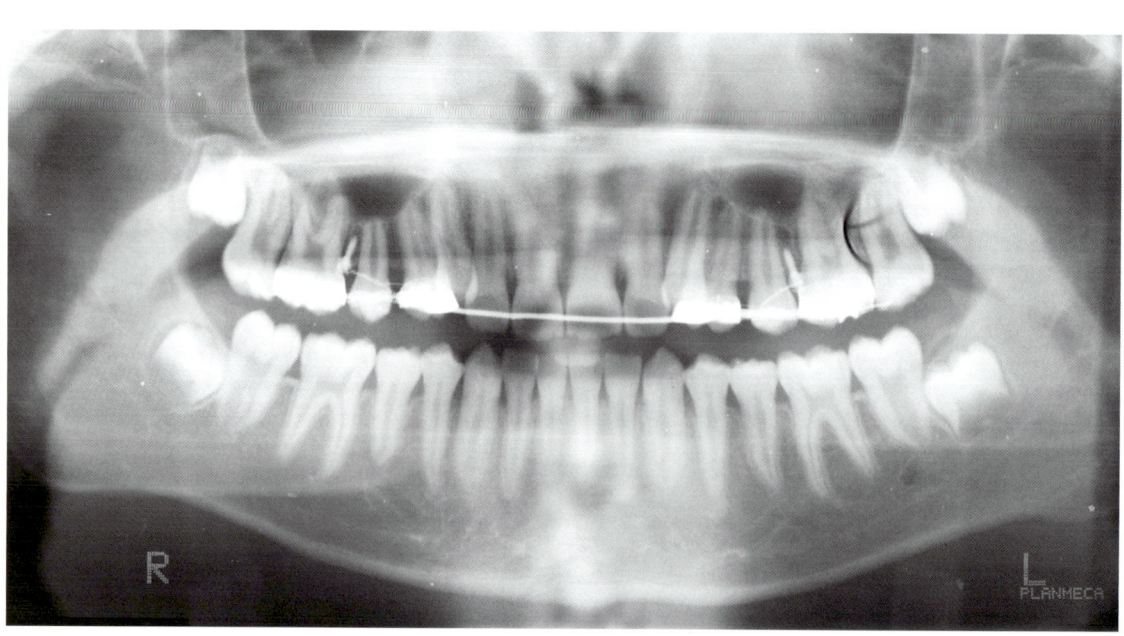
Fig. 6.247

Após 12 meses, comprimento suficiente do arco dentário foi obtido com mínima alteração na dentição anterior (Figs. 6.249-6.251).

Foi realizada outra tomada radiográfica panorâmica (Fig. 6.252). Os segundos pré-molares estavam próximos dos mini-implantes e, portanto, a distalização molar foi interrompida.

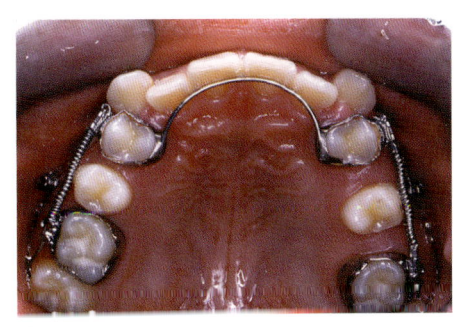

Fig. 6.248

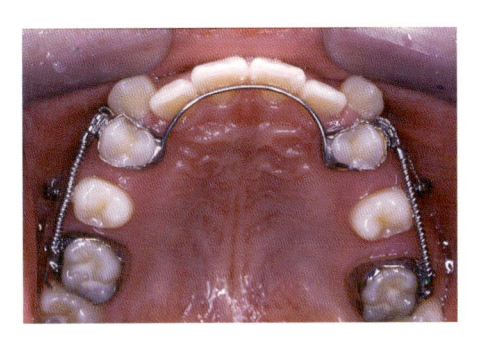

Fig. 6.249

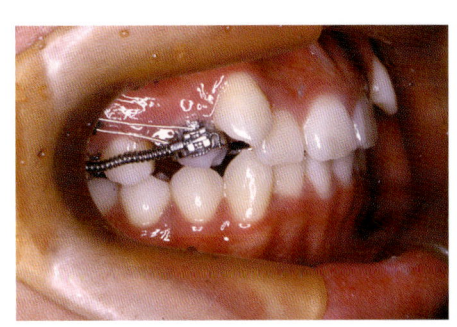

Fig. 6.250

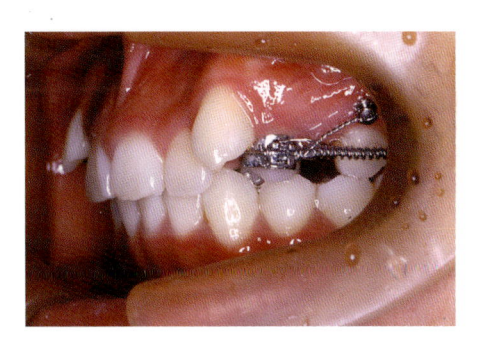

Fig. 6.251

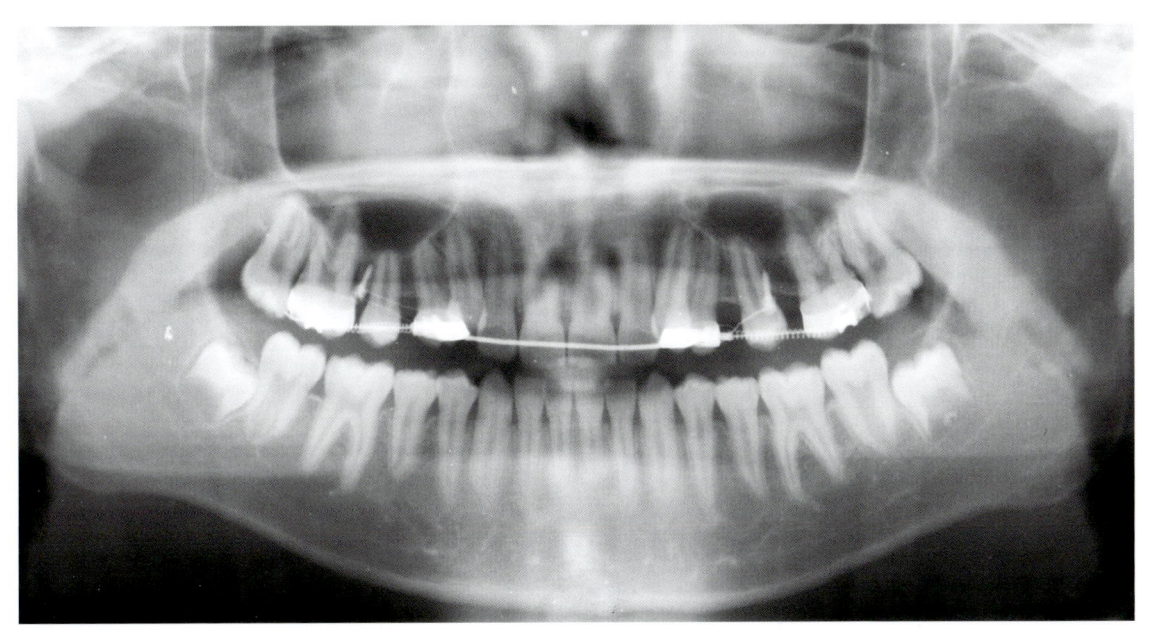

Fig. 6.252

O arco lingual foi removido, e uma barra transpalatina, com um gancho soldado no centro para facilitar a aplicação de uma corrente elástica, foi instalada nos primeiros molares. Os mini-implantes inseridos na região alveolar vestibular foram removidos sob anestesia tópica. Sob anestesia infiltrativa, outro mini-implante OSAS® (1,6 mm de diâmetro, 6,0 mm de comprimento) foi inserido na região média do palato na posição anteroposterior dos primeiros molares. Aparelhos fixos pré-ajustados de 0,022" × 0,028" foram colados nos dentes superiores anteriores e em todos os dentes inferiores. Tração distal foi aplicada entre a barra transpalatina e o mini-implante para prevenir a mesialização dos molares. Os arcos ortodônticos foram presos aos caninos desde o início desta fase (Figs. 6.253-6.257).

A espessura do arco foi progressivamente aumentada, e a corrente elástica entre o gancho da barra transpalatina e o mini-implante foi regularmente substituída para continuamente restaurar as forças de intrusão e retração sobre os molares (Fig. 6.258).

Avaliação pós-tratamento

Uma relação molar de classe I "sobrecorrigida" foi alcançada (Figs. 6.259-6.263). A sobreposição dos traçados cefalométricos pré e pós-tratamento demonstrou um movimento distal em massa de 2,5 mm e intrusão de 1,0 mm dos molares superiores. Erupção dos molares inferiores foi observada. Houve crescimento descendente e anterior da mandíbula durante o tratamento, com proclinação dos incisivos superiores e inferiores (Figs. 6.264-6.266; Tabela 6.16).

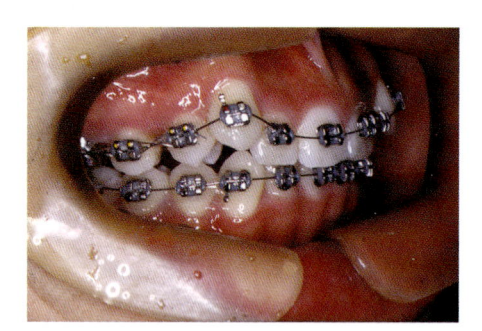

Fig. 6.253

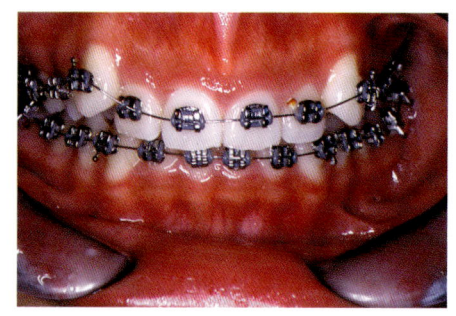

Fig. 6.254

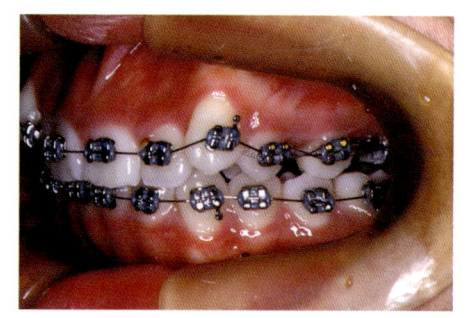

Fig. 6.255

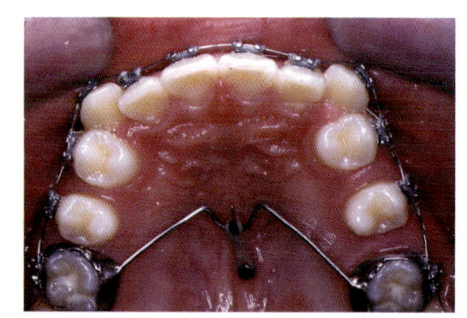

Fig. 6.256

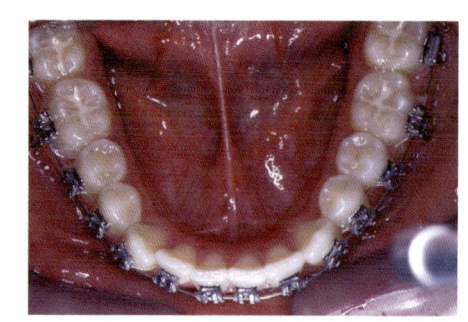

Fig. 6.257

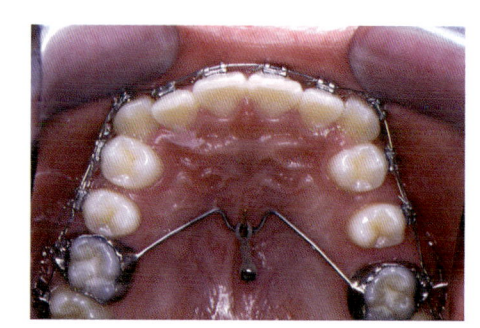

Fig. 6.258

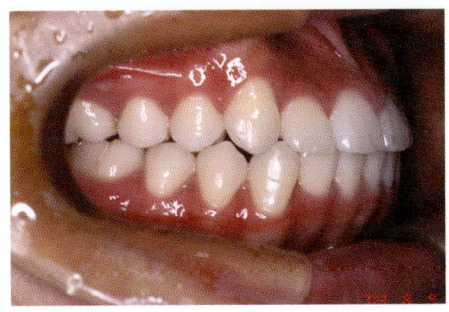

Fig. 6.259

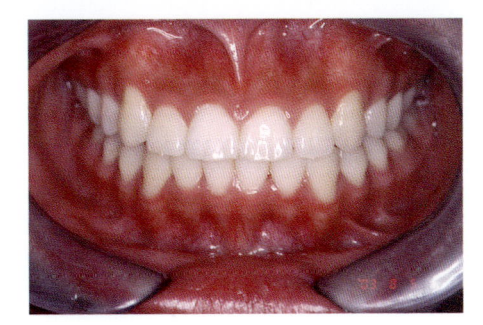

Fig. 6.260

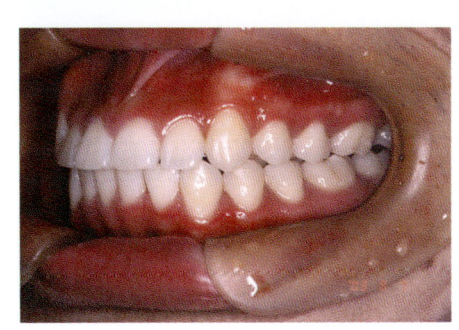

Fig. 6.261

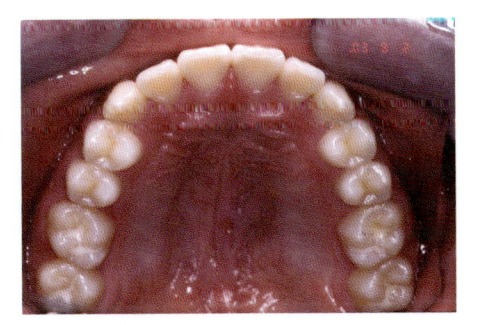

Fig. 6.262

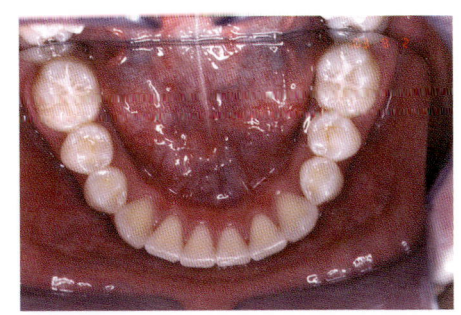

Fig. 6.263

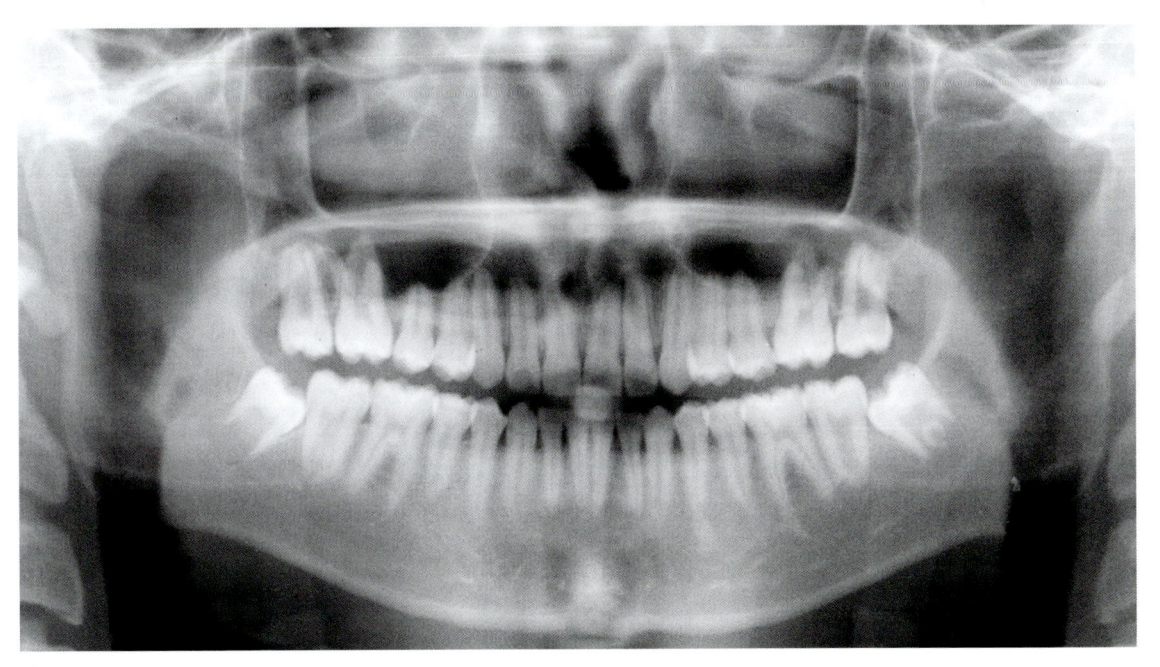

Fig. 6.264

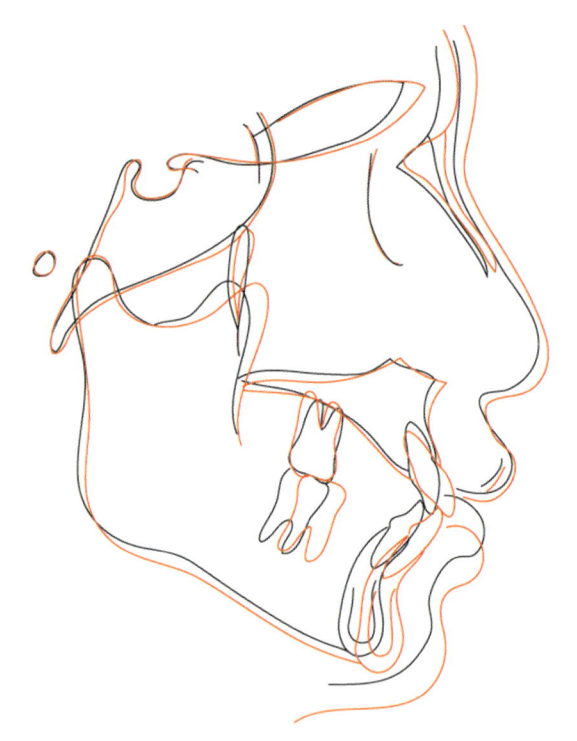

Fig. 6.265

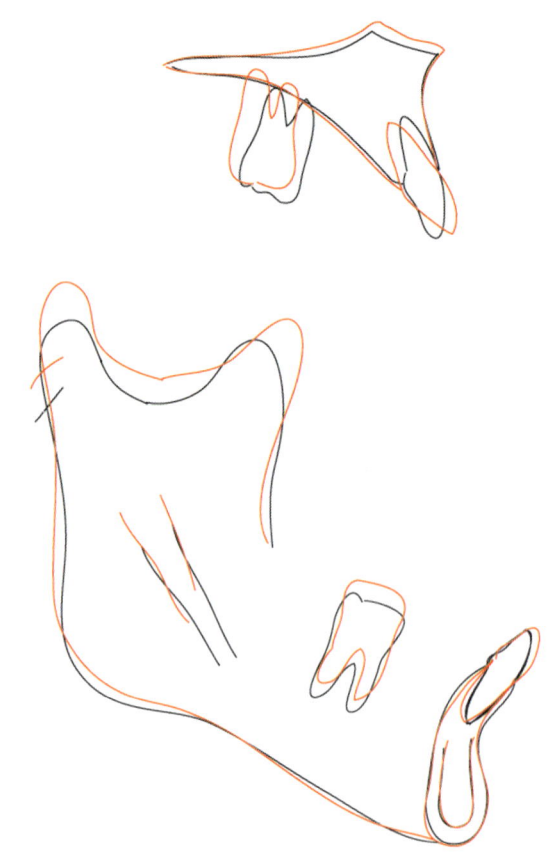

Fig. 6.266

Tabela 6.16 Medidas cefalométricas esqueléticas, dentárias e faciais pré- e pós-tratamento

	Pré-tratamento	Pós-tratamento
ANÁLISE ESQUELÉTICA		
Anteroposterior		
SNA (°)	80,0	78,0
SNB (°)	75,0	74,5
ANB (°)	5,0	3,5
Vertical		
GoMe/SN (°)	34,5	34,0
FMA (°)	23,5	22,5
PP/PM (°)	25,0	26,0
Goníaco inferior (°)	71,0	71,0
ENA-Me (mm)	71,0	72,5
ANÁLISE DENTÁRIA		
Sobressaliência (mm)	3,0	2,5
Sobremordida (mm)	3,2	2,0
UI-SN (°)	95,0	108,0
LI/GoMe (°)	102,0	106,0
SN/PO (°)	24,0	24,0
Is-Is' (mm)	34,0	34,0
Mo-Ms (mm)	26,0	24,5
Ii-Ii' (mm)	43,0	44,0
Mo-Mi (mm)	35,5	38,0
ANÁLISE LABIAL		
LS-E (mm)	4,0	1,3
LI-E (mm)	4,2	2,0
ANL (°)	71,5	73,0

Ver página ix para os padrões coreanos.
Ver Tabela 6.1 e página x para abreviações.

Fotografias intraorais tiradas 2 anos após o tratamento demonstraram mínimas alterações pós-tratamento (Figs. 6.267-6.269).

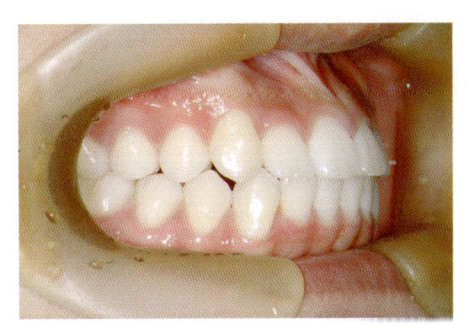

Fig. 6.267

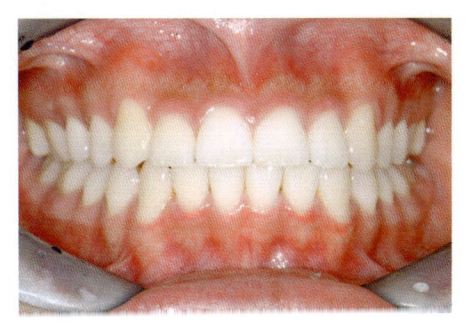

Fig. 6.268

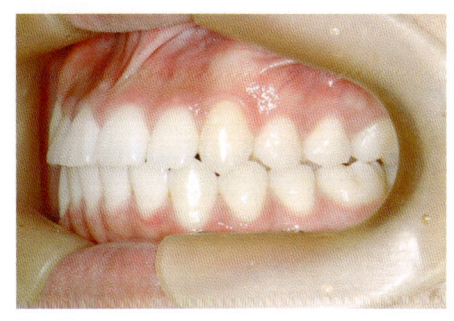

Fig. 6.269

ANCORAGEM COM MINI-IMPLANTE PARA MOVIMENTAÇÃO ANTERIOR DOS DENTES POSTERIORES

O movimento mesial dos dentes geralmente é mais fácil do que o movimento distal. Porém, a mesialização dos dentes posteriores sem retração recíproca dos dentes anteriores não é fácil. Há diversos métodos para reforçar a unidade de ancoragem – os dentes anteriores. Uma maneira é incorporar o número máximo de dentes possível na unidade de ancoragem anterior. Outras maneiras incluem a aplicação de torque lingual/palatino de raiz aos dentes incisivos e tração extraoral usando uma máscara facial para aplicar uma força direcionada mesialmente.

Com os mini-implantes, tais métodos de reforço de ancoragem são desnecessários. As mecânicas de tratamento são simplificadas, e o tratamento não é dependente da cooperação do paciente.

CASO 6.9

Movimento Mesial dos Dentes Posteriores em uma Paciente com Má Oclusão de Classe I Esquelética e Assimetria Facial

Queixa apresentada e exame clínico

Uma coreana de 27 anos de idade teve como queixa principal a protrusão e assimetria labial. Durante o exame, sua face era assimétrica com desvio mandibular para a esquerda. Seus lábios eram inclinados, e o canto esquerdo de sua boca era mais alto do que o direito. Seus lábios eram protrusos e leve tensão do músculo *mentalis* foi observada durante o selamento labial (Figs. 6.270-6.273). Ela apresentava estalos em ambas as articulações temporomandibulares há 7 anos, porém sem dor.

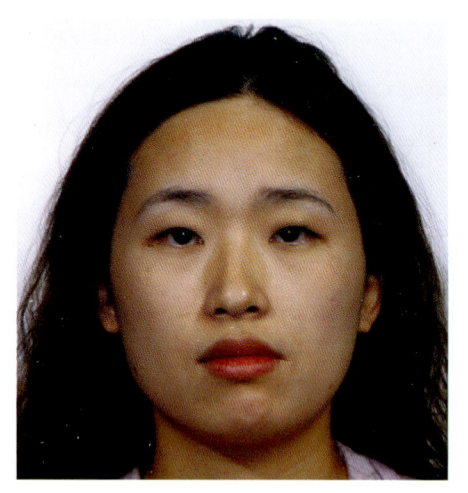

Fig. 6.270

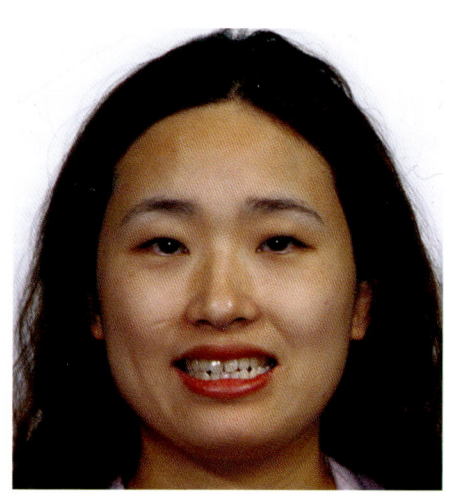

Fig. 6.271

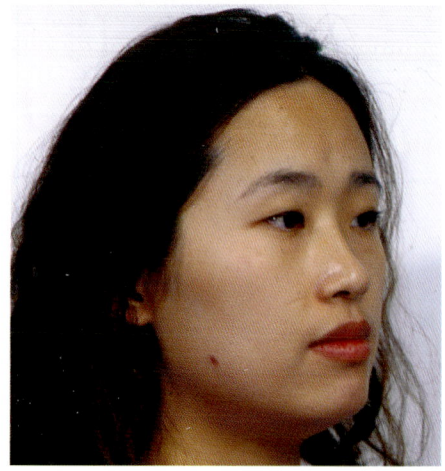

Fig. 6.272

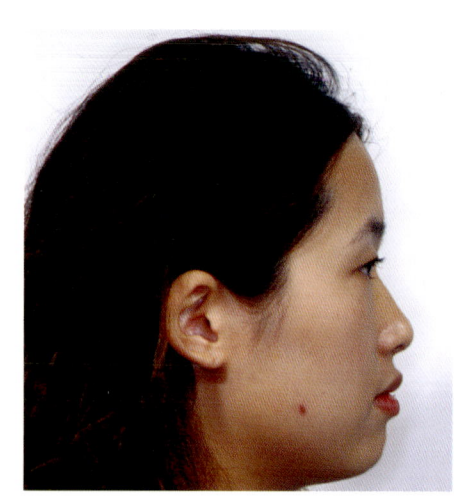

Fig. 6.273

O exame intraoral exibiu relações molar e canino de classe III do lado direito e de classe I do lado esquerdo. Ela não apresentava sobressaliência, porém apresentava uma sobremordida de 1,0 mm. Os dentes laterais superiores estavam em mordida cruzada com os caninos inferiores e não havia mordida cruzada posterior unilateral no lado esquerdo, visto que a mandíbula estava desviada para o mesmo lado. A linha média dentária superior estava centralizada, porém a linha média dentária inferior estava 4,0 mm desviada para a esquerda. Havia leve apinhamento anterossuperior e anteroinferior. Dada a morfologia das coroas dos molares superiores, suspeitou-se de ausência congênita dos primeiros molares superiores (Figs. 6.274-6.279).

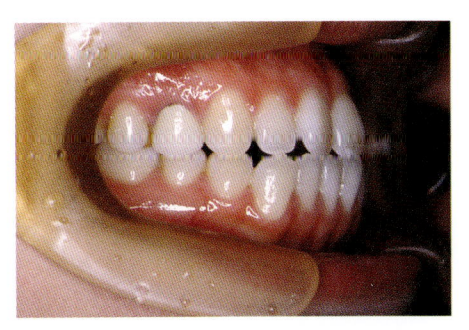

Fig. 6.274

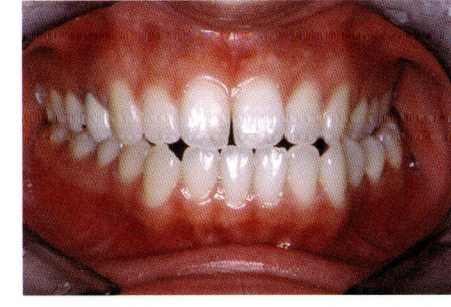

Fig. 6.275

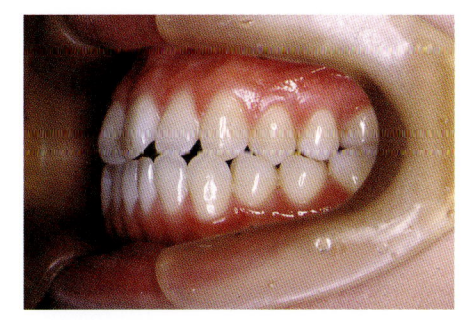

Fig. 6.276

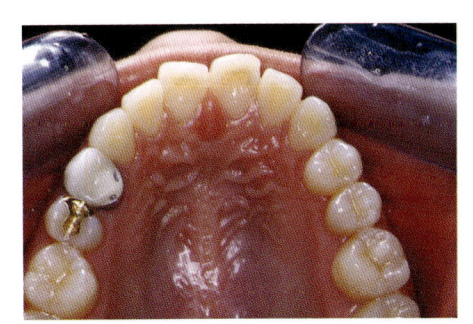

Fig. 6.277

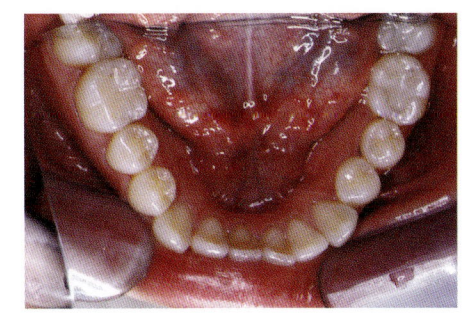

Fig. 6.278

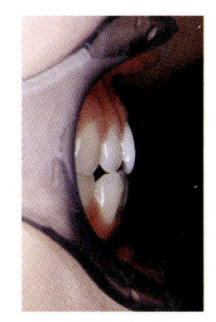

Fig. 6.279

Avaliação radiográfica

A radiografia panorâmica revelou uma dentição permanente completa, exceto pela ausência de um molar em cada quadrante (Fig. 6.280). A análise cefalométrica revelou uma relação esquelética de classe I. Os incisivos superiores possuíam inclinação axial normal, e os incisivos inferiores estavam proclinados. Os lábios estavam protrusos com relação à linha E (Fig. 6.281; Tabela 6.17). O cefalograma PA exibiu desvio à esquerda da mandíbula com uma maxila inclinada (Fig. 6.282).

Objetivos e plano de tratamento

A paciente não queria submeter-se ao tratamento cirúrgico. O plano de tratamento foi a extração dos segundos pré-molares superiores, pois os incisivos superiores apresentavam inclinações normais e os lábios eram levemente protrusos. Na arcada dentária inferior, extração assimétrica – o primeiro pré-molar direito e o segundo pré-molar esquerdo – foi planejada para retração dos dentes anteroinferiores e correção da linha média dentária. Uma barra transpalatina seria utilizada para aumentar a distância intermolar para correção da mordida cruzada posterior. A assimetria esquelética seria mantida.

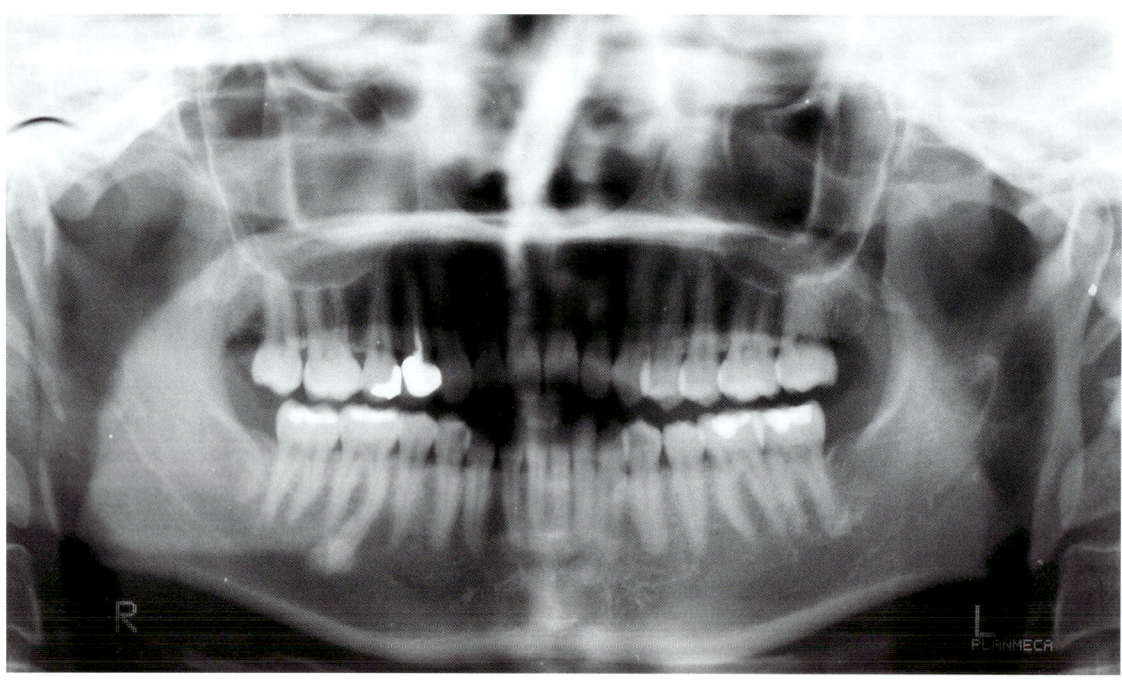

Fig. 6.280

CASO 6.9

Movimento Mesial dos Dentes Posteriores em uma Paciente com Má Oclusão de Classe I Esquelética e Assimetria Facial ● 133

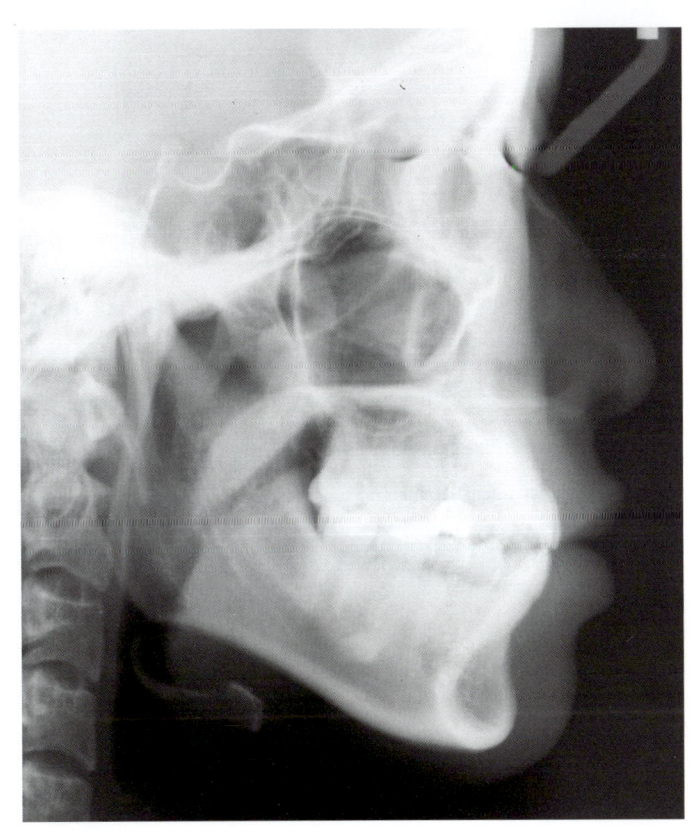

Fig. 6.281

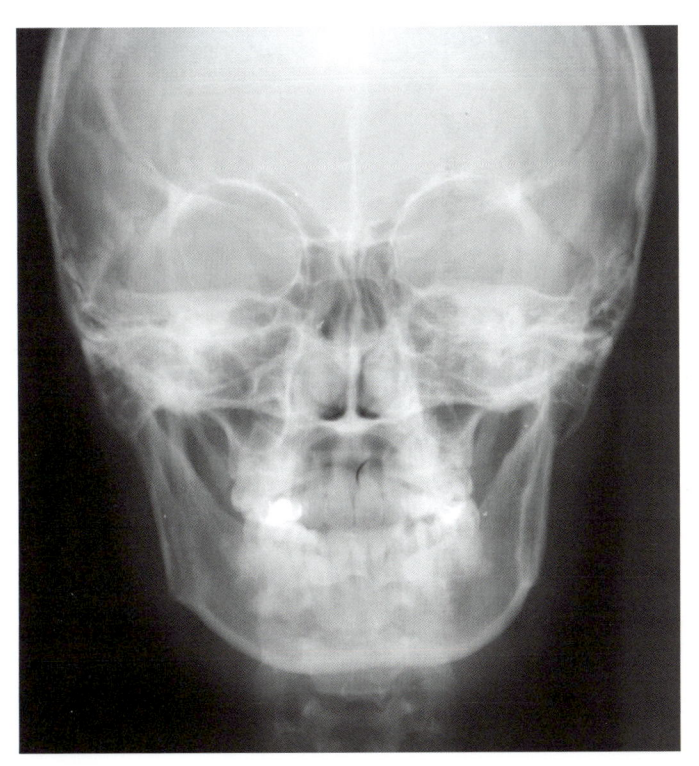

Fig. 6.282

Tabela 6.17 Pré-tratamento dentário e medidas cefalométricas faciais

ANÁLISE ESQUELÉTICA	
Anteroposterior	
SNA (°)	82,0
SNB (°)	80,0
ANB (°)	2,0
Vertical	
GoMe/SN (°)	31,0
FMA (°)	23,0
PP/PM (°)	19,0
Goníaco inferior (°)	72,0
ENA-Me (mm)	69,0
ANÁLISE DENTÁRIA	
Sobressaliência (mm)	0,0
Sobremordida (mm)	1,0
UI-SN (°)	99,5
LI/GoMe (°)	99,0
SN/PO (°)	20,0
Is-Is' (mm)	30,0
Mo-Ms (mm)	25,0
Ii-Ii' (mm)	43,0
Mo-Mi (mm)	38,0
ANÁLISE LABIAL	
LS-E (mm)	0,0
LI-E (mm)	3,0
ANL (°)	97,5

Ver página ix para os padrões coreanos.
Ver Tabela 6.1 e página x para abreviações.

Na consulta, a paciente solicitou a extração do primeiro pré-molar superior direito, pois esse dente tinha sido previamente submetido a um tratamento de canal e uma restauração da coroa. O plano de tratamento foi modificado com extração de ambos os primeiros pré-molares superiores em vez de os segundos pré-molares. Essa mudança na extração reduziu a ancoragem anterior disponível e, portanto, planejou-se inserir um mini-implante na região da sutura palatina mediana na direção anteroposterior dos primeiros pré-molares para fornecer ancoragem para o movimento anterior dos dentes superiores posteriores.

Tratamento

Após a extração dos primeiros pré-molares superiores, do primeiro pré-molar inferior direito e segundo pré-molar esquerdo, uma barra transpalatina, expandida antes da cimentação, foi instalada. Aparelhos fixos pré-ajustados de 0,22" × 0,28" foram colados nos dentes superiores e inferiores, e o nivelamento e o alinhamento foram iniciados.

Ancoragem com mini-implante e posterior tratamento

Aos 4 meses de tratamento, um arco superior de aço inoxidável 0,019" × 0,025" foi inserido. Um mini-implante OsteoMed® (1,6 mm de diâmetro, 6,0 mm de comprimento) foi inserido na sutura palatina mediana sob anestesia geral. Antes do procedimento, a altura vertical óssea da sutura palatina foi avaliada no cefalograma lateral para determinar o comprimento adequado do implante. Anteroposteriormente, o mini-implante palatino mediano foi inserido no plano horizontal dos primeiros pré-molares de modo a obter uma distância adequada para tração. Não há raízes, nervos ou vasos nesta região para complicar a inserção do implante. Uma corrente elástica foi fixada do mini-implante à barra transpalatina para a mesialização dos molares superiores. A barra transpalatina foi fabricada de modo a ser inserida na direção distal para mesial nas bainhas linguais, prevenindo o afrouxamento da barra conforme a tração fosse aplicada (Figs. 6.283-6.288).

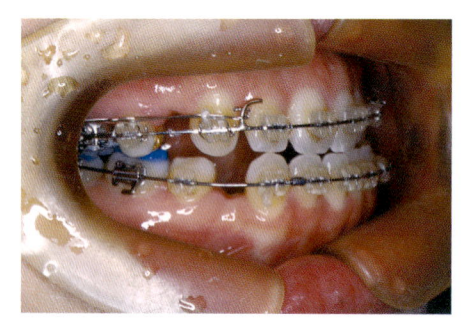
Fig. 6.283

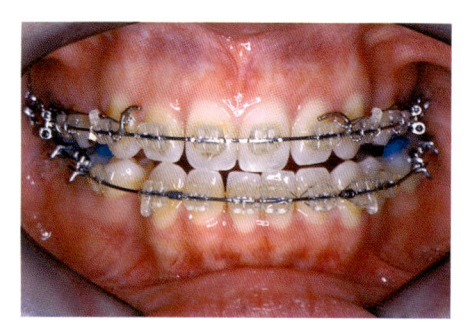
Fig. 6.284

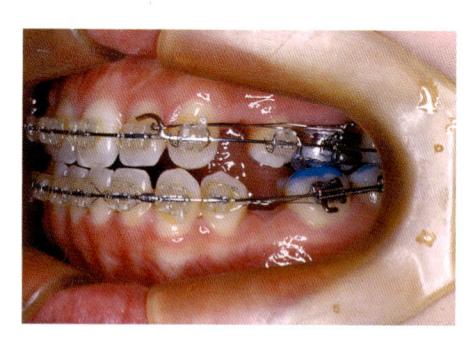
Fig. 6.285

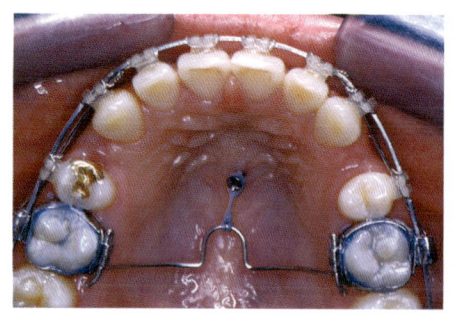
Fig. 6.286

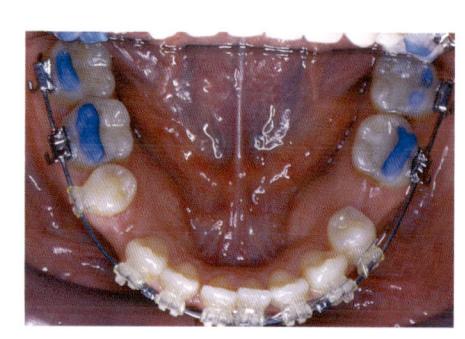
Fig. 6.287

CASO 6.9

Movimento Mesial dos Dentes Posteriores em uma Paciente com Má Oclusão de Classe I Esquelética e Assimetria Facial ● 135

Nos 4 meses seguintes, a mesialização dos dentes posteriores foi continuada pela substituição da corrente elástica a cada consulta. Nenhuma força de retração foi aplicada aos dentes superiores anteriores. Dobras distais passivas foram colocadas no arco superior. Um arco de aço inoxidável 0,019" × 0,025" foi encaixado na arcada inferior, e o fechamento do espaço se iniciou com dobras distais ativas dos ganchos anteriores no arco para os ganchos de fixação no segundo molar. A distância entre o mini-implante e a barra transpalatina começou a diminuir ao passo que ocorria mesialização dos molares (Figs. 6.289-6.291).

Com o início da correção da linha media inferior (Fig. 6.292), o modelo da barra transpalatina precisou ser alterado de modo a se obter novamente uma adequada distância do mini-implante para a aplicação da corrente elástica (Fig. 293). Os implantes permaneceram estáveis durante todo o tratamento.

O tempo total de tratamento foi de 19 meses.

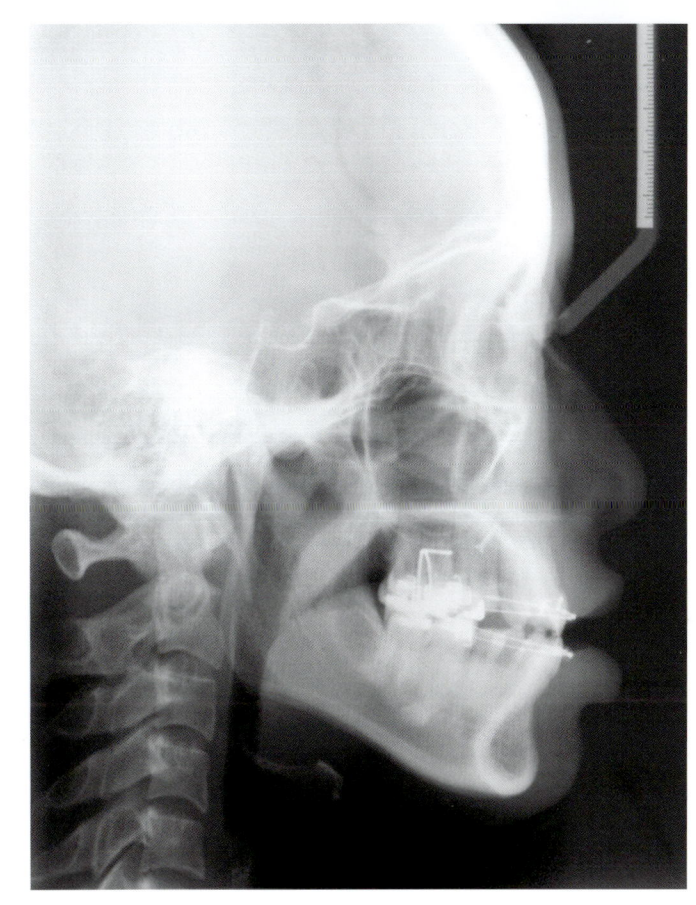

Fig. 6.288

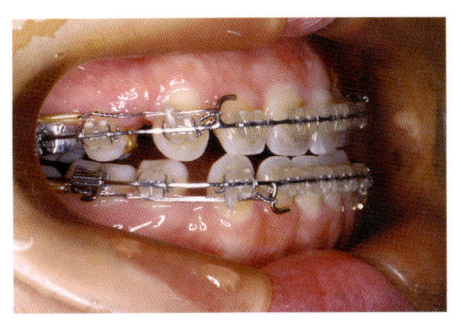

Fig. 6.289

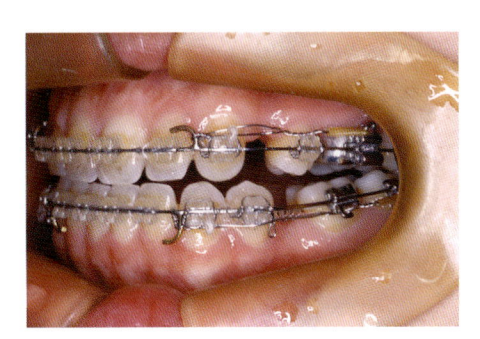

Fig. 6.290

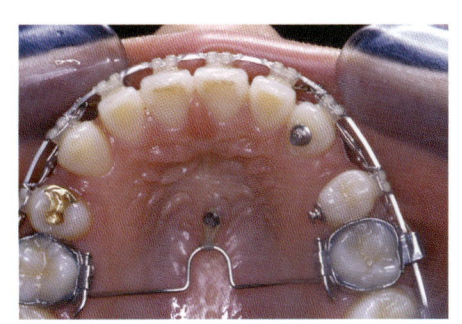

Fig. 6.291

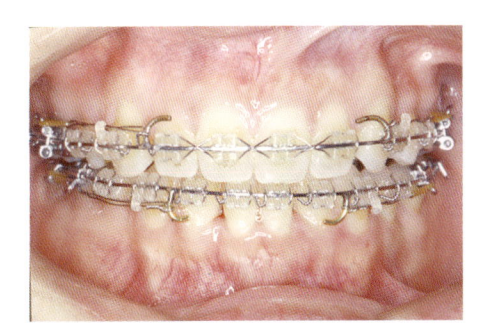

Fig. 6.292

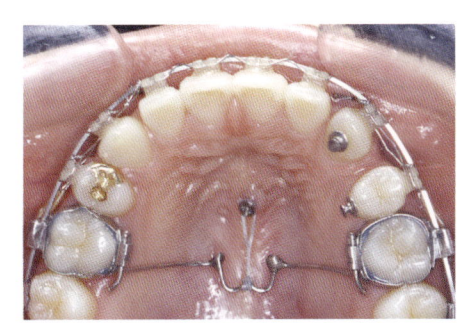

Fig. 6.293

Avaliação pós-tratamento

Houve melhora no perfil da paciente. A protrusão labial foi reduzida e a tensão do músculo *mentalis* tinha desaparecido. O queixo parecia saliente pela retração dos dentes inferiores anteriores. Assimetria mandibular ainda estava presente, conforme a paciente tinha sido informada antes do tratamento (Figs. 6.294-6.297).

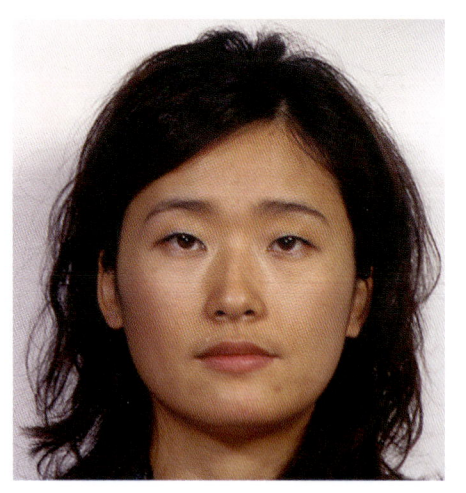
Fig. 6.294

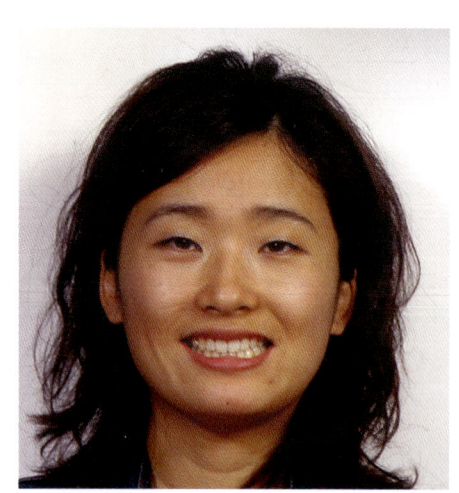
Fig. 6.295

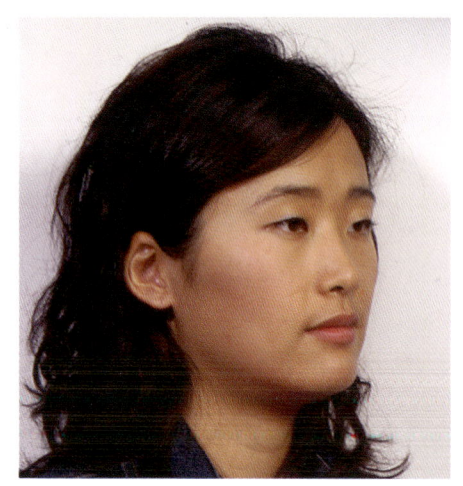
Fig. 6.296

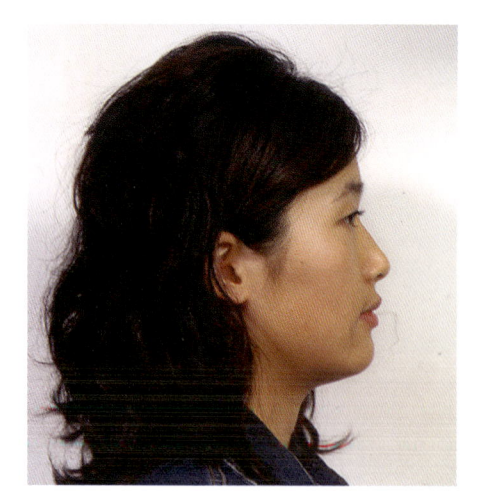
Fig. 6.297

CASO 6.9

Movimento Mesial dos Dentes Posteriores em uma Paciente com Má Oclusão de Classe I Esquelética e Assimetria Facial ● 137

A linha média dentária inferior ainda estava desviada 1,0 mm, porém as inclinações axiais superior e inferior tinham melhorado. Relações molar e canino de classe I foram estabelecidas no lado direito, porém uma relação molar de classe III foi observada no lado esquerdo. A mordida cruzada anterior e a mordida cruzada esquerda posterior tinham sido corrigidas (Figs. 6.298-6.303).

A radiografia panorâmica pós-tratamento demonstrou a manutenção do nível ósseo com leve reabsorção radicular apical nos incisivos superiores e inferiores (Fig. 6.304).

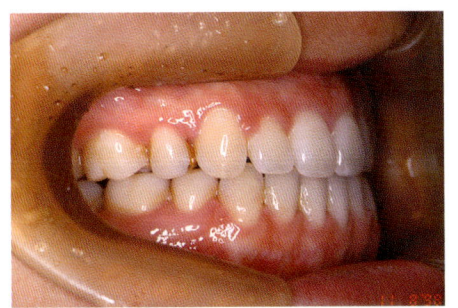
Fig. 6.298

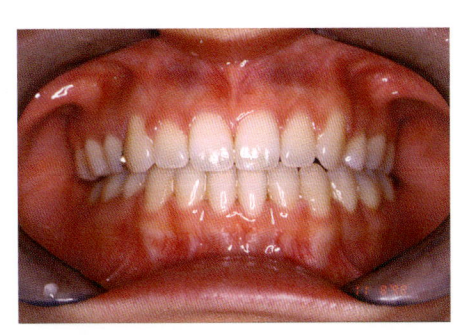
Fig. 6.299

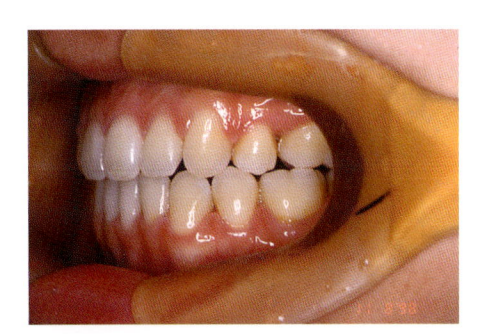
Fig. 6.300

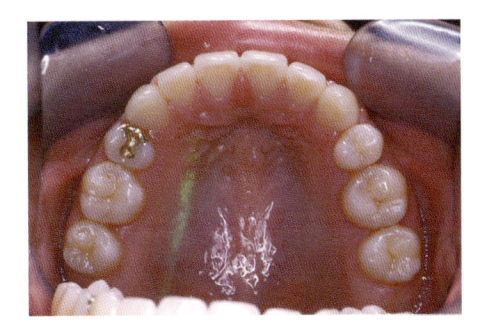
Fig. 6.301

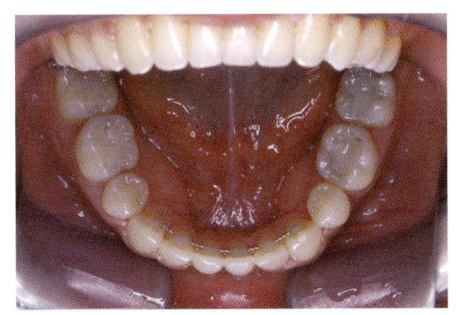
Fig. 6.302

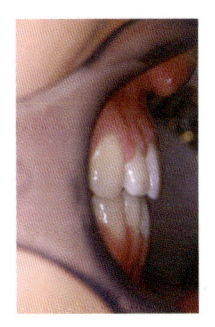
Fig. 6.303

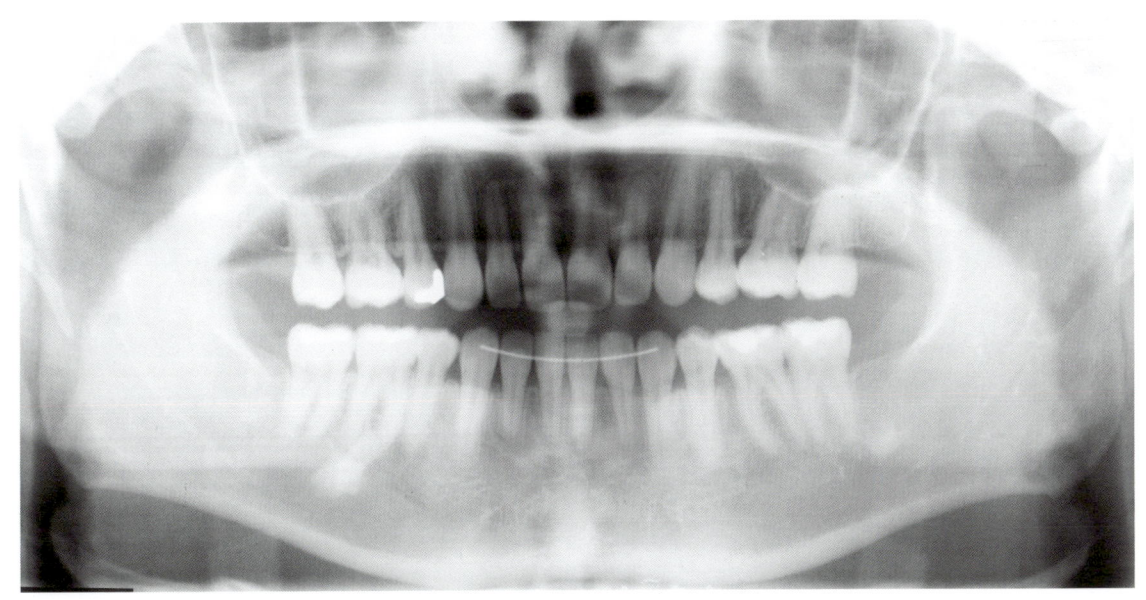
Fig. 6.304

A sobreposição dos traçados cefalométricos pré e pós-tratamento demonstrou retrusão dos lábios superiores e inferiores. Os incisivos superiores foram retraídos em 3,5 mm, com uma redução de 5,0° na inclinação labial. Houve deslocamento anterior dos molares superiores em 5,0 mm e retração de 6,0 mm dos incisivos inferiores com redução de 14,0° na inclinação labial. Os molares inferiores foram deslocados para frente em 1,0 mm (Figs. 6.305-6.307; Tabela 6.18).

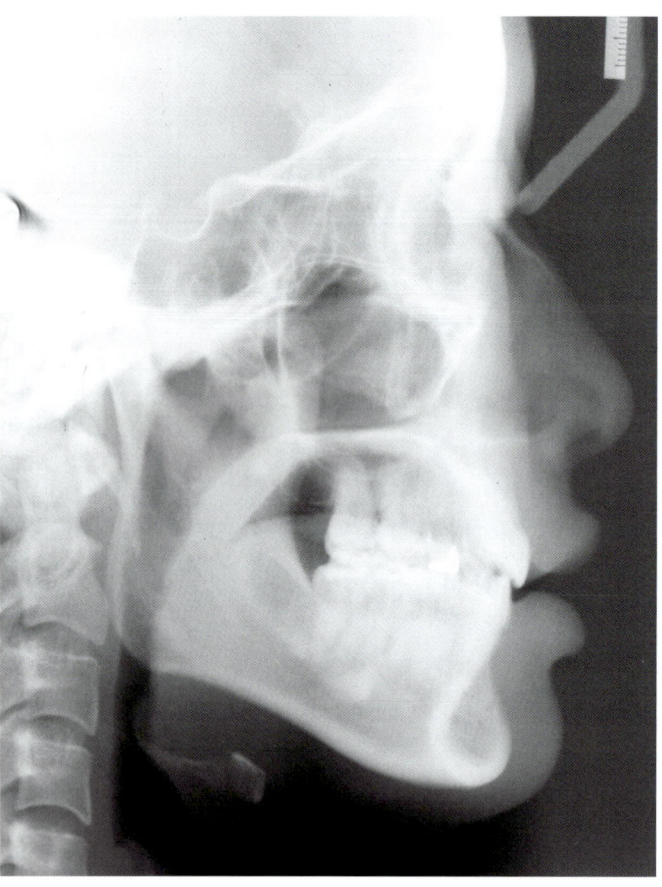

Fig. 6.305

Tabela 6.18 Medidas cefalométricas esqueléticas, dentárias e faciais pré- e pós-tratamento		
	Pré-tratamento	**Pós-tratamento**
ANÁLISE ESQUELÉTICA		
Anteroposterior		
SNA (°)	82,0	83,0
SNB (°)	80,0	79,0
ANB (°)	2,0	4,0
Vertical		
GoMe/SN (°)	31,0	31,0
FMA (°)	23,0	23,0
PP/PM (°)	19,0	17,0
Goníaco inferior (°)	72,0	71,0
ENA-Me (mm)	69,0	68,0
ANÁLISE DENTÁRIA		
Sobressaliência (mm)	0,0	3,3
Sobremordida (mm)	1,0	1,8
UI-SN (°)	99,5	94,5
LI/GoMe (°)	99,0	85,0
SN/PO (°)	20,0	21,0
Is-Is' (mm)	30,0	29,0
Mo-Ms (mm)	25,0	25,5
Ii-Ii' (mm)	43,0	42,0
Mo-Mi (mm)	38,0	38,0
ANÁLISE LABIAL		
LS-E (mm)	0,0	– 1,5
LI-E (mm)	3,0	0,5
ANL (°)	97,5	91,0

Ver página ix para os padrões coreanos.
Ver Tabela 6.1 e página x para abreviações.

CASO 6.9

Movimento Mesial dos Dentes Posteriores em uma Paciente com Má Oclusão de Classe I Esquelética e Assimetria Facial ● 139

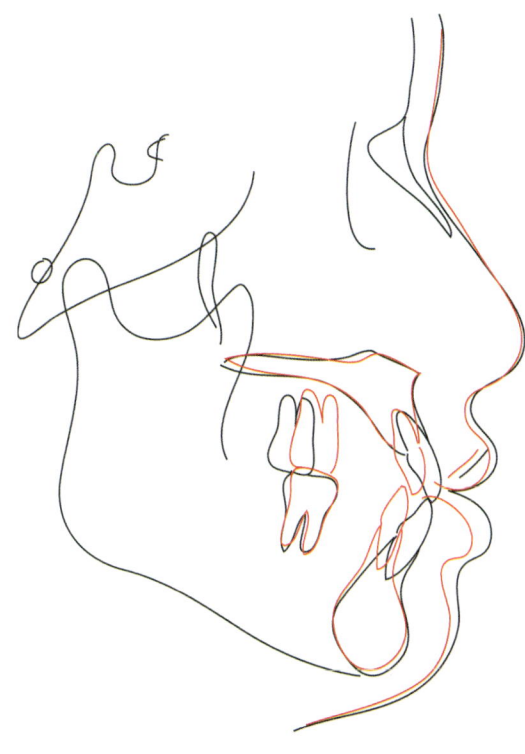

Fig. 6.306

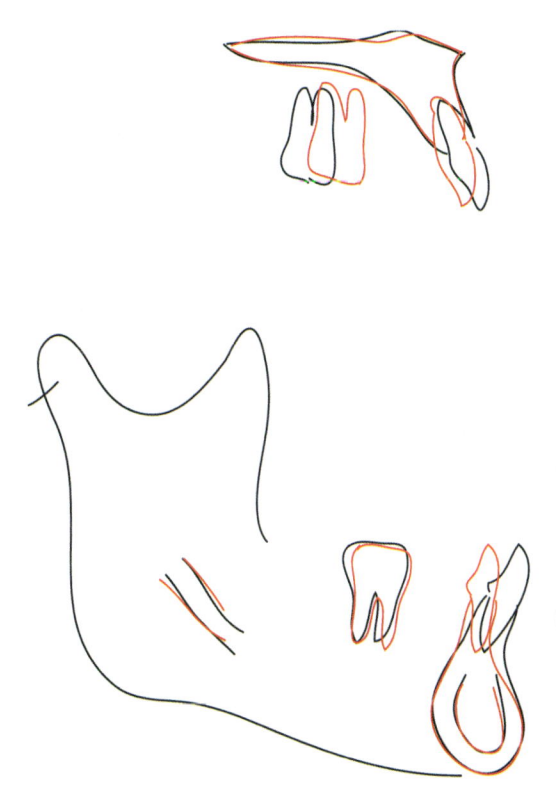

Fig. 6.307

Aos 3 anos e 2 meses, não houve alterações extraordinárias na estética facial e na oclusão (Figs. 6.308-6.316).

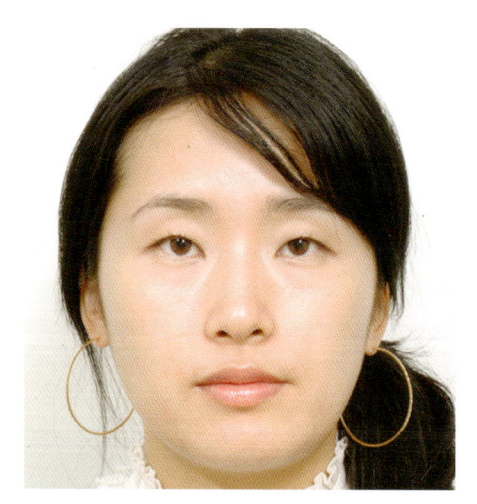

Fig. 6.308

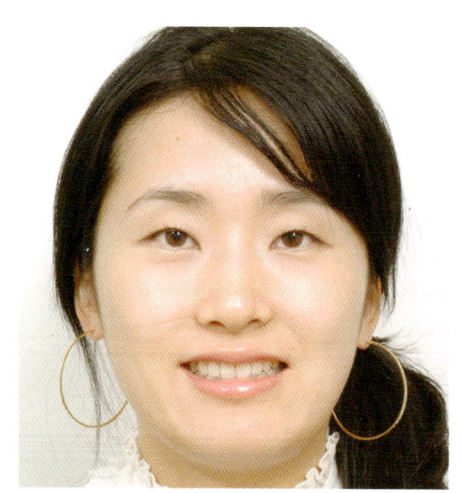

Fig. 6.309

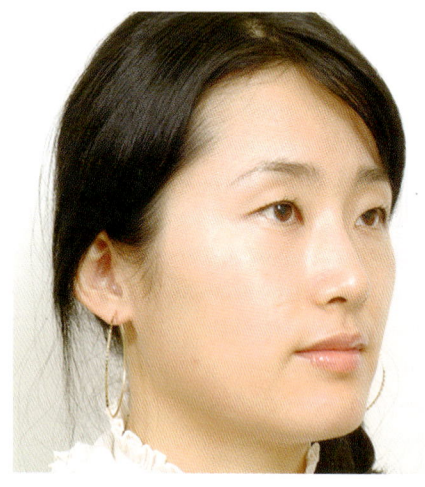

Fig. 6.310

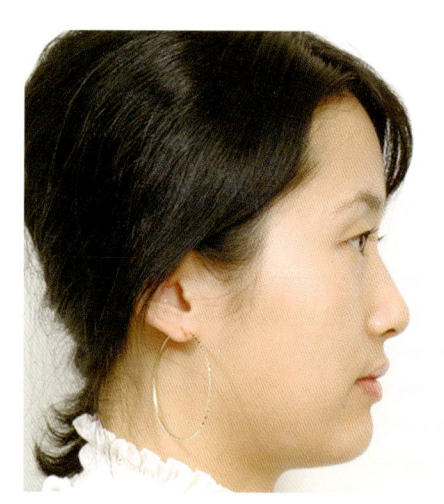

Fig. 6.311

CASO 6.9

Movimento Mesial dos Dentes Posteriores em uma Paciente com Má Oclusão de Classe I Esquelética e Assimetria Facial ● 141

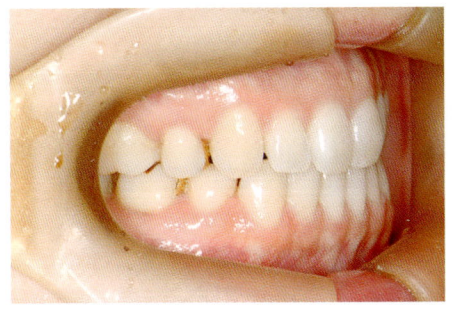

Fig. 6.312

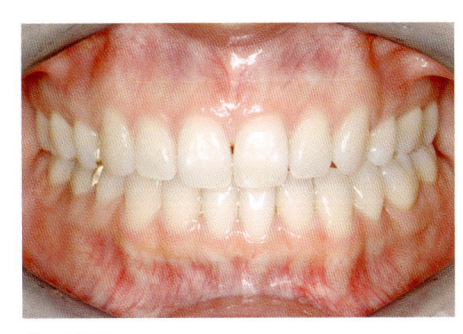

Fig. 6.313

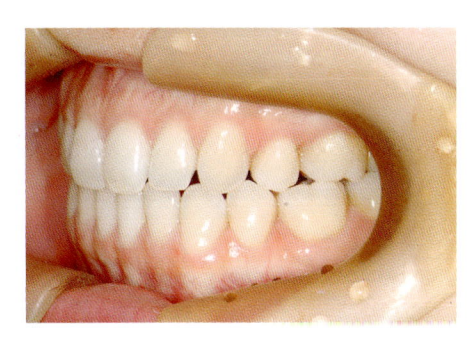

Fig. 6.314

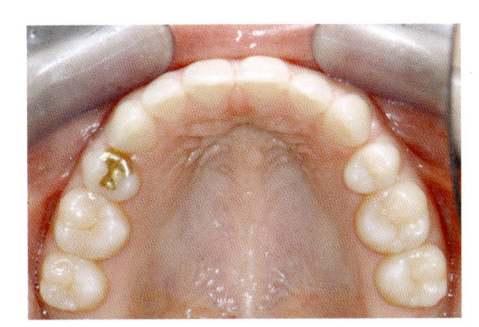

Fig. 6.315

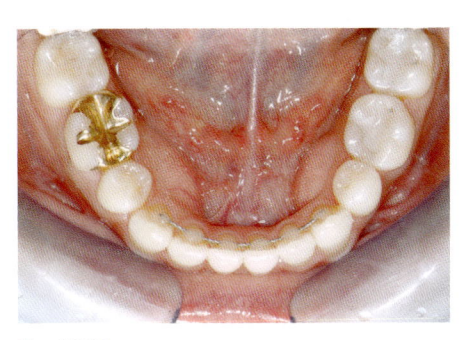

Fig. 6.316

Referências Bibliográficas

1. Proffit W R, Fields H W 2000 The biologic basis of orthodontic therapy. In: Proffit W R, Fields H W, eds. Contemporary Orthodontics, 3rd ed. Mosby, St Louis, p. 308

2. Nanda R, Kuhlberg A 1997 Biomechanical basis of extraction space closure. In: Nanda R, ed. Biomechanics in Clinical Orthodontics. W B Saunders, Philadelphia, pp. 156–159

3. Costa A, Raffaini M, Melsen B 1998 Miniscrews as orthodontic anchorage: a preliminary report. International Journal of Adult Orthodontics and Orthognathic Surgery 13:201–209

4. Wehrbein H, Merz B R, Diedrich P 1999 Palatal bone support for orthodontic implant anchorage – a clinical and radiological study. European Journal of Orthodontics 21:65–70

5. Giancotti A, Greco M, Mampieri G *et al.* 2004 Clinical management in extraction cases using palatal implant for anchorage. Journal of Clinical Orthodontics 31:288–294

6. Henriksen B, Bavitz B, Kelly B *et al.* 2003 Evaluation of bone thickness in the anterior hard palate relative to midsagittal orthodontic implants. International Journal of Oral and Maxillofacial Implants 8:578–581

7. Kyung S H, Lim J K, Park Y C 2004 A study on the bone thickness of midpalatal suture area for miniscrew insertion. Korean Journal of Orthodontics 34:63–70

8. Kang S, Ahn S J, Lee S J 2007 Bone thickness of the palate for orthodontic mini-implant anchorage in adults. American Journal of Orthodontics and Dentofacial Orthopedics 131(4 Suppl):S74–81

9. Kyung S H, Lim J K, Park Y C 2001 The use of miniscrew as an anchorage for the orthodontic tooth movement. Korean Journal of Orthodontics 31:415–424

10. Geiger S A, Pesch H J 1977 Animal experimental studies on the healing around ceramic implantation in bone lesions in the maxillary sinus region. Deutsche zahnärztliche Zeitschrift 32:396–399

11. Branemark P I, Adell R, Albrektsson T *et al.* 1984 An experimental and clinical study of osseointegrated implants penetrating the nasal cavity and maxillary sinus. Journal of Oral and Maxillofacial Surgery 42:497–506

12. Sugawara J, Daimaruya T, Umemori M *et al.* 2004 Distal movement of mandibular molars in adult patients with the skeletal anchorage system. American Journal of Orthodontics and Dentofacial Orthopedics 125:130–138

13. Paik C H, Nagasaka S, Hirashita A 2006 Class III nonextraction treatment with miniscrew anchorage. Journal of Clinical Orthodontics 40:480–484

USO DE MINI-IMPLANTES COMO ANCORAGEM PARA INTRUSÃO DOS DENTES

INTRODUÇÃO

Intrusão dos dentes posteriores é um dos movimentos dentários ortodônticos mais difíceis. As razões dessa dificuldade incluem a dependência da cooperação do paciente, modelos complicados do aparelho, insuficiência de ancoragem dentária disponível e tratamento e resposta pós-tratamento imprevisível. Esses fatores são verdadeiros para pacientes adultos e em fase de crescimento. Porém, tais limitações podem ser superadas pelo uso de implantes intraorais, havendo diversas situações em que a intrusão de grupos de dentes é altamente desejável.

INDICAÇÕES PARA INTRUSÃO

O uso de mini-implante de ancoragem para intrusão dos dentes posteriores é indicado em pacientes com mordida aberta anterior ou excesso vertical de maxila, em que a redução da altura facial anterior inferior é desejável. A intrusão pode ser realizada nas dentições superior, inferior ou em ambas. Em pacientes com severa mordida aberta anterior, aconselha-se a intrusão de ambos os molares superiores e inferiores. Recomenda-se a intrusão de toda a dentição superior e inferior em pacientes nos quais a redução da inclinação do plano mandibular e da altura facial anterior seja desejável. Se a intrusão for realizada apenas em uma arcada dentária, a compensação por extrusão dos dentes posteriores na arcada oposta tenderá a anular o efeito. Como resultado, há pouca ou nenhuma redução na inclinação do plano mandibular ou na altura facial anterior, em vez de intrusão molar em uma arcada.

Dois outros fatores devem ser considerados quando a intrusão for planejada – a quantidade de exposição do incisivo superior no repouso labial e a inclinação do plano oclusal.

■ Pacientes com exposição reduzida dos incisivos superiores não são bons candidatos para intrusão dos dentes superiores, visto que a intrusão iria reduzir ainda mais a exposição do incisivo. Uma exposição do incisivo superior inadequada no repouso labial e durante o sorriso pode envelhecer a aparência de uma pessoa.[1]

■ Com um plano oclusal íngreme no pré-tratamento, a intrusão dos dentes superiores posteriores irá resultar em inclinação adicional do plano, que pode ser incompatível com a guia incisal ou condilar do paciente. Nestas situações, a intrusão da dentição inferior é planejada.

Três aplicações do mini-implante de ancoragem para intrusão são descritas neste capítulo:

■ Intrusão de toda a dentição superior ou inferior separadamente ou simultaneamente.
■ Intrusão dos dentes posteriores em cada arco.
■ Intrusão dos dentes anteriores.

INTRUSÃO COM O USO DE MINI-IMPLANTES

Implantes endo-ósseos intraorais de vários tipos têm sido utilizados como ancoragem estacionária para facilitar o movimento intrusivo. Kanomi[2] relatou o uso de mini-implantes para a intrusão dos dentes inferiores anteriores e molares, e Costa et al.[3] inseriram mini-implantes na região da crista infrazigomática para o uso como ancoragem ortodôntica para a intrusão dos molares superiores. Sherwood et al.[4] e Umemori et al.[5] realizaram a intrusão dos dentes posteriores superiores e inferiores em pacientes com mordida aberta esquelética usando mini-placas de titânio como ancoragem. Paik et al.[6] utilizaram mini-implantes de ancoragem na região palatina mediana para a intrusão da dentição inferior em um paciente com excesso vertical de maxila. Sugawara et al.[7] realizaram a intrusão dos molares inferiores usando mini-placa como ancoragem, porém observaram recaída de 27,2-30,3% dessa intrusão. A estabilidade do movimento intrusivo ainda não foi amplamente investigada e pode possivelmente representar um significante problema.

Os mini-implantes são preferíveis a outros tipos de implantes pela facilidade de inserção e remoção, menores limitações com relação aos sítios de inserção, menor desconforto para o paciente e menores custos associados. Outras vantagens propostas dos mini-implantes incluem maior estabilidade, a desnecessidade de cirurgia de retalho, um curto período de cicatrização e carga imediata.

MODELO DO APARELHO

Os autores defendem 2 modelos principais do aparelho para a intrusão dos dentes posteriores com mini-implantes de ancoragem:

- Para a intrusão dos molares superiores: mini-implante na região palatina mediana e barra transpalatina.
- Para a intrusão dos molares inferiores: mini-implante interdental vestibular e arco lingual.

Intrusão de toda a dentição superior ou intrusão dos dentes superiores posteriores

Para a intrusão de toda a dentição superior (via arcos intrusivos) ou a intrusão apenas dos dentes superiores posteriores, a posição anteroposterior do mini-implante palatino mediano geralmente é nivelada com os primeiros molares. Para evitar contato com o tecido mole, a barra transpalatina deve ser colocada a aproximadamente 5,0 mm de distância do tecido mole palatino ao passo que o movimento intrusivo progride. Para gerar a força intrusiva, uma corrente elástica é fixada entre os ganchos soldados ao arco e o mini-implante (Figs. 7.1-7.3). Conforme ocorre a intrusão de toda a dentição, a altura facial anterior é reduzida e o mento avança.

Uma abordagem alternativa para a intrusão dos dentes superiores posteriores envolve o uso do mini-implante inter-radicular no osso vestibular ou no osso palatino, com uma barra transpalatina. Para esse propósito, a barra palatina é fabricada com um fio de maior calibre a fim de prevenir inclinação vestibular/palatina dos dentes posteriores durante o movimento intrusivo.

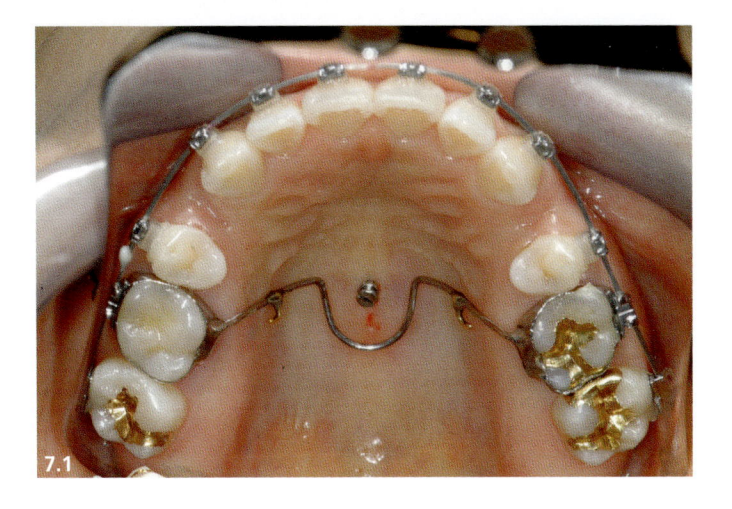

7.1

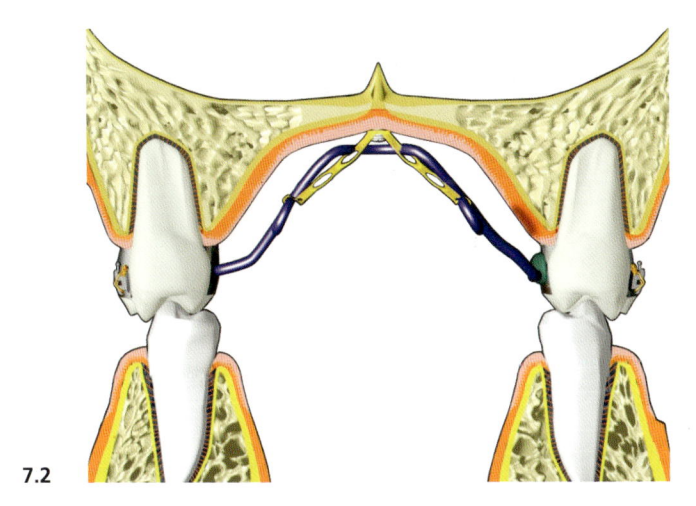

7.2

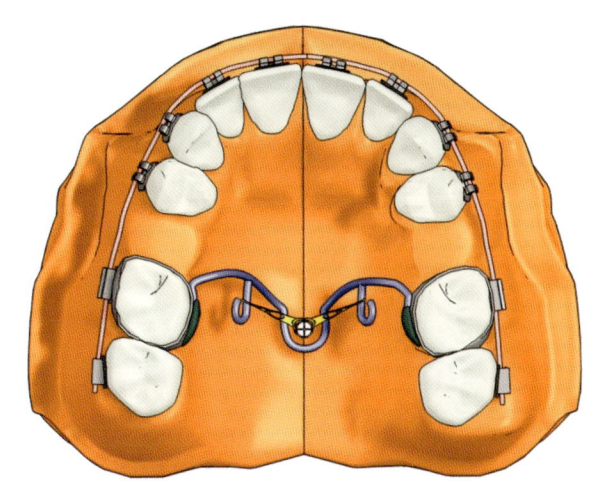

7.3

Figs. 7.1-7.3 Instalação para intrusão dos dentes superiores usando um mini-implante de ancoragem na região palatina mediana.

O desenho do mini-implante palatino é preferível por diversos motivos:

- A inserção do mini-implante é mais fácil, pois não há estruturas anatômicas críticas que devam ser evitadas nessa região.
- O osso palatino é excelente para retenção do mini-implante.
- Em alguns pacientes, o local vertical do mini-implante no osso inter-radicular é limitado pela profundidade vestibular e pela faixa da gengiva inserida.
- Conforme o movimento intrusivo progride, a distância entre o mini-implante e o arco diminui, tornando difícil a avaliação da magnitude da força intrusiva. Para a aplicação de força intrusiva com o uso de mini-implantes palatinos, uma adequada distância permanece entre o gancho na barra palatina e o mini-implante. No entanto, o modelo baixo da barra palatina possui a desvantagem de desconforto lingual e transtorno da fala.

Para encorajar a intrusão em massa dos molares, o arco lingual/barra palatina deve ser feito com um fio de aço inoxidável de 1,1 mm pelas seguintes razões:

- Placa acrílica com fio de aço 0,9 mm não é suficientemente rígida para resistir à inclinação lingual/vestibular das cúspides palatinas/vestibulares resultantes da força intrusiva (Figs. 7.4, 7.5).
- No arco superior, conforme a força intrusiva é aplicada durante um período de tempo, alguma inclinação palatina dos molares pode ser observada mesmo na presença da barra transpalatina. O uso de um fio de maior calibre para construir a barra transpalatina pode reduzir essa inclinação.
- Do mesmo modo, no arco inferior, movimentos adversos, como a inclinação da coroa vestibular, podem ser causados por forças diretamente laterais ao centro de resistência dos molares, resultando em mordida cruzada posterior. Esses movimentos adversos podem ser neutralizados através da construção de um arco lingual com fio de aço inoxidável de maior calibre.

Além disso, arcos retangulares devem ser inseridos para evitar a distorção da forma do arco causada por forças intrusivas. Outra maneira de evitar a inclinação no arco superior é inserir mini-implantes adicionais na região alveolar vestibular e aplicar força intrusiva vestibular e lingual simultaneamente (Fig. 7.6).

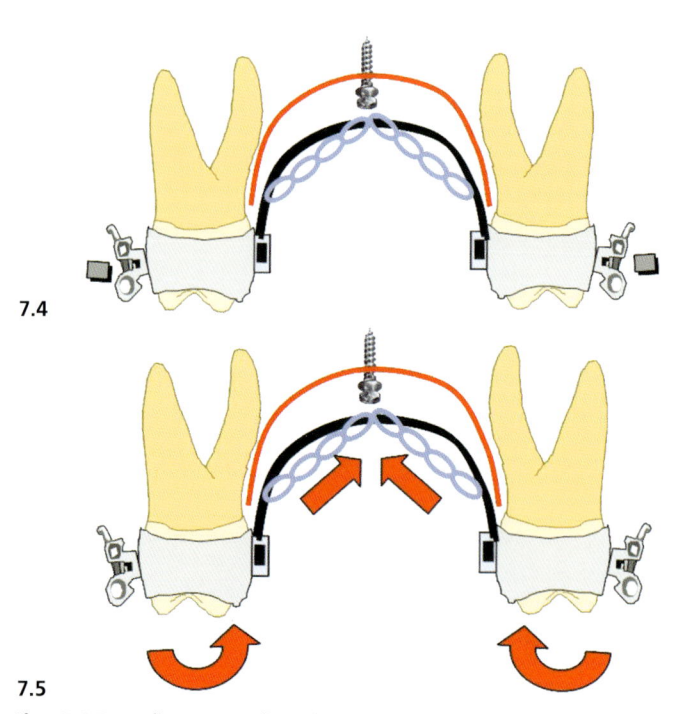

7.4

7.5

Figs. 7.4-7.5 Inclinação para lingual pode ocorrer com o uso de uma barra palatina menos rígida.

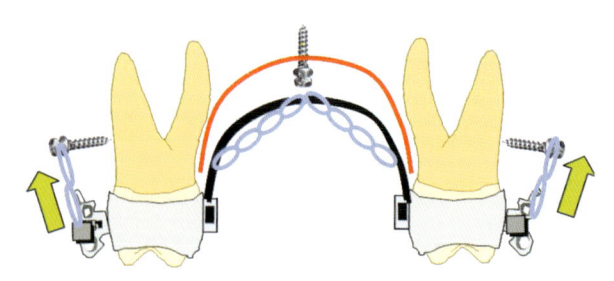

Fig. 7.6 Aplicação simultânea de força vestibular e lingual para intrusão em massa.

Há diversas maneiras de aplicar a força intrusiva na arcada superior:

- A maneira mais simples é fixando uma corrente elástica do mini-implante aos ganchos de fio de latão 0,8 mm soldados à barra transpalatina (Fig. 7.7).
- Se a angulação entre os 2 pontos da aplicação da força é aumentada na direção vertical, pode ser difícil fixar a corrente elástica ao mini-implante. Nestes casos, um gancho Kobayashi feito com um fio de ligadura pode ser fi-

xado à cabeça do mini-implante, ajudando a manter a corrente elástica no lugar (Fig. 7.8).
- Em alguns casos, um anel de elastômero pode ser utilizado para fixar a corrente à cabeça do mini-implante (Fig. 7.9).
- Quando não há ganchos na barra transpalatina, *stops* de resina podem ser colados em cada lado da barra. A corrente elástica é primeiramente fixada ao redor da barra transpalatina, oclusal ao *stop* de resina. A outra extremidade é enganchada no mini-implante (Fig. 7.10).

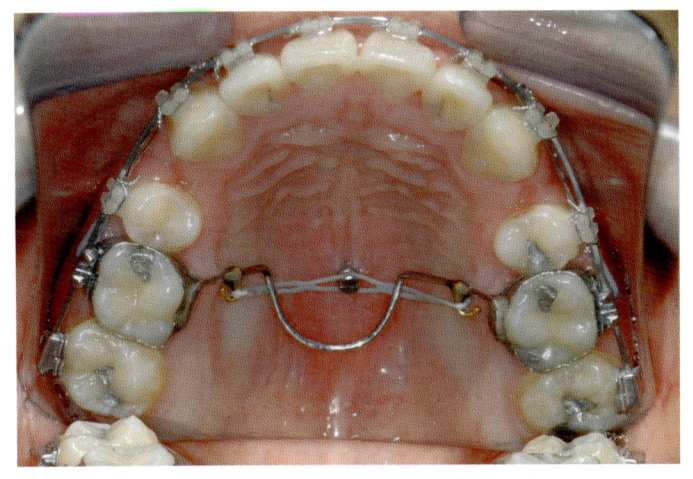

Fig. 7.7 Utilização de uma corrente elástica para aplicação de força intrusiva.

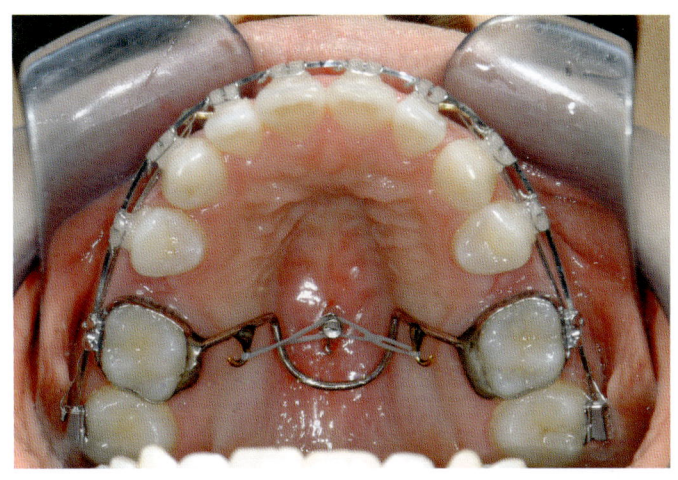

Fig. 7.8 Em um paciente com um palato profundo, ganchos Kobayashi podem ajudar a fixar a corrente elástica à cabeça do mini-implante.

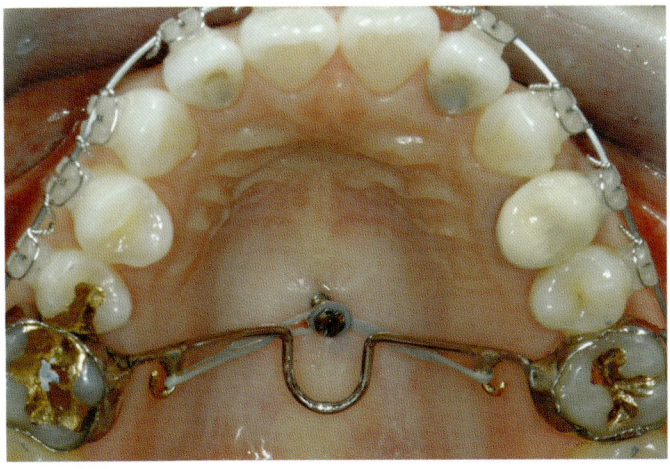

Fig. 7.9 Utilização de um anel de elastômero para fixar a corrente elástica.

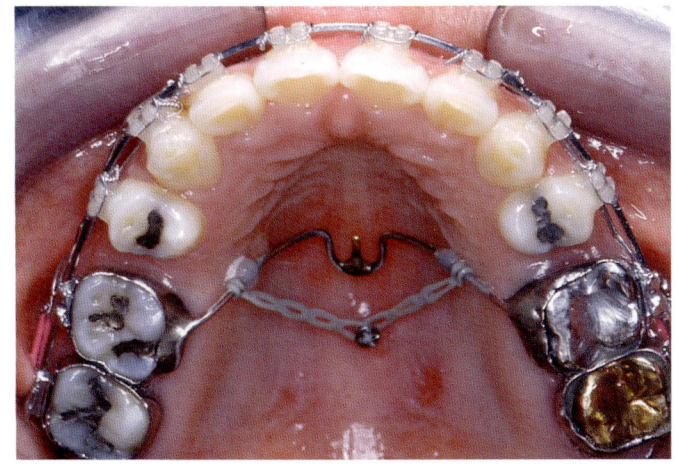

Fig. 7.10 *Stops* de resina para fixar a corrente elástica à barra transpalatina.

- Pacientes com uma abóbada palatina baixa podem sentir desconforto, visto que o mini-implante pode irritar a língua. Cobrir a cabeça do mini-implante com resina ou cimento periodontal pode ajudar a reduzir este desconforto (Fig. 7.11).
- Ocasionalmente, a corrente direcionada verticalmente pode "flutuar" na boca, interferindo com o movimento da língua. Isso pode ser prevenido torcendo-se a corrente elástica ao redor das hastes da barra transpalatina (Fig. 7.12).
- Molas de níquel-titânio também podem ser utilizadas para aplicar força ortodôntica intrusiva. No entanto, a corrente elástica é superior com relação ao conforto do paciente (Fig. 7.13).

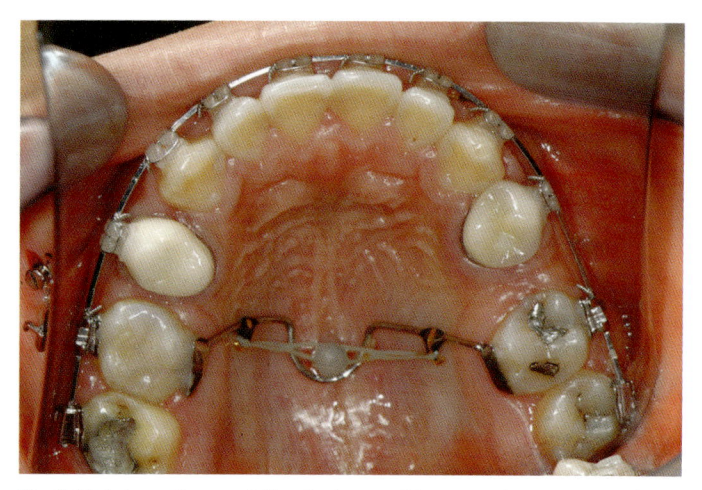

Fig. 7.11 Cabeça de um mini-implante revestida com resina para prevenir irritação da língua.

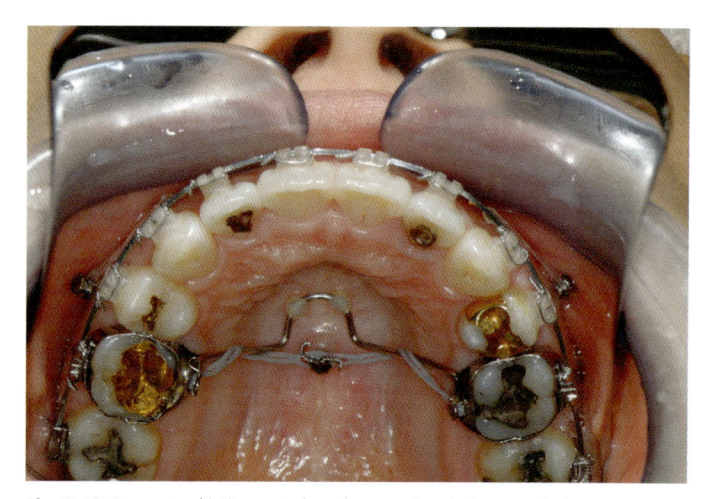

Fig. 7.12 Corrente elástica entrelaçada ao redor da barra palatina, prevenindo que a mesma flutue na boca.

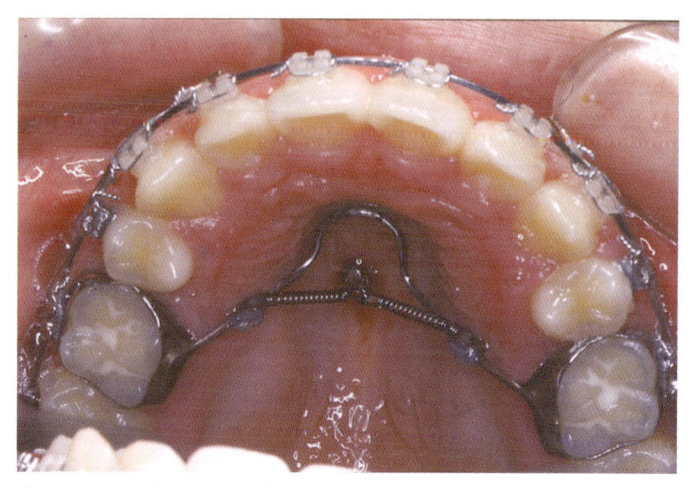

Fig. 7.13 Força intrusiva sendo aplicada através de molas de níquel-titânio.

Intrusão de toda a dentição inferior ou dos dentes inferiores posteriores

Na arcada inferior, mini-implantes são inseridos no osso inter-radicular entre o primeiro e segundo molares para a intrusão de toda a dentição inferior ou dos dentes inferiores posteriores. Um arco retangular é encaixado no aparelho fixo inferior e um arco lingual é inserido. Uma corrente elástica é fixada entre o arco e os mini-implantes alveolares vestibulares para a aplicação de força intrusiva nos dentes inferiores (Figs. 7.14-7.16).

Intrusão dos dentes superiores anteriores

Para a intrusão dos dentes superiores anteriores, o mini-implante é inserido entre as raízes dos dentes incisivos. Um único mini-implante pode ser inserido entre as raízes do incisivo central. Neste modelo, visto que uma única força é aplicada no centro do arco, uma linha do sorriso reversa pode ser criada conforme os incisivos sofrem intrusão. Para reduzir a probabilidade deste problema, 2 mini-implantes podem ser inseridos, 1 em cada lado do arco, entre as raízes do incisivo lateral e do canino. A distância transversal entre as raízes dos incisivos aumenta em direção aos ápices radiculares. Portanto, a inserção mais apical do mini-implante irá minimizar a possibilidade do contato entre a raiz e o mini-implante. Ao determinar o local vertical do mini-implante, deve-se ter em mente que a distância vertical entre o arco ortodôntico e o mini-implante irá diminuir durante a intrusão dos dentes anteriores. Se o mini-implante for colocado na gengiva não inserida, o método de tração fechada (Cap. 5) deverá ser utilizado.

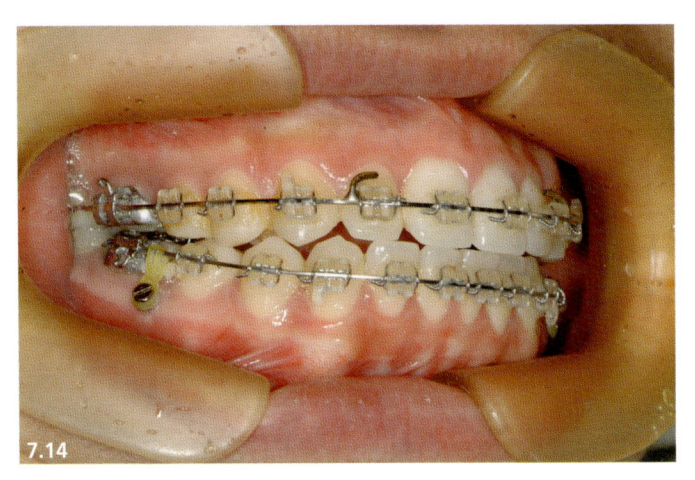

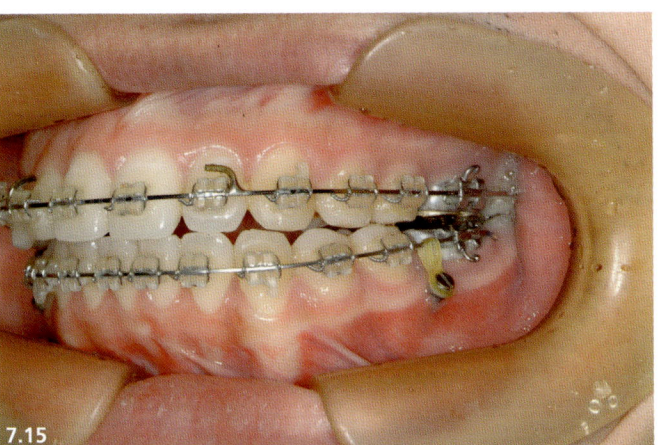

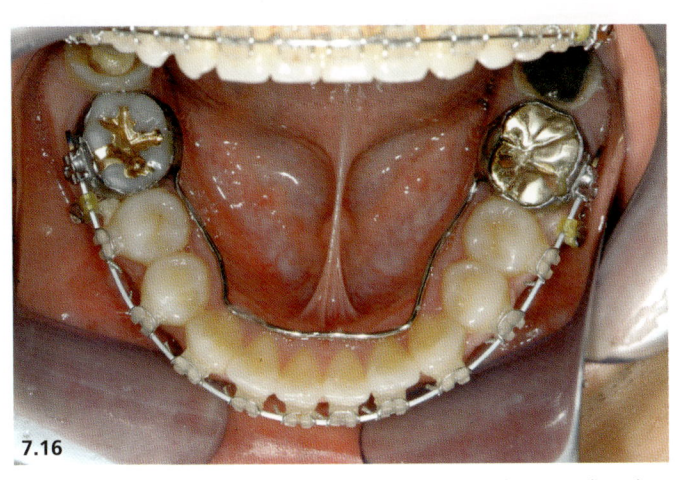

Figs. 7.14-7.16 Configuração para intrusão dos dentes inferiores utilizando ancoragem com mini-implante na região alveolar vestibular.

Intrusão dos dentes inferiores anteriores

Para intrusão dos dentes inferiores anteriores, o mini-implante é inserido entre as raízes dos dentes incisivos. O espaço inter-radicular é estreito entre os incisivos inferiores sendo, portanto, melhor utilizar um mini-implante de menor diâmetro (< 1,6 mm) e inseri-lo mais apicalmente, a fim de evitar contato entre a raiz e o mini-implante. Se o mini-implante for colocado na gengiva não inserida, o método de tração fechada (Cap. 5) deverá ser utilizado.

NÍVEIS IDEAIS DE FORÇA

Um dinamômetro é utilizado para a mensuração exata da força intrusiva. Para a intrusão de toda a dentição, os autores defendem o uso de uma força de 250-300 g em cada lado. Conforme os primeiros molares são unidos por um arco palatino/lingual e toda a dentição é mantida unida por um arco retangular, a força intrusiva é distribuída para toda a dentição. Portanto, é aceitável aplicar uma força intrusiva maior que a geralmente recomendada na mecânica ortodôntica tradicional (Fig. 7.17). Uma força menor que 60-120 g (10-20 g por dente) é aplicada para a intrusão dos dentes anteriores.

CONSEQUÊNCIAS OCLUSAIS E FACIAIS DA INTRUSÃO ORTODÔNTICA

A posição vertical da maxila possui uma forte influência sobre as posições anteroposterior e vertical da mandíbula e os incisivos inferiores. Conforme ocorre deslocamento inferior da maxila, ocorre deslocamento reverso da mandíbula e vice-versa. Por exemplo, em um paciente com crescimento vertical excessivo da maxila, ocorre deslocamento inferior e reverso da mandíbula. De modo inverso, quando a maxila sofre intrusão, a mandíbula se desloca para cima e para a frente. Consequentemente, com a intrusão dos molares superiores, há melhora de uma relação dentária de classe II, porém há piora de uma relação dentária de classe III.

Portanto, uma consideração importante para a intrusão molar, além da saúde periodontal dos dentes, é a relação dos incisivos. Deve haver uma sobressaliência suficiente antes da intrusão molar para acomodar o movimento ascendente e anterior dos incisivos inferiores junto com a mandíbula (Fig. 7.18). Um paciente que inicialmente pos-

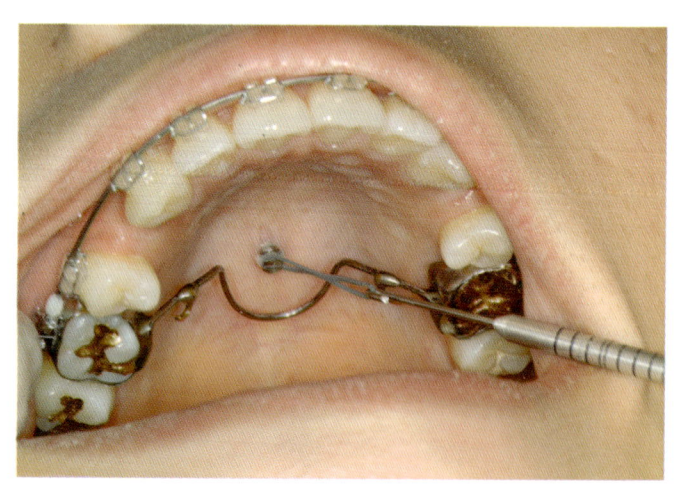

Fig. 7.17 Medindo a força intrusiva.

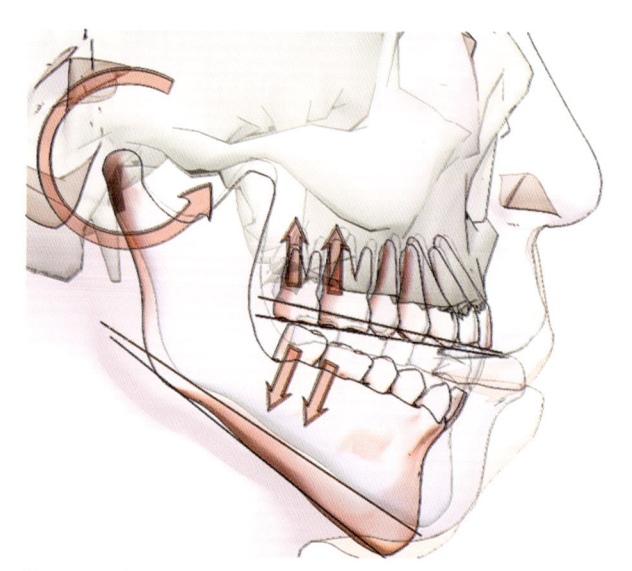

Fig. 7.18 A intrusão maxilar influencia as relações maxilomandibular e dentária.

suía uma relação de incisivos normal pode exibir mordida topo a topo anterior ou até mesmo mordida cruzada após a intrusão maxilar. A oclusão traumática dos incisivos também pode desenvolver-se. Deste modo, quanto maior a quantidade de intrusão necessária, maior deveria ser a quantidade de sobressaliência pré-tratamento – ou a sobressaliência de ser ativamente aumentada durante o tratamento. Uma curva de Spee acentuada na arcada superior também pode ajudar a prevenir a oclusão traumática dos incisivos, visto que a mandíbula autorrotaciona para cima e para a frente em sentido anti-horário. A curva adicionada ao arco gera uma força intrusiva nos dentes anteriores durante a intrusão dos dentes posteriores pela força de tração gerada pelo mini-implante. Desta maneira, toda a dentição sofre intrusão, a altura facial anterior é reduzida e o mento avança. Em um paciente com severo excesso vertical de maxila, os resultados deste tratamento são comparáveis com aqueles da cirurgia de impactação maxilar. Ortodonticamente, o termo "impactação lenta" pode ser utilizado para esta intrusão da dentição superior.[6]

ANCORAGEM COM MINI-IMPLANTE PARA A INTRUSÃO DE TODA A DENTIÇÃO

É importante o controle da extrusão dos dentes posteriores durante o tratamento de pacientes com excesso vertical de maxila. No entanto, em pacientes adultos, é incerto se somente o tratamento ortodôntico pode causar suficiente intrusão dos dentes posteriores para alcançar um balanço facial ótimo. Estudos da terapia com o *bite-block* ativo, com[8] ou sem magnetos de repulsão[9,10] relataram autorrotação mandibular pós-tratamento e uma redução simultânea da altura facial anterior. Porém, este tratamento é altamente dependente da cooperação do paciente, e os aparelhos são grandes. Outros estudos se concentraram na intrusão de um único dente posterior[11-13] ou em procedimentos cirúrgicos combinados para resolver o problema.[14,15] Embora a intrusão dos dentes anteriores seja possível utilizando os dentes posteriores como ancoragem, a intrusão dos dentes posteriores é difícil com uma ancoragem dentária inadequada.

Os mini-implantes fornecem adequada ancoragem para a intrusão de toda a dentição superior, inferior ou ambas.

CASO 7.1

Intrusão da Dentição Superior em uma Paciente com Excesso Vertical de Maxila

Queixa apresentada e exame clínico

Uma coreana de 26 anos de idade apresentou má oclusão de classe II esquelética. Três segundos pré-molares tinham sido extraídos antes do exame ortodôntico inicial.

Ela também apresentava severa protrusão labial e tensão do músculo *mentalis* durante o selamento labial (Figs. 7.19-7.28).

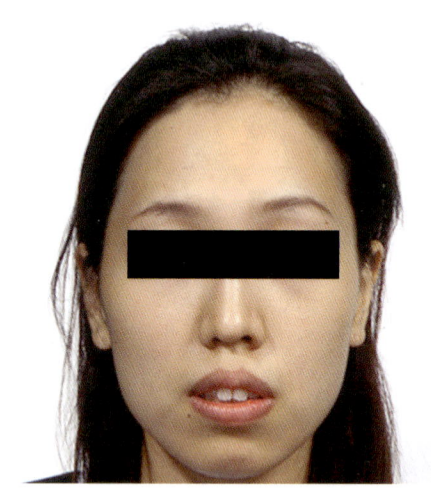

Fig. 7.19

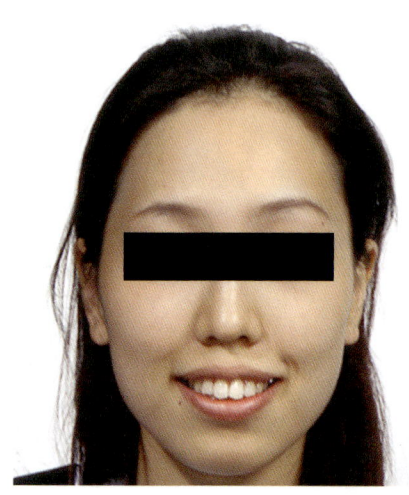

Fig. 7.20

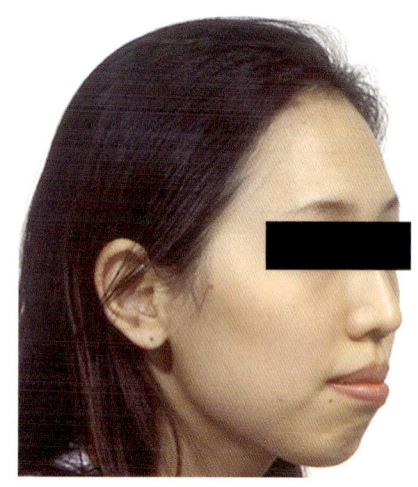

Fig. 7.21

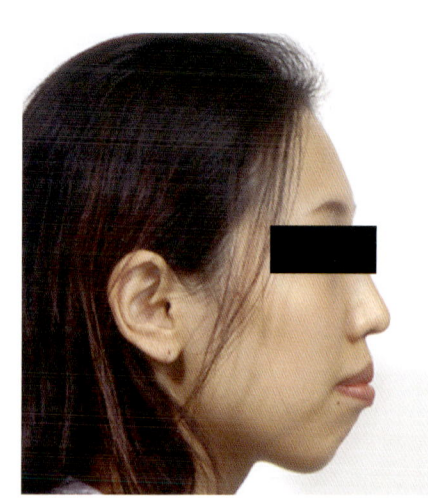

Fig. 7.22

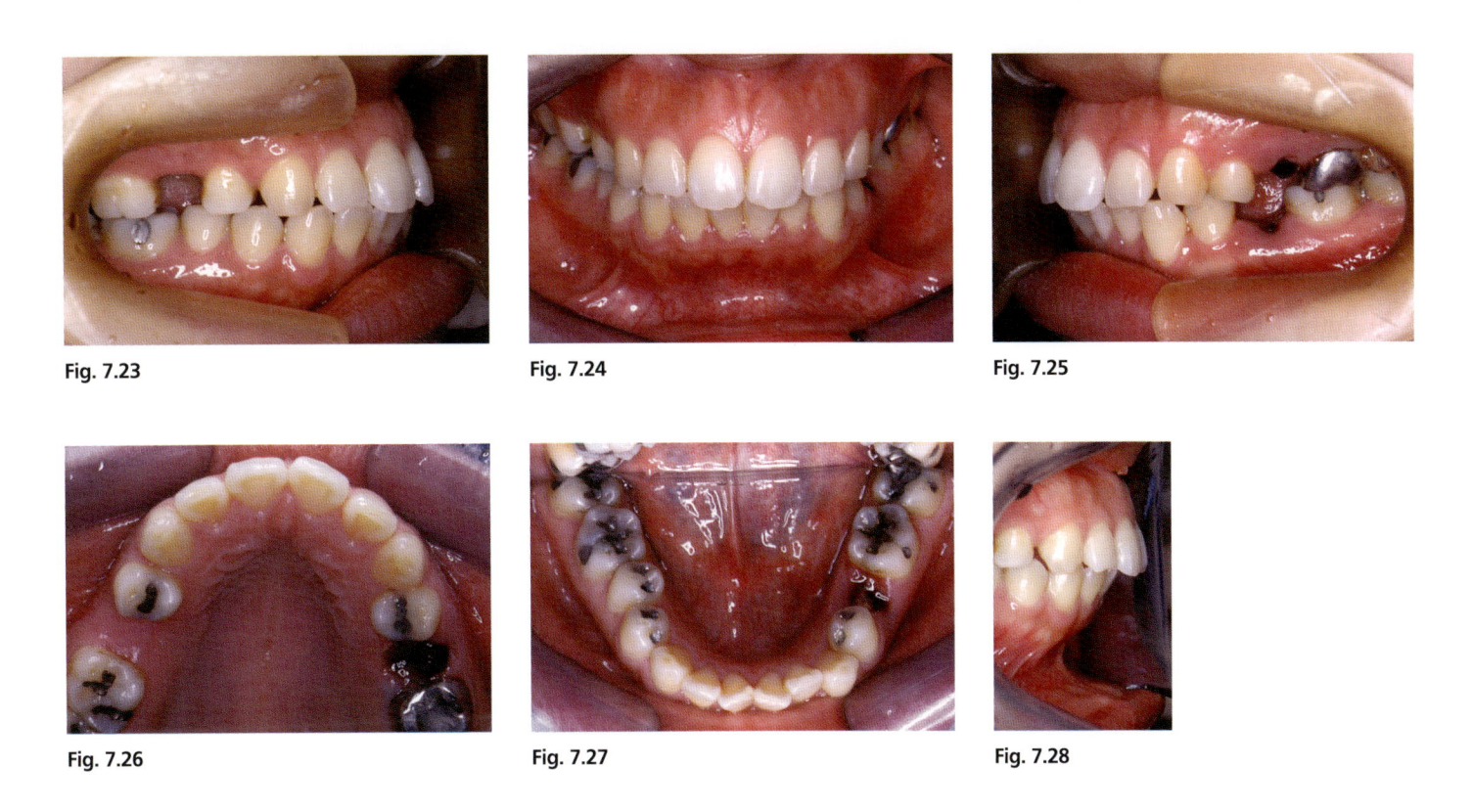

Fig. 7.23   Fig. 7.24   Fig. 7.25

Fig. 7.26   Fig. 7.27   Fig. 7.28

Avaliação radiográfica

A análise cefalométrica revelou retrognatia mandibular, altura dentoalveolar anterior e posterior excessiva e aumento do ângulo entre os planos maxilar e mandibular – características comumente associadas ao excesso vertical de maxila (Figs. 7.29, 7.30; Tabela 7.1).[16]

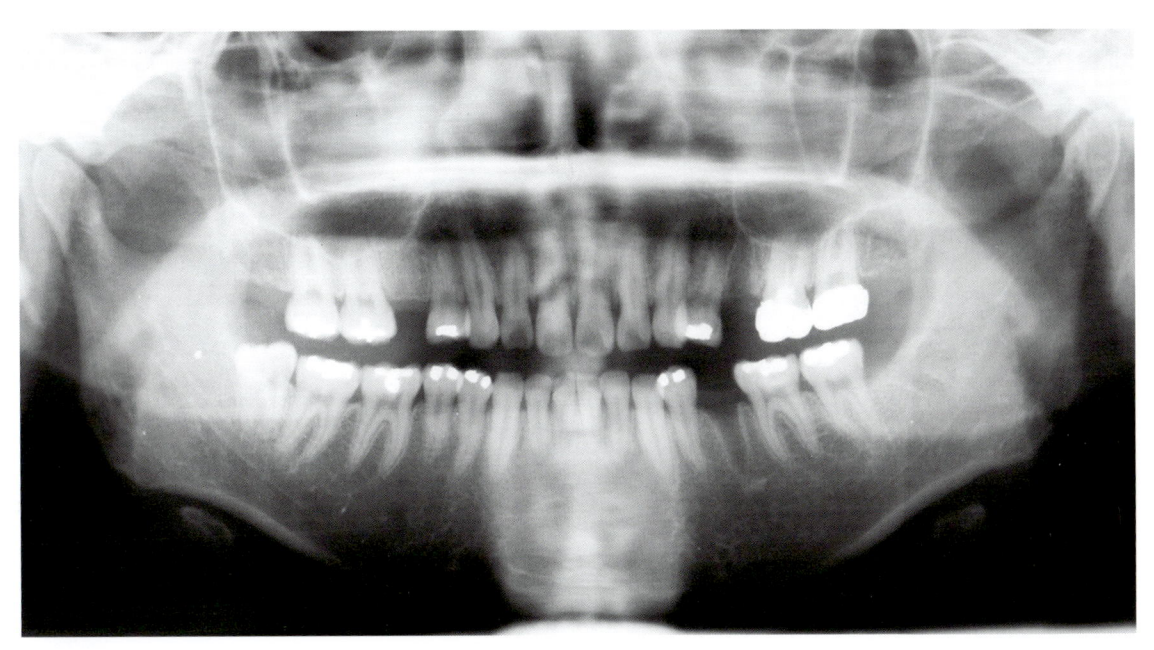

Fig. 7.29

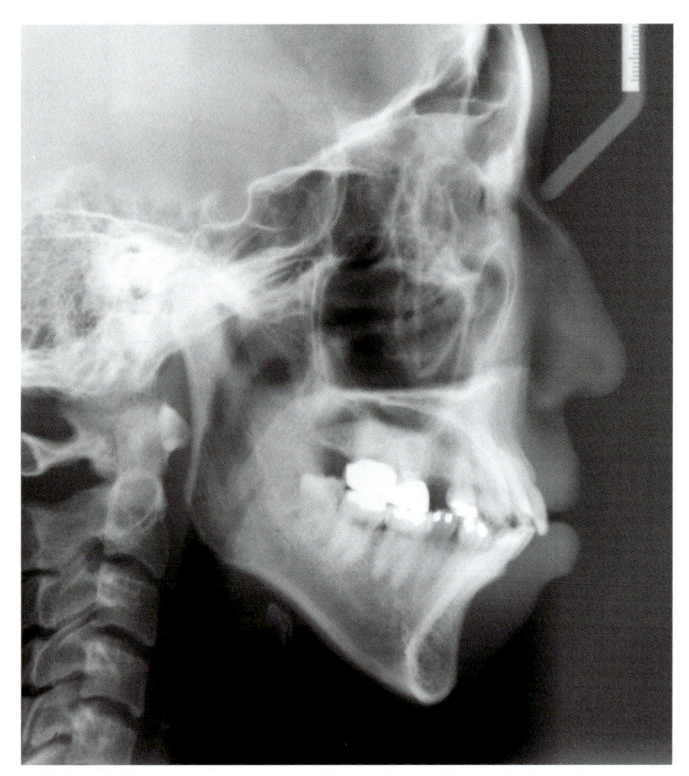

Fig. 7.30

Objetivos e plano de tratamento

O objetivo do tratamento foi alcançar a máxima retração dos dentes anteriores sem aumento da dimensão vertical.

Tratamento

O segundo pré-molar inferior direito e terceiro molar inferior esquerdo foram extraídos. Aparelhos fixos pré-ajustados de 0,022" × 0,028" foram fixados por bandas/colados aos dentes inferiores e superiores. Dois mini-implantes Martin® (1,6 mm de diâmetro, 6,0 mm de comprimento) foram inseridos entre o primeiro e o segundo molares superiores sob anestesia infiltrativa. Nivelamento e alinhamento das dentições superiores e inferiores foi iniciada (Figs. 7.31-7.35). Quando o plano de tratamento inclui a inserção de mini-implante no espaço inter-radicular, geralmente se recomenda que os mini-implantes sejam inseridos após o término do nivelamento e do alinhamento dos dentes. Isso ajuda a determinar o melhor local possível para a inserção do mini-implante, evitando lesão radicular durante e após a inserção. Portanto, dependendo

Tabela 7.1 Medidas cefalométricas dentárias e faciais pré-tratamento

ANÁLISE ESQUELÉTICA	
Anteroposterior	
SNA (°)	78,5
SNB (°)	73,0
ANB (°)	5,5
Vertical	
GoMe/SN (°)	44,5
FMA (°)	35,0
PP/PM (°)	39,8
Goníaco inferior (°)	82,0
ENA-Me (mm)	82,2
ANÁLISE DENTÁRIA	
Sobressaliência (mm)	3,0
Sobremordida (mm)	1,5
UI-SN (°)	105,0
LI/GoMe (°)	107,4
SN/PO (°)	19,5
Is-Is' (mm)	41,8
Mo-Ms (mm)	32,5
Ii-Ii' (mm)	51,4
Mo-Mi (mm)	39,5
ANÁLISE LABIAL	
LS-E (mm)	1,8
LI-E (mm)	7,0
ANL (°)	82,0

Ver página ix para os padrões coreanos.
Is-Is': Altura dentoalveolar anterior superior (UI-AN)
Ii-Ii': Altura dentoalveolar anterior inferior (LI-GoMe)
Mo-Ms: Altura dentoalveolar posterior superior (U6-AN)
Mo-Mi: Altura dentoalveolar posterior inferior (L6-GoMe)

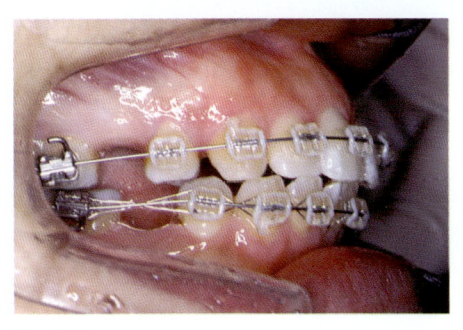

Fig. 7.31

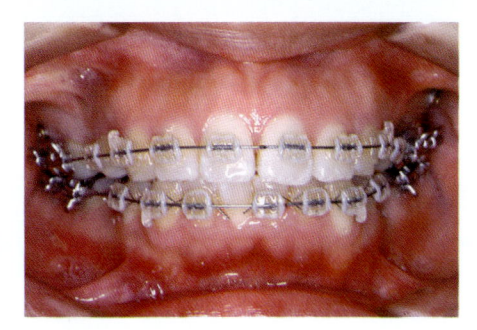

Fig. 7.32

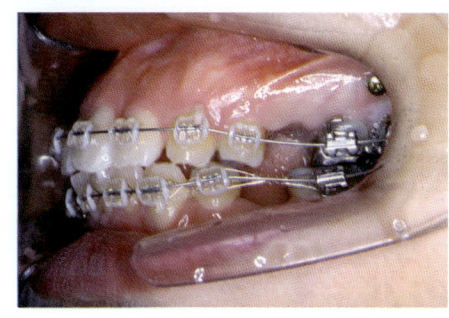

Fig. 7.33

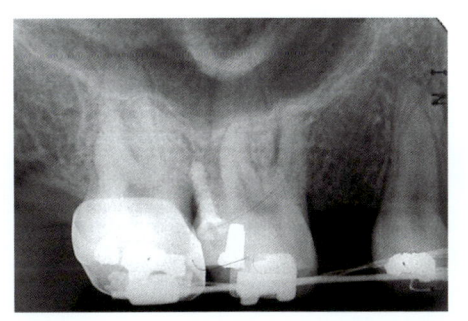

Fig. 7.34

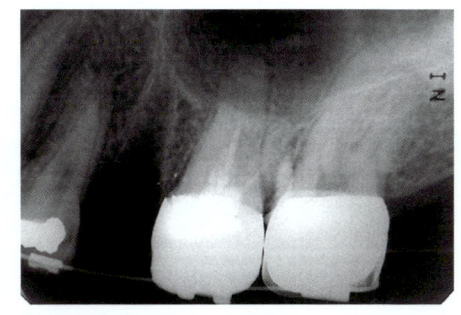

Fig. 7.35

do alinhamento inicial dos dentes, o momento de inserção do mini-implante nos arcos superior e inferior pode variar, e alguma perda de ancoragem é inevitável durante o estágio inicial de tratamento de nivelamento e alinhamento. Para esta paciente, os mini-implantes foram inseridos antes do alinhamento dentário. Quando isso é realizado, há um risco de contato entre a raiz e o mini-implante durante o alinhamento dentário. No entanto, nesta paciente, os dentes eram inicialmente bem alinhados, e o risco de contato entre a raiz e o mini-implante não causou preocupação durante a fase de nivelamento e alinhamento. Quando um mini-implante é inserido antes do término do alinhamento, aconselha-se a inserção em uma posição apical e orientação vertical. Este foi um dos nossos primeiros casos envolvendo o uso de mini-implantes para ancoragem e, junto com nossos outros casos iniciais, forneceu-nos informações com relação ao tempo adequado de inserção do mini-implante, força de magnitude ideal, modelo do aparelho etc.

Após 7 meses de tratamento, arcos de aço inoxidável 0,019" × 0,025" foram encaixados em ambas as arcadas. O mini-implante superior direito exibiu mobilidade e foi removido. Outro mini-implante foi inserido sob anestesia local infiltrativa na região posterior da sutura palatina mediana, na direção anteroposterior dos primeiros molares. O mini-implante superior esquerdo foi removido, visto que não era mais necessário. Visto que a ancoragem era necessária para a intrusão dos dentes superiores posteriores nesta paciente, a região da sutura palatina mediana foi selecionada para a inserção de um novo mini-implante. A região da sutura palatina mediana possui uma qualidade óssea excelente para a retenção do mini-implante em adultos, e apenas um único parafuso é necessário. Uma peça de mão contra-ângulo 256:1 foi utilizada para a inserção do mini-implante. Uma barra transpalatina foi instalada nos primeiros molares e uma corrente elástica foi conectada do arco ao parafuso palatino. Para o fornecimento de ancoragem para a retração dos dentes anteriores e para a aplicação de forças intrusivas sobre os dentes superiores posteriores, a barra transpalatina foi projetada de modo que a alça central fosse localizada a aproximadamente 5 mm do tecido palatino e 10 mm anterior ao mini-implante palatino. Com uma barra transpalatina baixa como essa, geralmente ocorre alguma irritação da língua e transtorno da fala. *Stops* de resina foram colados na barra transpalatina e correntes elásticas utilizadas para aplicar força intrusiva na dentição superior (Fig. 7.36). Dois mini-implantes OsteoMed® (1,6 mm de diâmetro, 8,0 mm de comprimento) foram inseridos no osso alveolar interdental entre o primeiro e o segundo molares inferiores sob anestesia local infiltrativa (Figs. 7.37-7.41).

Dois meses depois, o mini-implante inferior direito tornou-se móvel e foi removido; outro mini-implante (1,4 mm de diâmetro, 8,0 mm de comprimento) foi inserido no osso interdental entre o primeiro pré-molar e o primeiro molar inferior. Desta vez, para prevenir a ruptura do mini-implante, um orifício piloto foi perfurado antes de sua inserção. No passado, quando esta paciente estava sendo tratada, somente parafusos ósseos estavam disponíveis. Estes parafusos ósseos com diâmetros menores que 1,6 mm não possuíam qualidade autoperfurante. Quando ocorre afrouxamento de um mini-implante, um sítio alternativo é selecionado para substituir este mini-implante. Se o novo mini-implante for inserido no mesmo local, é necessário esperar 10-12 semanas para que o osso preencha o orifício criado e mineralize. Isso está associado a um período de tratamento prolongado.

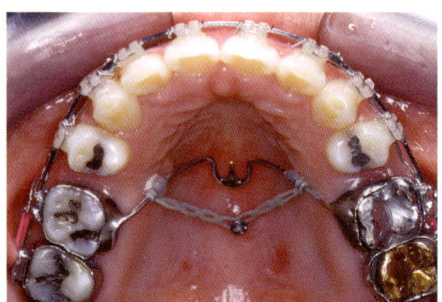
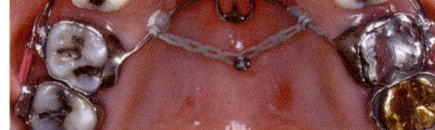

Fig. 7.36

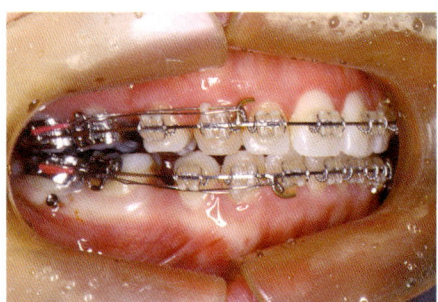
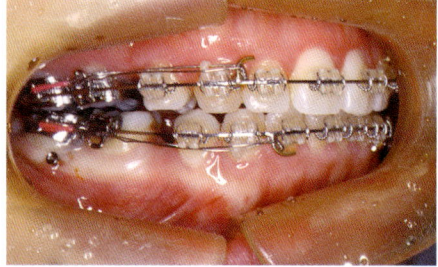

Fig. 7.37

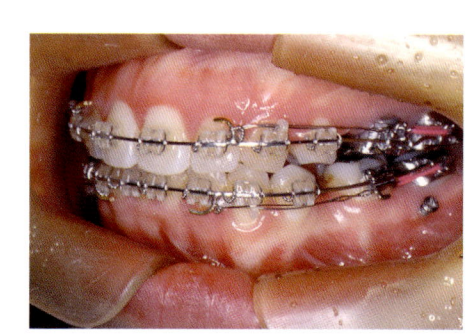

Fig. 7.38

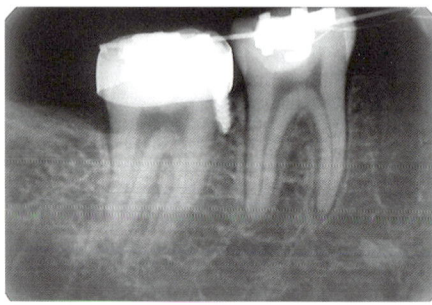

Fig. 7.39

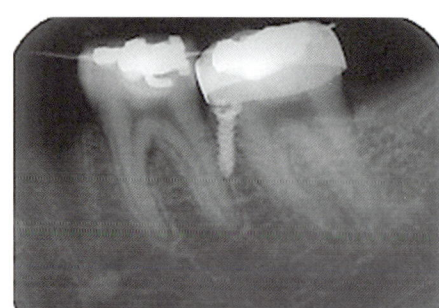

Fig. 7.40

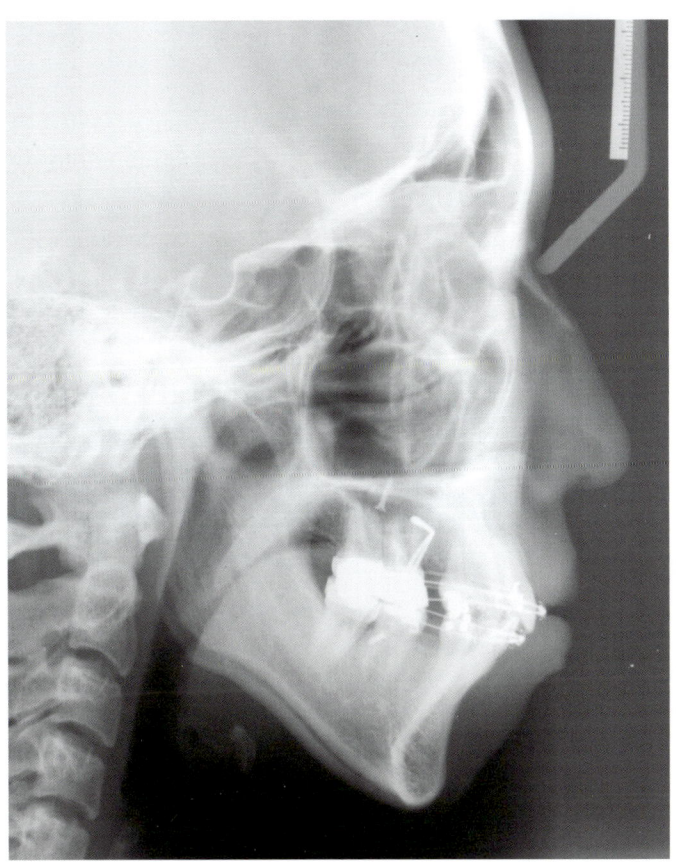

Fig. 7.41

Os dentes inferiores anteriores foram retraídos aplicando-se força entre os mini-implantes e os ganchos pré-soldados no arco ortodôntico. Na arcada superior, uma força distal foi adicionada ao mini-implante (Figs. 7.42-7.44).

Doze meses após a inserção do mini-implante palatino, ganchos foram soldados à barra transpalatina de modo que a corrente elástica pudesse ser aplicada mais facilmente (Fig. 7.45; ver também Figs. 7.1-7.3 e texto anexo). O tempo total de tratamento foi de 27 meses, e a inserção de outros mini-implantes não foi necessária.

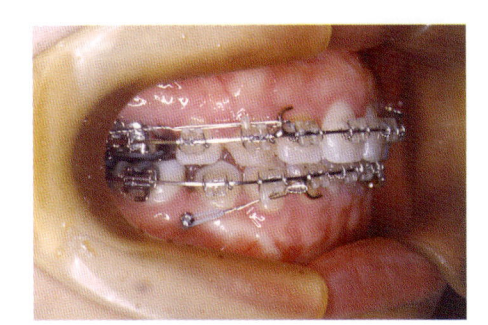

Fig. 7.42

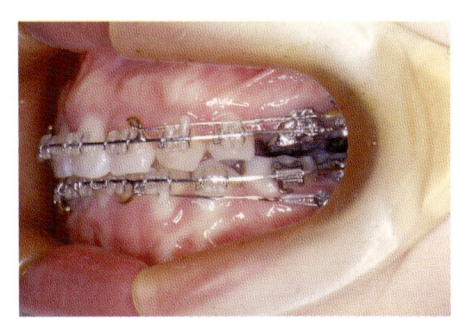

Fig. 7.43

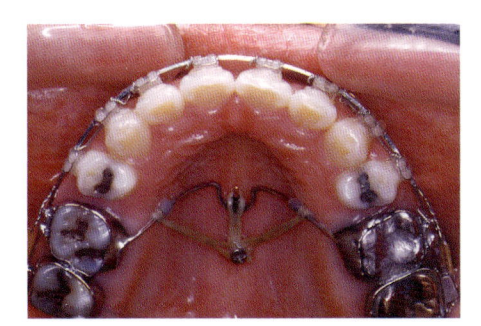

Fig. 7.44

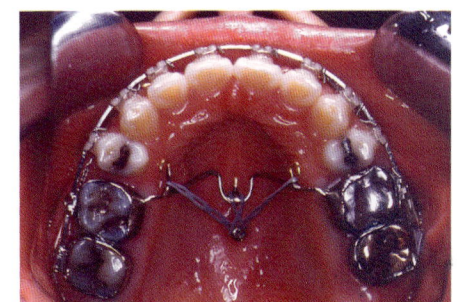

Fig. 7.45

Avaliação pós-tratamento

Grande melhora foi observada no balanço nariz-lábio--queixo com a redução na altura facial anterior inferior. O queixo demonstrou uma aparência mais estética (Figs. 7.46-7.55).

Uma pequena quantidade de reabsorção radicular apical foi observada na radiografia panorâmica pós-tratamento (Fig. 7.56). Diversos fatores podem ter contribuído para esse achado nesta paciente. Havia uma considerável quan-

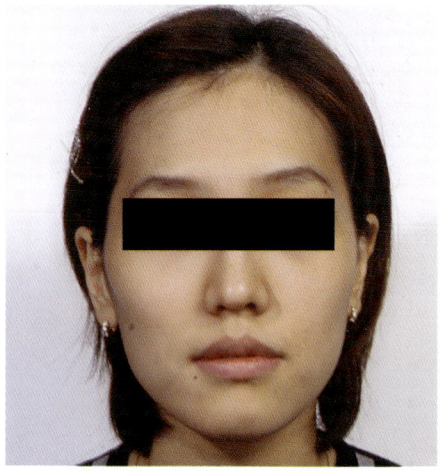

Fig. 7.46

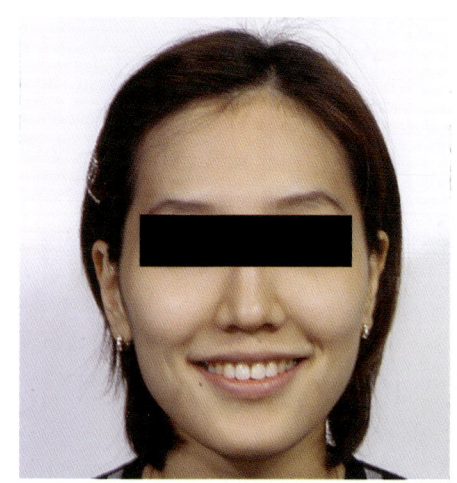

Fig. 7.47

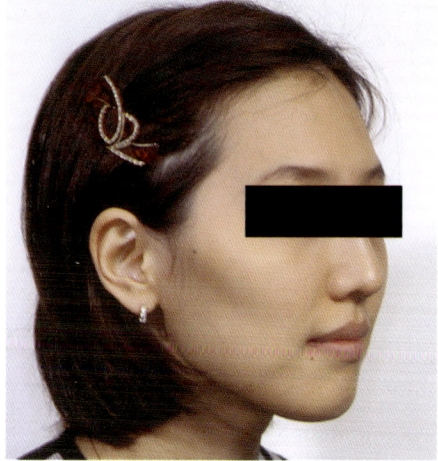

Fig. 7.48

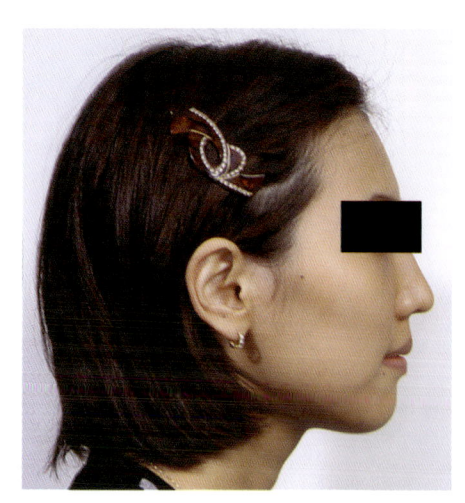

Fig. 7.49

tidade de movimento dentário com mínima sobreposição da posição dos incisivos no pré-tratamento e no pós-tratamento. Houve um considerável remodelamento das regiões subespinhal e alveolar inferior como resultado da grande quantidade de retração e intrusão dos incisivos. Dentes que são deslocados em maiores distâncias e movimentos intrusivos são mais propensos à reabsorção radicular. Além disso, nesta paciente, conforme os dentes supe-

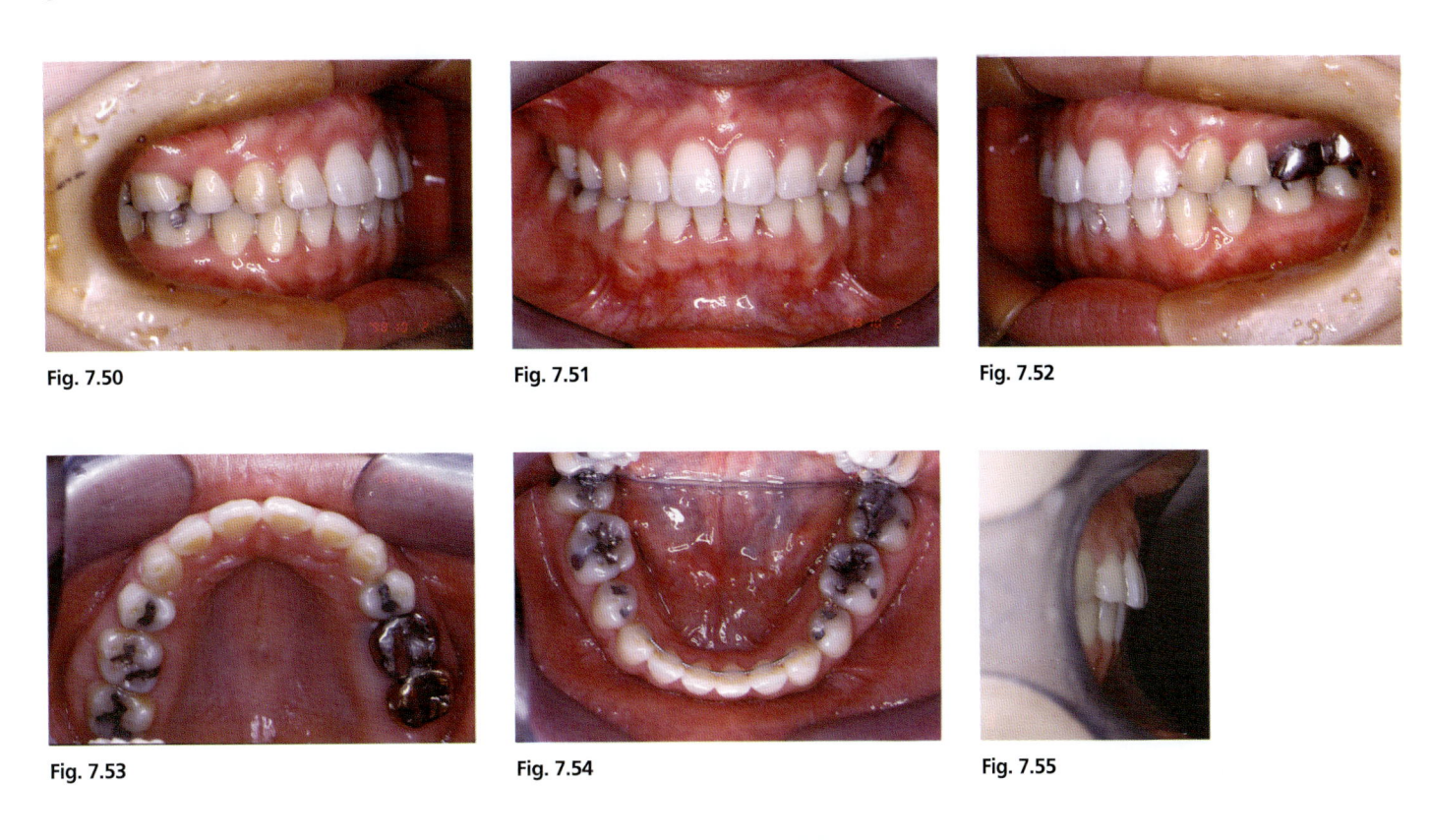

Fig. 7.50　　　　　Fig. 7.51　　　　　Fig. 7.52

Fig. 7.53　　　　　Fig. 7.54　　　　　Fig. 7.55

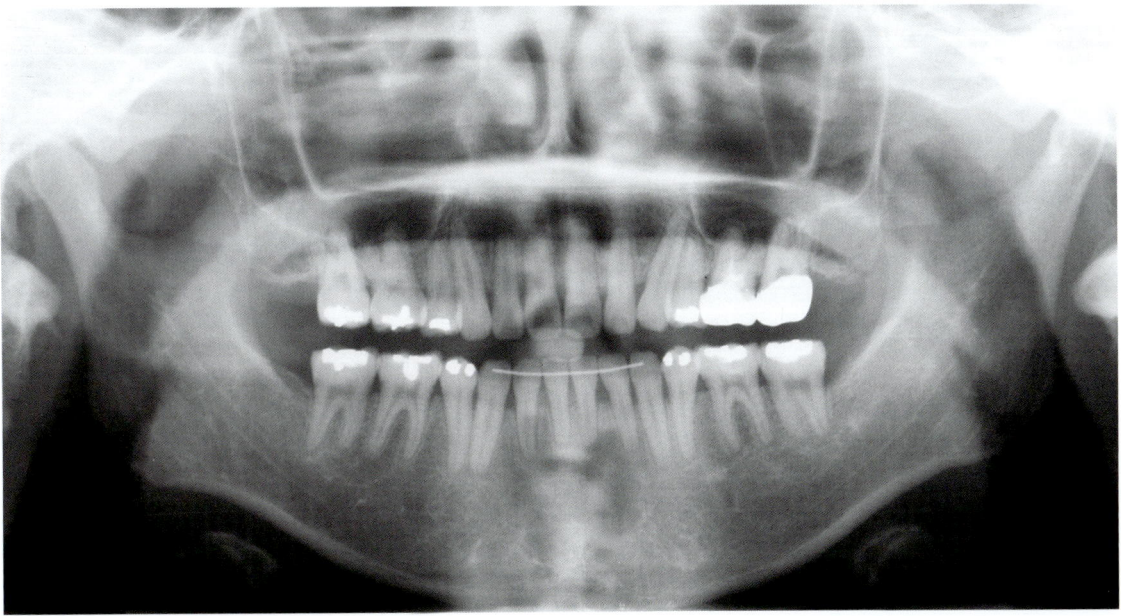

Fig. 7.56

riores foram intruídos, os incisivos superiores sofreram trauma pelo contato com os dentes inferiores anteriores durante o fechamento. Para eliminar a mordida traumática, uma curva de Spee acentuada foi incorporada no arco ortodôntico superior e uma curva reversa no arco ortodôntico inferior em mais da metade do período de tratamento. Por último, fortes forças intrusivas foram utilizadas nesta paciente com o objetivo de intrusão de toda a dentição superior. Porém, quando uma força ótima é utilizada, a reabsorção radicular não é um fator preocupante. Geralmente, a suposta quantidade de reabsorção radicular que ocorre com o uso de mini-implante de ancoragem é similar àquela que ocorre com o tratamento ortodôntico convencional, independente da quantidade e da direção da movimentação dentária.

As medidas cefalométricas confirmaram a redução nas alturas dentoalveolares anterior e posterior e a redução das medidas esqueléticas verticais, principalmente com a redução na altura dentoalveolar superior posterior (Figs. 7.57-7.59; Tabela 7.2). Inicialmente, foi proposta a genioplastia de redução e de avanço após o tratamento ortodôntico em razão da severidade da protrusão labial e da retrognatia. No entanto, neste estágio do tratamento, não foi mais considerada necessária.

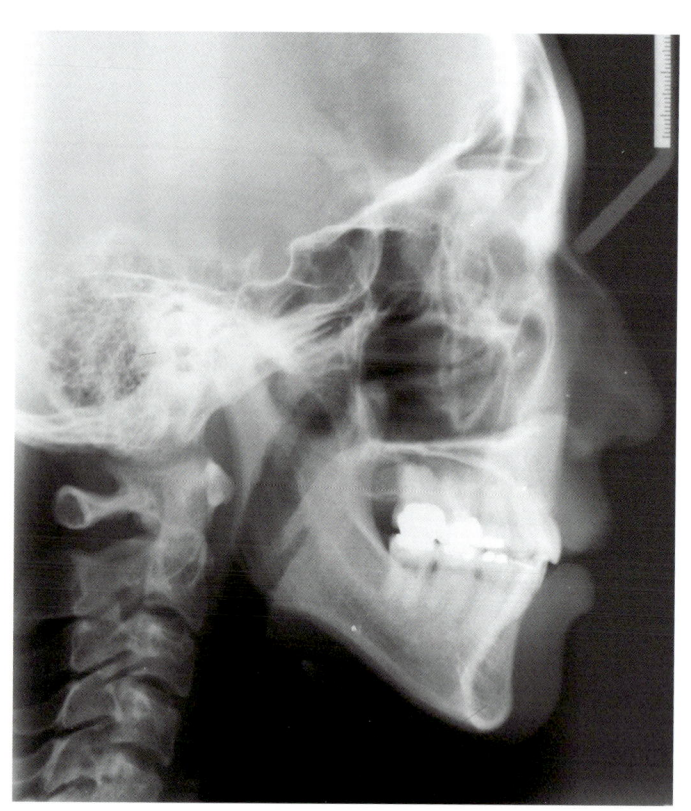

Fig. 7.57

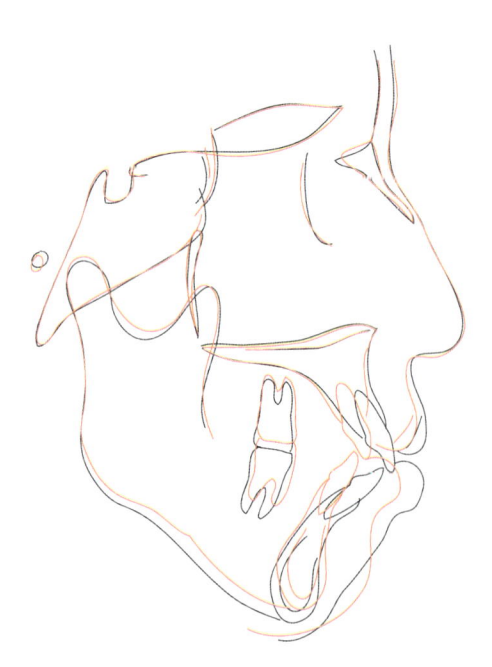

Fig. 7.58

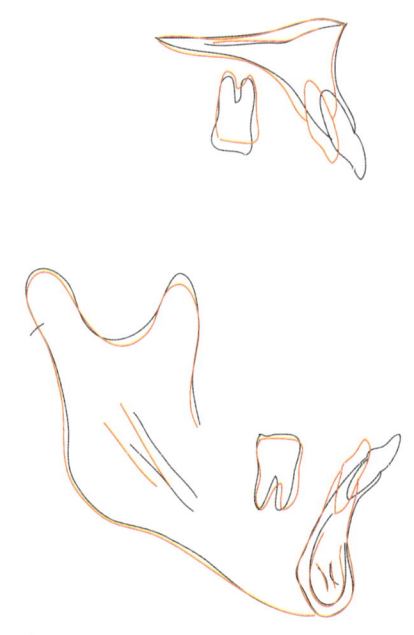

Fig. 7.59

Tabela 7.2 Medidas cefalométricas esqueléticas, dentárias e faciais pré- e pós-tratamento

	Pré-tratamento	Pós-tratamento
ANÁLISE ESQUELÉTICA		
Anteroposterior		
SNA (°)	78,5	78,0
SNB (°)	73,0	73,3
ANB (°)	5,5	4,7
Vertical		
GoMe/SN (°)	44,5	43,0
FMA (°)	35,0	34,0
PP/PM (°)	39,8	37,1
Goníaco inferior (°)	82,0	80,0
ENA-Me (mm)	82,2	79,0
ANÁLISE DENTÁRIA		
Sobressaliência (mm)	3,0	3,0
Sobremordida (mm)	1,5	2,0
UI-SN (°)	105,0	98,0
LI/GoMe (°)	107,4	88,0
SN/PO (°)	19,5	19,0
Is-Is' (mm)	41,8	36,2
Mo-Ms (mm)	32,5	29,5
Ii-Ii' (mm)	51,4	46,5
Mo-Mi (mm)	39,5	38,5
ANÁLISE LABIAL		
LS-E (mm)	1,8	– 2,7
LI-E (mm)	7,0	– 0,3
ANL (°)	82,0	88,0

Ver página ix para os padrões coreanos.
Ver Tabela 7.1 e página x para abreviações.

Sugestão clínica

Quando a intrusão molar não faz parte do tratamento inicial, porém é considerada necessária no meio do tratamento, uma barra transpalatina com ganchos pode ser colada aos primeiros molares (Fig. 7.60).

Discussão

Em pacientes com excesso vertical de maxila, as extrações fornecem espaço para deslocar os dentes anteriores apenas no plano anteroposterior. Os sistemas de força convencional utilizados para repor os segmentos dentários tendem a causar a extrusão dos dentes posteriores e, provavelmente, causarão a piora das aparências oclusal e facial. Consequentemente, a intrusão dos dentes posteriores foi um fator-chave no resultado bem-sucedido do tratamento para esta paciente. Durante o tratamento, os primeiros molares superiores mostraram intrusão de 3,0 mm. Para permitir a rotação da mandíbula em sentido anti-horário, os incisivos superiores também sofreram intrusão pela incorporação da curva de Spee no arco ortodôntico superior. Com a autorrotação da mandíbula, houve uma redução de 3,2 mm na altura facial anterior inferior. Os molares inferiores demonstraram mínima alteração em sua posição anteroposterior e mostraram intrusão de 1,0 mm. Embora o tratamento tenha sido direcionado para controlar a dimensão vertical, também produziu uma resposta favorável nas relações anteroposteriores, visto que o queixo se deslocou anterior e superiormente (Figs. 7.57-7.59). A quantidade de intrusão molar e de autorrotação mandibular associada observada aqui é similar à observada após as osteotomias maxilares tipo LeFort I.[17]

O caso 7.1 foi previamente publicado no *Journal of Clinical Orthodontics*. (Paik CH, Woo Y J, Boyd R L 2003 Treatment of an adult patient with maxillary excess using miniscrew fixation. Journal of Clinical Orthodontics 37:423-428).

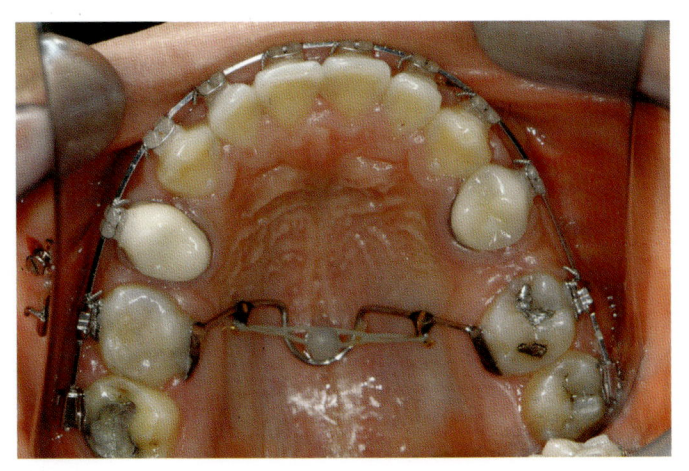

Fig. 7.60

ANCORAGEM COM MINI-IMPLANTE PARA INTRUSÃO DOS DENTES POSTERIORES

A ancoragem com mini-implante para intrusão dos dentes posteriores pode ser utilizada em ambas as arcadas dentárias, unilateral ou bilateralmente. O seguinte caso ilustra algumas dessas possibilidades.

CASO 7.2

Retração e Intrusão Unilateral dos Dentes Posteriores em uma Paciente com Má Oclusão de Classe II Esquelética e Sobremordida Profunda

Queixa apresentada e exame clínico

Uma coreana de 31 anos de idade teve como queixa principal o apinhamento anterior e protrusão labial. Ela possuía um perfil convexo com queixo recuado. Havia tensão no músculo *mentalis* durante o selamento labial. O filtro labial e os incisivos centrais superiores estavam inclinados para a esquerda. Inclinação do plano oclusal também estava presente com exposição gengival do segmento vestibular direito (Figs. 7.61-7.64).

No exame intraoral ela apresentava apinhamento anterior superior e inferior. A sobremordida era de 5,0 mm e a sobressaliência de 6,0 mm. Havia um degrau vertical de 2,0 mm entre as bordas incisivas lateral superior direita e

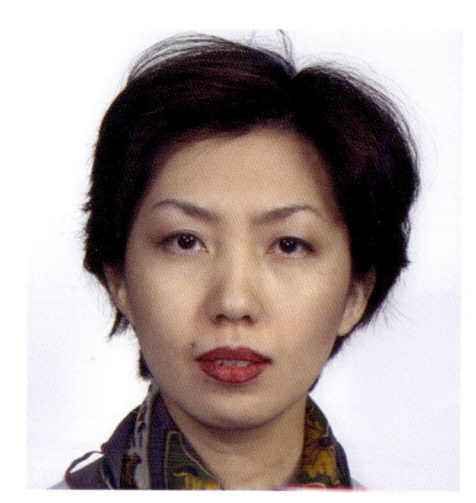

Fig. 7.61

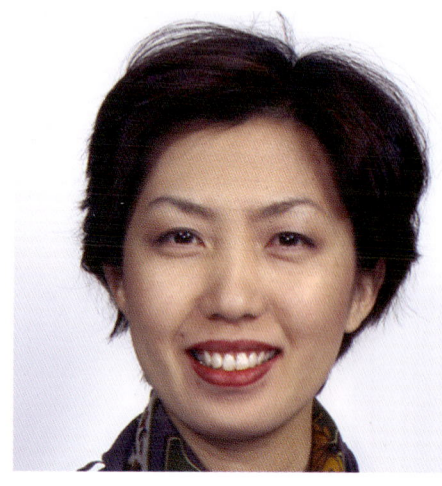

Fig. 7.62

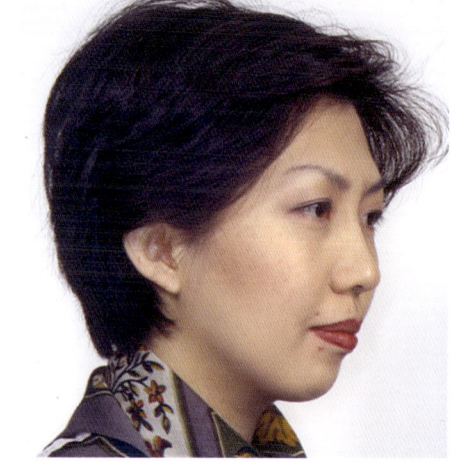

Fig. 7.63

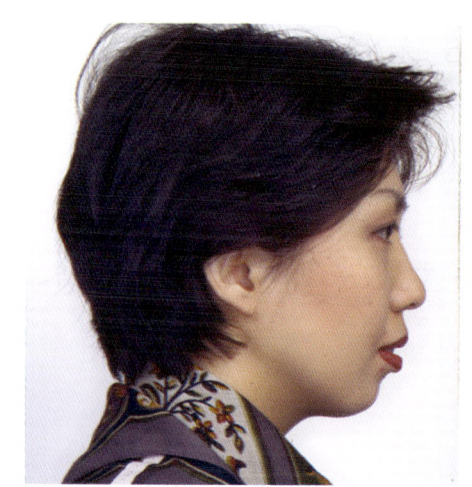

Fig. 7.64

central. As relações molar e canino eram de classe II em ambos os lados. O segmento vestibular direito estava posicionado mais para a frente, causando desvio para a esquerda da linha média dentária superior. O formato da arcada superior estava distorcido (Figs. 7.65-7.70).

Avaliação radiográfica

A radiografia panorâmica demonstrou que o terceiro molar inferior esquerdo estava horizontalmente impactado. Leve reabsorção da cabeça do côndilo esquerdo também foi observada (Fig. 7.71).

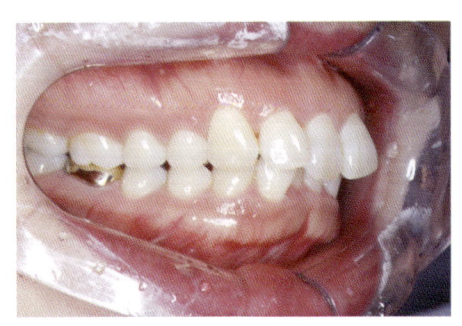
Fig. 7.65

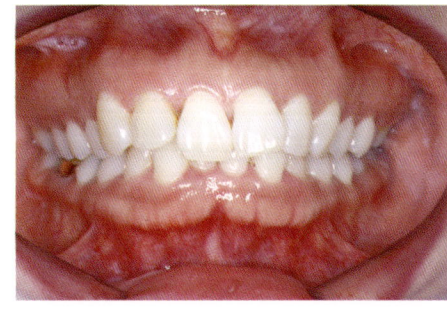
Fig. 7.66

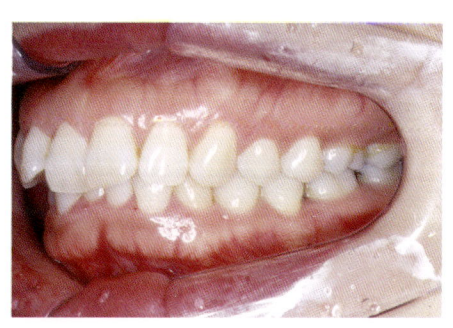
Fig. 7.67

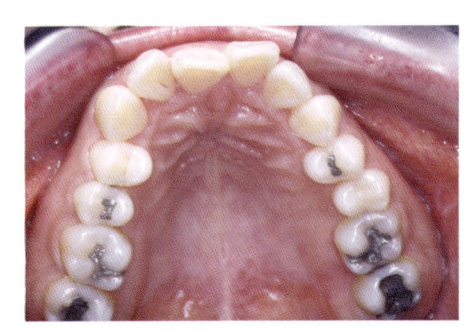
Fig. 7.68

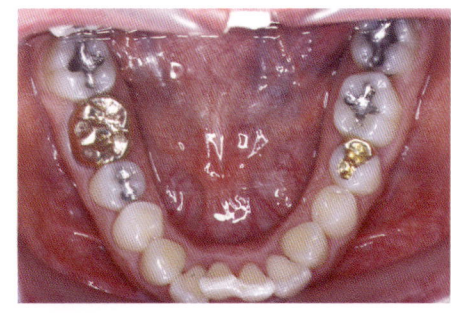
Fig. 7.69

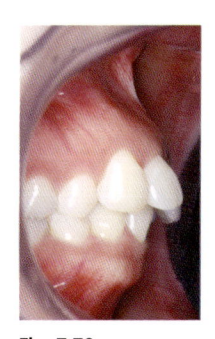
Fig. 7.70

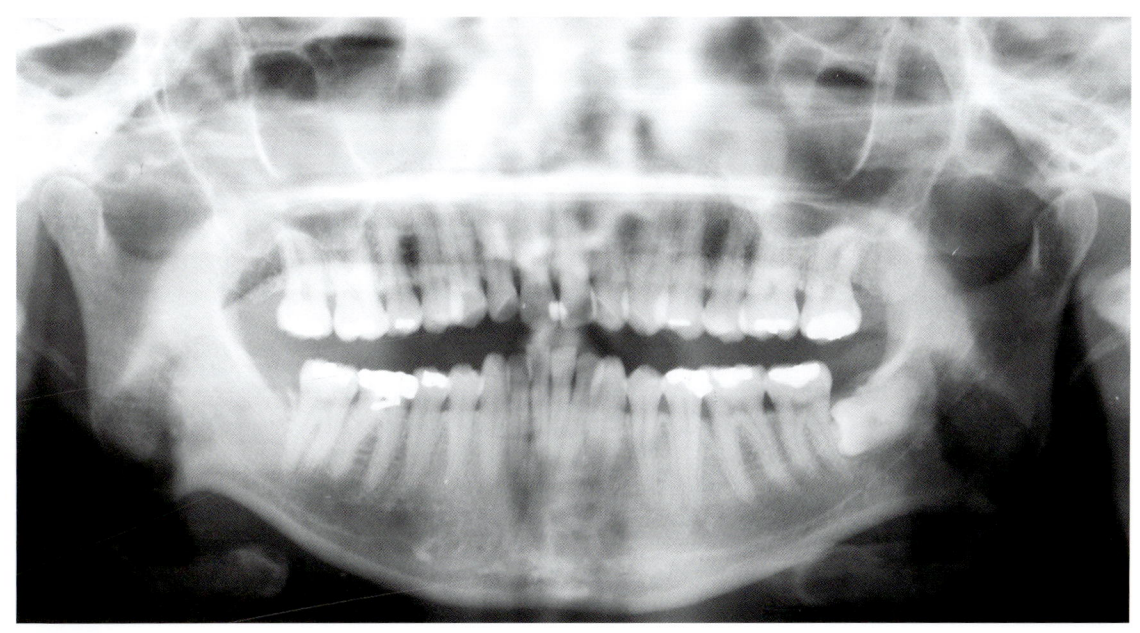
Fig. 7.71

A análise cefalométrica revelou uma relação de classe II esquelética com retrognatia mandibular. Os ângulos entre o plano palatino e o plano mandibular, goníaco inferior e GoMe/SN estavam aumentados, indicando um aumento do ângulo entre os planos maxilar e mandibular. Inclinação axial dos incisivos superiores e inferiores estava normal. Os lábios estavam protrusos com relação à linha estética (E) pela posição retruída do queixo (Fig. 7.72; Tabela 7.3).

O cefalograma PA exibiu desvio do mento de 3,0 mm para a esquerda a partir da linha média esquelética, causada por assimetria maxilar vertical. Comparado com o esquerdo, o primeiro molar superior direito estava posicionado mais inferiormente em 2,5 mm. A linha média dentária superior estava desviada para a esquerda, porém a linha média inferior estava coincidente com a linha média facial (Fig. 7.73).

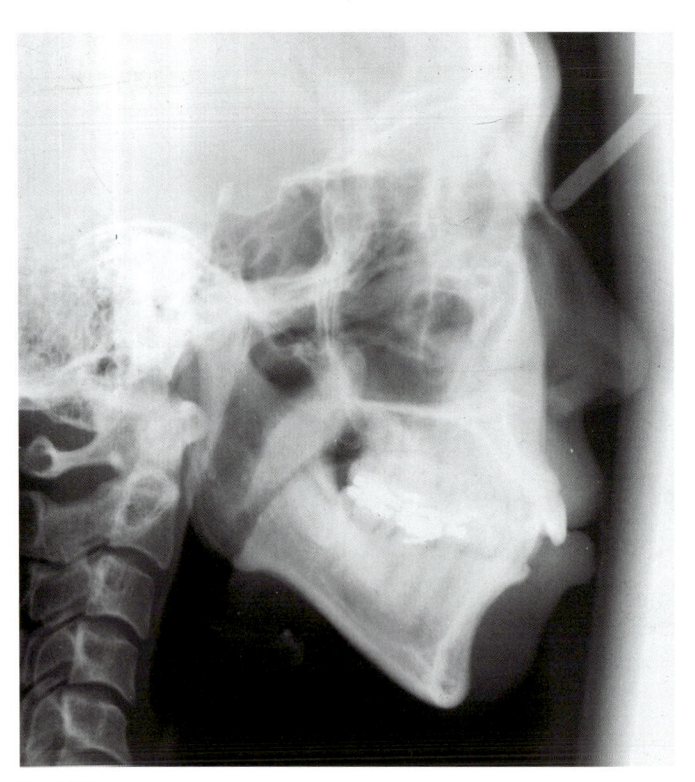

Fig. 7.72

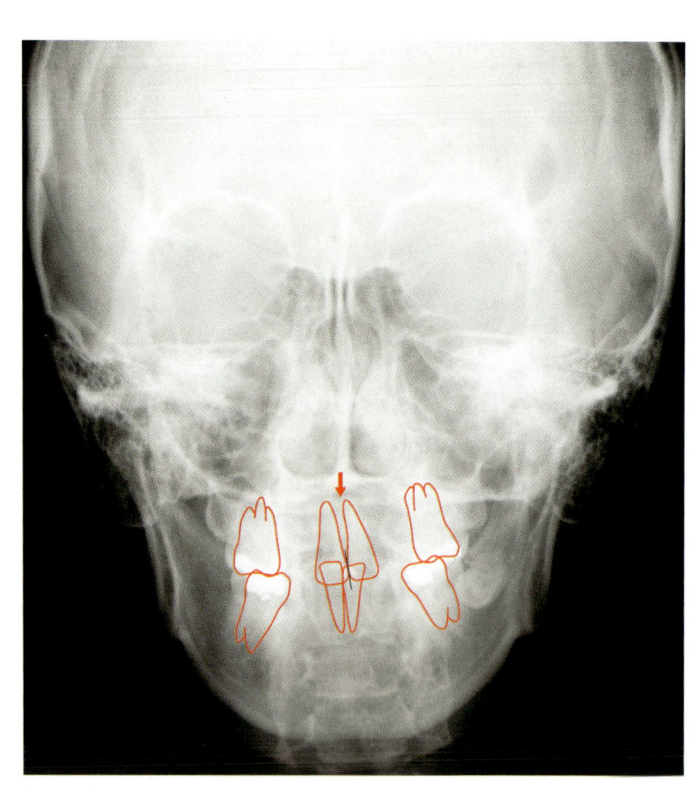

Fig. 7.73

CASO 7.2

Retração e Intrusão Unilateral dos Dentes Posteriores em uma Paciente com Má-Oclusão de Classe II Esquelética e ... ● 165

Tabela 7.3 Medidas cefalométricas dentárias e faciais pré-tratamento

ANÁLISE ESQUELÉTICA

Anteroposterior

SNA (°)	82,0
SNB (°)	74,5
ANB (°)	7,5

Vertical

GoMe/SN (°)	42,5
FMA (°)	36,5
PP/PM (°)	31,0
Goníaco inferior (°)	81,0
ENA-Me (mm)	67,5

ANÁLISE DENTÁRIA

Sobressaliência (mm)	6,0
Sobremordida (mm)	5,0
UI-SN (°)	102,0
LI/GoMe (°)	97,0
SN/PO (°)	18,0
Is-Is' (mm)	31,0
Mo-Ms (mm)	25,0
Ii-Ii' (mm)	49,0
Mo-Mi (mm)	36,0

ANÁLISE LABIAL

LS-E (mm)	2,0
LI-E (mm)	7,0
ANL (°)	99,0

Ver página ix para os padrões coreanos.
Ver Tabela 7.1 e página x para abreviações.

Objetivos e plano de tratamento

Os objetivos do tratamento foram alcançar sobressaliência e sobremordida ideal, reduzir a protrusão labial, estabelecer a relação canina bilateral de classe I e molar bilateral de classe II e a correção da discrepância na linha média dentária superior.

O plano de tratamento foi extrair o primeiro pré-molar superior direito e o segundo pré-molar superior esquerdo para aliviar o apinhamento dos incisivos e facilitar a correção da linha média dentária superior. Dois mini-implantes seriam inseridos para diferentes propósitos. O primeiro mini-implante seria inserido na região palatina mediana para fornecer ancoragem para a intrusão do segmento vestibular direito e, portanto, a correção da discrepância molar vertical. O segundo mini-implante seria inserido na tuberosidade maxilar direita para fornecer ancoragem para a retração do segmento vestibular direito e correção da linha média dentária superior.

Tratamento

Após a extração do primeiro pré-molar superior direito e do segundo pré-molar superior esquerdo, uma barra transpalatina foi instalada nos molares superiores. Aparelhos fixos pré-ajustados de 0,022" × 0,028" foram colados nas arcadas superior e inferior e nivelamento e alinhamento iniciados. A espessura dos arcos ortodônticos foi progressivamente aumentada para arcos de aço inoxidável 0,019" × 0,025". Aos 6 meses de tratamento, iniciou-se a retração dos dentes anteriores. Fechamento do espaço foi iniciado com forças leves e contínuas liberadas pelas dobras distais ativas dos ganchos anteriores no arco ortodôntico para os ganchos de fixação no segundo molar. A paciente se queixou de desconforto na região do terceiro molar esquerdo, e o terceiro molar inferior esquerdo horizontalmente impactado foi extraído.

Inserção do mini-implante e posterior tratamento

Aos 12 meses de tratamento, 3/4 do espaço de extração do primeiro pré-molar direito superior foi fechado e a linha média dentária superior quase alinhada com a linha média dentária inferior. Um mini-implante OsteoMed® (1,6 mm de diâmetro, 6,0 mm de comprimento) foi inserido na região palatina mediana entre o primeiro e o segundo molares superiores em direção anteroposterior, sob anestesia local infiltrativa. O mini-implante foi inserido alguns milímetros para a direita da sutura. Um gancho foi soldado na haste direita da barra transpalatina. Uma semana após a inserção do mini-implante, uma força de 150 g foi aplicada. Para corrigir a discrepância vertical, um módulo elástico foi conectado do mini-implante ao gancho da barra transpalatina para gerar uma força intrusiva distalmente direcionada aos dentes posteriores superiores direito. Um arco segmentado foi inserido de pré-molar a pré-molar, e a barra transpalatina foi removida para soldar um gancho. Posteriormente, um arco contínuo foi inserido na arcada superior. Para evitar contato prematuro dos incisivos durante a intrusão dos molares superiores, uma curva de Spee acentuada foi adicionada ao arco ortodôntico superior e uma curva de Spee reversa foi incorporada na arcada inferior (Figs. 7.74- 7.78).

Após 5 meses, quando a discrepância molar vertical foi corrigida, o mini-implante palatino foi removido. Outro mini-implante OSAS® (1,6 mm de diâmetro, 8,0 mm de comprimento) foi inserido em posição distal ao segundo molar direito superior na região da tuberosidade. Foi selecionado o mini-implante de maior comprimento por causa da grande espessura do tecido mole nesta região (Cap. 5 para explicação detalhada). Para a retração do segmento vestibular direito, uma corrente elástica foi fixada entre o mini-implante e o gancho na barra transpalatina (Figs. 7.79-7.84).

O tempo de tratamento foi de 26 meses. Contenções fixas inferiores foram coladas aos dentes superiores e inferiores imediatamente após a remoção dos bráquetes. A paciente também utilizou uma placa de contenção superior removível *(wraparound)* e placa de contenção Hawley.

CASO 7.2

Retração e Intrusão Unilateral dos Dentes Posteriores em uma Paciente com Má-Oclusão de Classe II Esquelética e ... ● **167**

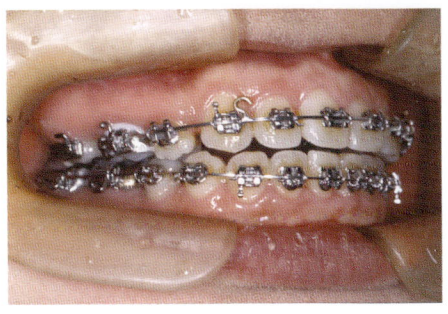

Fig. 7.74

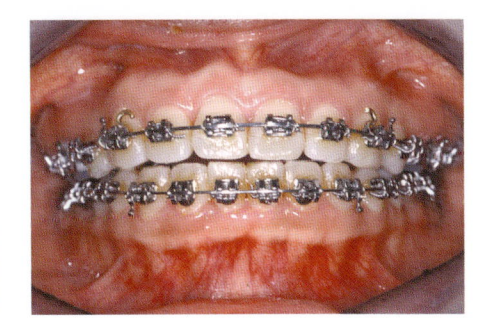

Fig. 7.75

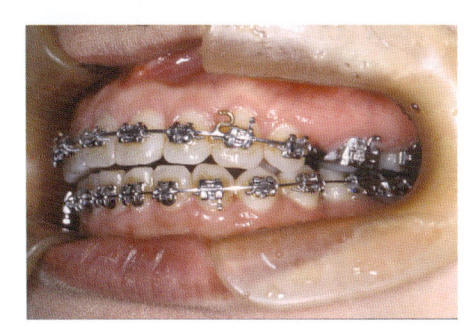

Fig. 7.76

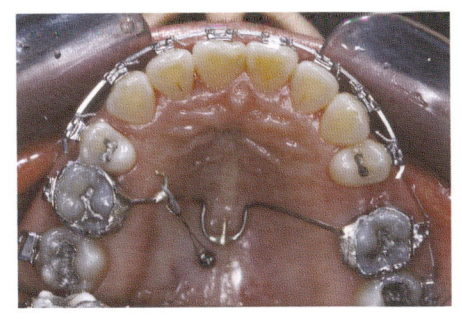

Fig. 7.77

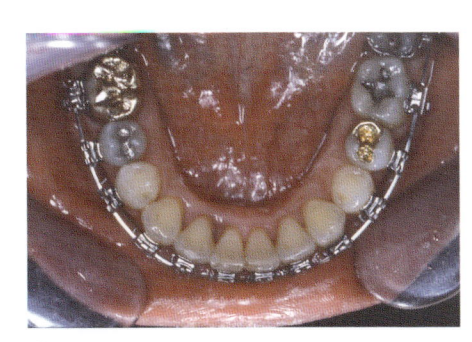

Fig. 7.78

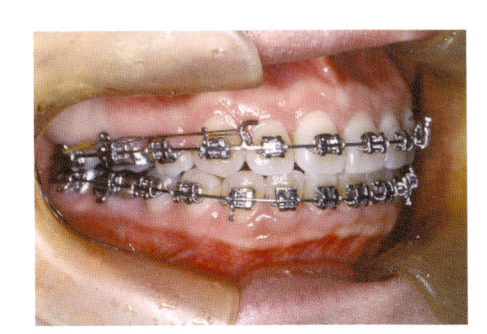

Fig. 7.79

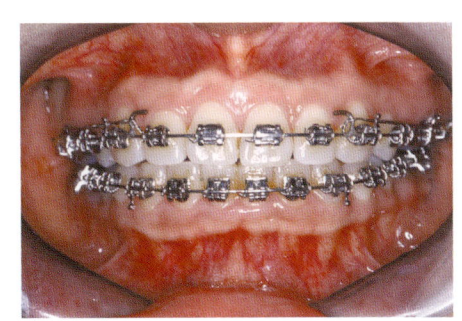

Fig. 7.80

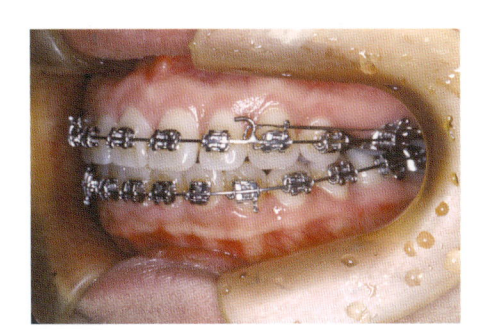

Fig. 7.81

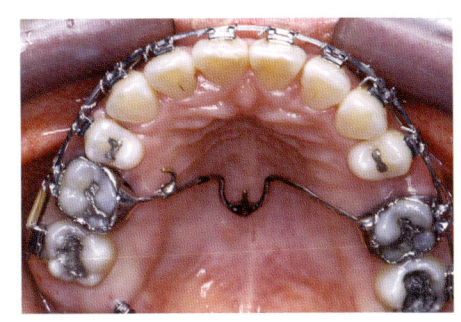

Fig. 7.82

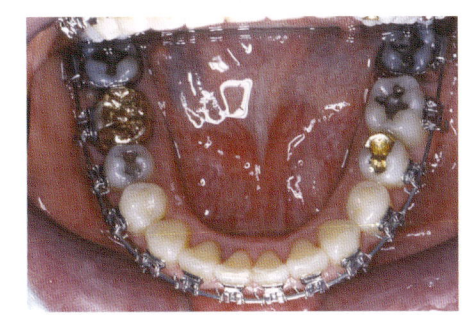

Fig. 7.83

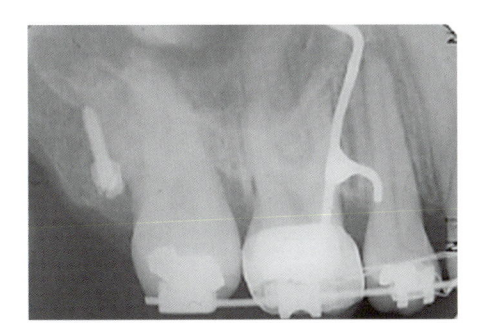

Fig. 7.84

Avaliação pós-tratamento

Houve uma melhora no perfil labial, visto que a protrusão labial foi reduzida e a tensão no músculo *mentalis* tinha desaparecido. Os incisivos centrais superiores foram verticalizados e o plano oclusal tinha sido nivelado (Figs. 7.85-7.88).

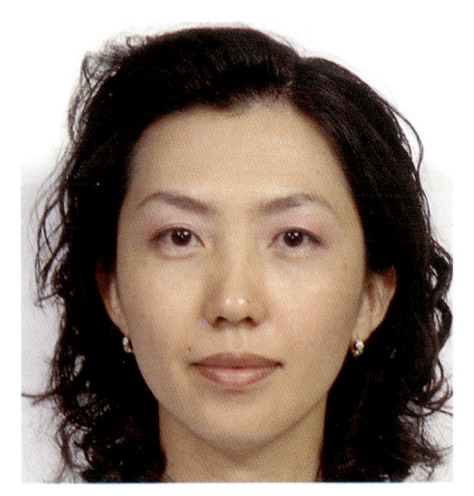

Fig. 7.85

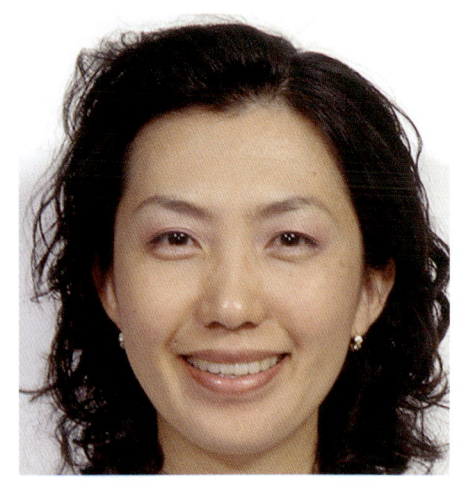

Fig. 7.86

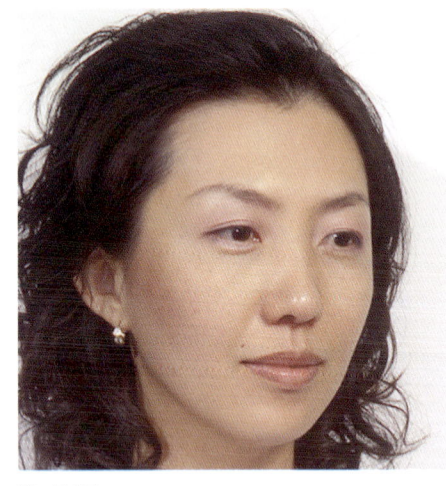

Fig. 7.87

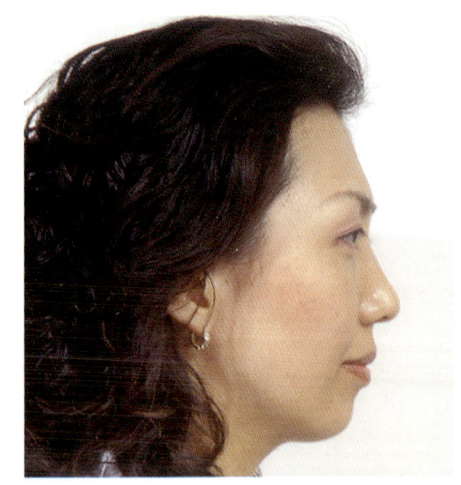

Fig. 7.88

CASO 7.2

Retração e Intrusão Unilateral dos Dentes Posteriores em uma Paciente com Má-Oclusão de Classe II Esquelética e ... ● 169

Ambas as arcadas estavam bem alinhadas e coordenadas. As linhas médias dentárias superior e inferior foram alinhadas, e uma sobressaliência e sobremordida ótima foram estabelecidas. Relações canina bilateral de classe I e molar bilateral de classe II foram obtidas (Figs. 7.89-7.94).

A radiografia panorâmica pós-tratamento demonstrou um bom paralelismo radicular, exceto pelos incisivos centrais inferiores. Apenas leve reabsorção radicular foi observada nos incisivos superiores, apesar da quantidade considerável de movimento desses dentes (Figs. 7.95-7.97).

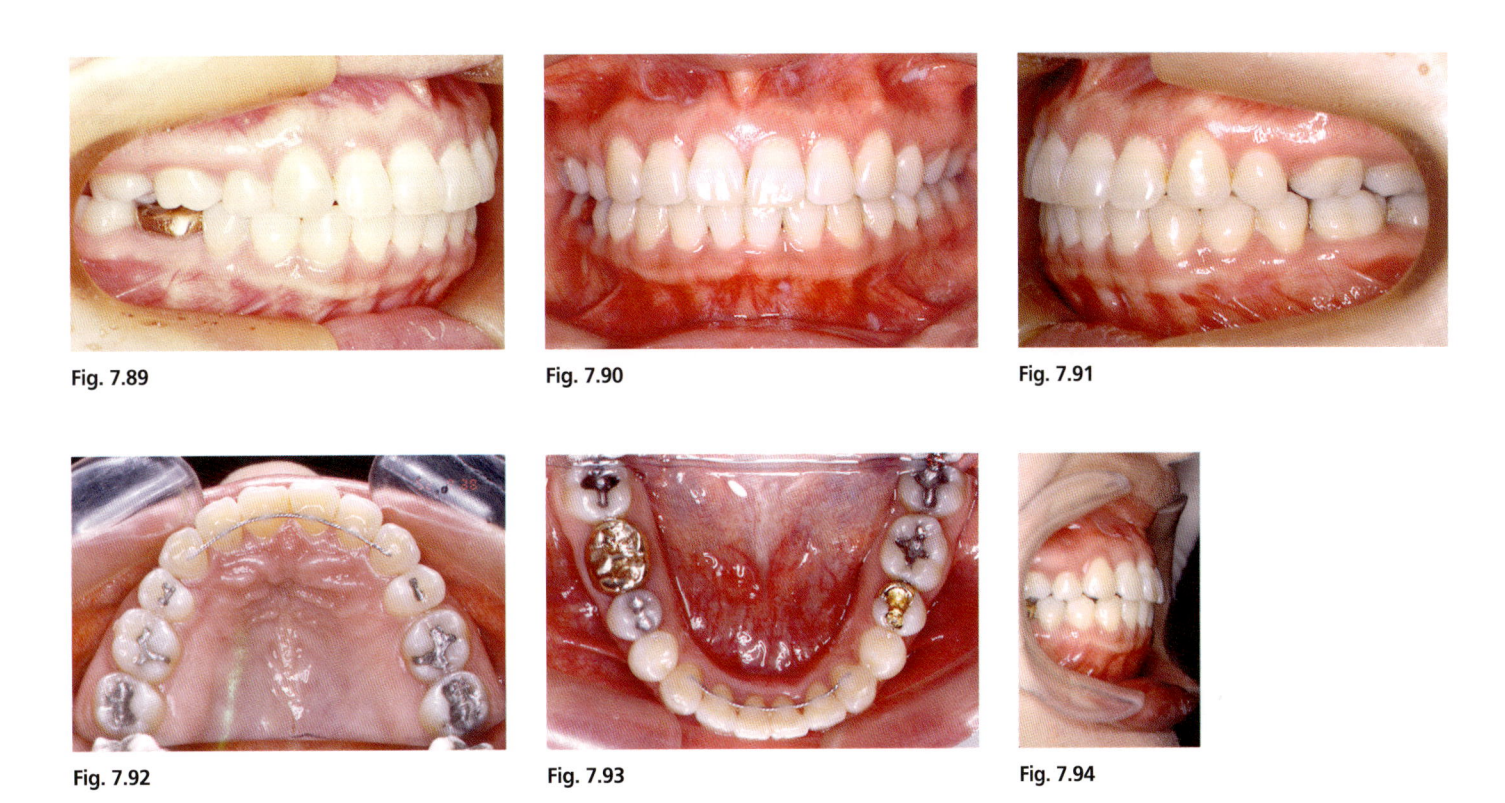

Fig. 7.89

Fig. 7.90

Fig. 7.91

Fig. 7.92

Fig. 7.93

Fig. 7.94

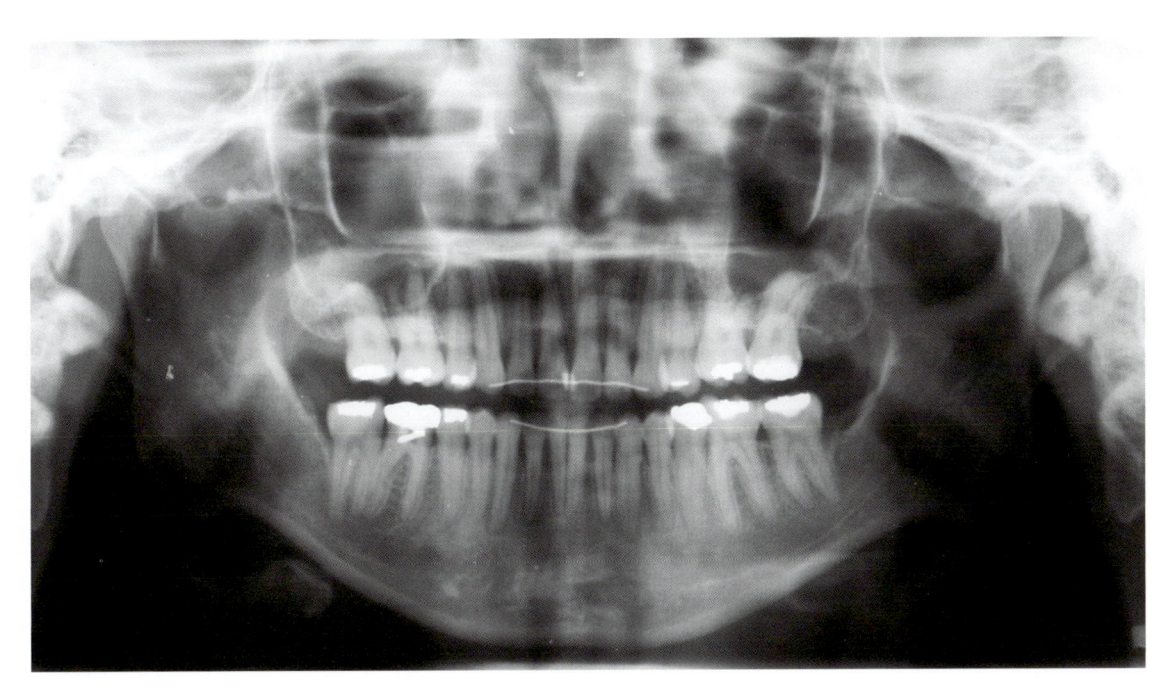

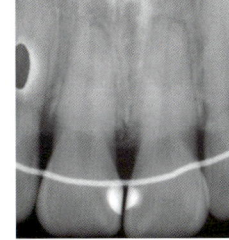

Fig. 7.96

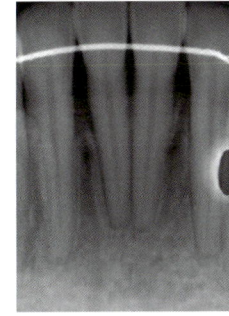

Fig. 7.97

O cefalograma lateral e a sobreposição de traçados pós-tratamento exibem redução na altura facial anterior e da inclinação do plano mandibular pela autorrotação da mandíbula após a intrusão dos molares superiores. Houve deslocamento posterior e superior dos incisivos superiores. Foi observada uma considerável quantidade de remodelamento da região subespinhal como resultado da grande retração dos incisivos superiores. Os dentes superiores posteriores deslocaram-se superior e anteriormente. Houve intrusão dos incisivos superiores pela incorporação da curva de Spee acentuada no arco ortodôntico superior; a extrusão dos molares superiores foi evitada pela aplicação de força intrusiva a partir do mini-implante palatino. Intrusão dos incisivos mandibulares resultou da curva reversa adicionada ao arco ortodôntico inferior (Figs. 7.98-7.100; Tabela 7.4).

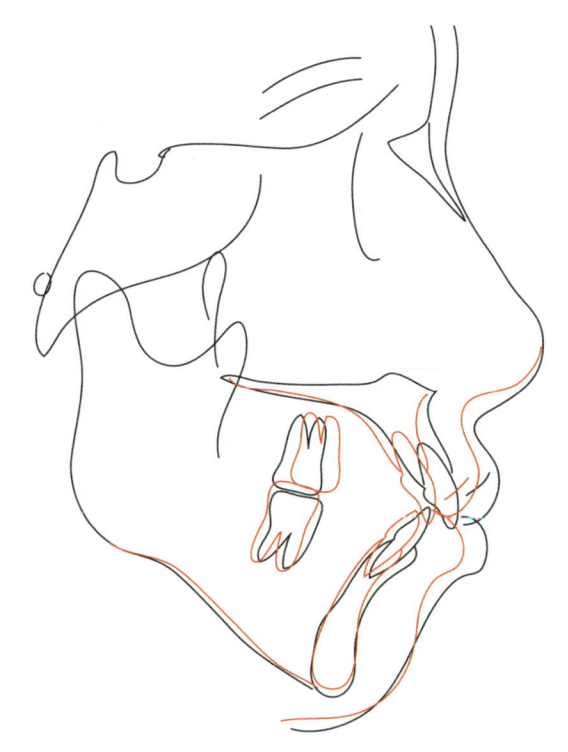

Fig. 7.99

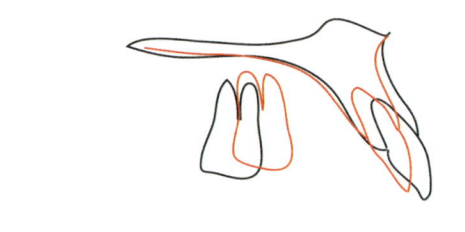

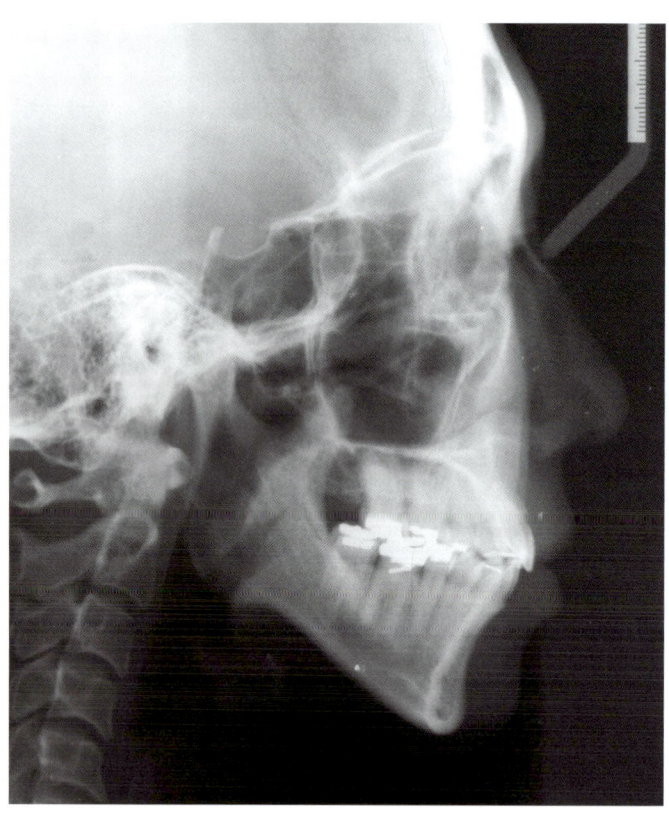

Fig. 7.98

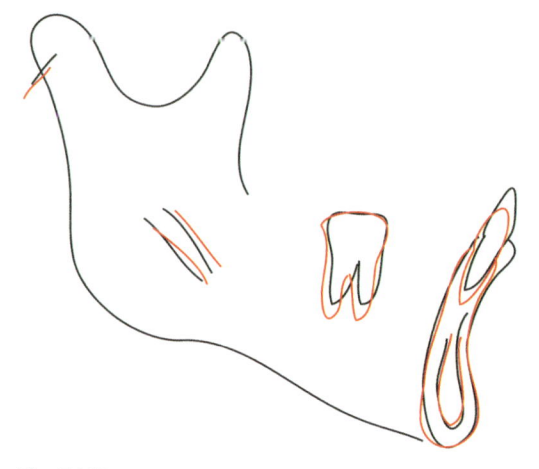

Fig. 7.100

Tabela 7.4 Medidas cefalométricas esqueléticas, dentárias e faciais pré- e pós-tratamento

	Pré-tratamento	Pós-tratamento
ANÁLISE ESQUELÉTICA		
Anteroposterior		
SNA (°)	82,0	79,5
SNB (°)	74,5	74,5
ANB (°)	7,5	5,0
Vertical		
GoMe/SN (°)	42,5	40,0
FMA (°)	36,5	33,0
PP/PM (°)	31,0	27,0
Goníaco inferior (°)	81,0	79,0
ENA-Me (mm)	67,5	67,0
ANÁLISE DENTÁRIA		
Sobressaliência (mm)	6,0	3,0
Sobremordida (mm)	5,0	2,5
UI-SN (°)	102,0	101,0
LI/GoMe (°)	97,0	95,5
SN/PO (°)	18,0	19,0
Is-Is′ (mm)	31,0	29,5
Mo-Ms (mm)	25,0	25,0
Ii-Ii′ (mm)	49,0	44,0
Mo-Mi (mm)	36,0	35,2
ANÁLISE LABIAL		
LS-E (mm)	2,0	− 1,5
LI-E (mm)	7,0	1,7
ANL (°)	99,0	89,0

Ver página ix para os padrões coreanos.
Ver Tabela 7.1 e página x para abreviações.

O cefalograma PA pós-tratamento exibiu correção da discrepância molar vertical e assimetria mandibular (Fig. 7.101).

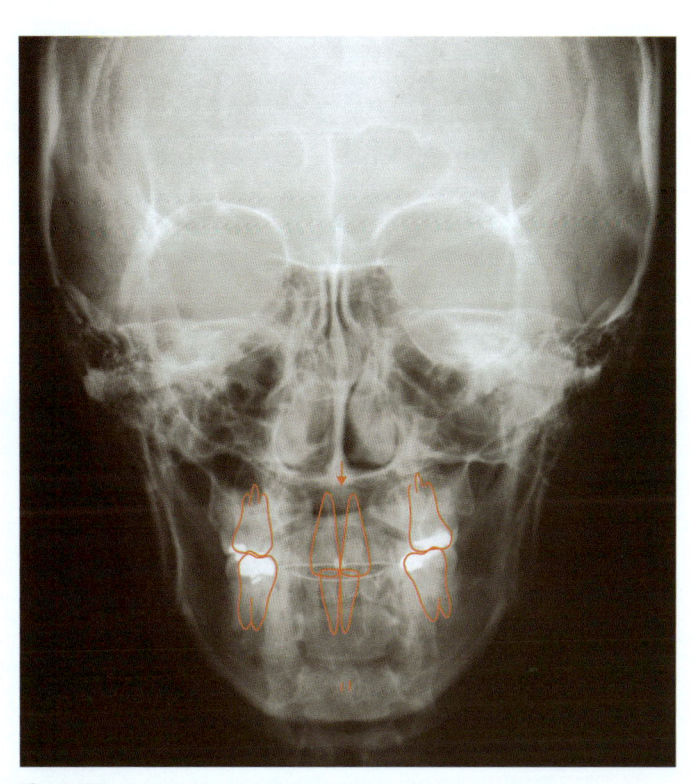

Fig. 7.101

Na consulta de seguimento aos 3 anos e 2 meses, não houve alterações dignas de nota pós-tratamento (Figs. 7.102-7.114).

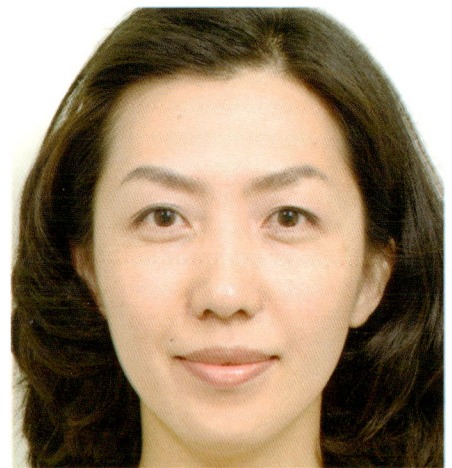

Fig. 7.102

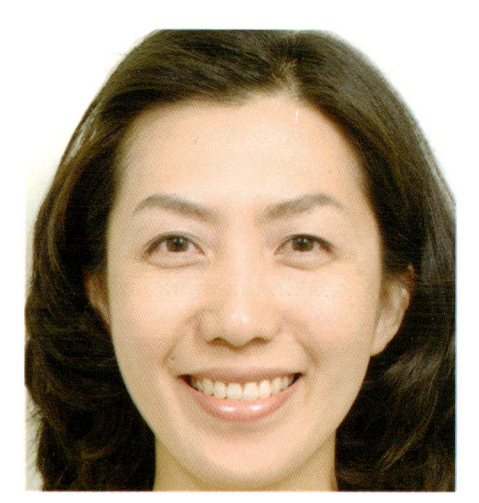

Fig. 7.103

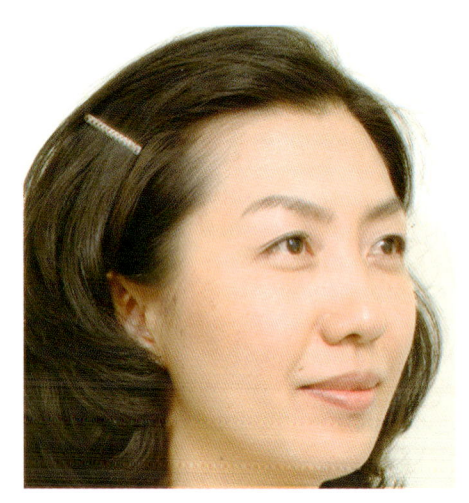

Fig. 7.104

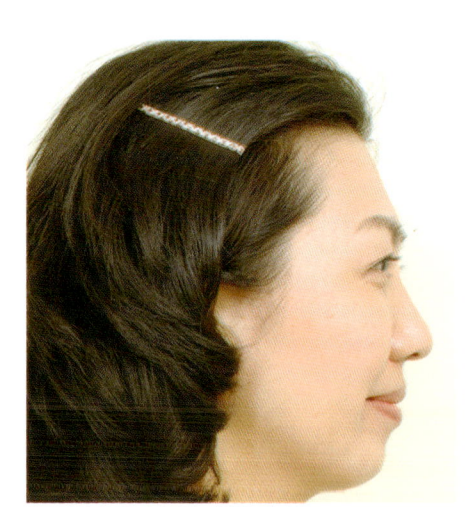

Fig. 7.105

CASO 7.2

Retração e Intrusão Unilateral dos Dentes Posteriores em uma Paciente com Má-Oclusão de Classe II Esquelética e ... ● 173

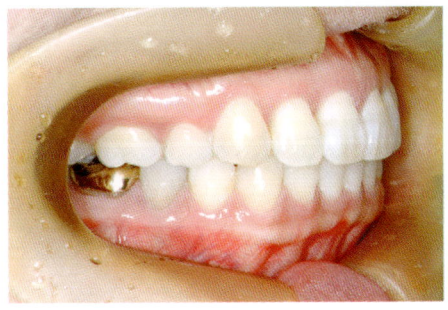

Fig. 7.106

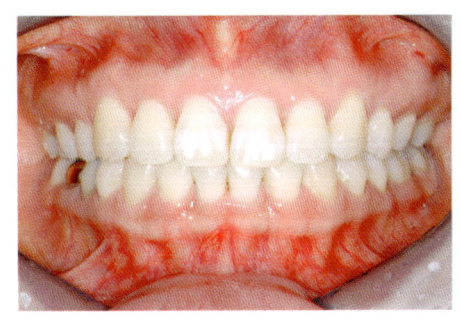

Fig. 7.107

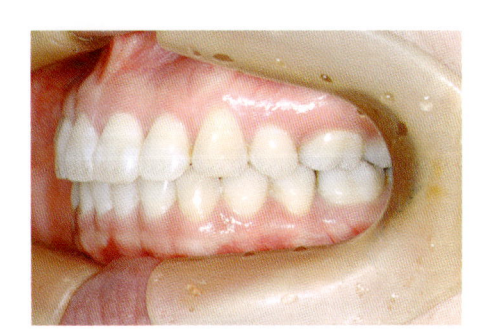

Fig. 7.108

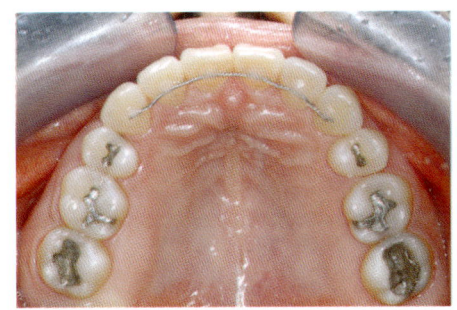

Fig. 7.109

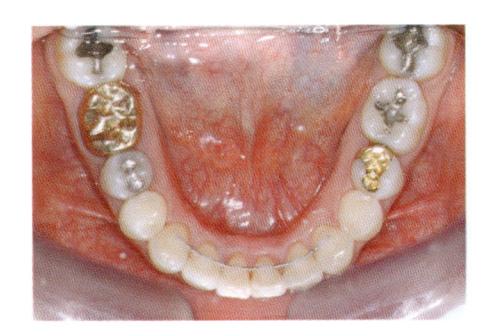

Fig. 7.110

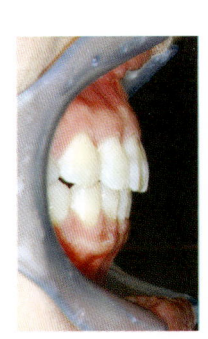

Fig. 7.111

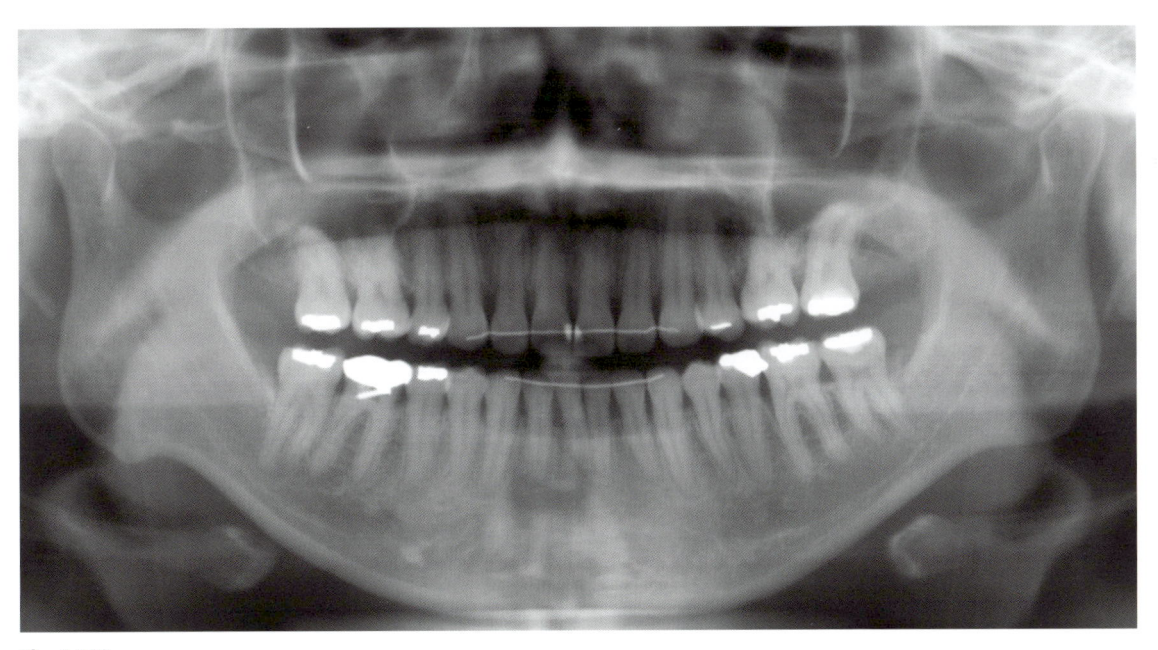

Fig. 7.112

O caso 7.2 foi previamente publicado no *American Journal of Orthodontics and Dentofacial Orthopedics*. (Paik C H, Ahn S J, Nahm D S 2007 Correction of Class II deep overbite and dental and skeletal asymmetry with 2 types of palatal miniscrews. American Journal of Orthodontics and Dentofacial Orthopedics 131:S106-116.)

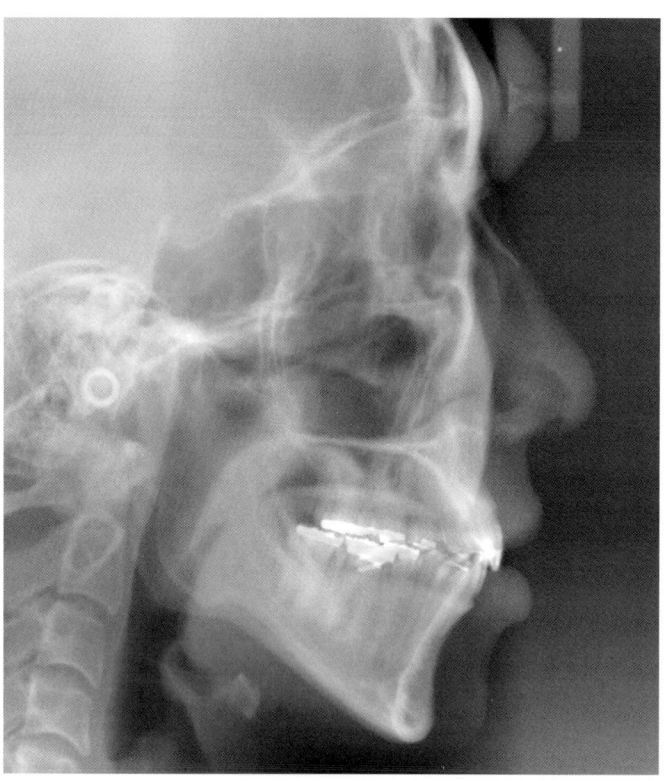

Fig. 7.113

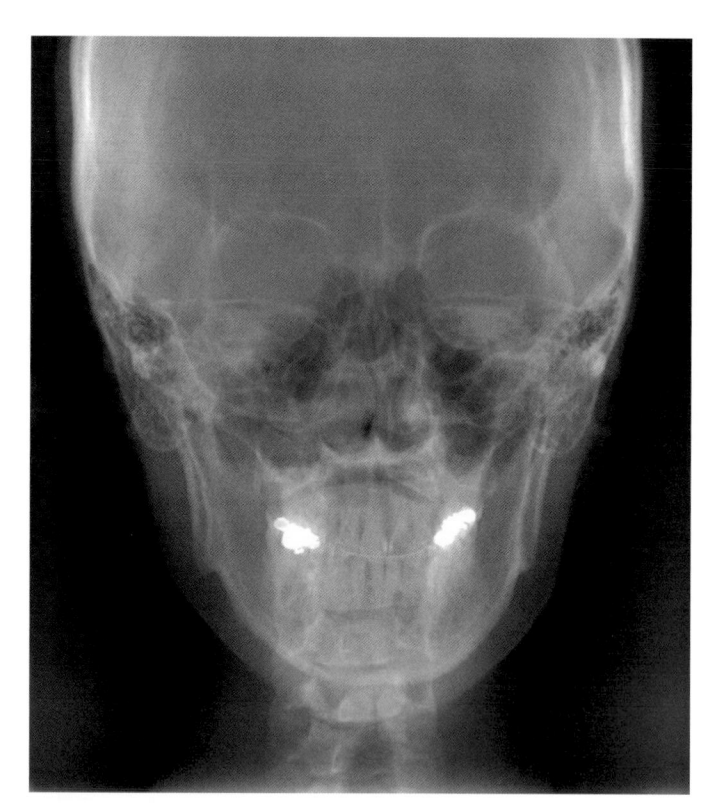

Fig. 7.114

CASO 7.3

Intrusão dos Dentes Superiores e Inferiores Posteriores em uma Paciente com Mordida Aberta Anterior de Classe I

Queixa apresentada e exame clínico

Uma coreana de 30 anos de idade teve como queixa principal uma estética facial insatisfatória em razão de uma severa mordida aberta anterior. Ela possuía interposição lingual, que contribuiu para a formação e a manutenção de sua mordida aberta anterior. Ela também era uma respiradora oral e tinha leve ceceio. Seu perfil era moderadamente convexo, com lábios espessos e incompetentes. Em visão frontal, a face era simétrica sem exposição dos dentes durante o repouso labial. Menos do que 1 mm dos dentes eram visíveis durante o sorriso (Figs. 7.115-7.118).

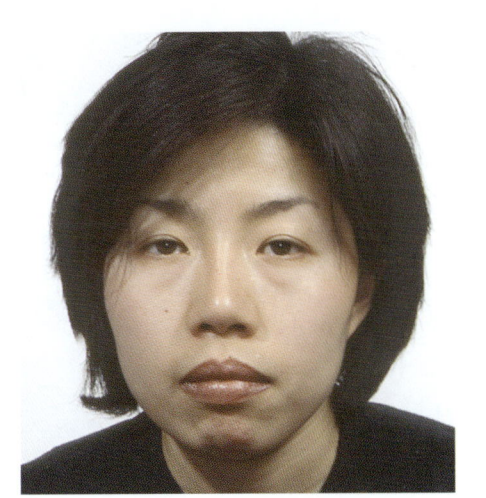

Fig. 7.115

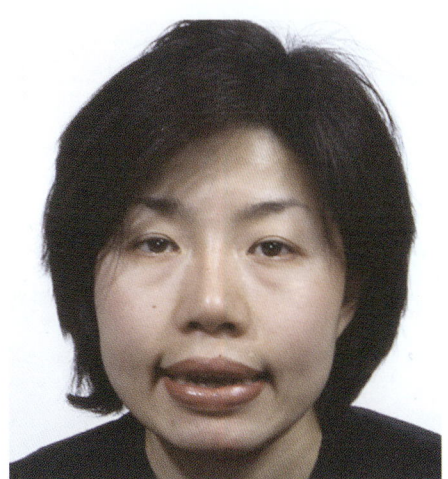

Fig. 7.116

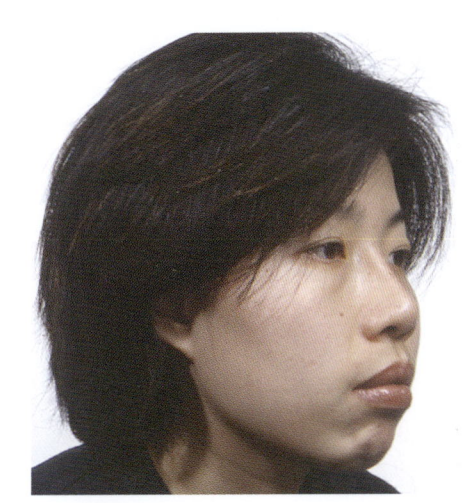

Fig. 7.117

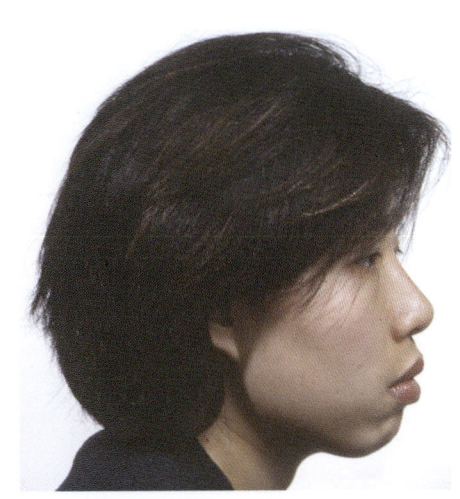

Fig. 7.118

O exame intraoral revelou relações molar e canino de classe I em ambos os lados com mordida aberta de 7,2 mm e sobressaliência de 3,6 mm. Havia apinhamento anteroinferior moderado e 1-2 mm de retração gengival nas superfícies labiais. A linha média dentária superior era centralizada na face, porém a linha média dentária inferior estava desviada para a esquerda 1,3 mm. A arcada dentária superior apresentava uma forma em "U" ampla e a arcada inferior tinha formato quadrado. Havia uma curva de Spee reversa na arcada inferior e uma curva de Spee acentuada na arcada superior (Figs. 7.119-7.124).

Avaliação radiográfica

A radiografia panorâmica revelou uma dentição permanente completa, exceto pelo terceiro molar inferior esquerdo. Uma leve quantidade de perda óssea alveolar horizontal era evidente (Fig. 7.125), embora a higiene oral fosse excelente e não houvesse sinais de inflamação ativa.

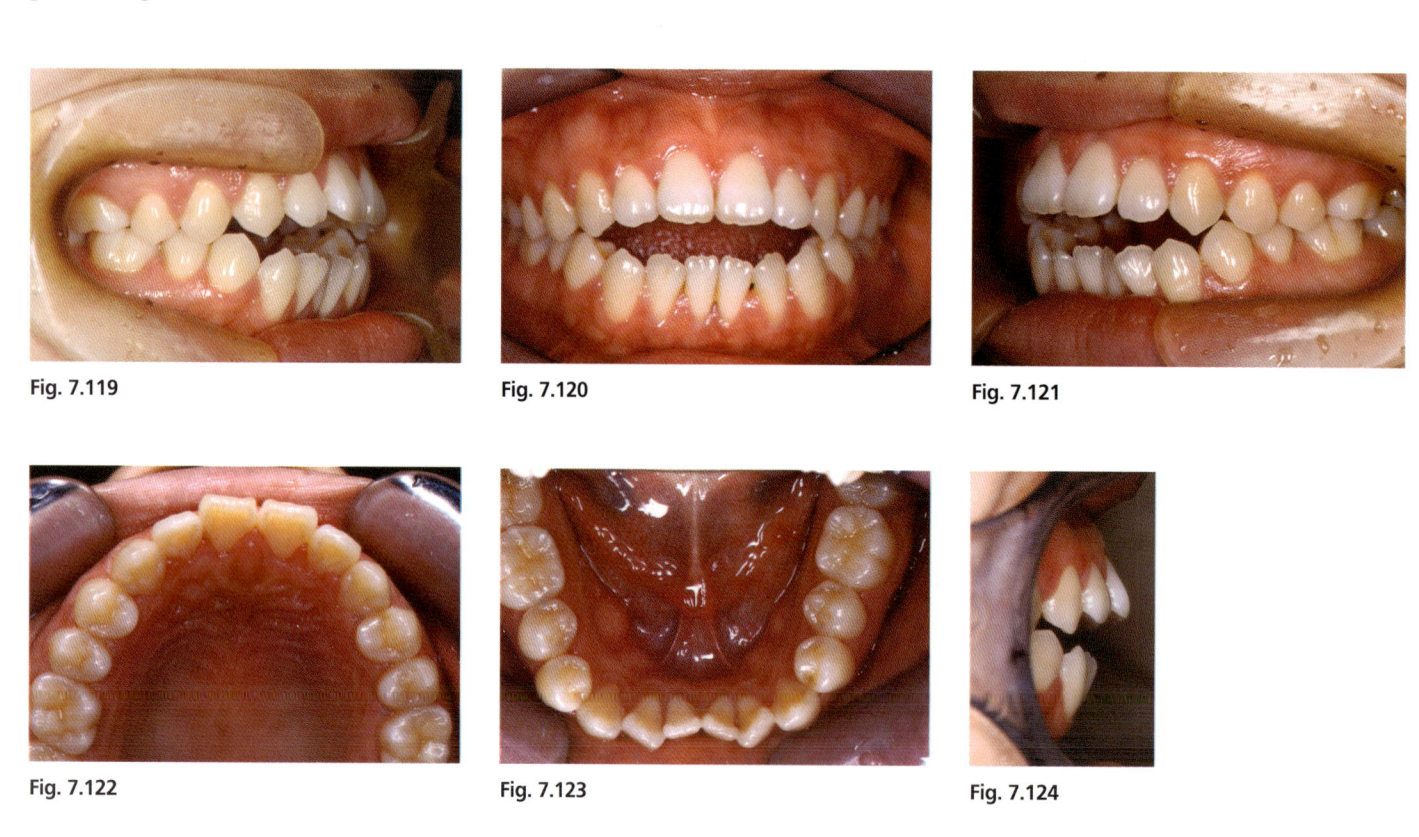

Fig. 7.119　　Fig. 7.120　　Fig. 7.121

Fig. 7.122　　Fig. 7.123　　Fig. 7.124

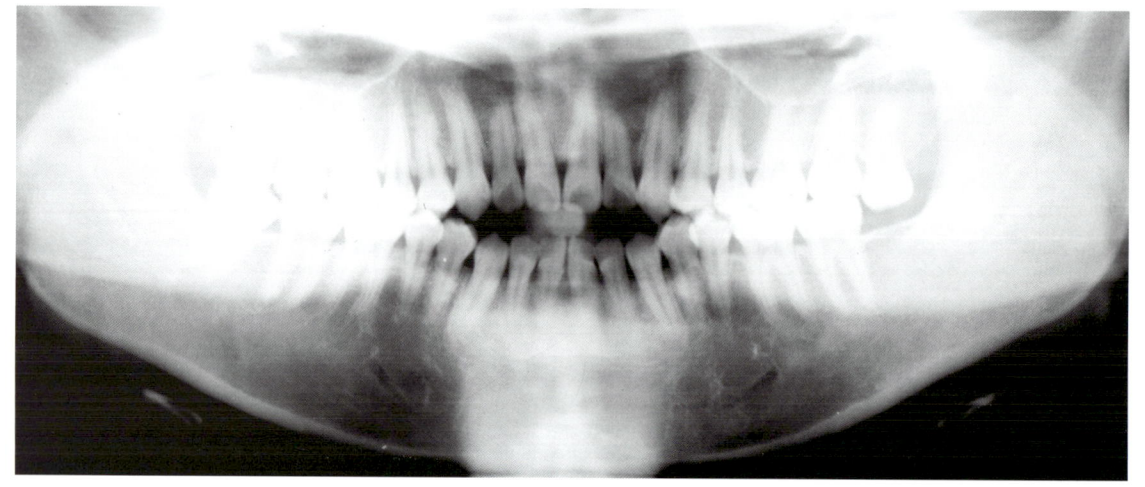

Fig. 7.125

CASO 7.3

Intrusão dos Dentes Superiores e Inferiores Posteriores em uma Paciente com Mordida Aberta Anterior de Classe I ● 177

A análise cefalométrica revelou uma relação de classe I esquelética com mordida aberta anterior. Ambos os incisivos superiores e inferiores estavam proclinados. Os lábios eram protrusos com relação à linha E. As alturas dentoalveolar posterior superior e inferior (Mo-Ms, Mo-Mi [ver nota de rodapé da Tabela 7.5 para explicação] eram excessivas. Os ângulos entre os planos palatino e mandibular, goníaco inferior e GoMe/SN estavam aumentados (Fig. 7.126; Tabela 7.5).

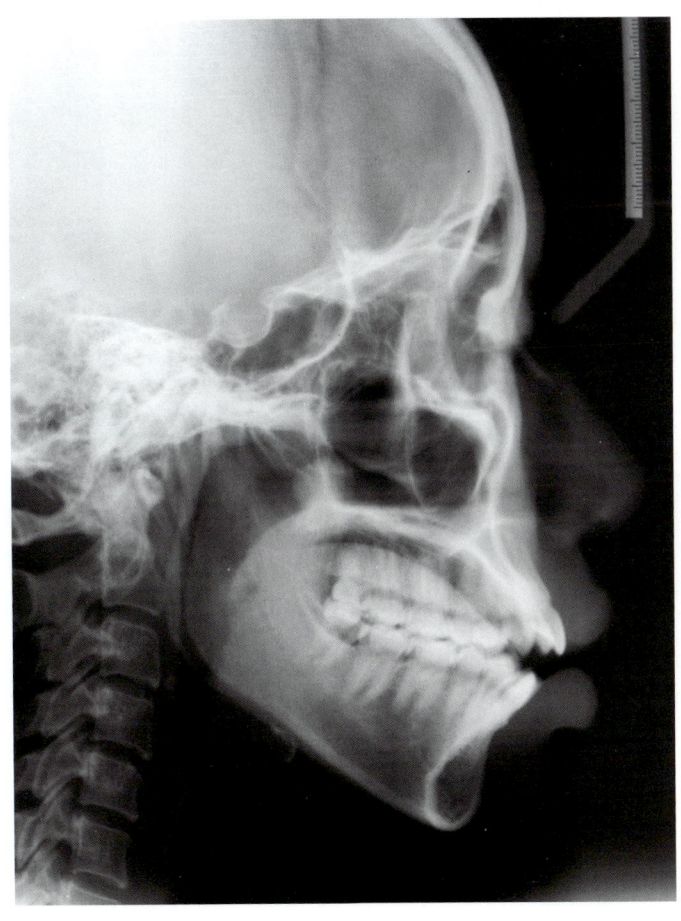

Fig. 7.126

Tabela 7.5 Medidas cefalométricas dentárias e faciais pré-tratamento	
ANÁLISE ESQUELÉTICA	
Anteroposterior	
SNA (°)	92,0
SNB (°)	84,0
ANB (°)	8,0
Vertical	
GoMe/SN (°)	36,0
FMA (°)	29,2
PP/PM (°)	28,0
Goníaco inferior (°)	79,4
ENA-Me (mm)	81,3
ANÁLISE DENTÁRIA	
Sobressaliência (mm)	3,6
Sobremordida (mm)	– 7,2
UI-SN (°)	111,5
LI/GoMe (°)	103,8
SN/PO (°)	20,5
Is-Is' (mm)	33,8
Mo-Ms (mm)	32,0
Ii-Ii' (mm)	46,7
Mo-Mi (mm)	42,0
ANÁLISE LABIAL	
LS-E (mm)	3,4
LI-E (mm)	7,1
ANL (°)	86,0

Ver página ix para os padrões coreanos.
Ver Tabela 7.1 e página x para abreviações.

Objetivos e plano de tratamento

Os objetivos de tratamento para os dentes superiores foram a intrusão molar e o reposicionamento estético dos dentes anteriores para aumentar a exposição dos incisivos durante o repouso e o sorriso. Os objetivos para a dentição inferior foram a intrusão dos dentes molares para reduzir a altura vertical inferior excessiva e permitir a autorrotação da mandíbula. Outros objetivos associados foram a redução da protrusão labial e a eliminação da tensão do músculo *mentalis* durante o selamento labial.

O plano de tratamento foi extrair os quatro primeiros pré-molares para reduzir a protrusão dentoalveolar. A mordida aberta seria fechada com mecânica intrusiva posterior com ancoragem via mini-implantes. A ancoragem para a intrusão molar superior seria fornecida por um mini-implante na região palatina mediana. Para a intrusão molar inferior, a ancoragem seria fornecida por mini-implantes inseridos no osso alveolar inter-radicular.

Tratamento

Após a extração dos quatro primeiros pré-molares e os três terceiros molares, aparelhos fixos pré-ajustados de 0,022" × 0,028" foram colados nas arcadas superior e inferior. Uma barra transpalatina baixa foi instalada nos molares superiores. Um gancho foi soldado no centro da alça para facilitar a aplicação da corrente elástica. Sob anestesia infiltrativa local, um mini-implante foi inserido na região da sutura palatina mediana posterior, alinhado com os primeiros molares. Para determinar o comprimento adequado do implante, foi realizado um cefalograma lateral para avaliar a altura óssea vertical na região da sutura palatina. Um mini-implante OsteoMed® (1,6 mm de diâmetro, 6,0 mm de comprimento) foi inserido usando uma peça de mão contra-ângulo de baixa rotação 256:1. Nessa região, abundante irrigação é necessária para prevenir lesão óssea cortical causada pelo calor gerado. Não há raízes, nervos ou vasos sanguíneos nessa região para complicar a inserção do implante. Na arcada inferior, 2 mini-implantes OsteoMed® (1,6 mm de diâmetro, 6,0 mm de comprimento) foram inseridos no osso inter-radicular do primeiro e do segundo molares. A proximidade radicular foi verificada em uma radiografia pa-

norâmica antes da inserção. Uma chave de fenda manual (chave manual) foi utilizada para a inserção. Após a inserção, tomadas radiográficas periapicais foram realizadas para verificar a ausência de contato entre o mini-implante e a raiz (Figs. 7.127-7.129).

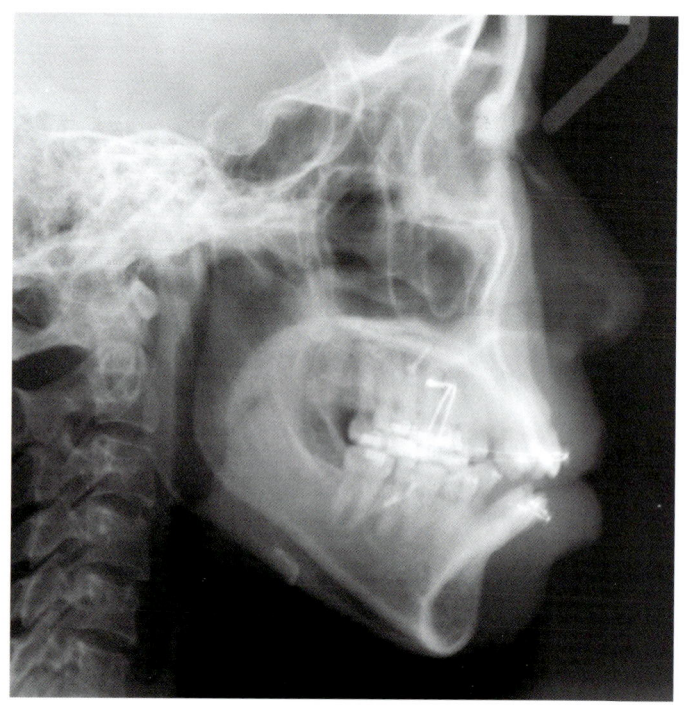

Fig. 7.127

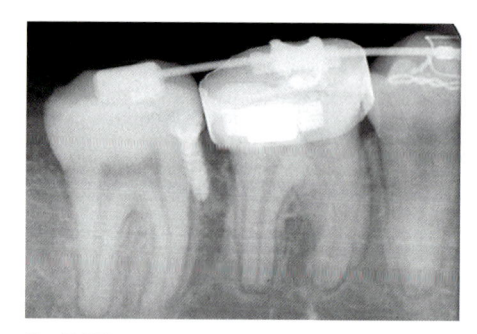

Fig. 7.128

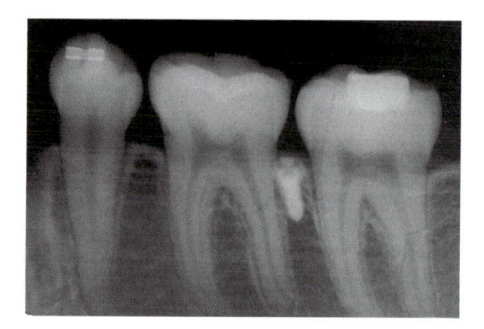

Fig. 7.129

CASO 7.3

Intrusão dos Dentes Superiores e Inferiores Posteriores em uma Paciente com Mordida Aberta Anterior de Classe I ● **179**

Nivelamento e alinhamento das arcadas superior e inferior foram iniciados. Uma corrente elástica foi colocada do gancho na barra transpalatina até o parafuso palatino, de modo a aplicar uma força intrusiva vertical aos dentes superiores posteriores. Na arcada inferior, correntes elásticas foram fixadas da arcada inferior entre o primeiro e o segundo molares até os mini-implantes vestibulares direito e esquerdo para exercer uma força intrusiva sobre os dentes inferiores posteriores. A espessura dos arcos ortodônticos foi progressivamente aumentada para arcos de aço inoxidável 0,19" × 0,025". O fechamento do espaço foi iniciado com forças leves e contínuas liberadas pelas dobras distais ativas dos ganchos anteriores no arco ortodôntico aos ganchos de fixação no segundo molar (Figs. 7.130-7.134). Esta paciente foi o primeiro caso de intrusão molar com o uso de mini-implantes como ancoragem. Nesse momento, a inclinação vestibular dos dentes inferiores posteriores causada pela força intrusiva foi controlada com um arco ortodôntico retangular. É preferível inserir um arco lingual nos primeiros molares do que incorporar dobras no arco ortodôntico.

Retração dos dentes anteriores foi continuada pela substituição das ligaduras de elastômero em cada consulta até o completo fechamento do espaço. Durante o fechamento do espaço, as correntes elásticas conectadas aos mini-implantes também foram substituídas para fornecer uma força intrusiva contínua nos molares superiores e inferiores. Os implantes permaneceram estáveis durante todo o período de tratamento. Não houve necessidade de utilização de elásticos verticais para fechar a mordida.

O tempo total de tratamento foi de 15 meses.

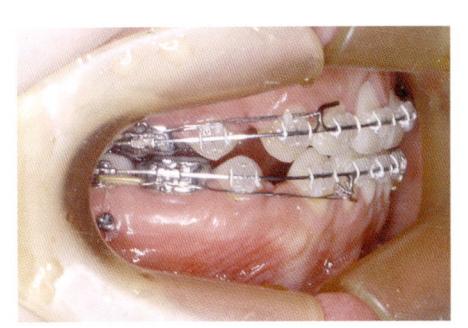

Fig. 7.130

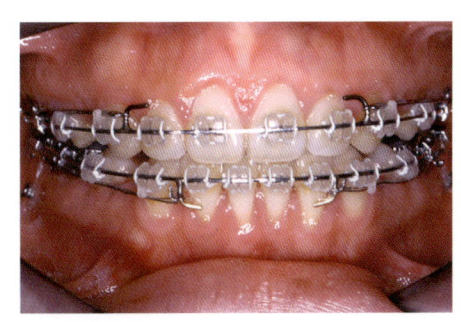

Fig. 7.131

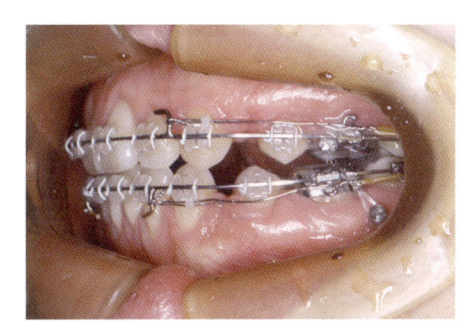

Fig. 7.132

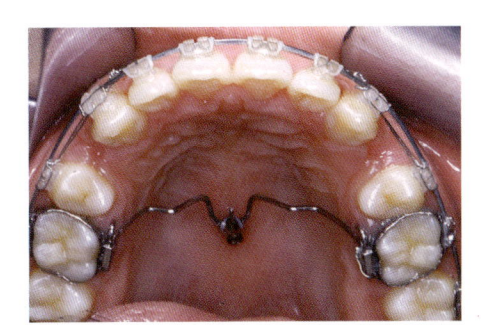

Fig. 7.133

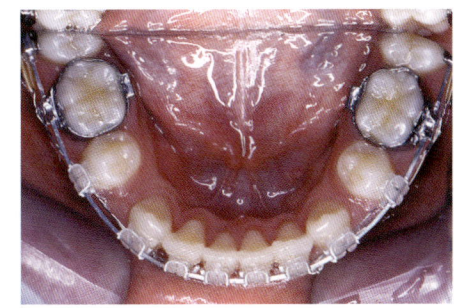

Fig. 7.134

Avaliação pós-tratamento

O resultado final do tratamento foi uma grande melhora na função e estética. Um sorriso atraente foi alcançado com 80% dos incisivos superiores visíveis durante o sorriso. O balanço nariz-lábio-queixo foi intensamente melhorado, e a protrusão dentoalveolar diminuída com consequente redução na espessura labial (Figs. 7.135-7.138).

Uma função apropriada dos dentes anteriores foi alcançada pelo estabelecimento de um contato entre eles, uma sobressaliência e sobremordida adequadas. Também foram estabelecidas relações molar e canino de classe I. Pela grande quantidade de movimento distal e retroinclinação dos incisivos inferiores, a retração gengival nas superfícies labiais dos incisivos inferiores aumentou ligeiramente. Isso pode ter ocorrido por

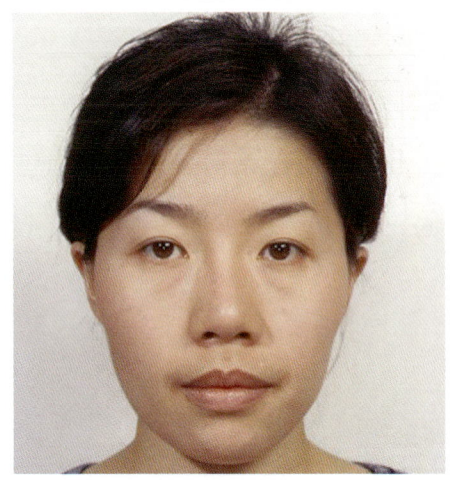

Fig. 7.135

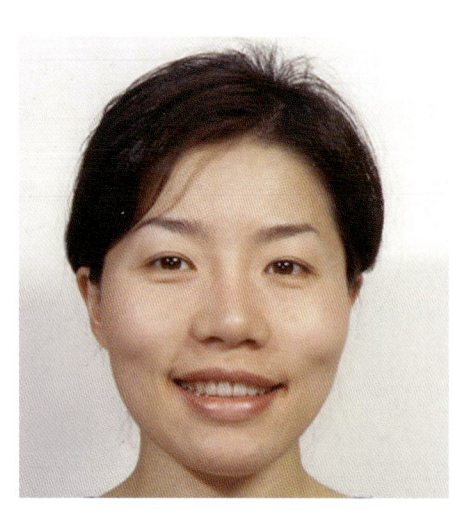

Fig. 7.136

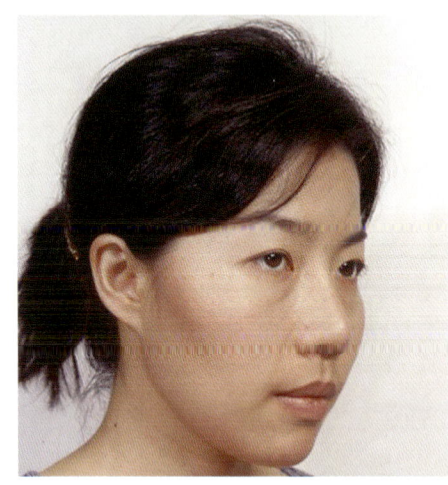

Fig. 7.137

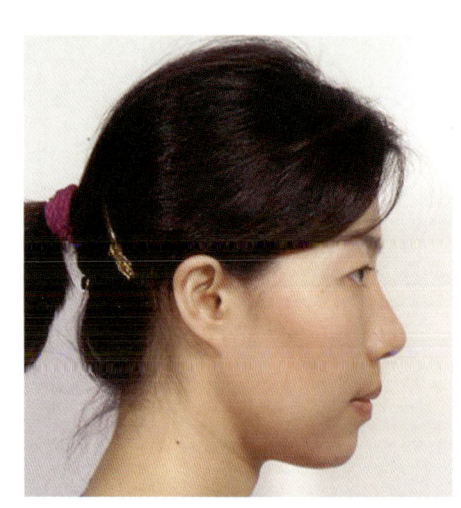

Fig. 7.138

causa do fino tecido gengival e da proeminência radicular presente antes do tratamento. Uma pequena quantidade de espaço de extração residual permaneceu em cada quadrante. No entanto, a paciente solicitou a remoção dos bráquetes por motivos pessoais (Figs. 7.139-7.143).

As radiografias panorâmica e periapical demonstraram manutenção dos níveis ósseos e mínima reabsorção radicular apical nos molares e incisivos superiores e inferiores (Figs. 7.144-7.15).

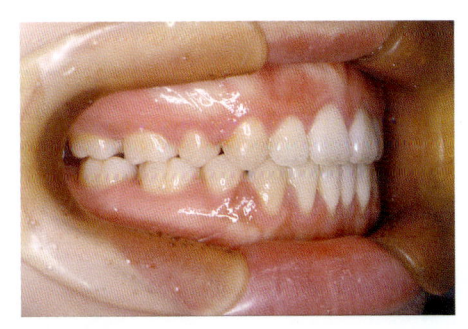

Fig. 7.139

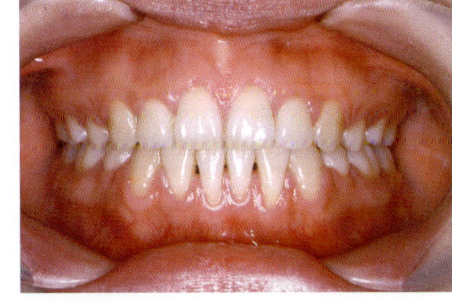

Fig. 7.140

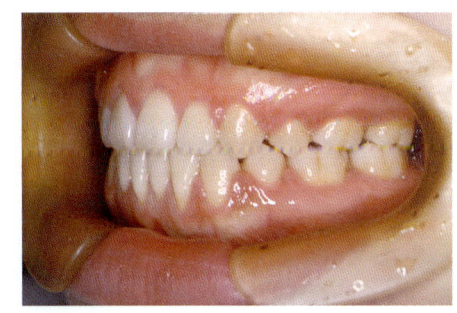

Fig. 7.141

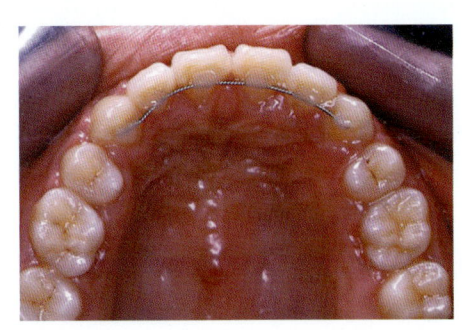

Fig. 7.142

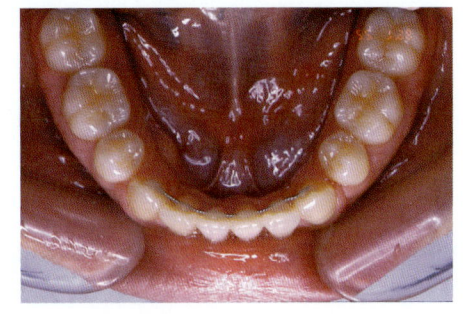

Fig. 7.143

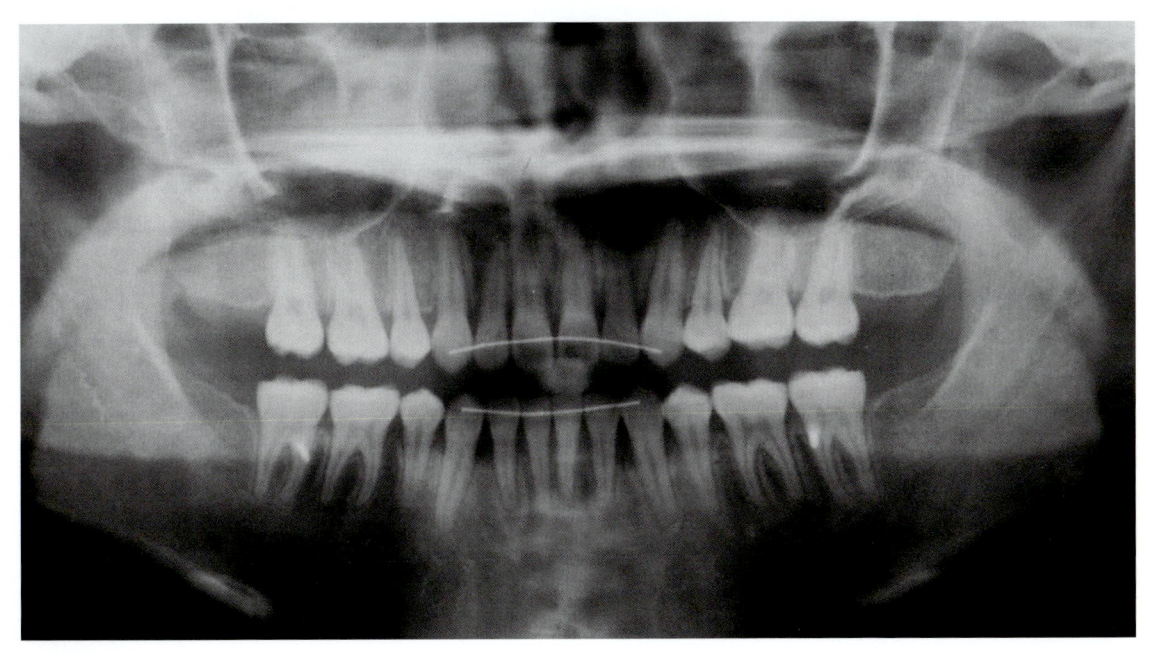

Fig. 7.144

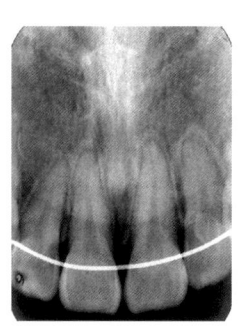

Fig. 7.145

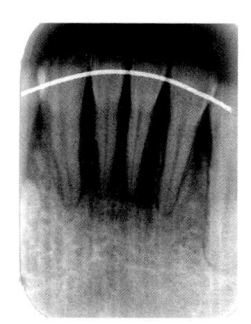

Fig. 7.146

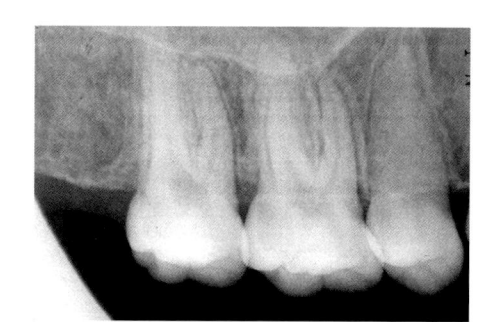

Fig. 7.147

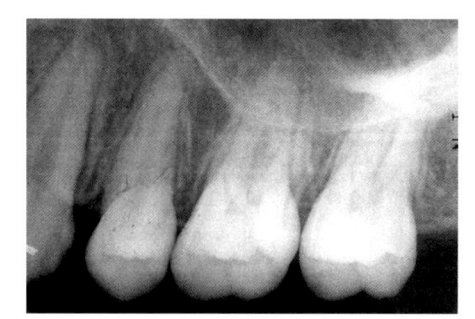

Fig. 7.148

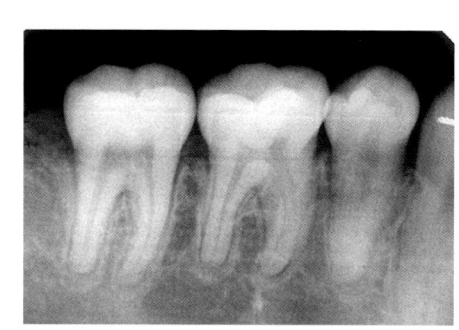

Fig. 7.149

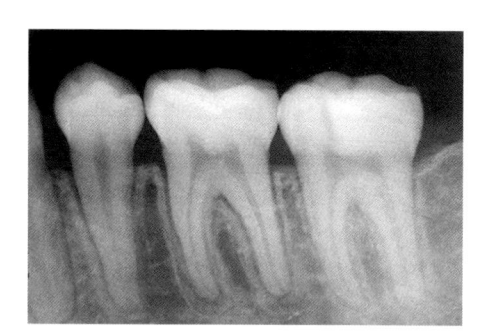

Fig. 7.150

A sobreposição dos traçados cefalométricos pré- e pós-tratamento demonstrou intrusão posterior de 2,0 mm em ambas as arcadas. Com essa intrusão molar, a inclinação do plano mandibular diminuiu em 1,2° devido à rotação mandibular em sentido anti-horário. Houve uma redução de 3,5 mm na altura facial inferior anterior e desaparecimento da tensão no músculo *mentalis* durante o selamento labial. Com o avanço aproximado de 2,0 mm nas posições anteroposteriores do ponto B e pogônio, ocorreu um leve aumento no ângulo SNB. Os incisivos superiores foram retraídos em 7,3 mm e retroinclinados em 10,5°. Os incisivos inferiores foram retraídos em 6,0 mm e retroinclinados em 16,8°. A curva de Spee reversa na arcada inferior foi nivelada através de uma combinação de intrusão molar e extrusão dos incisivos. Posição molar superior e inferior permaneceu inalterada anteroposteriormente. A inserção do mini-implante teve como principal objetivo servir como ancoragem para a intrusão dos dentes posteriores. Porém, também serviu como ancoragem para retração dos dentes anteriores, o que é evidenciado pela ausência de movimento anterior dos molares na superimposição (Figs. 7.151-7.153; Tabela 7.6).

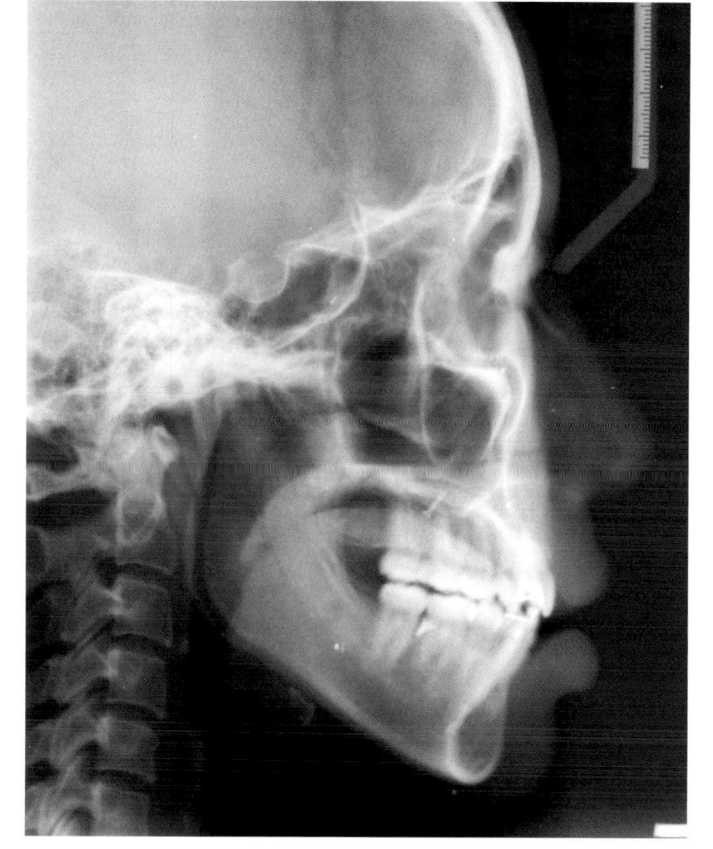

Fig. 7.151

CASO 7.3

Intrusão dos Dentes Superiores e Inferiores Posteriores em uma Paciente com Mordida Aberta Anterior de Classe I ● 183

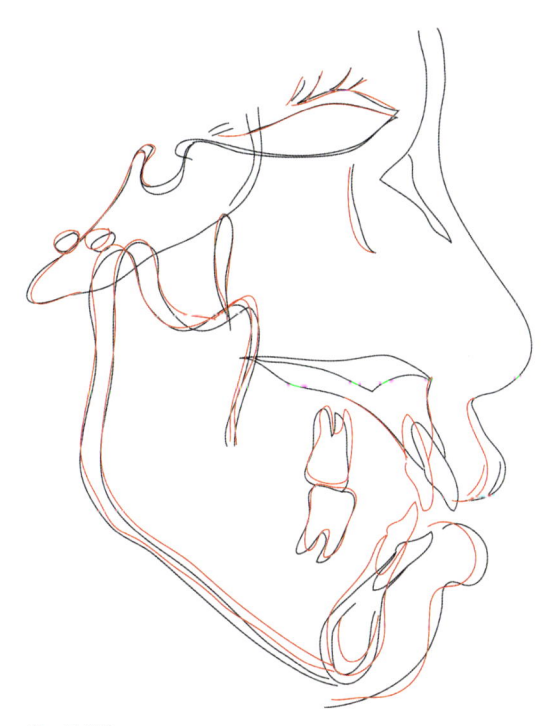

Fig. 7.152

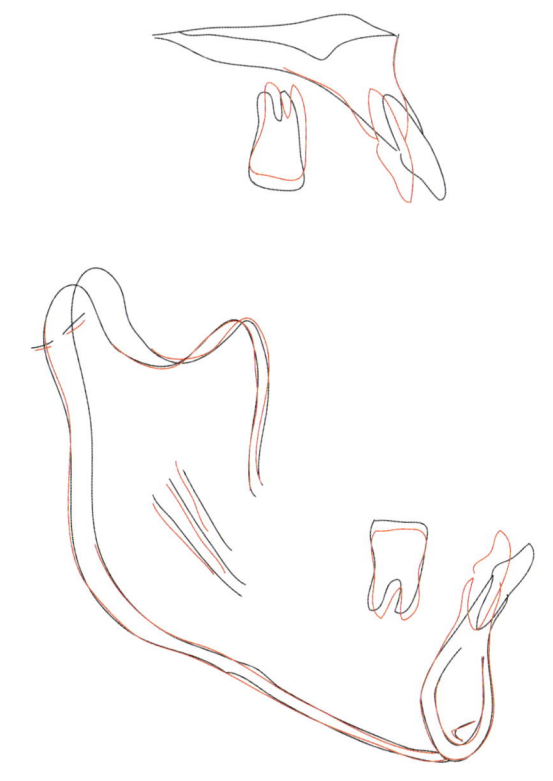

Fig. 7.153

Tabela 7.6 Medidas cefalométricas esqueléticas, dentárias e faciais pré- e pós-tratamento

	Pré-tratamento	Pós-tratamento
ANÁLISE ESQUELÉTICA		
Anteroposterior		
SNA (°)	92,0	92,0
SNB (°)	84,0	84,7
ANB (°)	8,0	7,3
Vertical		
GoMe/SN (°)	36,0	35,0
FMA (°)	29,2	28,0
PP/PM (°)	28,0	26,6
Goníaco inferior (°)	79,4	77,5
ENA-Me (mm)	81,3	77,8
ANÁLISE DENTÁRIA		
Sobressaliência (mm)	3,6	2,6
Sobremordida (mm)	– 7,2	2,0
UI-SN (°)	111,5	101,0
LI/GoMe (°)	103,8	87,0
SN/PO (°)	20,5	16,0
Is-Is' (mm)	33,8	34,0
Mo-Ms (mm)	32,0	30,0
Ii-Ii' (mm)	46,7	47,0
Mo-Mi (mm)	42,0	40,0
ANÁLISE LABIAL		
LS-E (mm)	3,4	0,0
LI-E (mm)	7,1	4,2
ANL (°)	86,0	90,0

Ver página ix para os padrões coreanos.
Ver Tabela 7.1 e página x para abreviações.

Uma nova série de fotografias foi tirada 3 anos e 3 meses após a retenção, demonstrando ausência de qualquer mudança notável na sobressaliência anterior. Houve uma leve abertura dos sítios de extração, pois a paciente não aderiu completamente ao aparelho de contenção. Neste caso, a grande quantidade de retração dos incisivos em um período relativamente curto de tratamento também pode ter contribuído para a abertura dos espaços de extração após a remoção do aparelho (Figs. 7.154-7.163).

Discussão

Em razão dos múltiplos fatores etiológicos[18] e da instabilidade da correção,[8] a mordida aberta esquelética é um dos problemas mais difíceis de corrigir somente com o tratamento ortodôntico. Para pacientes em fase de crescimento, recomendam-se tratamento que objetiva impedir o crescimento vertical da maxila e controlar a erupção dos dentes posteriores em ambas as arcadas.[19] Contudo, foi relatado que aparelhos que aplicam forças intrusivas nos dentes posteriores superiores e inferiores fornecem resultados menos consistentes.[8]

Extrusão dos dentes anteriores com elásticos é outro método de redução da sobremordida. Porém, os dentes que sofreram extrusão são instáveis.[20] Os elásticos podem causar extrusão dos dentes anteriores além dos limites de erupção, podendo, consequentemente, levar à restauração da mordida aberta em virtude do estiramento das fibras gengivais. Subtelny sugeriu que a intrusão dos molares superiores e inferiores é mais benéfica no fechamento da mordida aberta anterior.[18]

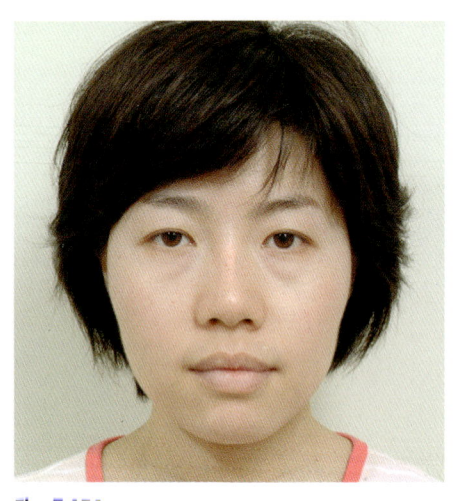

Fig. 7.154

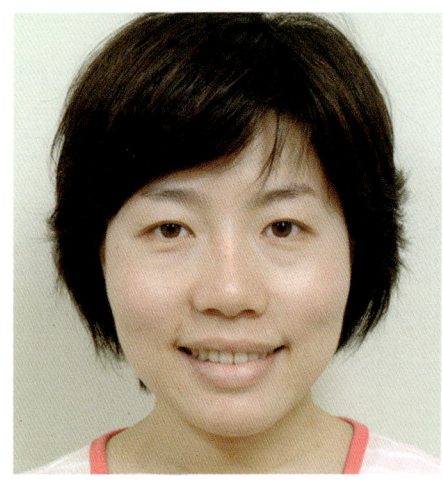

Fig. 7.155

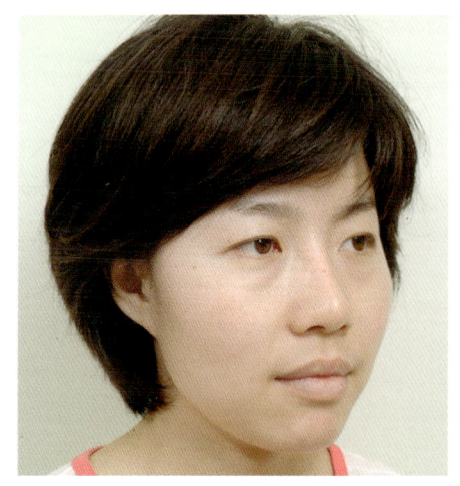

Fig. 7.156

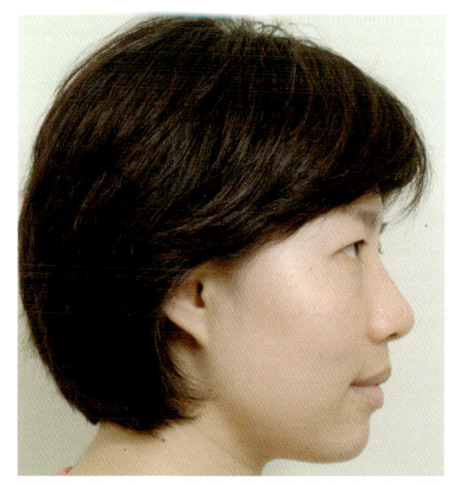

Fig. 7.157

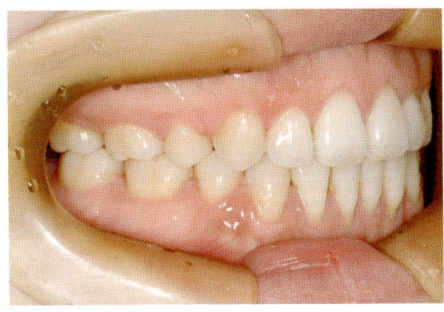

Fig. 7.158

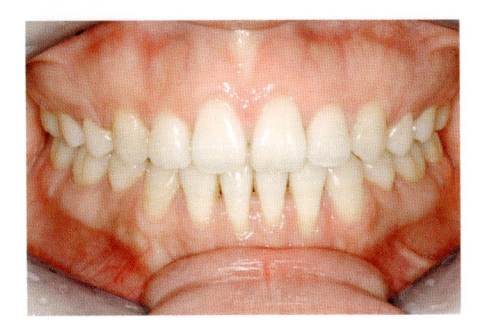

Fig. 7.159

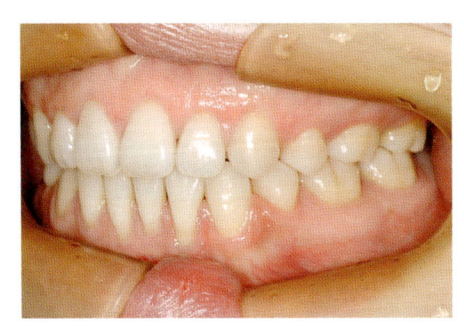

Fig. 7.160

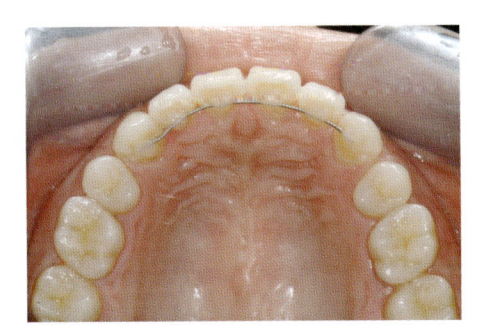

Fig. 7.161

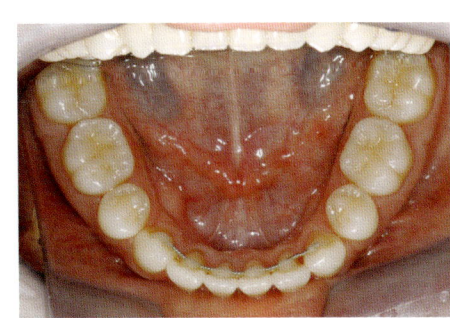

Fig. 7.162

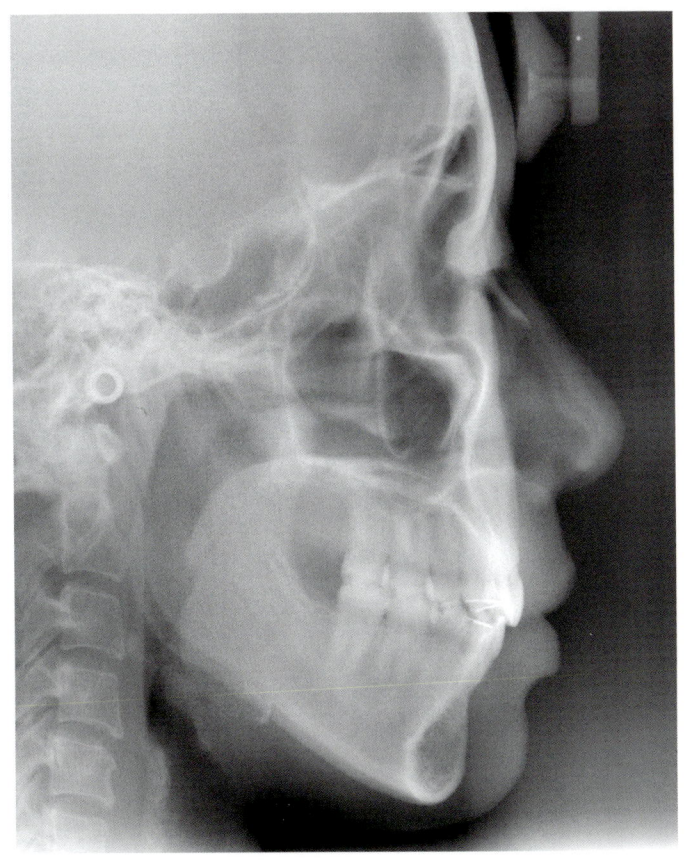

Fig. 7.163

Em adultos com mordida aberta, é inadequado apenas prevenir a extrusão dos dentes posteriores durante o tratamento ortodôntico, podendo ser necessária a intrusão dos dentes posteriores. Com as mecânicas convencionais de tratamento, é difícil a obtenção de ancoragem rígida para a intrusão ortodôntica dos dentes posteriores, sendo necessário o uso de modelos complexos de aparelho para reforçar a ancoragem.[11] O fechamento da mordida aberta em pacientes adultos também pode necessitar de cirurgia ortognática para reposicionar superiormente os dentes posteriores para a restauração da função anterior. Porém, mesmo a cirurgia, nem sempre garante estabilidade.[21]

Para corrigir a mordida aberta anterior severa, é aconselhável a realização de intrusão dos molares em ambas as arcadas. O efeito da intrusão dos molares em apenas uma arcada dentária pode ser anulado pela extrusão dos molares na arcada oposta. A ancoragem com mini-implante pode funcionar como uma fonte estável de ancoragem para a intrusão dos dentes posteriores em um paciente adulto que recuse cirurgia e que necessite de intrusão dos dentes posteriores superiores e inferiores para fechar uma mordida aberta.

CASO 7.4

Intrusão Unilateral dos Dentes Superiores Posteriores em um Paciente com Assimetria Esquelética na Má Oclusão de Classe III

Queixa apresentada e exame clínico

Um coreano de 21 anos de idade teve como queixa principal a assimetria facial. Havia histórico de lesão em sua articulação temporomandibular esquerda após uma queda ocorrida na infância. Na visão frontal, o mento e a mandíbula eram desviados para o lado direito. Seus lábios e o plano de oclusão superior estavam inclinados. O paciente possuía um perfil reto. Ele era um respirador oral e apresentava leve ceceio (Figs. 7.164-7.167).

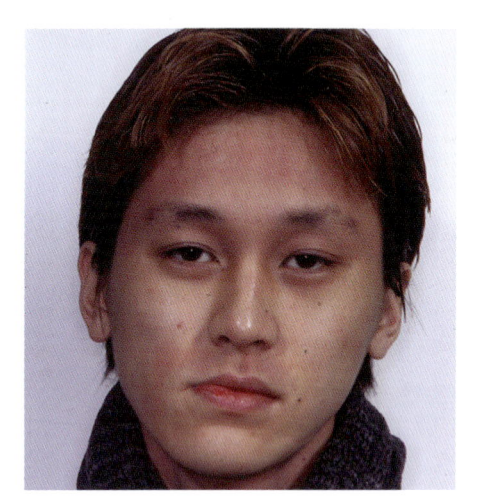

Fig. 7.164

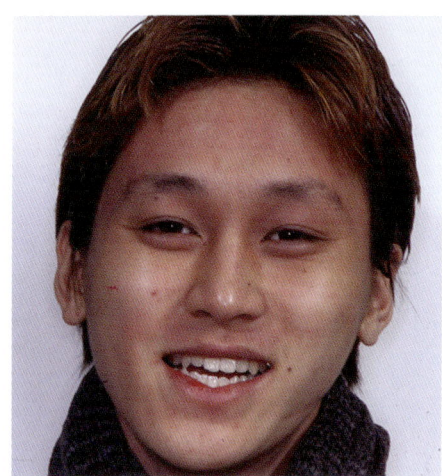

Fig. 7.165

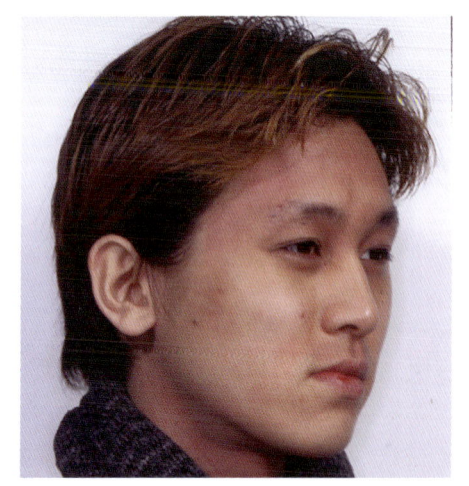

Fig. 7.166

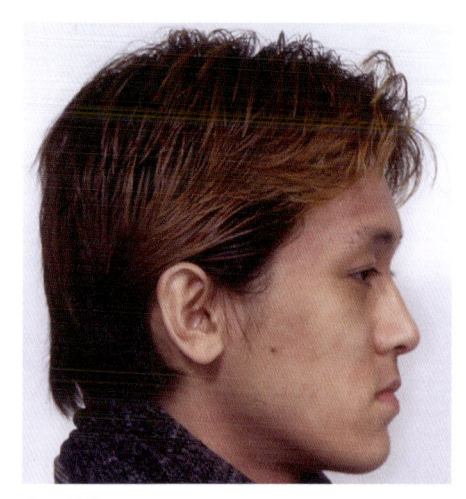

Fig. 7.167

CASO 7.4

Intrusão Unilateral dos Dentes Superiores Posteriores em um Paciente com Assimetria Esquelética na Má Oclusão de Classe III ● **187**

No exame intraoral, a linha média dentária superior era centralizada com relação à linha média facial, porém a linha média dentária inferior estava 6,0 mm desviada para o lado direito. Havia uma mordida cruzada posterior no lado direito. Havia relações canina de classe II e molar de classe III no lado direito e relações molar e canina de classe III no lado esquerdo. A sobressaliência era de -2,5 mm. Havia um leve apinhamento anterossuperior e anteroinferior (Figs. 7.168-7.173).

Contato prematuro estava presente nos caninos superiores e inferiores do lado direito quando a mandíbula era guiada para relação cêntrica. Um desvio mandibular para a direita foi detectado no fechamento labial. Não havia sinais ou sintomas de disfunção temporomandibular.

Avaliação radiográfica

A radiografia panorâmica revelou uma dentição permanente completa, exceto pelos terceiros molares superiores e inferiores esquerdos. Os terceiros molares superiores e inferiores do lado direito estavam impactados. O terceiro molar inferior esquerdo tinha sido extraído em uma prévia consulta clínica. Leve perda óssea alveolar horizontal era evidente. A distância entre a cabeça do côndilo e o ponto antegonial era 8,0 mm maior no lado esquerdo (Fig. 7.174).

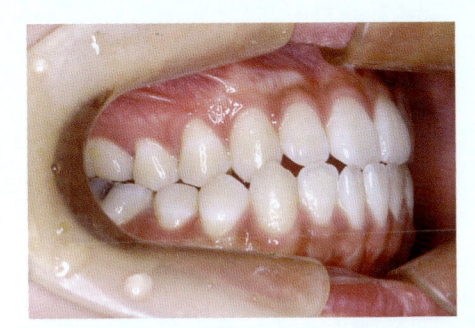
Fig. 7.168

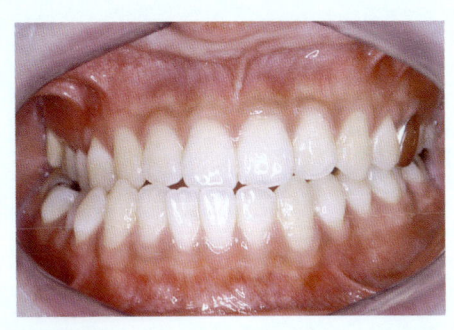
Fig. 7.169

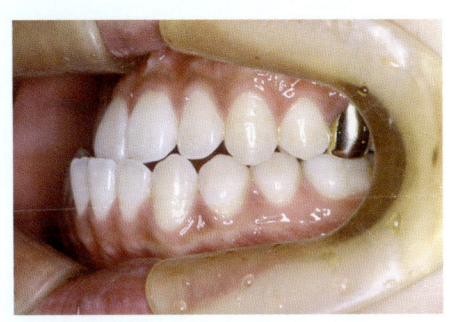
Fig. 7.170

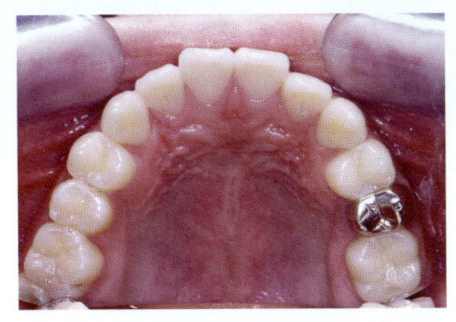
Fig. 7.171

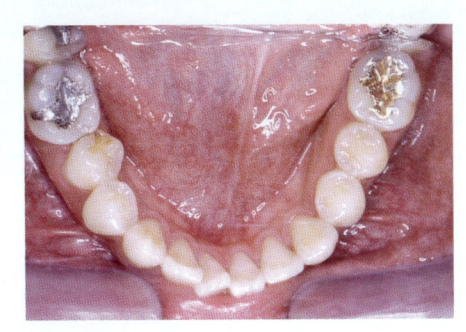
Fig. 7.172

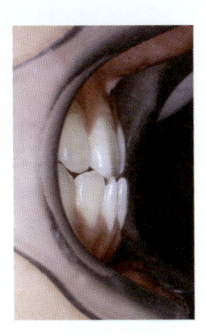
Fig. 7.173

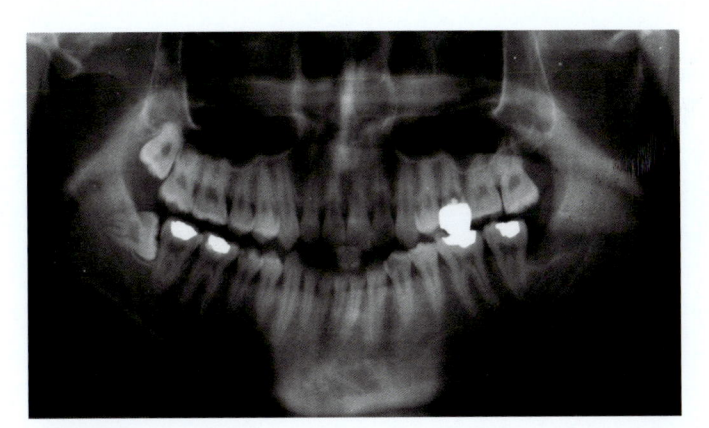
Fig. 7.174

A análise cefalométrica revelou uma relação de classe III esquelética com prognatismo mandibular. Os incisivos superiores estavam proclinados e o lábio superior retruído com relação à linha E (Fig. 7.175; Tabela 7.7).

No cefalograma PA, o primeiro molar esquerdo estava 2,0 mm inferior ao primeiro molar direito. Desvio da mandíbula para o lado direito era evidente (Fig. 7.176).

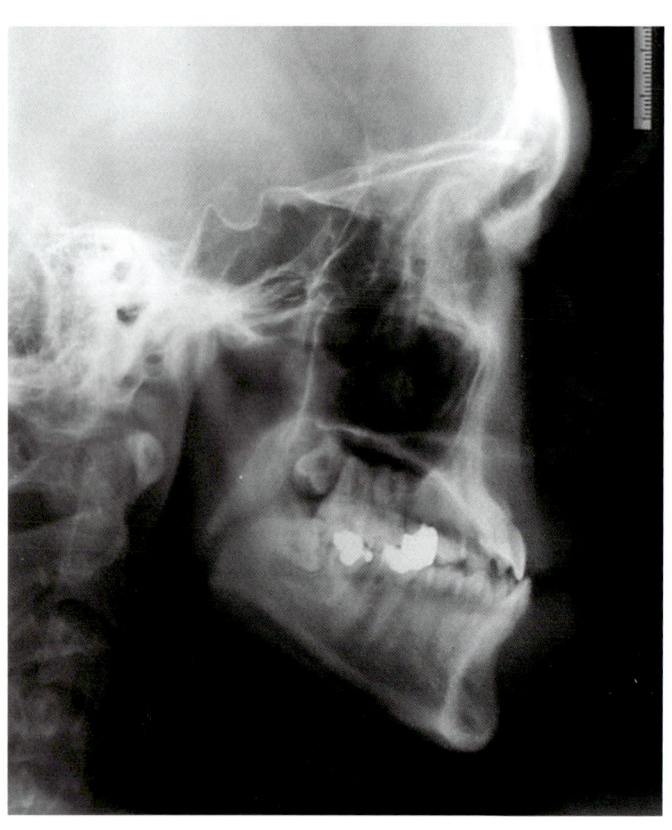

Fig. 7.175

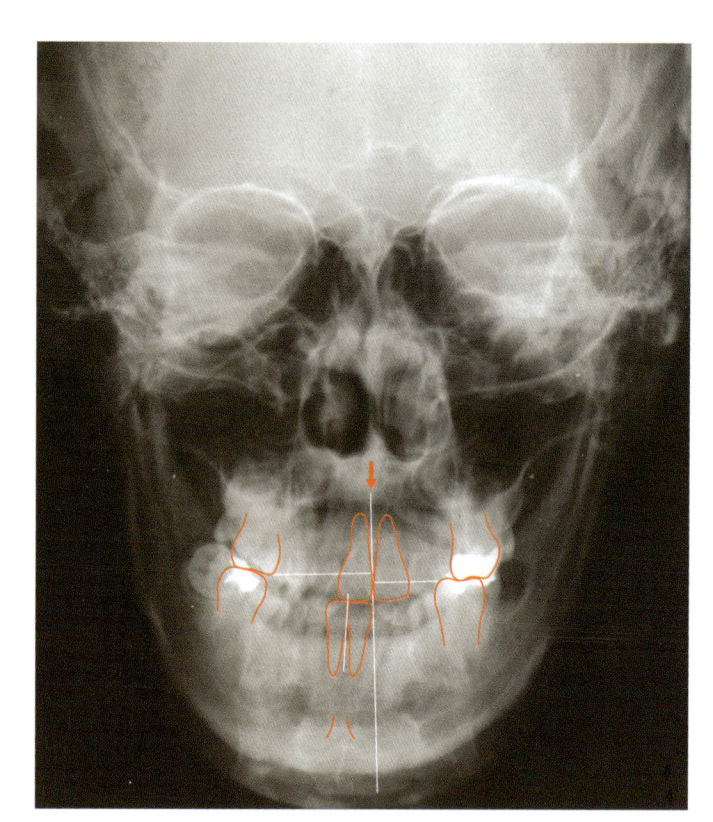

Fig. 7.176

Tabela 7.7 Medidas cefalométricas dentárias e faciais pré-tratamento

ANÁLISE ESQUELÉTICA

Anteroposterior	
SNA (°)	83,0
SNB (°)	84,0
ANB (°)	– 1,0

Vertical	
GoMe/SN (°)	31,0
FMA (°)	26,5
PP/PM (°)	20,0
Goníaco inferior (°)	76,0
ENA-Me (mm)	71,5

ANÁLISE DENTÁRIA

Sobressaliência (mm)	– 2,5
Sobremordida (mm)	1,0
UI-SN (°)	113,5
LI/GoMe (°)	91,0
SN/PO (°)	15,0
Is-Is' (mm)	28,0
Mo-Ms (mm)	27,0
Ii-Ii' (mm)	44,0
Mo-Mi (mm)	35,5

ANÁLISE LABIAL

LS-E (mm)	– 3,5
LI-E (mm)	1,0
ANL (°)	92,0

Ver página ix para os padrões coreanos.
Ver Tabela 7.1 e página x para abreviações.

Objetivos e plano de tratamento

Os objetivos do tratamento foram estabelecimento da simetria facial, alinhamento das linhas médias dentárias superior e inferior com relação à linha média facial e à correção da inclinação do plano oclusal.

O plano de tratamento provisório apresentado ao paciente foi uma combinação de tratamento ortodôntico e cirurgia ortognática para corrigir a assimetria facial. O plano cirúrgico consistiu de osteotomia tipo LeFort I para corrigir a inclinação maxilar e osteotomia bilateral sagital para recuo assimétrico da mandíbula. Extração dos terceiros molares restantes seria realizada antes da cirurgia.

Por razões financeiras, o paciente somente poderia realizar a cirurgia da mandíbula. Portanto, um plano alternativo foi apresentado, incluindo a intrusão dos dentes posteriores superiores esquerdos via ancoragem com mini-implante no plano oclusal. Isso nivelaria o plano oclusal, evitando a cirurgia maxilar. O tratamento cirúrgico se limitaria ao recuo assimétrico de mandíbula via osteotomia bilateral sagital.

Tratamento

Após extração dos terceiros molares superiores e inferiores do lado direito, uma barra transpalatina foi instalada nos primeiros molares superiores. Um gancho foi soldado no lado palatino da banda molar esquerda para facilitar a aplicação da corrente elástica. A barra transpalatina foi expandida antes da cimentação. Aparelhos fixos pré-ajustados de 0,022" × 0,028" foram colados às arcadas superior e inferior. Nivelamento e alinhamento das arcadas superior e inferior foram iniciados.

Inserção do mini-implante e posterior tratamento

A espessura dos arcos ortodônticos foi progressivamente aumentada para arcos de aço inoxidável 0,019" × 0,025". Um mini-implante OSAS® (1,6 mm de diâmetro, 8,0 mm de comprimento) foi inserido no osso alveolar palatino entre as raízes palatinas do primeiro molar e do segundo molar esquerdo, utilizando uma peça de mão contra-ângulo 256:1. A espessura do tecido mole nessa região foi verificada e o comprimento adequado do mini-implante selecionado. A abordagem palatina reduziu a possibilidade de contato entre a raiz e o mini-implante durante a inserção do mini-implante, em razão de suficiente espaço inter-radicular no lado palatino. No entanto, é preciso ter cautela para não penetrar os vasos palatinos maiores. Uma semana após a inserção do mini-implante, uma corrente elástica foi colocada do gancho na barra transpalatina ao mini-implante, aplicando-se uma força intrusiva vertical aos dentes posteriores superiores esquerdos (Figs. 7.177-7.182).

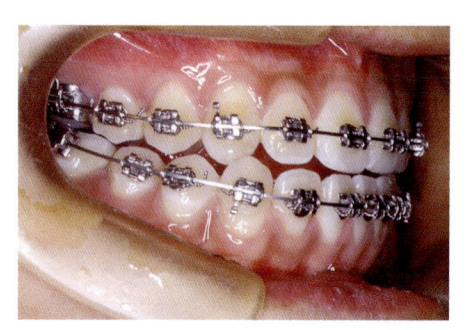

Fig. 7.177

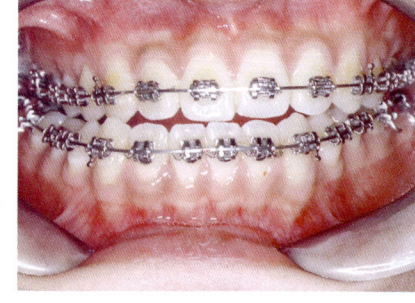

Fig. 7.178

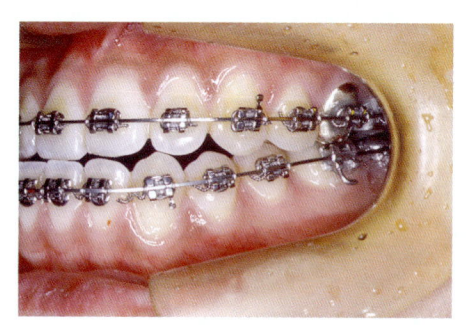

Fig. 7.179

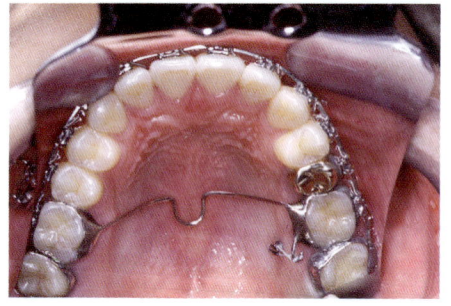

Fig. 7.180

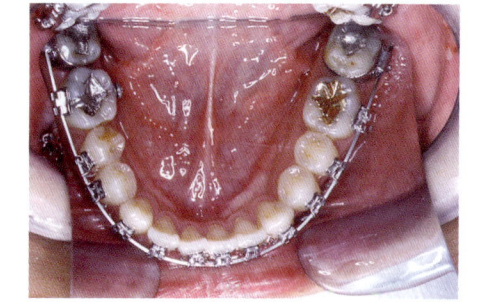

Fig. 7.181

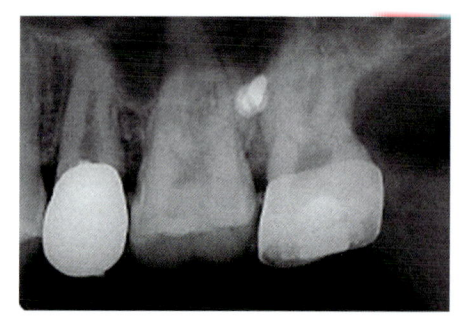

Fig. 7.182

CASO 7.4

Intrusão Unilateral dos Dentes Superiores Posteriores em um Paciente com Assimetria Esquelética na Má Oclusão de Classe III ● 191

A corrente elástica fixada ao mini-implante foi substituída em cada consulta para fornecer uma força intrusiva contínua aos molares superiores esquerdos. O paciente estava pronto para a cirurgia mandibular aos 9 meses de tratamento. Um cefalograma PA foi realizado para avaliar a intrusão do molar superior esquerdo. A diferença na altura molar direita e esquerda era de 1,0 mm, porém, quando comparado com o molar direito, o molar esquerdo estava superiormente posicionado (Fig. 7.183).

A cirurgia de recuo mandibular foi realizada. O mini-implante permaneceu estável durante todo o período de tratamento e foi removido após a aplicação de anestesia tópica. O tempo total de tratamento foi de 13 meses. Imediatamente após a remoção dos bráquetes, contenções fixas anteriores foram colocadas (de canino a canino na arcada inferior e nos incisivos centrais e laterais superiores esquerdos). Placas de contenção Hawley foram inseridas na consulta seguinte.

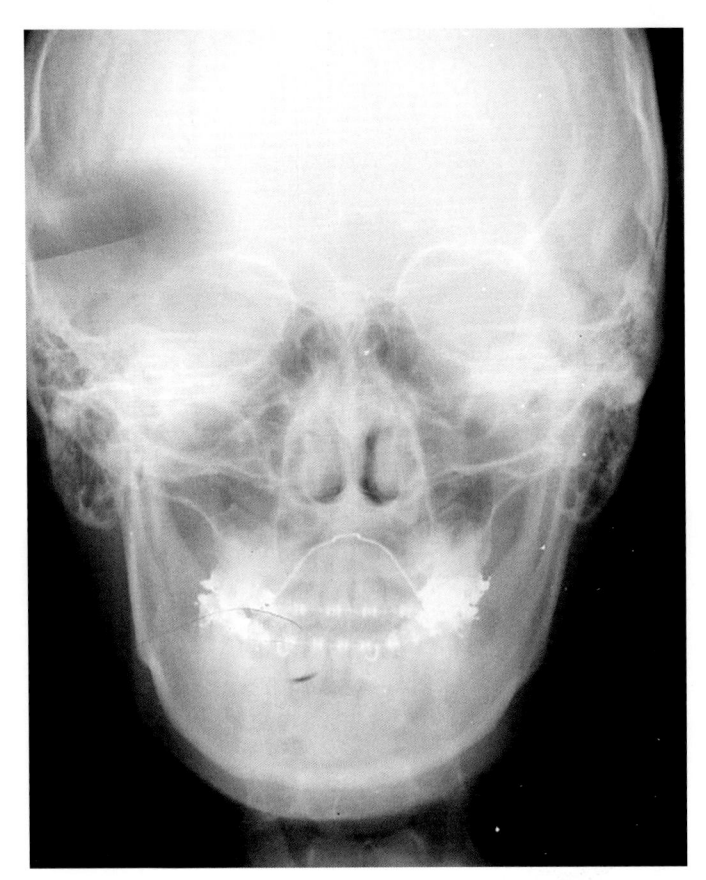

Fig. 7.183

Avaliação pós-tratamento

As fotografias pós-tratamento revelaram que a assimetria facial e a inclinação labial, embora ainda presentes, estavam reduzidas. O plano oclusal maxilar estava nivelado e o mento centralizado. As linhas médias dentárias superior e infe-

rior estavam alinhadas com a linha média facial. Relações molar e canino de classe I com sobremordida e sobressaliência ideais foram estabelecidas (Figs. 7.184-7.194).

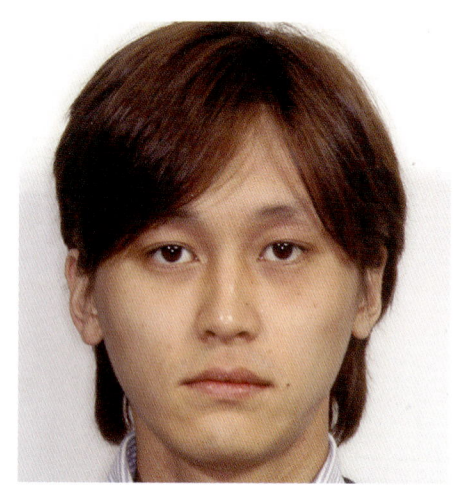

Fig. 7.184

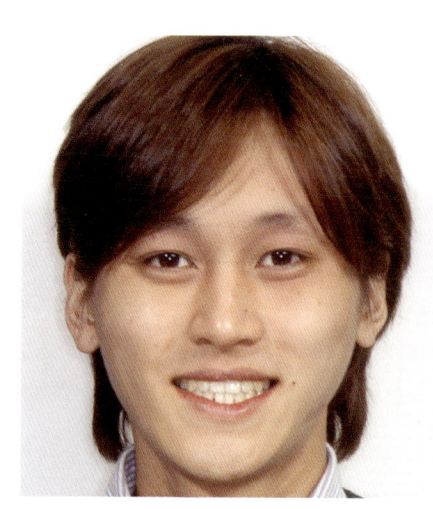

Fig. 7.185

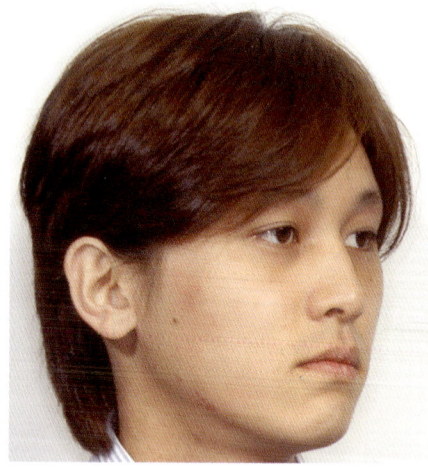

Fig. 7.186

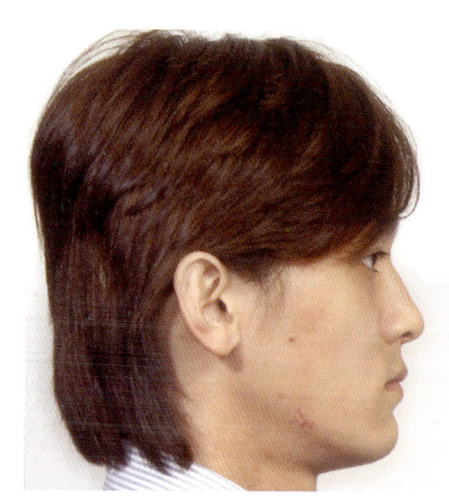

Fig. 7.187

CASO 7.4

Intrusão Unilateral dos Dentes Superiores Posteriores em um Paciente com Assimetria Esquelética na Má Oclusão de Classe III ● 193

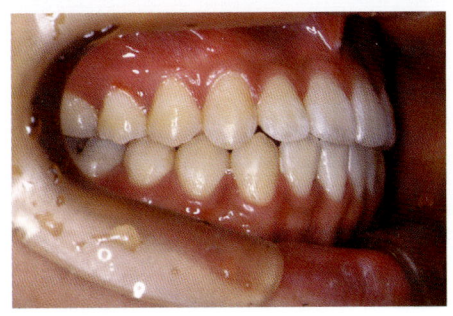

Fig. 7.188

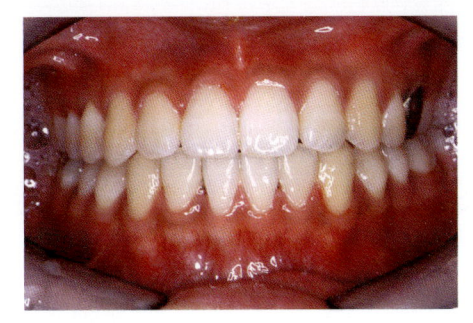

Fig. 7.189

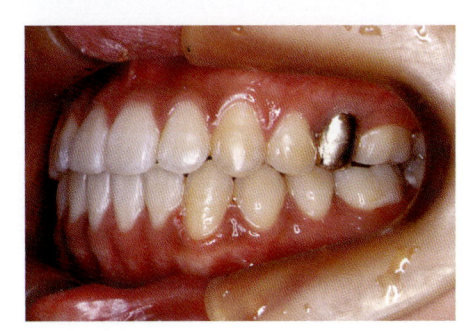

Fig. 7.190

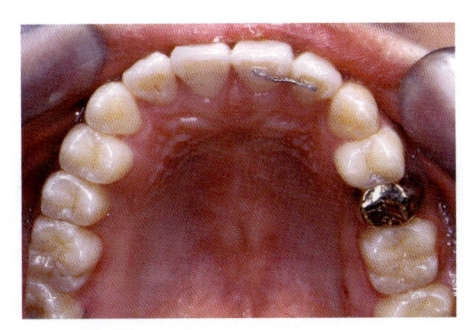

Fig. 7.191

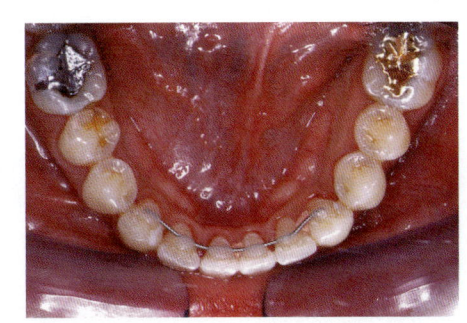

Fig. 7.192

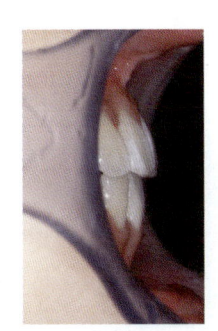

Fig. 7.193

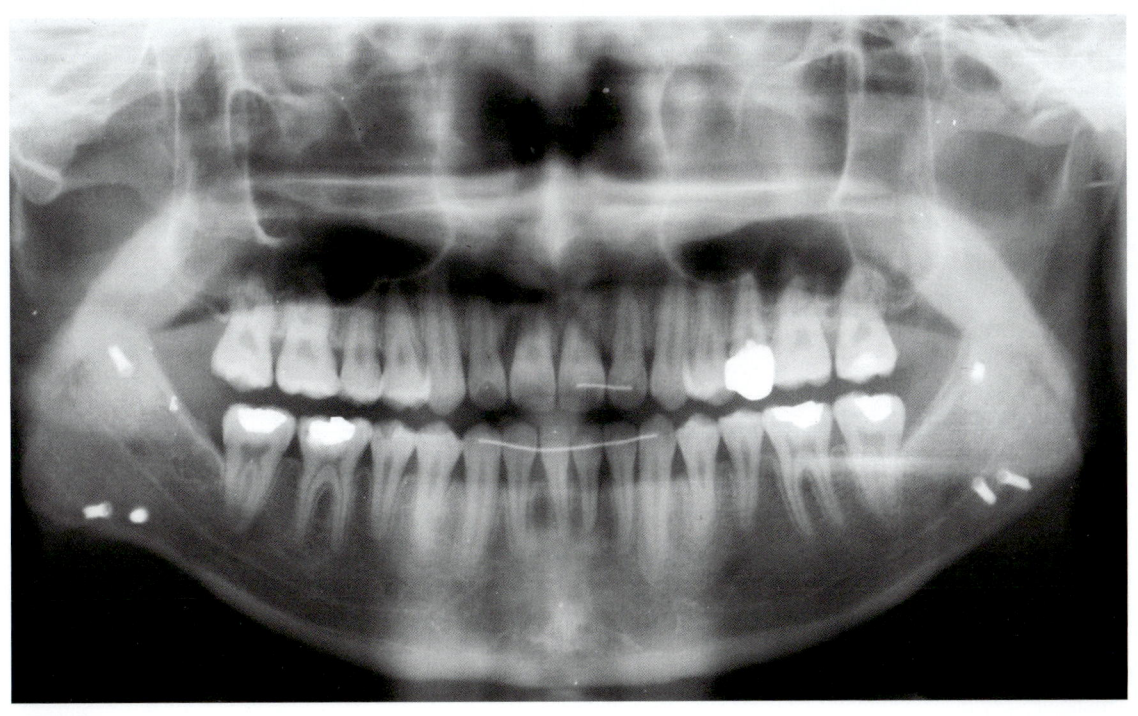

Fig. 7.194

O cefalograma PA pós-tratamento exibiu uma diferença vertical de 0,8 mm entre os primeiros molares direito e esquerdo, com o molar esquerdo posicionado superiormente (Figs. 7.195-7.198; Tabela 7.8).

Tabela 7.8 Medidas cefalométricas esqueléticas, dentárias e faciais pré- e pós-tratamento

	Pré-tratamento	Pós-tratamento
ANÁLISE ESQUELÉTICA		
Anteroposterior		
SNA (°)	83,0	83,5
SNB (°)	84,0	83,0
ANB (°)	– 1,0	0,5
Vertical		
GoMe/SN (°)	31,0	34,0
FMA (°)	26,5	29,0
PP/PM (°)	20,0	23,0
Goníaco inferior (°)	76,0	77,0
ENA-Me (mm)	71,5	71,5
ANÁLISE DENTÁRIA		
Sobressaliência (mm)	– 2,5	2,5
Sobremordida (mm)	1,0	1,0
UI-SN (°)	113,5	115,5
LI/GoMe (°)	91,0	84,0
SN/PO (°)	15,0	14,0
Is-Is' (mm)	28,0	28,0
Mo-Ms (mm)	27,0	27,0
Ii-Ii' (mm)	44,0	44,0
Mo-Mi (mm)	35,5	34,0
ANÁLISE LABIAL		
LS-E (mm)	– 3,5	– 3,0
LI-E (mm)	1,0	– 2,0
ANL (°)	92,0	92,0

Ver página ix para os padrões coreanos.
Ver Tabela 7.1 e página x para abreviações.

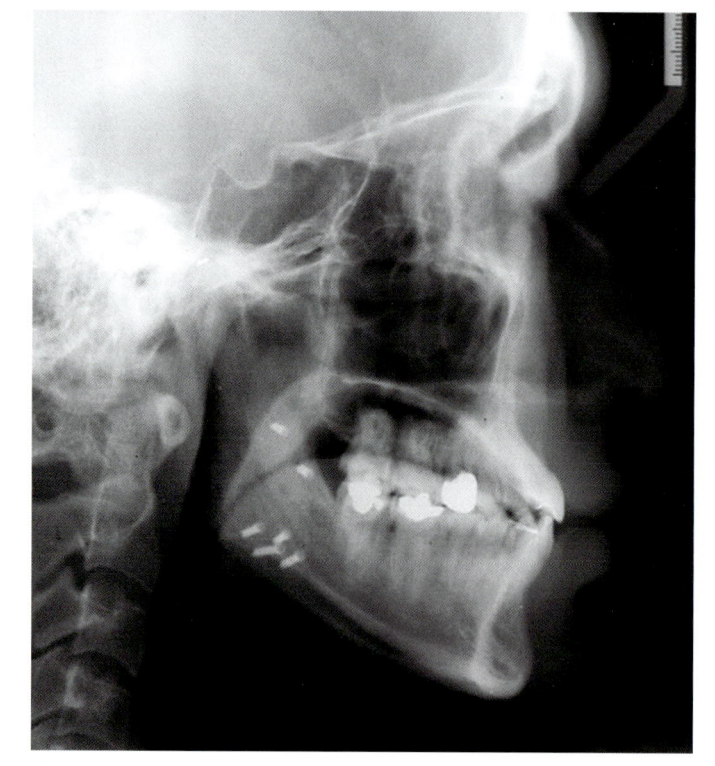

Fig. 7.195

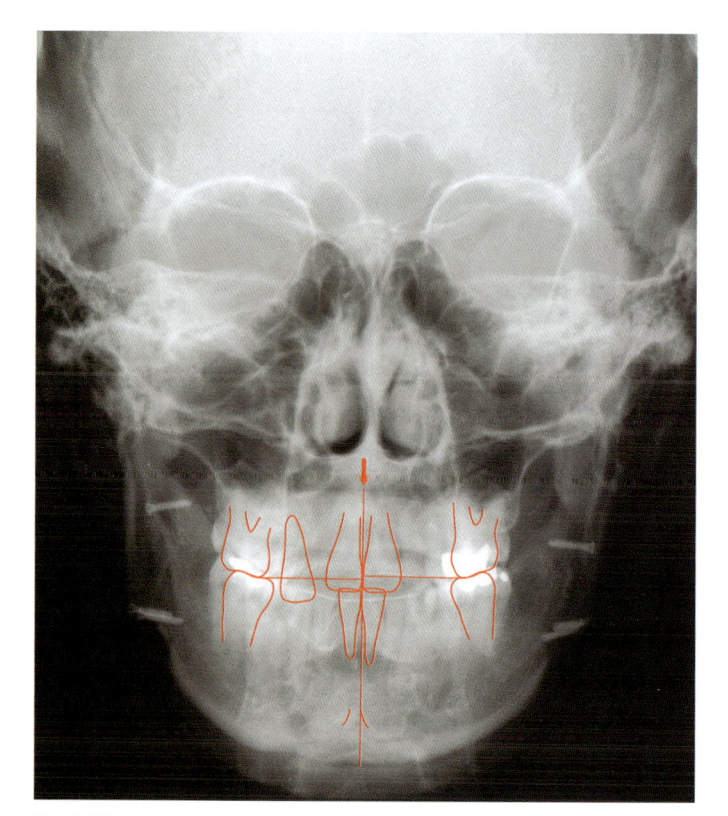

Fig. 7.196

Intrusão Unilateral dos Dentes Superiores Posteriores em um Paciente com Assimetria Esquelética na Má Oclusão de Classe III ● 195

CASO 7.4

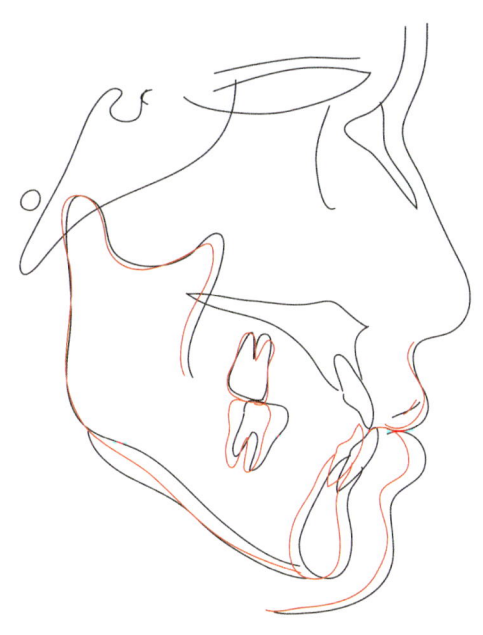

Fig. 7.197

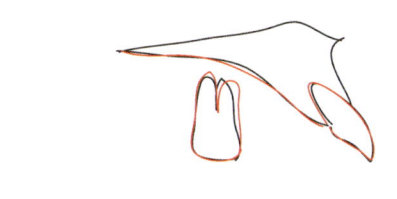

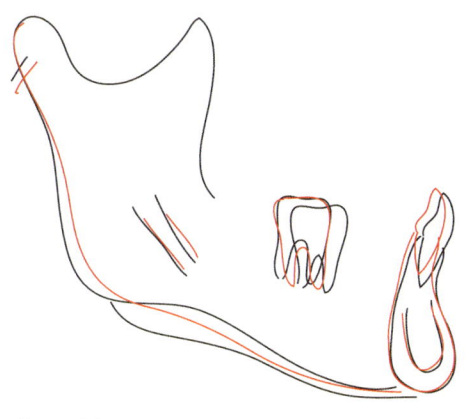

Fig. 7.198

Discussão

Neste paciente, a intrusão assimétrica dos dentes posteriores permitiu a realização da cirurgia de recuo mandibular sem a necessidade de uma cirurgia maxilar simultânea. Consequentemente, com a ajuda do mini-implante de ancoragem, um resultado aceitável foi alcançado utilizando-se procedimentos cirúrgicos menos extensos e de menor custo.

ANCORAGEM COM MINI-IMPLANTE PARA INTRUSÃO DOS DENTES ANTERIORES

A correção ortodôntica da sobremordida profunda pode ser alcançada através de diversos mecanismos que resultam em intrusão dos dentes anteriores, extrusão dos dentes posteriores ou uma combinação de ambos. Com o mini-implante de ancoragem, as mecânicas de tratamento para a intrusão dos dentes anteriores são simplificadas, e o movimento intrusivo é mais eficiente.

A intrusão dos dentes anteriores para corrigir a sobremordida profunda pode ser indicada em pacientes com exposição excessiva e antiestética dos incisivos maxilares quando os lábios estão em repouso. Tradicionalmente, em tais casos, o arco utilidade é utilizado para a intrusão. Uma força leve e contínua é aplicada durante a intrusão para minimizar a reabsorção radicular. A força intrusiva é aplicada anterior ao centro de resistência dos incisivos, e, portanto, os incisivos tendem a inclinar para a frente durante a intrusão. A reação à intrusão dos incisivos é a extrusão e inclinação distal dos segmentos posteriores mesmo com a inserção de um arco retangular e um arco lingual para controle da ancoragem posterior. Quando um mini-implante é utilizado para a intrusão dos dentes anteriores, não há força de reação sobre os dentes posteriores. Consequentemente, a intrusão dos dentes anteriores é facilmente alcançada com ausência de efeitos adversos sobre os dentes posteriores por forças recíprocas.

CASO 7.5

Intrusão dos Dentes Superiores Anteriores em um Paciente com Exposição Excessiva dos Incisivos

Queixa apresentada e exame clínico

Um garoto coreano de 12 anos de idade teve como queixa principal o aspecto gengival e o apinhamento anterior. No sorriso, coroas clínicas totais de seus dentes superiores anteriores e 3,0 mm da gengiva eram visíveis. Ele possuía um perfil reto e seus lábios eram ligeiramente protrusos (Figs. 7.199-7.202).

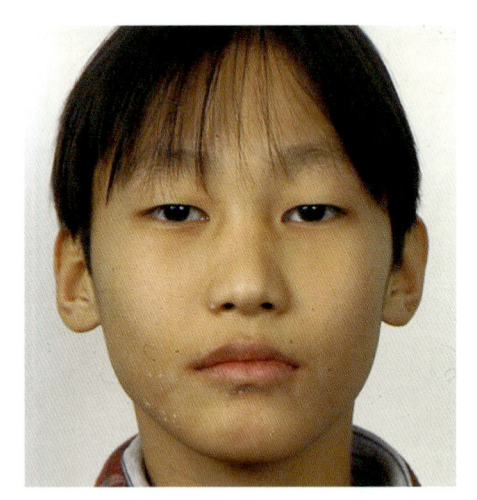

Fig. 7.199

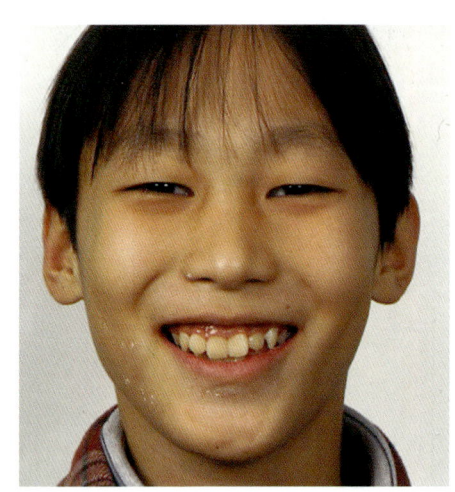

Fig. 7.200

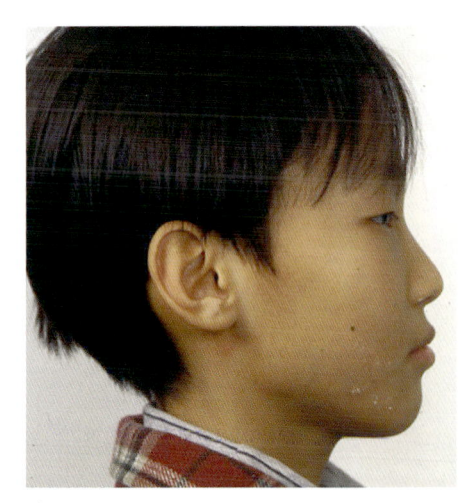

Fig. 7.201

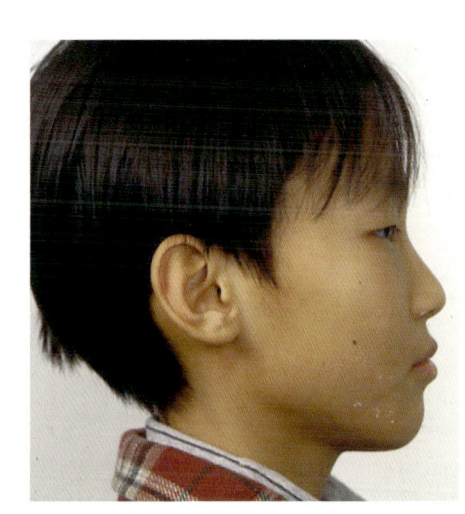

Fig. 7.202

No exame intraoral, havia uma sobremordida de 100% (ou seja, os incisivos inferiores centrais não eram visíveis em oclusão cêntrica). Havia alguma inflamação do tecido gengival na região posterior aos incisivos maxilares. Os incisivos inferiores estavam inferiormente inclinados, e os incisivos laterais superiores e inferiores esquerdo estavam em mordida cruzada. Havia relações molar e canino de classe II no lado direito. Os primeiros molares superiores estavam mesialmente rotacionados, e havia falta de espaço para a erupção do segundo pré-molar superior direito. Havia uma moderada discrepância no comprimento da arcada dentária com apinhamento anterior na arcada inferior, e a forma da arcada inferior estava distorcida (Figs. 7.203-7.208).

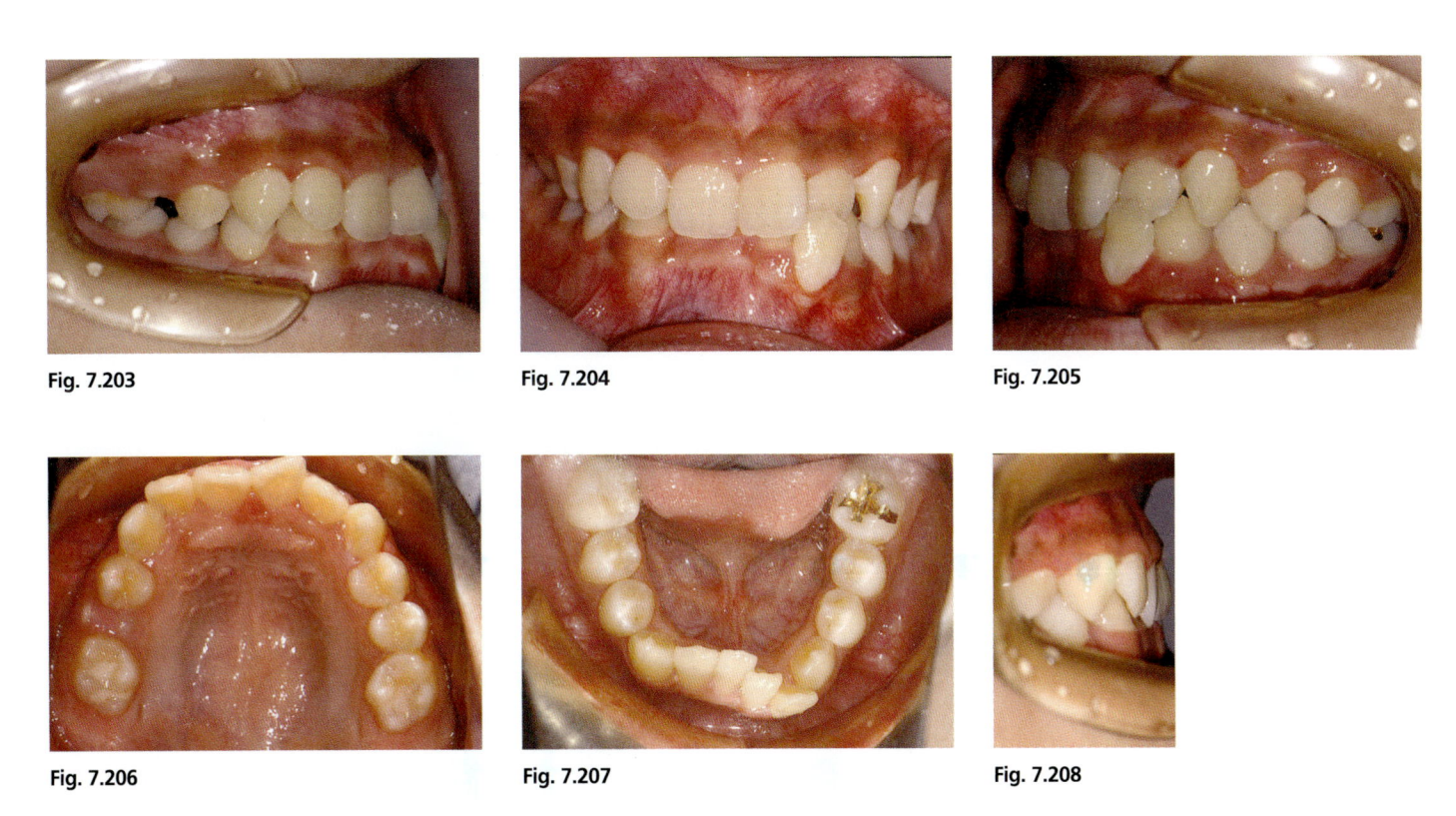

Fig. 7.203   Fig. 7.204   Fig. 7.205

Fig. 7.206   Fig. 7.207   Fig. 7.208

Avaliação radiográfica

A radiografia panorâmica revelou uma dentição permanente completa sem achados anormais. A análise cefalométrica revelou uma relação de classe I esquelética com sobremordida anterior profunda. Havia extrusão dos incisivos centrais superiores com as bordas incisais 8-9 mm abaixo do lábio inferior. A sobremordida era de 10,0 mm. Ambos os incisivos superiores e inferiores estavam lingualmente inclinados (Fig. 7.209; Tabela 7.9).

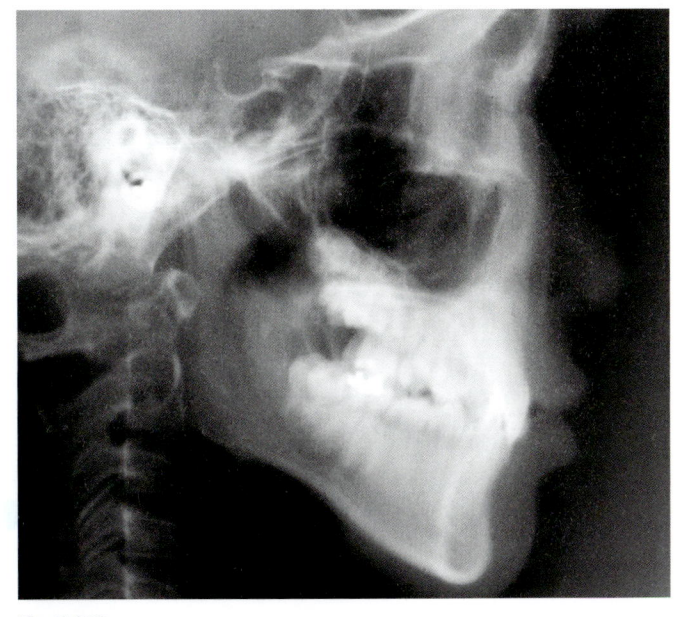

Fig. 7.209

Tabela 7.9 Medidas cefalométricas dentárias e faciais pré-tratamento

ANÁLISE ESQUELÉTICA

Anteroposterior

SNA (°)	83,0
SNB (°)	80,0
ANB (°)	3,0

Vertical

GoMe/SN (°)	34,0
FMA (°)	27,0
PP/PM (°)	21,5
Goníaco inferior (°)	75,0
spnumENA-Me (mm)	62,0

ANÁLISE DENTÁRIA

Sobressaliência (mm)	5,5
Sobremordida (mm)	10,0
UI-SN (°)	93,0
LI/GoMe (°)	72,0
SN/PO (°)	20,5
Is-Is' (mm)	30,0
Mo-Ms (mm)	22,0
Ii-Ii' (mm)	40,0
Mo-Mi (mm)	31,0

ANÁLISE LABIAL

LS-E (mm)	1,2
LI-E (mm)	2,1
ANL (°)	95,0

Ver página ix para os padrões coreanos.
Ver Tabela 7.1 e página x para abreviações.

Objetivos e plano de tratamento

O tratamento ortodôntico sem extração foi planejado com o objetivo primário de reduzir a sobremordida profunda anterior. Um mini-implante seria inserido entre as raízes do incisivo central superior para servir como ancoragem para a intrusão dos dentes superiores anteriores supraerupcionados.

Tratamento

Aparelhos fixos pré-ajustados de 0,022" × 0,028" foram colados nos incisivos superiores e alinhados e nivelados com um arco segmentado de aço inoxidável 0,019" × 0,025".

Antes da inserção do mini-implante, a largura transversal do osso inter-radicular entre os incisivos centrais superiores foi avaliada em uma radiografia periapical (Fig. 7.210). Essa distância aumenta da crista alveolar em direção ao ápice dos dentes. Portanto, conforme os incisivos centrais superiores sofrem intrusão, espera-se que a distância vertical inicial entre o arco ortodôntico e o implante se reduza e que as raízes fiquem mais próximas ao mini-implante. Consequentemente é importante que o mini-implante seja inserido em uma posição suficientemente apical.

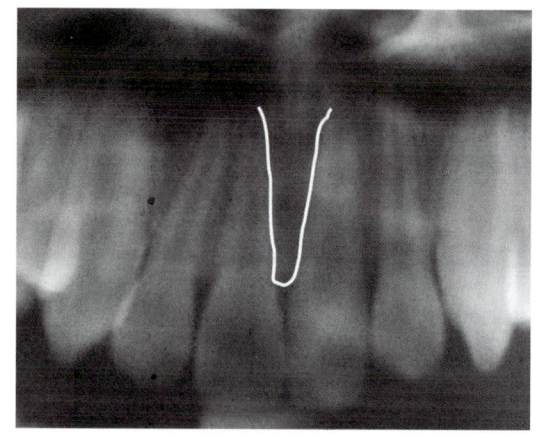

Fig. 7.210

Procedimento cirúrgico para a inserção de mini-implante e posterior tratamento

Sob anestesia local infiltrativa, o lábio superior foi elevado e uma incisão foi realizada no freio labial. O osso foi exposto com um elevador periosteal. Um mini-implante OSAS® (1,6 mm de diâmetro, 6,0 mm de comprimento) foi inserido com uma chave de fenda manual (chave manual). Uma mola fechada de níquel-titânio (NiTi) foi fixada à cabeça do implante e estirada para fixação ao arco ortodôntico superior da outra extremidade. O mini-implante e a porção superior da mola fechada foram revestidos pelo retalho da mucosa, o qual foi suturado. Mesmo se o mini-implante for deixado exposto, será eventualmente coberto pela mucosa durante a cicatrização. Além disso, mini-implantes expostos geralmente causam irritação ao tecido mole, porém isso não acontece com o mini-implante sepultado sob o tecido mole. Quando se planeja a inserção do mini-implante em uma mucosa vestibular móvel, recomenda-se o tipo "fechado" (Cap. 5 para detalhes dos métodos de tração fechada e tração aberta) (Figs. 7.211-7.216).

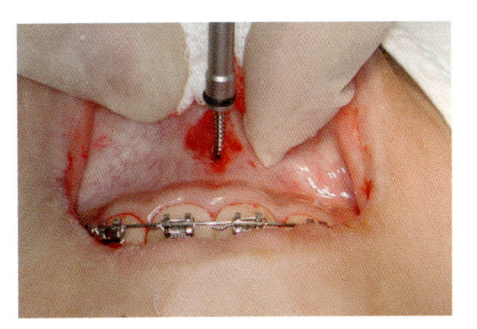

Fig. 7.211

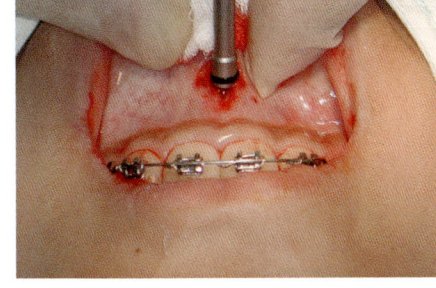

Fig. 7.212

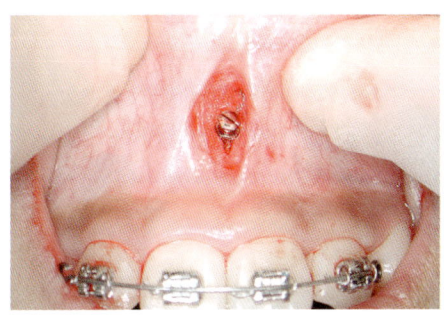

Fig. 7.213

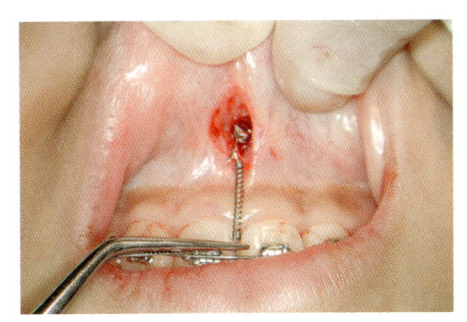

Fig. 7.214

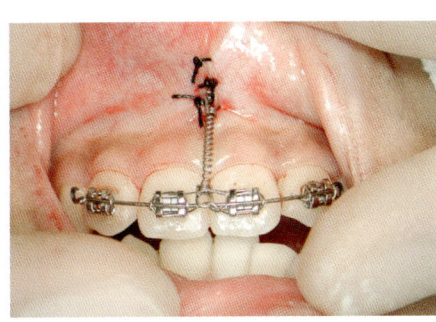

Fig. 7.215

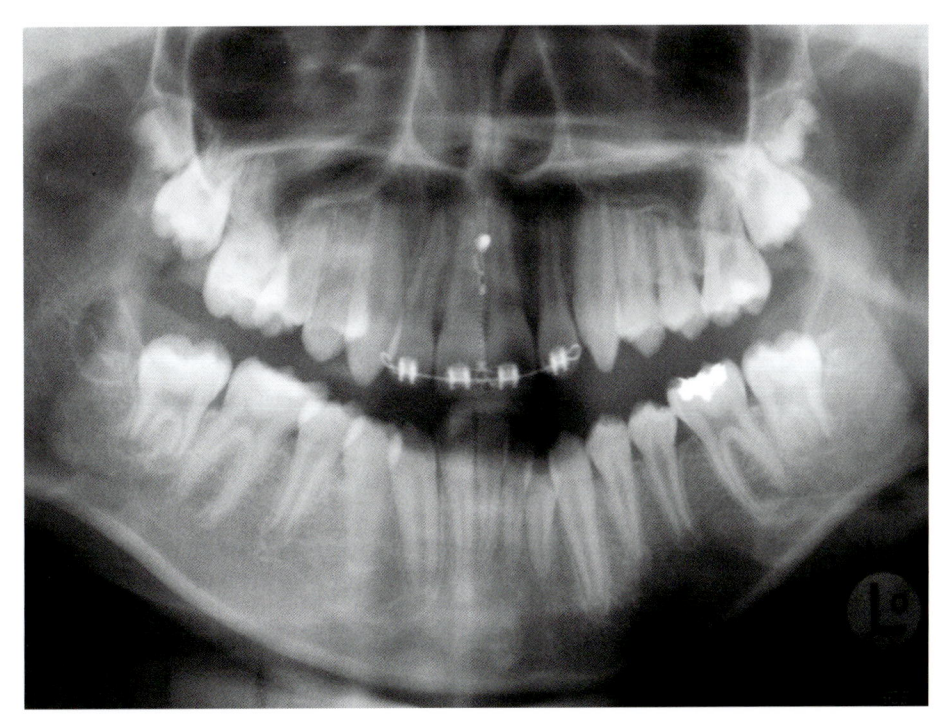

Fig. 7.216

A intrusão dos incisivos foi iniciada 2 semanas após a inserção do mini-implante. Esperou-se que os incisivos superiores não apenas sofressem intrusão, como também proclinação com o avanço da intrusão (Figs. 7.217-7.220).

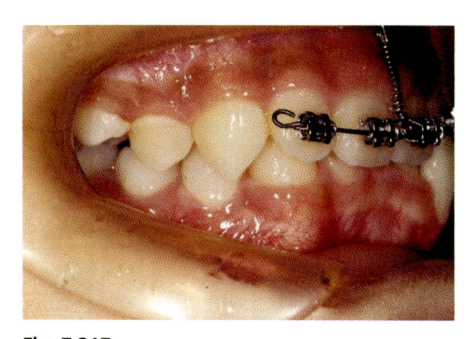

Fig. 7.217

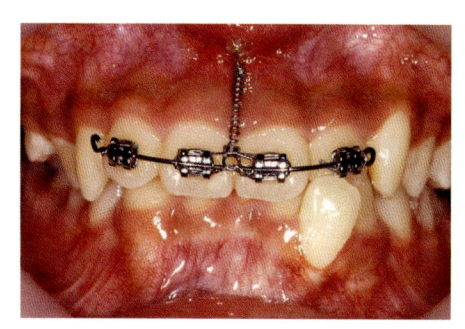

Fig. 7.218

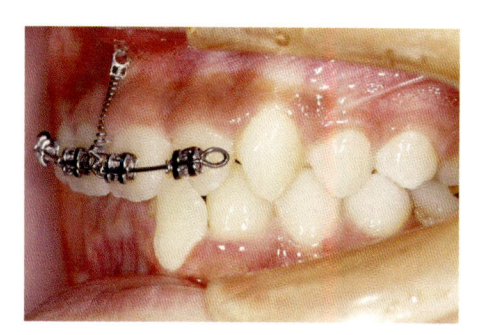

Fig. 7.219

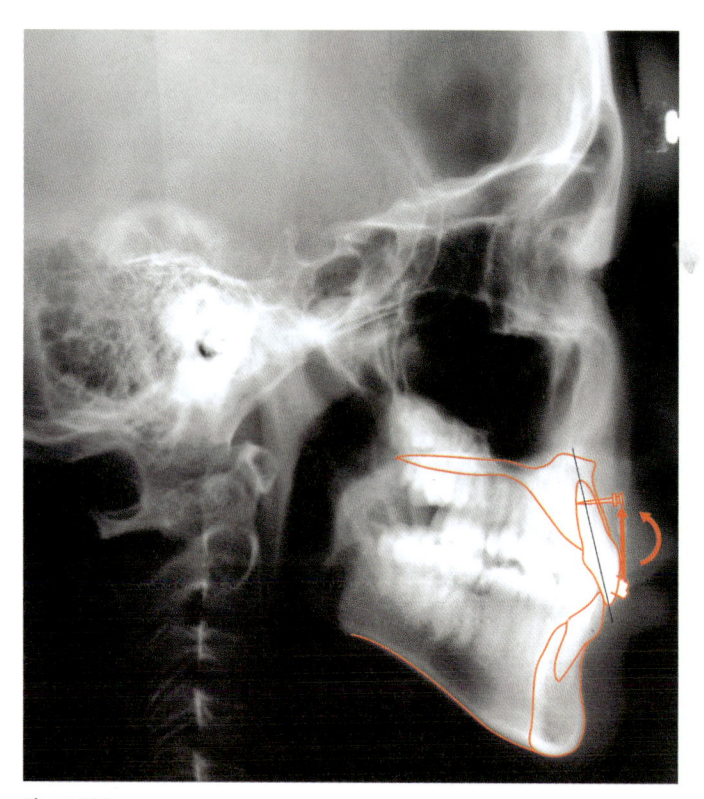

Fig. 7.220

Aos 3 meses de tratamento, havia uma intensa discrepância entre o nível incisal dos incisivos e as pontas dos caninos (Figs. 7.221-7.223). Um cefalograma demonstrou a proclinação dos incisivos superiores (Fig. 7.224).

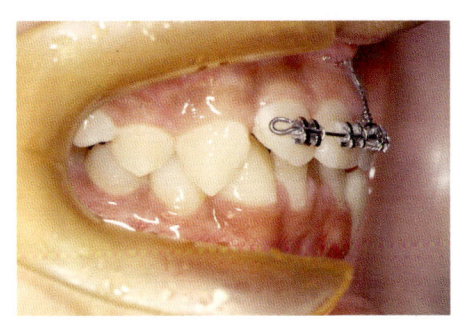

Fig. 7.221

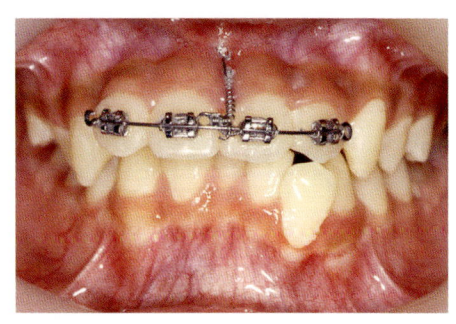

Fig. 7.222

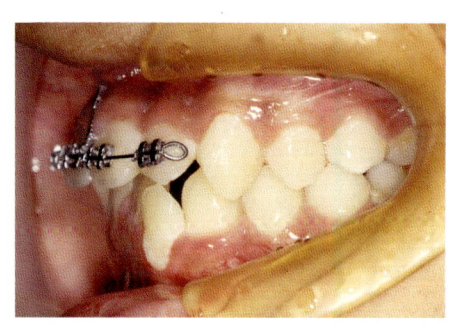

Fig. 7.223

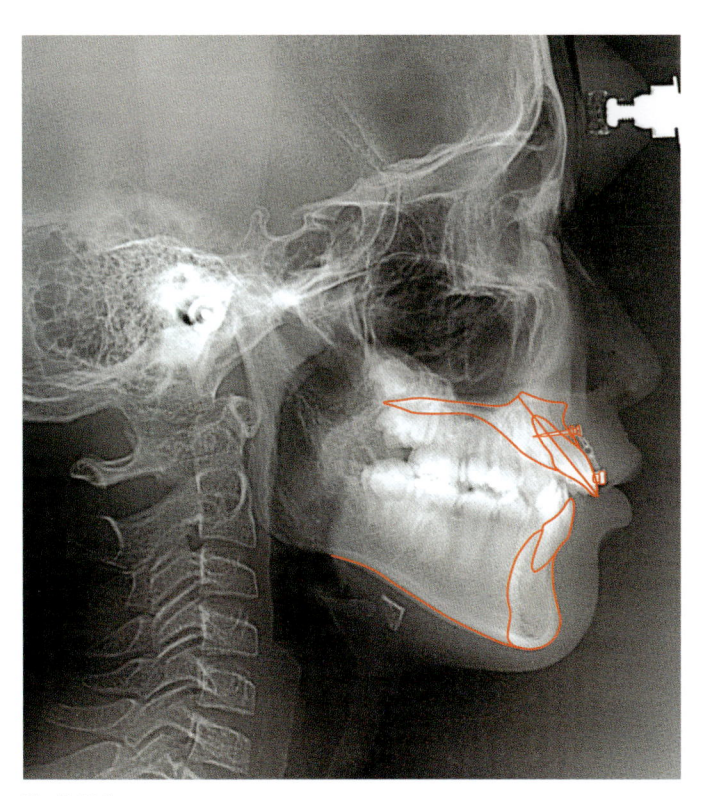

Fig. 7.224

Aos 6 meses, aparelhos fixos pré-ajustados de 0,022" × 0,028" foram colados nos dentes restantes na arcada superior. Um arco utilidade de aço inoxidável 0,018" × 0,025" e um sobrearco de NiTi 0,014" foram fixados. Na consulta seguinte, o arco de NiTi de 0,014" foi substituído por um arco de NiTi de 0,018". Uma ligadura de aço foi passiva-mente encaixada do mini-implante ao arco utilidade para prevenir a extrusão dos incisivos (Figs. 7.225-7.228).

Aos 11 meses de tratamento, a mola de NiTi foi substituí-da por uma ligadura de aço encaixada passivamente. Um arco contínuo de NiTi 0,016" × 0,022" foi inserido na

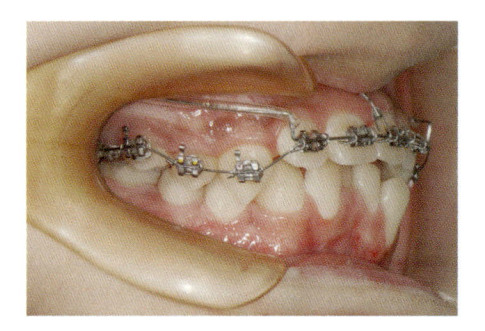
Fig. 7.225

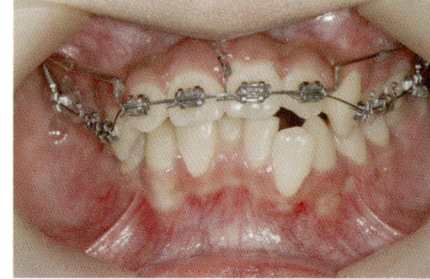
Fig. 7.226

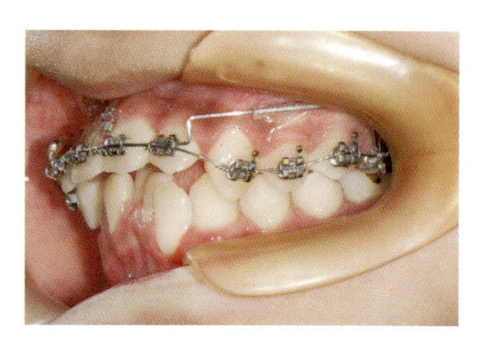
Fig. 7.227

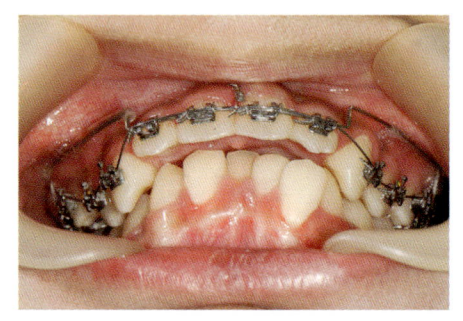
Fig. 7.228

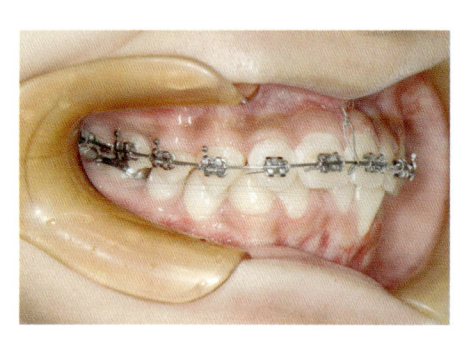
Fig. 7.229

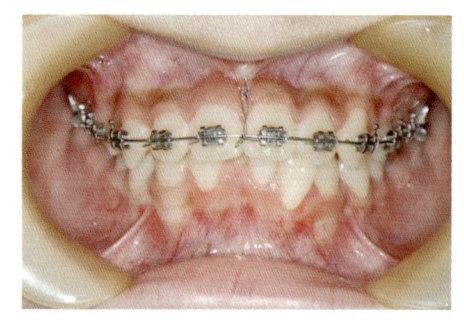
Fig. 7.230

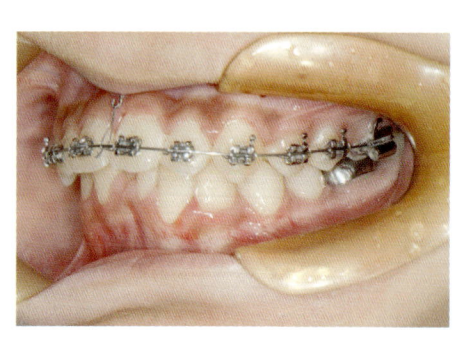
Fig. 7.231

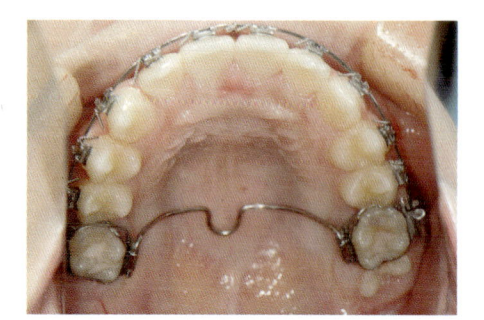
Fig. 7.232

arcada superior (Figs. 7.229-7.232). Durante esse período, comparado com a condição pré-tratamento da dentição inferior, o formato da parte anterior da arcada inferior tinha mudado sem nenhuma aplicação de força ortodôntica. A forma previamente distorcida da arcada estava agora em forma de "U" (Figs. 7.233, 7.234). Isso ocorreu pois os incisivos inferiores se deslocaram labialmente ao passo que o efeito limitante dos incisivos superiores foi removido. Um arco lingual de Burstone foi colocado para a aplicação de torque vestibular de coroa.

Aparelhos fixos pré-ajustados de 0,022" × 0,028" foram colados nos dentes inferiores. Nivelamento e alinhamento dos dentes foram realizados, e a espessura dos arcos ortodônticos foi progressivamente aumentada (Figs. 7.235-7.237).

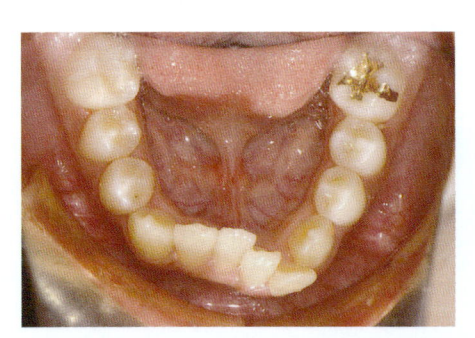

Fig. 7.233

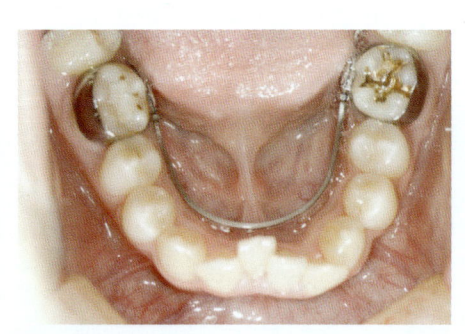

Fig. 7.234

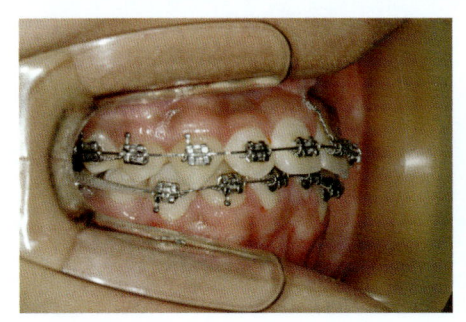

Fig. 7.235

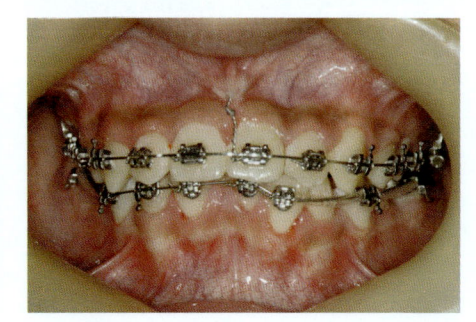

Fig. 7.236

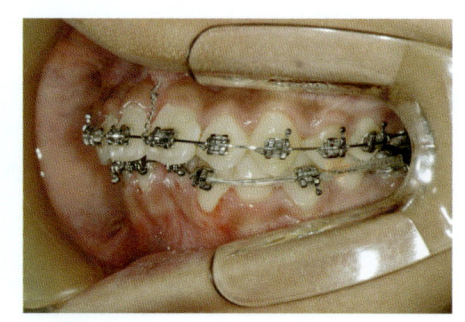

Fig. 7.237

Avaliação pós-tratamento

A exposição da gengiva foi reduzida durante o sorriso, e houve 50% exposição das coroas clínicas dos incisivos inferiores em oclusão cêntrica (Figs. 7.238-7.248).

As radiografias panorâmica e periapical exibiram a manutenção do nível ósseo. Houve mínima reabsorção radicular apical dos incisivos superiores (Fig. 2.249).

A sobreposição dos traçados cefalométricos pré e pós-tratamento demonstrou intrusão e considerável proclinação dos incisivos superiores. Os incisivos superiores estavam consideravelmente proclinados sem aplicação direta de força ortodôntica, e inclinação axial normal foi alcançada. Também foi observado um intenso crescimento descendente e anterior da mandíbula durante o período de tratamento, que auxiliou na redução da sobremordida (Figs. 7.250-7.252; Tabela 7.10).

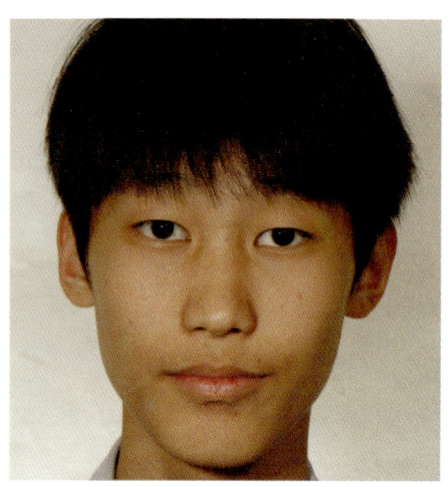

Fig. 7.238

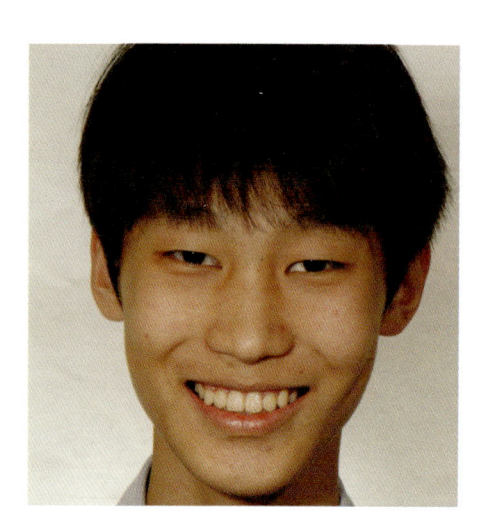

Fig. 7.239

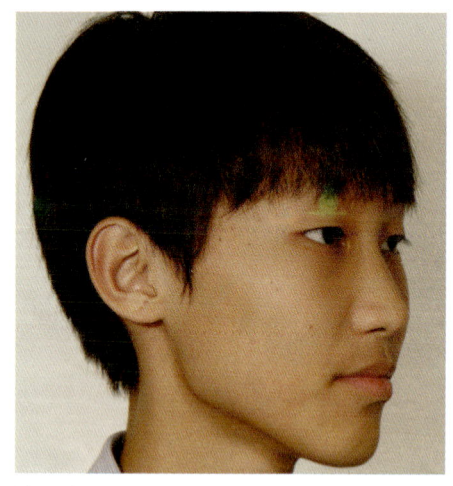

Fig. 7.240

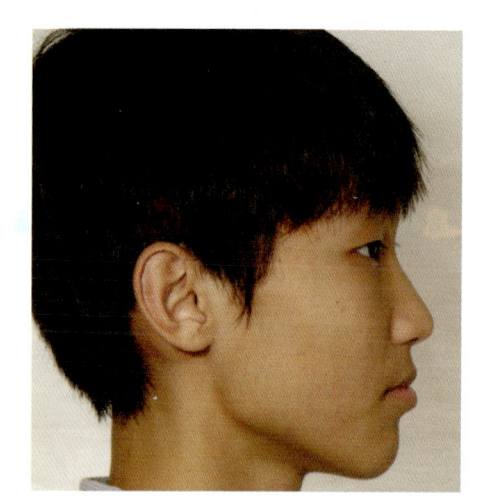

Fig. 7.241

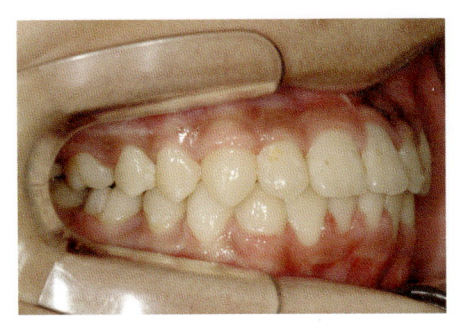

Fig. 7.242

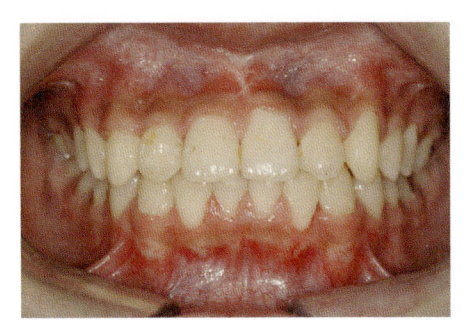

Fig. 7.243

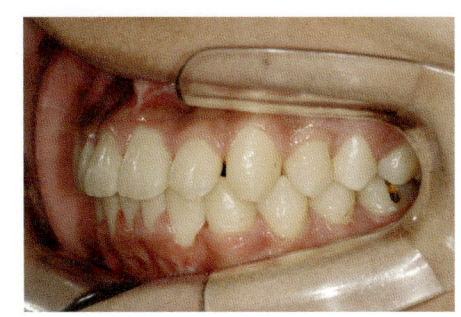

Fig. 7.244

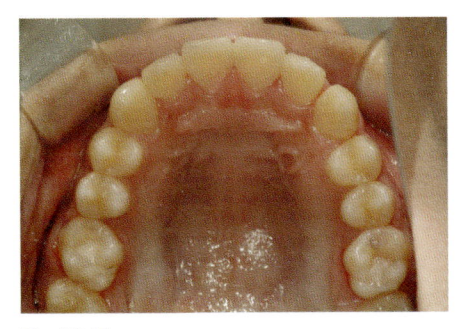

Fig. 7.245

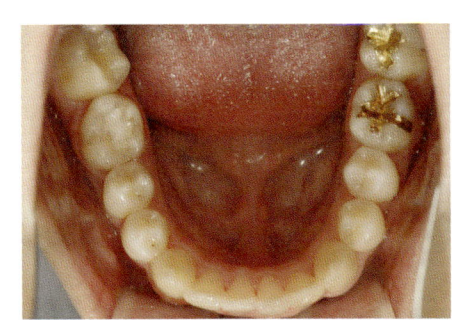

Fig. 7.246

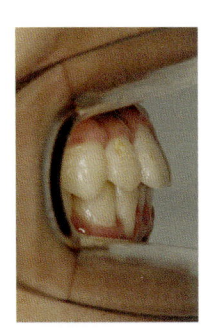

Fig. 7.247

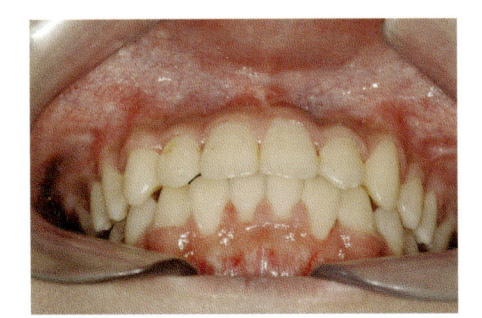

Fig. 7.248

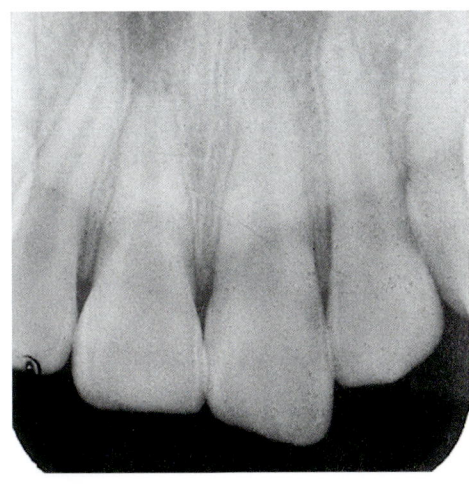

Fig. 7.249

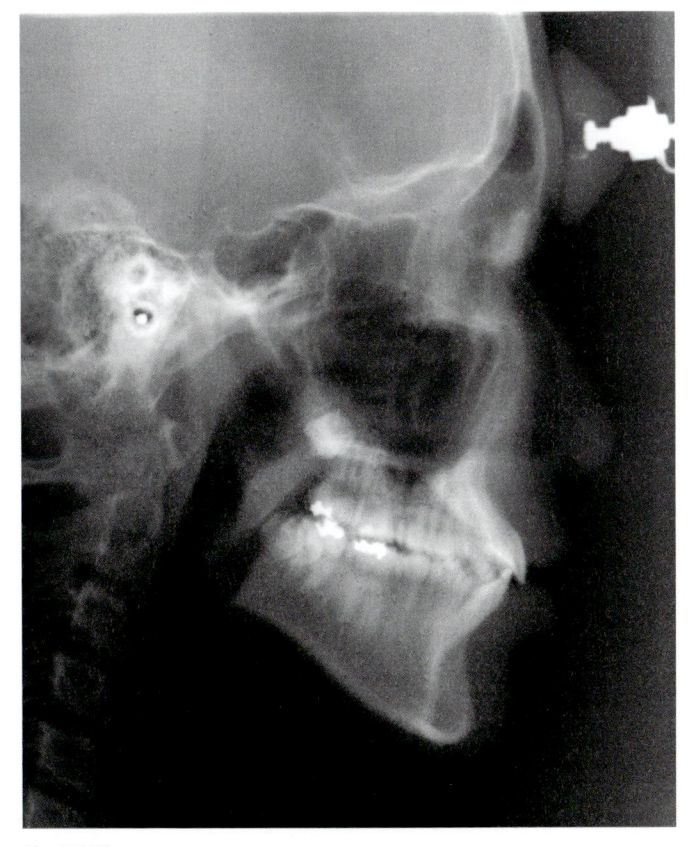

Fig. 7.250

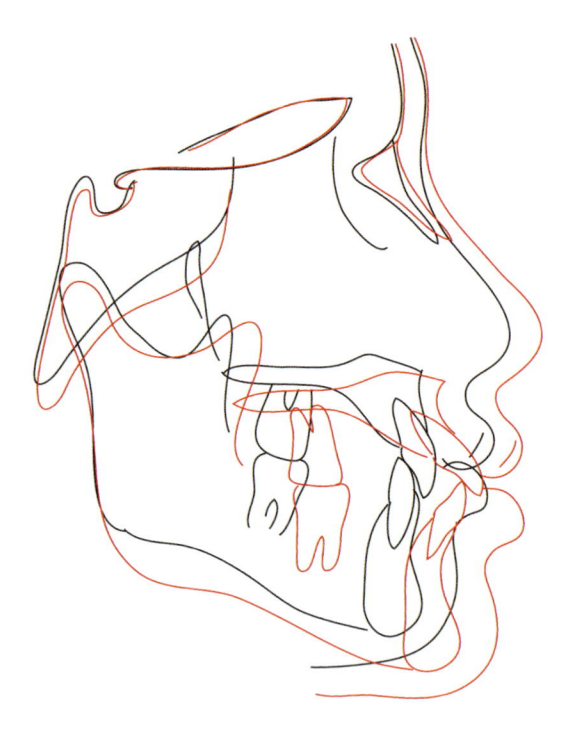

Fig. 7.251

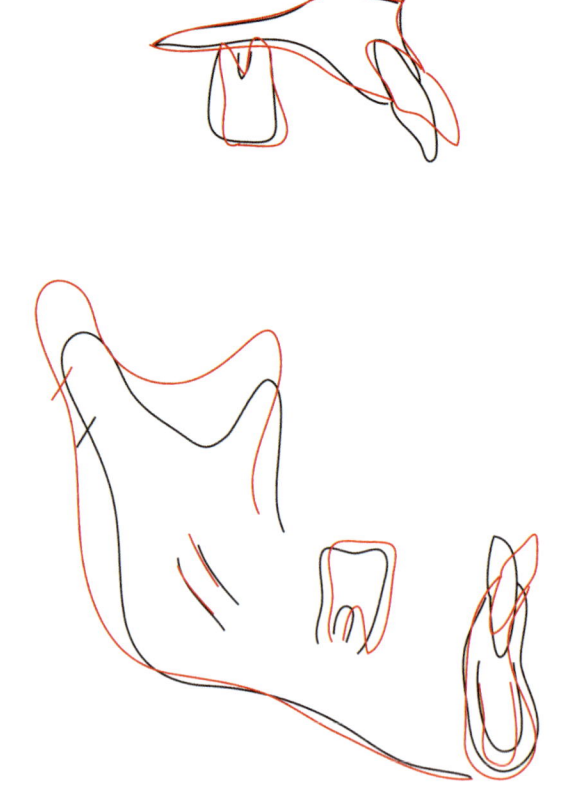

Fig. 7.252

Tabela 7.10 Medidas cefalométricas esqueléticas, dentárias e faciais pré- e pós-tratamento

	Pré-tratamento	Pós-tratamento
ANÁLISE ESQUELÉTICA		
Anteroposterior		
SNA (°)	83,0	86,0
SNB (°)	80,0	83,0
ANB (°)	3,0	3,0
Vertical		
GoMe/SN (°)	34,0	30,0
FMA (°)	27,0	27,0
PP/PM (°)	21,5	24,0
Goníaco inferior (°)	75,0	74,0
ENA-Me (mm)	62,0	67,0
ANÁLISE DENTÁRIA		
Sobressaliência (mm)	5,5	3,8
Sobremordida (mm)	10,0	3,0
UI-SN (°)	93,0	116,0
LI/GoMe (°)	72,0	95,5
SN/PO (°)	20,5	12,0
Is-Is' (mm)	30,0	27,0
Mo-Ms (mm)	22,0	22,0
Ii-Ii' (mm)	40,0	44,0
Mo-Mi (mm)	31,0	34,5
ANÁLISE LABIAL		
LS-E (mm)	1,2	− 1,2
LI-E (mm)	2,1	2,0
ANL (°)	95,0	96,0

Ver página ix para os padrões coreanos.
Ver Tabela 7.1 e página x para abreviações.

Na consulta de seguimento aos 2 anos, uma nova série de fotos foi tirada. Não houve grandes mudanças na sobremordida anterior (Figs. 7.253-7.263).

Esses casos coletivamente ilustram a eficácia, a relativa simplicidade e a versatilidade dos mini-implantes em alcançar movimentos dentários intrusivos, os quais são reconhecidos como os movimentos dentários mais difíceis de alcançar.

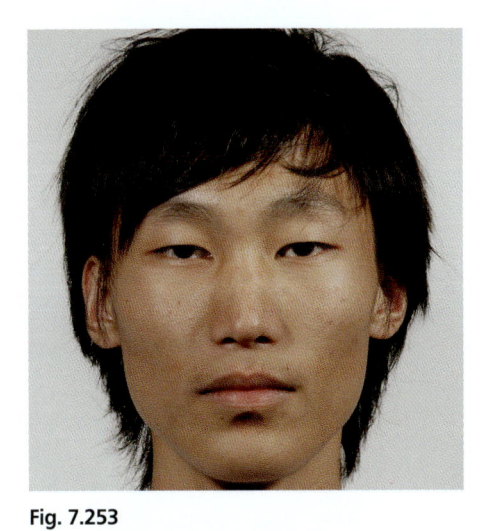

Fig. 7.253

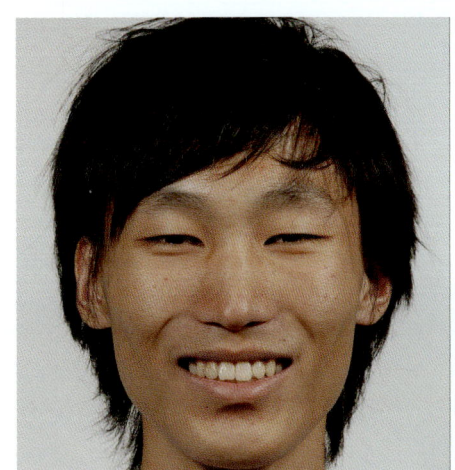

Fig. 7.254

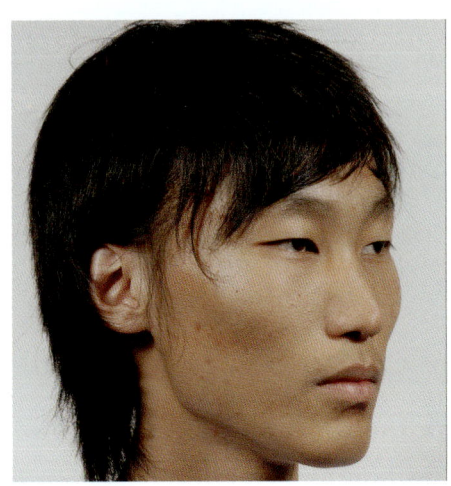

Fig. 7.255

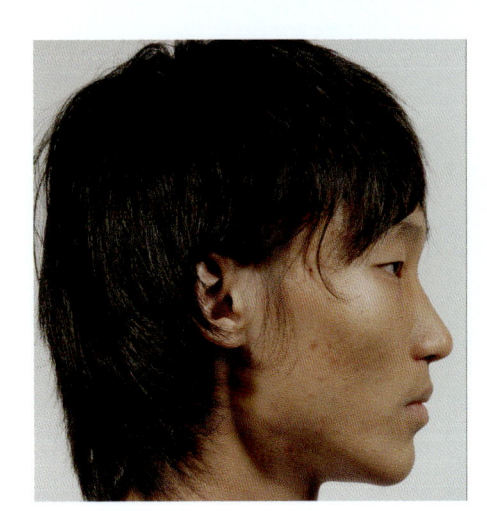

Fig. 7.256

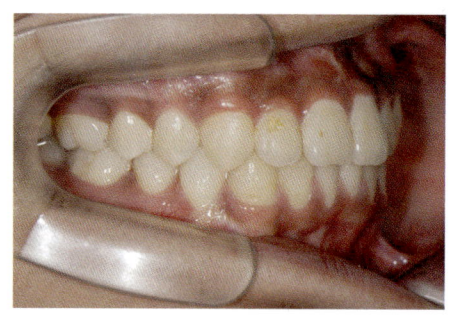

Fig. 7.257

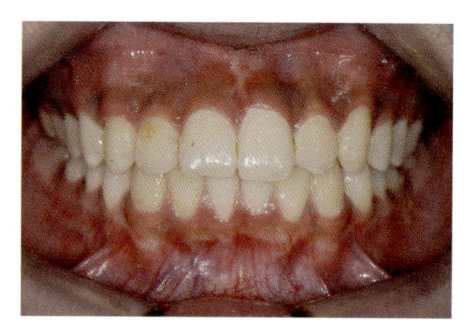

Fig. 7.258

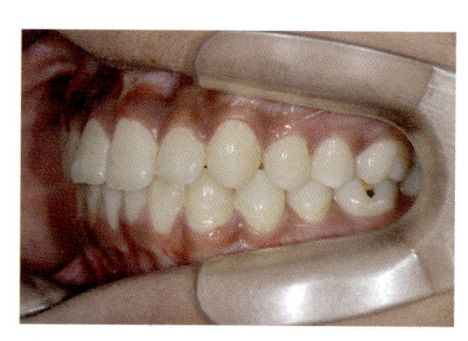

Fig. 7.259

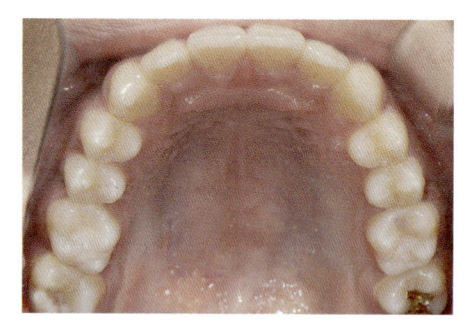

Fig. 7.260

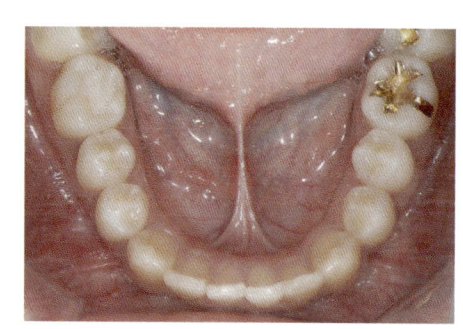

Fig. 7.261

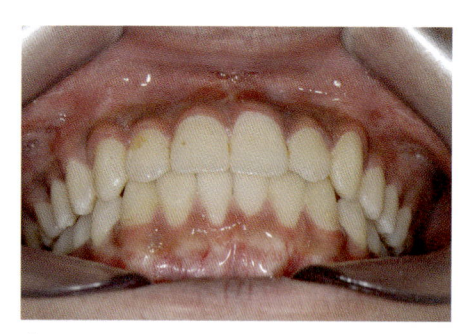

Fig. 7.262

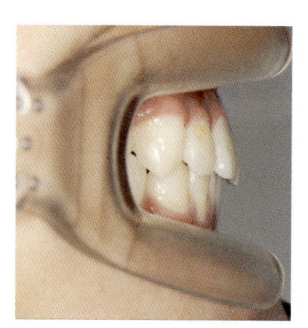

Fig. 7.263

Referências Bibliográficas

1. Vig R G, Brundo G C 1978 The kinetics of anterior tooth display. Journal of Prosthetic Dentistry 39:502–504

2. Kanomi R 1997 Mini-implant for orthodontic anchorage. Journal of Clinical Orthodontics 31:763–767

3. Costa A, Raffaini M, Melsen B 1998 Miniscrews as orthodontic anchorage: a preliminary report. International Journal of Adult Orthodontics and Orthognathic Surgery 13:201–209

4. Sherwood K H, Burch J G, Thompson W J 2002 Closing anterior open bites by intruding molars with titanium miniplate anchorage. American Journal of Orthodontics and Dentofacial Orthopedics 122:593–600

5. Umemori M, Sugawara J, Mitani H et al. 1999 Skeletal anchorage system for open-bite correction. American Journal of Orthodontics and Dentofacial Orthopedics 115:166–174

6. Paik C H, Woo Y J, Boyd R L 2003 Treatment of an adult patient with vertical maxillary excess using miniscrew fixation. Journal of Clinical Orthodontics 37:423–428

7. Sugawara J, Baik U B, Umemori M et al. 2002 Treatment and posttreatment dentoalveolar changes following intrusion of mandibular molars with application of a skeletal anchorage system (SAS) for open bite correction. International Journal of Adult Orthodontics and Orthognathic Surgery 17:243–253

8. Dellinger E L 1986 A clinical assessment of the active vertical corrector: a nonsurgical alternative for skeletal open-bite. American Journal of Orthodontics 89:428–436

9. Karla V, Burstone C J, Nanda R 1989 Effects of a fixed magnetic appliance on the dentofacial complex. American Journal of Orthodontics 95:467–478

10. Barber R E, Sinclair P M 1991 A cephalometric evaluation of anterior openbite correction with the magnetic active vertical corrector. Angle Orthodontist 61:93–109

11. Chun Y S, Woo Y J, Row J et al. 2000 Maxillary molar intrusion with the molar intrusion arch. Journal of Clinical Orthodontics 4:90–93

12. Melsen B, Fiorelli G 1996 Upper molar intrusion. Journal of Clinical Orthodontics 30:91–96

13. Bonetti G A, Giunta D 1996 Molar intrusion with a removable appliance. Journal of Clinical Orthodontics 30:434–437

14. Mostafa Y A, Tawfik K M, El-Mangoury N H 1985 Surgical-orthodontic treatment for overerupted maxillary molars. Journal of Clinical Orthodontics 19:350–351

15. Hwang H, Lee K 2001 Intrusion of overerupted molars by corticotomy and magnets. American Journal of Orthodontics and Dentofacial Orthopedics 120:209–216

16. Arnett W G, Bergman R T 1993 Facial keys to orthodontic diagnosis and treatment planning, Part II. American Journal of Orthodontics 103:395–411

17. Bailey L J, Proffit W R 2000 Combined surgical and orthodontic treatment. In: Proffit WR, Fields HW, eds. Contemporary Orthodontics, 3rd ed. Mosby, St Louis, pp. 679–682

18. Subtelny J D, Sakuda M 1964 Open-bite: diagnosis and treatment. American Journal of Orthodontics 50:337–358

19. Proffit W R, Henry W, Fields J R 2000 Contemporary Orthodontics, 3rd ed. Mosby, St Louis, p. 269

20. Reitan K 1967 Clinical and histologic observations on tooth movement during and after orthodontic treatment. American Journal of Orthodontics 53:721–745

21. Denison T F, Kokich V G, Shapiro P A 1989 Stability of maxillary surgery in openbite versus non-openbite malocclusions. Angle Orthodontist 59:5–10

MINI-IMPLANTE DE ANCORAGEM PARA MOVIMENTO TRANSVERSAL E ASSIMÉTRICO DO DENTE

MOVIMENTO TRANSVERSO E ASSIMÉTRICO DOS DENTES

A discrepância transversal das arcadas é manifestada como uma mordida cruzada unilateral e bilateral dos dentes posteriores. O movimento transversal dos dentes posteriores superiores para corrigir uma discrepância transversal bilateral ou uma mordida cruzada unilateral com um deslocamento mandibular pode ser prontamente alcançado via expansão simétrica com instrumentos de expansão, tais como o arco em W, a quadri-hélice e o expansor palatino. Contudo, a expansão unilateral é mais difícil e complicada, em razão da indesejada expansão recíproca em um lado. Uma maneira de combater essa perda de ancoragem transversal é promover diferentes comprimentos dos ramos laterais do arco em W, criando espaços na superfície da raiz dentária nos 2 lados e movendo o dente selecionado para o lado que necessita de expansão. Outra fonte de ancoragem é a utilização do arco lingual inferior para estabilizar os dentes inferiores e, então, usar elásticos cruzados no lado que necessita de correção. Entretanto, a força recíproca ainda tenderá a mover os dentes de ancoragem, e ambos os lados irão exibir expansão. Outra opção é o uso de um arco lingual com torque vestibular de raiz (torque lingual de coroa) de um lado e da técnica de vestibularização do outro lado. Há limitadas possibilidades com todas essas mecânicas de tratamento.

Com o mini-implante de ancoragem, a expansão unilateral é mais facilmente alcançada, pois uma ancoragem firme e independente da cooperação do paciente pode ser obtida em um lado. O aparelho é ativado como de costume no lado a ser expandido, e é passivamente fixado ao mini-implante no lado que não necessita de expansão. O Caso 8.1 demonstra esses mecanismos em ação.

Outras situações que requerem movimento assimétrico dos dentes, tanto na direção anteroposterior quanto verti-

cal, podem, do mesmo modo, beneficiar-se da incorporação do mini-implante de ancoragem no plano de tratamento ortodôntico. Algumas discrepâncias da linha média dentária são difíceis de corrigir com as mecânicas ortodônticas convencionais. Abordagens com o aparelho extrabucal assimétrico e os elásticos intermaxilares assimétricos são geralmente utilizadas, porém dependem de grande cooperação do paciente. Além disso, a utilização de elásticos pode causar efeitos indesejáveis, como extrusão bilateral dos dentes posteriores com aumento da dimensão vertical e simultânea rotação em sentido horário da mandíbula ou um efeito assimétrico da sobressaliência. Quando o tratamento de extração está sendo considerado, a extração assimétrica dos dentes é uma opção que minimiza a cooperação do paciente em casos de severa discrepância da linha média dentária. Porém, a correção da discrepância de linha média dentária é simplificada com o mini-implante de ancoragem, com ou sem o tratamento de extração. Um mini-implante é inserido no lado para o qual os dentes necessitam ser movidos, e uma força de tração é aplicada na direção desejada. Não é necessário o uso de elásticos intermaxilares, ou seja, elásticos paralelos ou anteriores diagonais. A linha média não é corrigida à custa do movimento do dente na arcada oposta, e os efeitos colaterais da força de reação recíproca são eliminados. Se os dentes necessitarão de ser movidos na direção ou além do mini--implante, o mini-implante deverá ser inserido mais apicalmente e/ou com angulação vertical no osso alveolar para reduzir o risco de contato entre o mini-implante e a raiz conforme os dentes anteriores se movem. O Caso 8.2 é um exemplo do uso dessas mecânicas.

O mini-implante de ancoragem também pode ser utilizado para corrigir um plano oclusal anterior inclinado através da intrusão dos dentes anteriores selecionados. Novamente, as vantagens dos mini-implantes são simplicidade do desenho e movimento assimétrico eficaz. O Caso 8.3 é um exemplo de tais mecânicas em ação.

CASO 8.1

Expansão Transversal Unilateral dos Dentes Posteriores

Queixa apresentada e exame clínico

Um coreano de 46 anos de idade apresentou espaçamento e apinhamento anteroinferior. Ele possuía uma mordida cruzada posterior unilateral no lado direito (Figs. 8.1, 8.2). Com relação cêntrica, não havia deslocamento mandibular durante o fechamento.

Objetivos e plano de tratamento

Os objetivos do tratamento incluem correção da mordida cruzada posterior e expansão transversal.

Tratamento

Um arco em W ativado foi cimentado nos primeiros molares superiores. Um mini-implante OSAS® (1,6 mm de diâmetro, 6,0 mm de comprimento) foi inserido no osso palatino entre o primeiro e segundo molares esquerdos. O lado esquerdo do arco em W foi fixado ao mini-implante com um fio de ligadura para prevenir o movimento vestibular dos dentes posteriores esquerdos. O mini-implante palatino foi coberto com resina composta para minimizar a irritação (Figs. 8.3, 8.4).

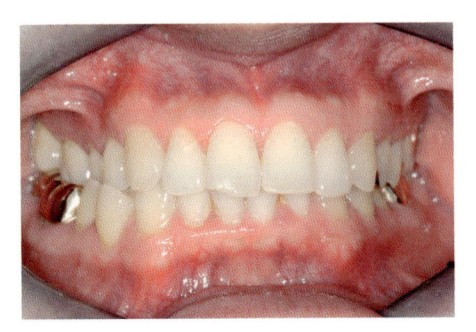

Fig. 8.1

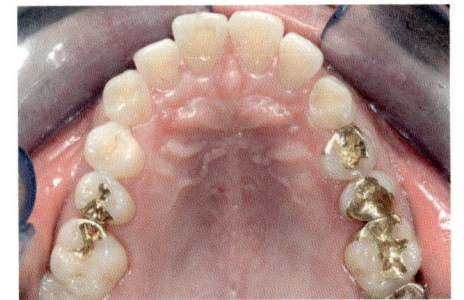

Fig. 8.2

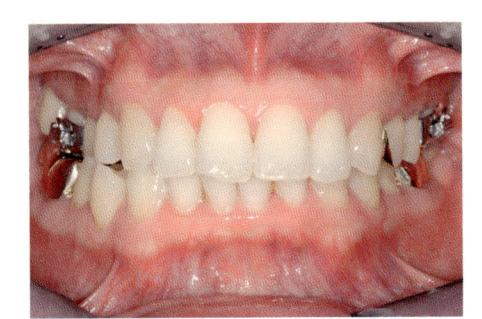

Fig. 8.3

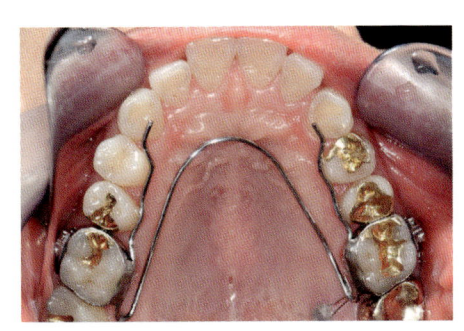

Fig. 8.4

A dentição superior foi unida com bráquetes linguais Ormco® de espessura 0,018" e a dentição inferior com bráquetes pré-ajustados de 0,022" × 0,028". Nivelamento e alinhamento foram realizados (Figs. 8.5, 8.6).

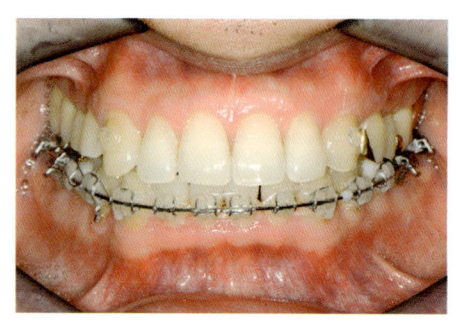

Fig. 8.5

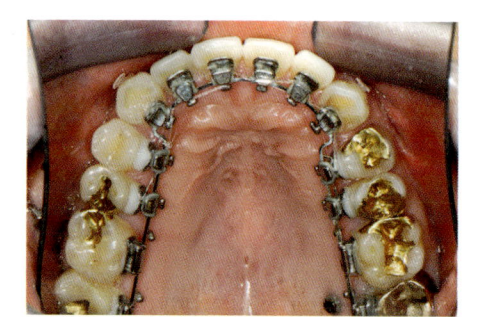

Fig. 8.6

Avaliação pós-tratamento

A expansão transversal unilateral da arcada superior foi alcançada, e a mordida cruzada posterior no lado direito foi corrigida. Não houve expansão recíproca no lado esquerdo (Figs. 8.7-8.8).

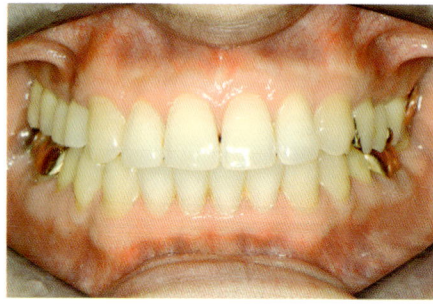

Fig. 8.7

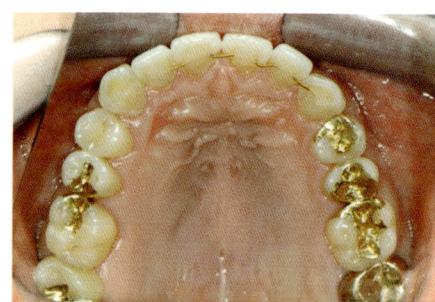

Fig. 8.8

CASO 8.2

Correção da Discrepância da Linha Média Dentária Inferior em um Paciente com Má Oclusão de Classe I e Protrusão Labial

Queixa apresentada e exame clínico

Um garoto coreano de 14 anos de idade apresentou protrusão anterior posterior, perfil convexo e assimetria facial com a mandíbula recuada desviando para o lado esquerdo.

Os lábios posteriores e inferiores eram protrusivos com tensão de *mentalis* no fechamento labial (Figs. 8.9-8.12). Ele era um respirador oral.

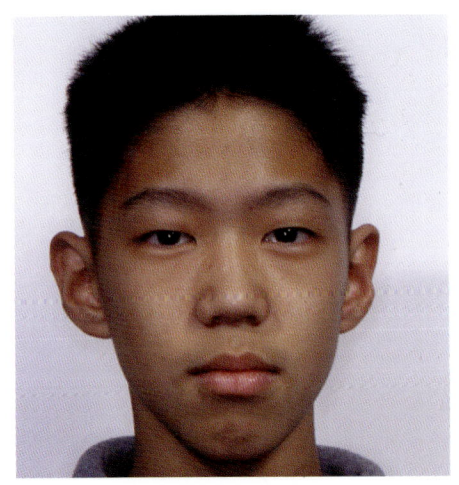

Fig. 8.9

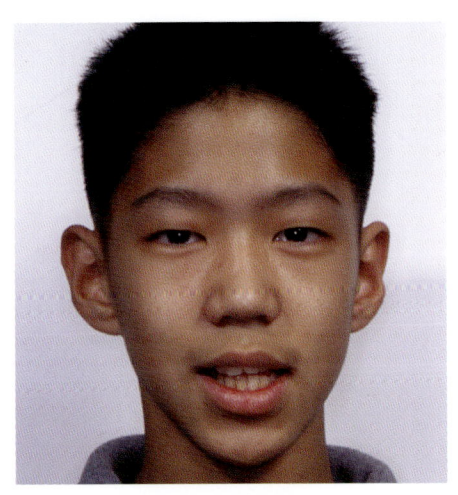

Fig. 8.10

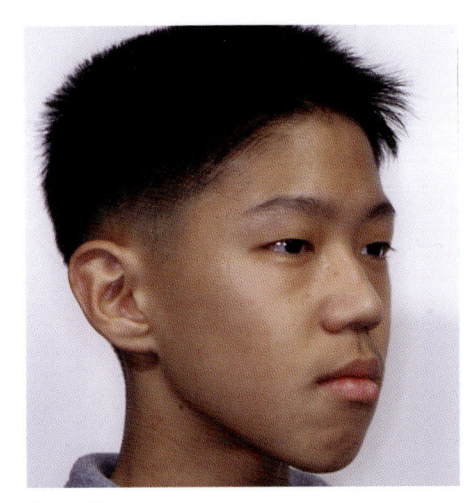

Fig. 8.11

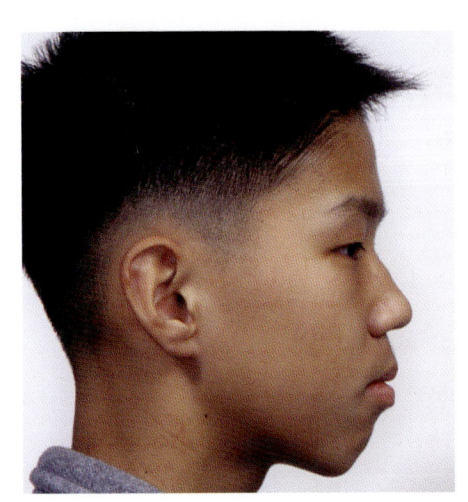

Fig. 8.12

O exame intraoral demonstrou dentes grandes, pequeno apinhamento superior e inferior, relações molar e canino de classe III no lado direito e relações molar e canino de classe II no lado esquerdo. Os pré-molares superiores direitos e o segundo pré-molar inferior apresentavam mordida em tesoura, e o segundo pré-molar superior esquerdo estava em mordida cruzada. A linha média dentária superior encontrava-se coincidente com a linha média facial, mas a linha média dentária inferior estava 2,2 mm para a esquerda. A sobressaliência era de 5,5 mm. A arcada superior possuía forma triangular (Figs. 8.13-8.17).

Avaliação radiográfica

A radiografia panorâmica exibiu todos os dentes, incluindo os terceiros molares em desenvolvimento (Fig. 8.18). A análise cefalométrica revelou uma relação esquelética de classe I, com incisivos superiores proclinados. Os lábios estavam protrusos com relação à linha E (estética). As alturas dentoalveolar anterior superior e posterior superior (Is-Is', Mo-Ms, ver nota de rodapé na Tabela 8.1 para explicação), os planos mandibular e palatino, o ângulo goníaco inferior e GoMe/SN estavam aumentados. A altura

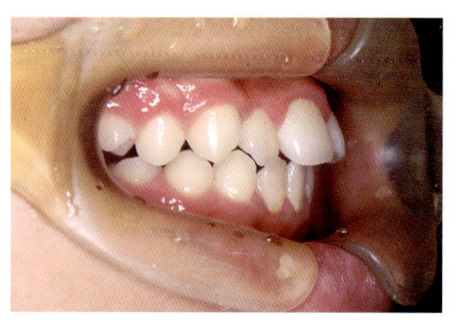
Fig. 8.13

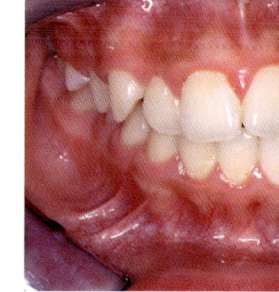
Fig. 8.14

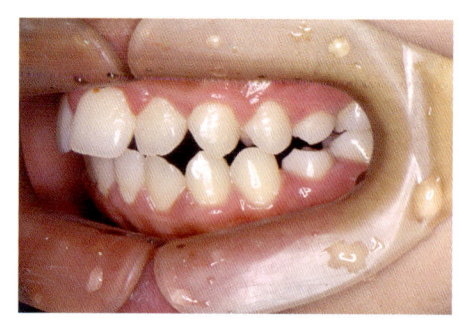
Fig. 8.15

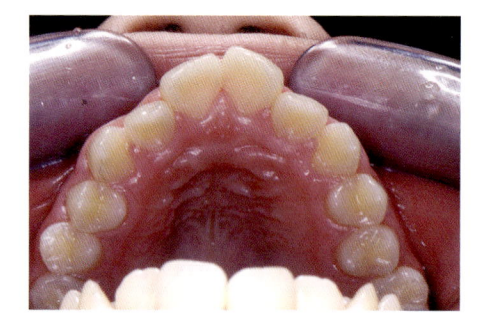
Fig. 8.16

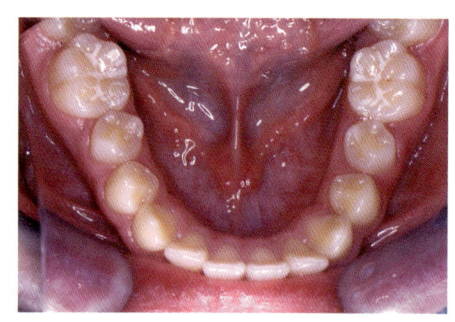
Fig. 8.17

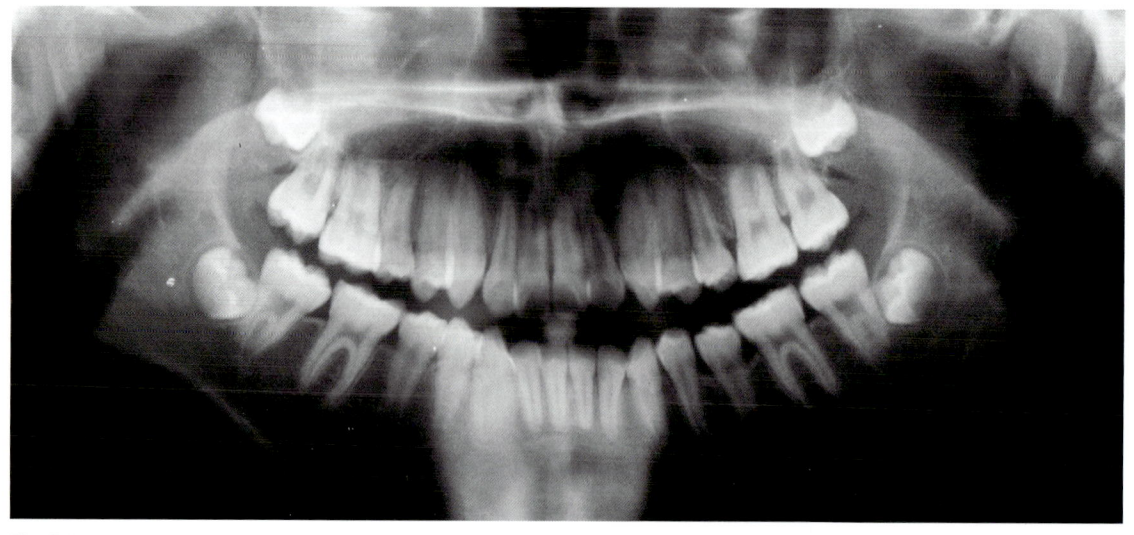
Fig. 8.18

facial anterior inferior também era excessiva (Fig. 8.19). Um cefalograma anteroposterior demonstrou uma man-

díbula assimétrica com desvio do queixo para o lado esquerdo (Fig. 8.20).

Tabela 8.1 Pré-tratamento dentário e medidas cefalométricas faciais	
ANÁLISE ESQUELÉTICA	
Anteroposterior	
SNA (°)	82,0
SNB (°)	78,0
ANB (°)	4,0
Vertical	
GoMe/SN (°)	40,0
FMA (°)	33,0
PP/PM (°)	32,0
Goníaco inferior (°)	79,0
ENA-Me (mm)	76,5
ANÁLISE DENTÁRIA	
Sobressaliência (mm)	5,5
Sobremordida (mm)	1,0
UI-SN (°)	117,5
LI/GoMe (°)	93,0
SN/PO (°)	18,0
Is-Is' (mm)	33,0
Mo-Ms (mm)	27,0
Ii-Ii' (mm)	49,0
Mo-Mi (mm)	36,0
ANÁLISE LABIAL	
LS-E (mm)	3,5
LI-E (mm)	7,5
ANL (°)	76,0

Ver página ix para os padrões coreanos.
Is-Is': Altura dentoalveolar anterior superior (UI-AN)
Ii-Ii': Altura dentoalveolar anterior inferior (LI-GoMe)
Mo-Ms: Altura dentoalveolar posterior superior (U6-AN)
Mo-Mi: Altura dentoalveolar posterior inferior (L6-GoMe)

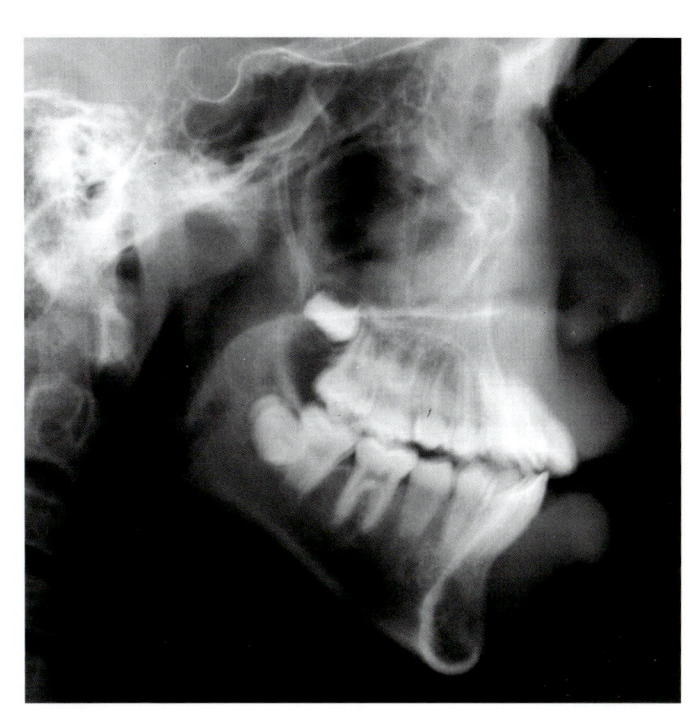

Fig. 8.19

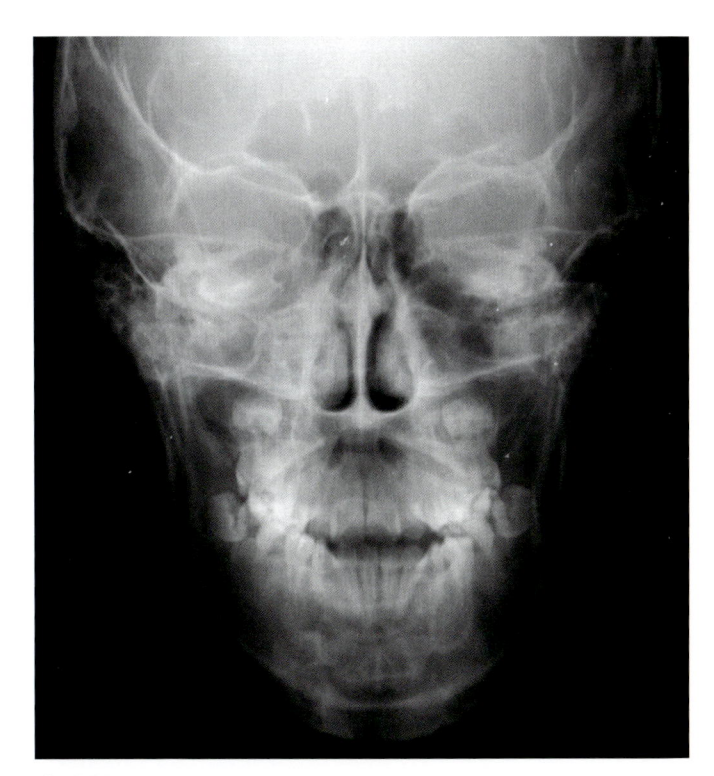

Fig. 8.20

Objetivos e plano de tratamento

O plano de tratamento foi extrair os primeiros pré-molares superiores e segundos pré-molares inferiores para ajudar a reduzir a protrusão dentoalveolar. A ancoragem para intrusão e retração da dentição superior foi planejada via mini-implantes palatinos medianos. Outro mini-implante seria inserido no osso alveolar vestibular inferior para servir como ancoragem durante a correção da linha média dentária inferior.

Tratamento

Após a extração dos pré-molares, um arco transpalatino foi instalado nos primeiros molares superiores. Ambos os arcos foram unidos com aparelhos fixos pré-ajustados de 0,022" × 0,028" e o nivelamento e alinhamento iniciados. A espessura dos arcos foi progressivamente aumentada para arcos de aço inoxidável 0,019" × 0,025".

Aos 5 meses, sob anestesia de infiltração, um mini-implante (OsteoMed®, diâmetro 1,6 mm, comprimento 6,0 mm) foi inserido na região da sutura palatina mediana, com os segundos pré-molares anteroposteriormente. Visto que a sutura palatina mediana não está totalmente ossificada nos pacientes em fase de crescimento, a inserção do mini-implante ligeiramente descentralizado, 1,5 mm neste paciente, resulta em superior fixação ou retenção do parafuso. Ganchos Kobayashi foram colados em ambos os lados do arco transpalatino com adesivo composto. Um fio de ligadura de aço inoxidável foi amarrado ao redor do mini-implante para formar um gancho. Força intrusiva foi aplicada usando-se molas de níquel-titânio (Figs. 8.21-8.24). Simultâneos retração dos dentes anteriores e fechamento do espaço foram iniciados, com forças leves e contínuas liberadas por arcos ativados *(tiebacks)*, dos ganchos anteriores no arco aos ganchos de fixação dos molares.

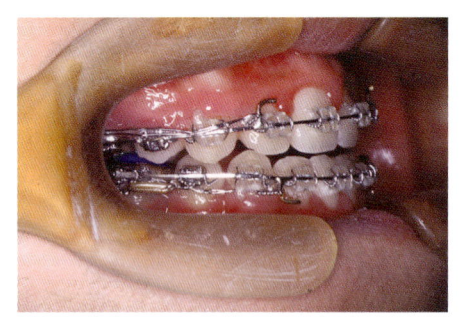

Fig. 8.21

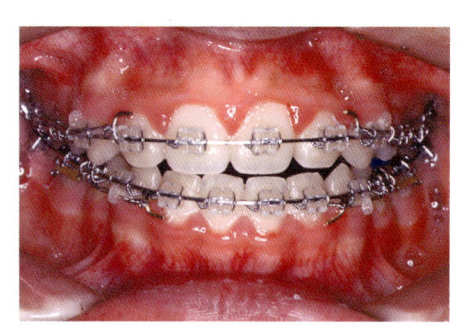

Fig. 8.22

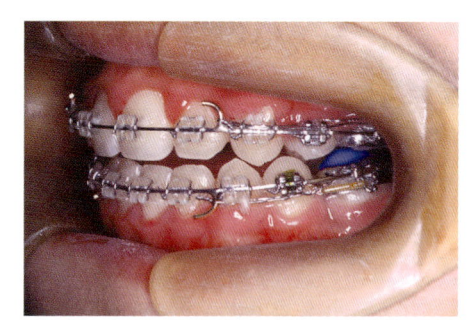

Fig. 8.23

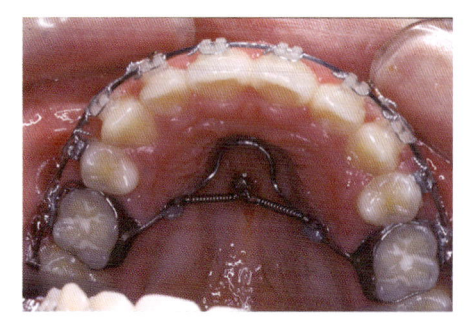

Fig. 8.24

Uma vez fechados os espaços da extração, um mini-implante OsteoMed® (1,6 mm de diâmetro, 6,0 mm de comprimento) foi inserido no osso inter-radicular do lado direito entre o primeiro molar e o primeiro pré-molar inferior (Figs. 8.25-8.27). Uma chave de fenda manual foi utilizada para inserção. Tração (200 g) foi aplicada entre o mini-implante e o bráquete do canino inferior direito. Ambos os arcos foram novamente amarrados para manter o espaço fechado. O momento de inserção do mini-implante depende na movimentação dentária planejada. Uma melhor posição dos mini-implantes que servem como ancoragem para a retração dos dentes anteriores é obtida após completos nivelamento e alinhamento dos dentes e antes de se iniciar o fechamento do espaço. Neste paciente, foi difícil determinar o local apropriado do mini-implante antes do fechamento do espaço da extração. Após o fechamento do espaço da extração, a linha média dentária inferior ainda estava deslocada para o lado esquerdo, e havia contato entre as margens dos incisivos laterais esquerdos. Ao realizar a tração do mini-implante direito, previu-se que a retração da dentição inferior resultaria em alinhamento da linha média, além de criar uma sobressaliência anterior adequada.

Após 4 meses, a linha média dentária inferior estava alinhada com as linhas médias facial e dentária superior (Figs. 8.28-8.30). Mesmo com a força de tração sendo aplicada a partir de um mini-implante posicionado apicalmente, o movimento intrusivo foi mínimo. A utilização de arco retangular de aço inoxidável e a união dos dentes podem ter minimizado a intrusão dos dentes inferiores do lado direito.

O tempo total de tratamento ativo foi de 23 meses. Após a remoção dos aparelhos fixos, retentores linguais de canino a canino inferior e posterior foram colados. A remoção dos retentores também foi realizada.

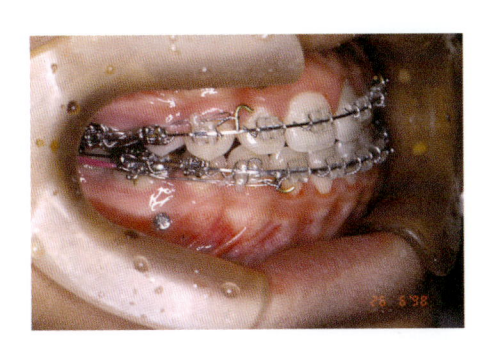

Fig. 8.25

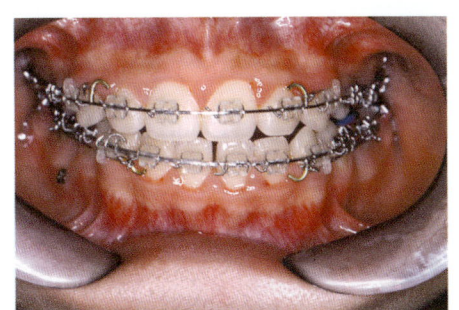

Fig. 8.26

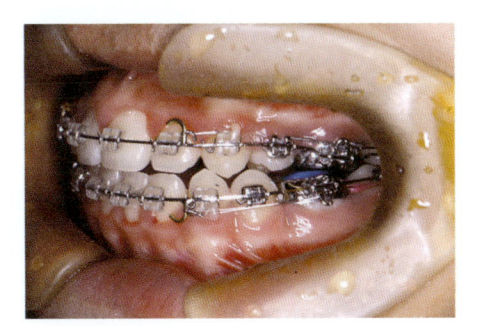

Fig. 8.27

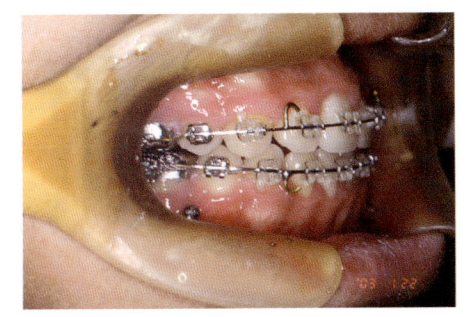

Fig. 8.28

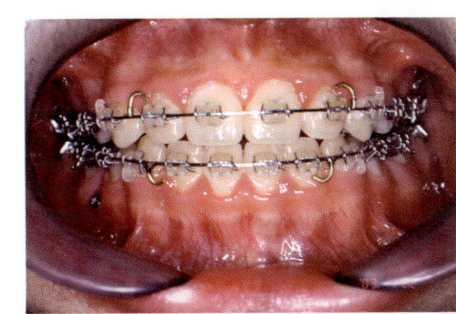

Fig. 8.29

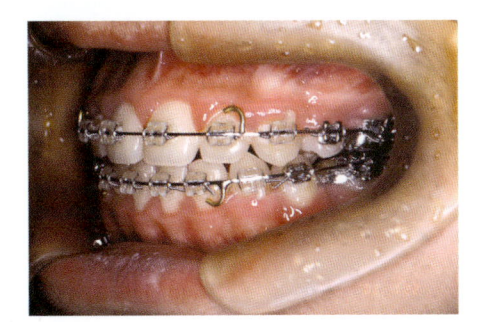

Fig. 8.30

Avaliação pós-tratamento

A aparência facial do paciente melhorou consideravelmente. O balanço nariz-lábio-queixo foi alcançado, e a mandíbula apresentava-se recuada (Figs. 8.31-8.34). Intraoralmente, uma relação entre canino e molar em classe I foi estabelecida. As linhas médias dentárias inferiores e superiores foram alinhadas, e uma forma em "U" da arcada superior foi alcançada com a coordenação das dimensões da arcada dentária (Figs. 8.35-8.40).

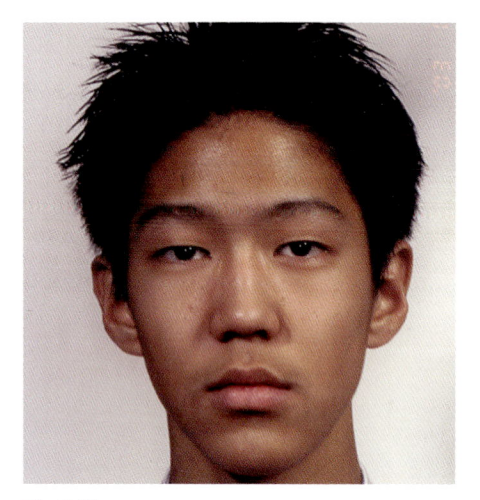

Fig. 8.31

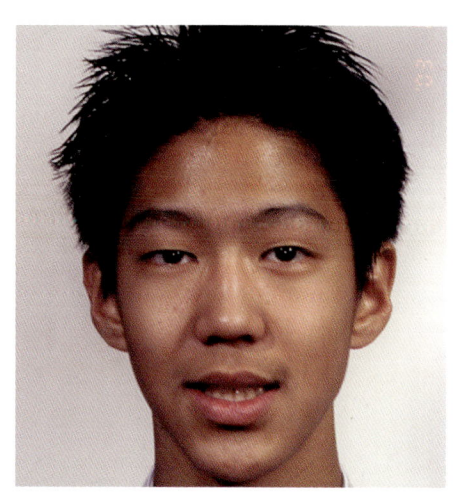

Fig. 8.32

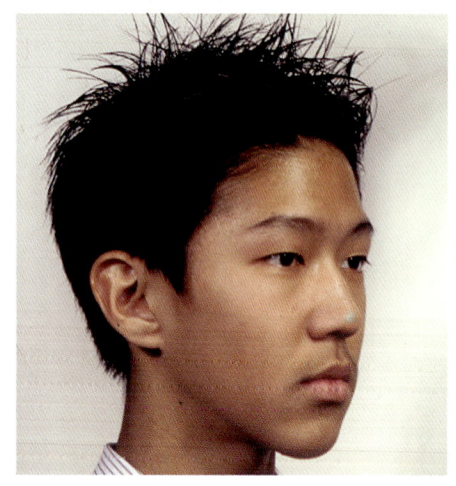

Fig. 8.33

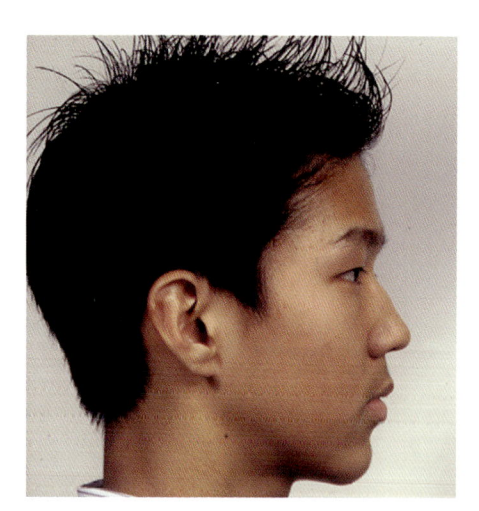

Fig. 8.34

CASO 8.2

Correção da Discrepância da Linha Média Dentária Inferior em um Paciente com Má Oclusão de Classe I e Protrusão Labial ● 221

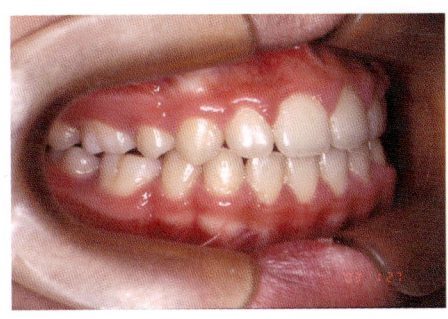

Fig. 8.35

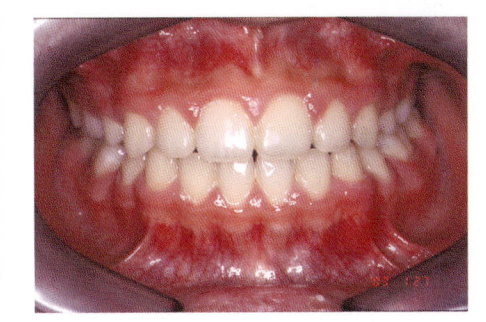

Fig. 8.36

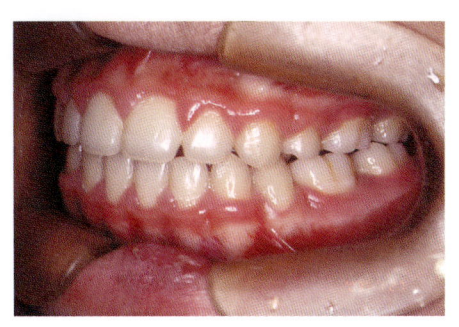

Fig. 8.37

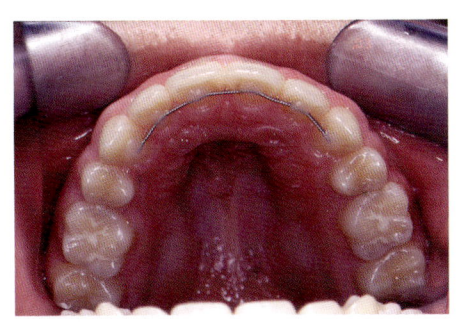

Fig. 8.38

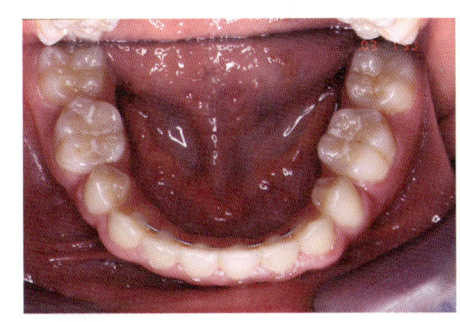

Fig. 8.39

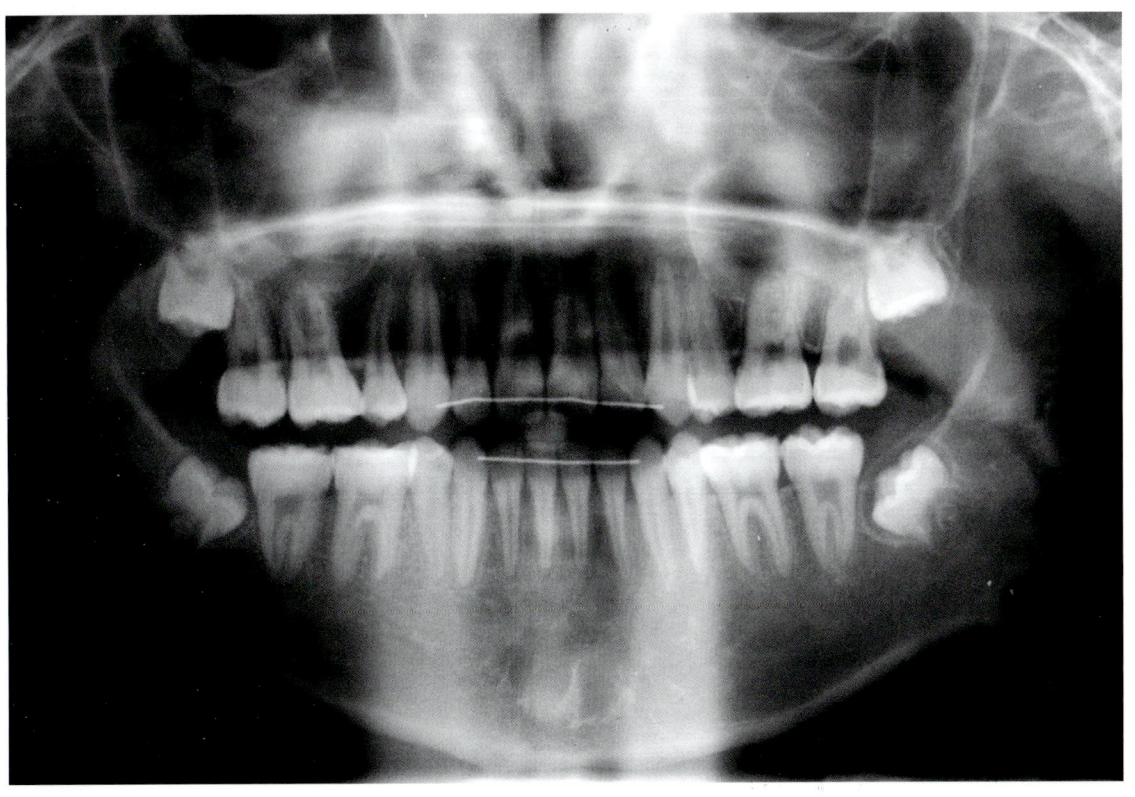

Fig. 8.40

A sobreposição dos traçados cefalométricos pré- e pós-tratamento demonstraram redução na protrusão labial e eliminação da tensão de *mentalis*. A proclinação dos incisivos superiores foi reduzida em 11,5°. Houve apenas 1,0 mm de extrusão do molar superior. A retração dos incisivos inferiores possibilitou a protuberância do mento. Houve crescimento anterior e descendente da mandíbula durante o período do tratamento, embora a assimetria mandibular tenha persistido (Figs. 8.41-8.44; Tabela 8.2).

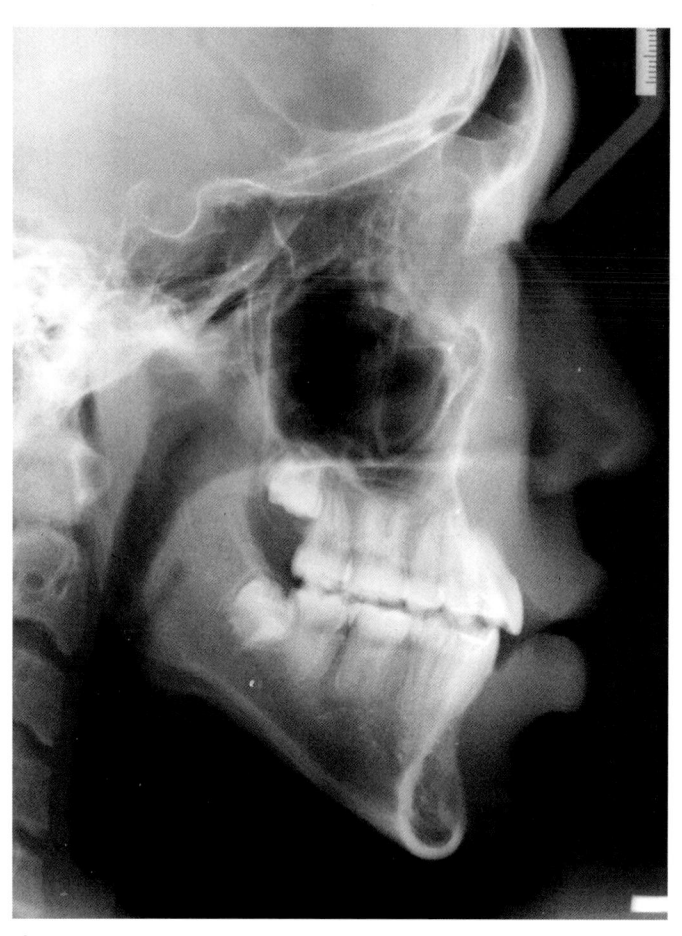

Fig. 8.41

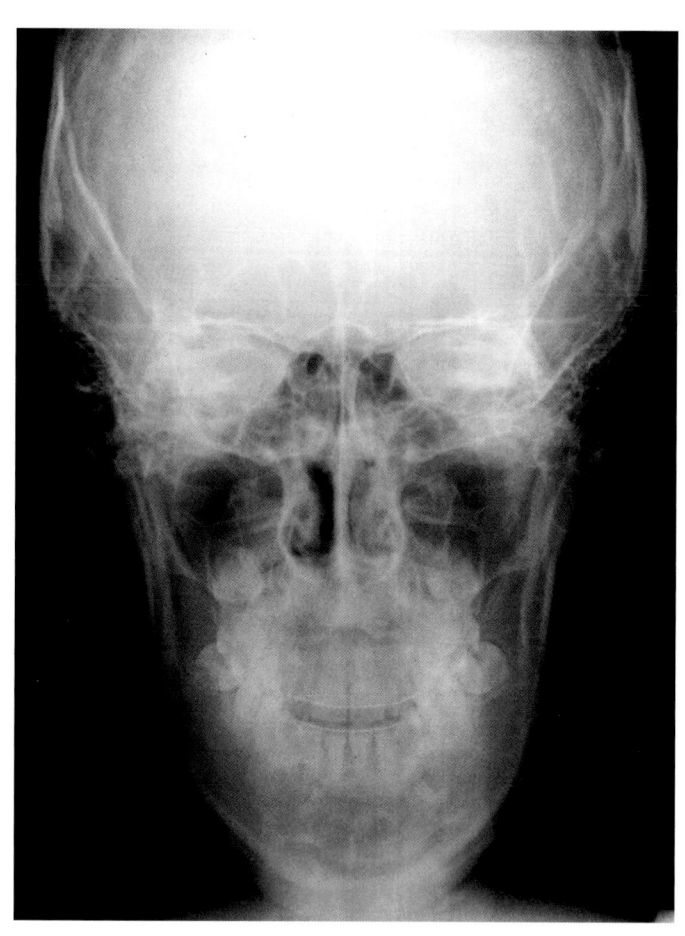

Fig. 8.42

CASO 8.2

Correção da Discrepância da Linha Média Dentária Inferior em um Paciente com Má Oclusão de Classe I e Protrusão Labial ● 223

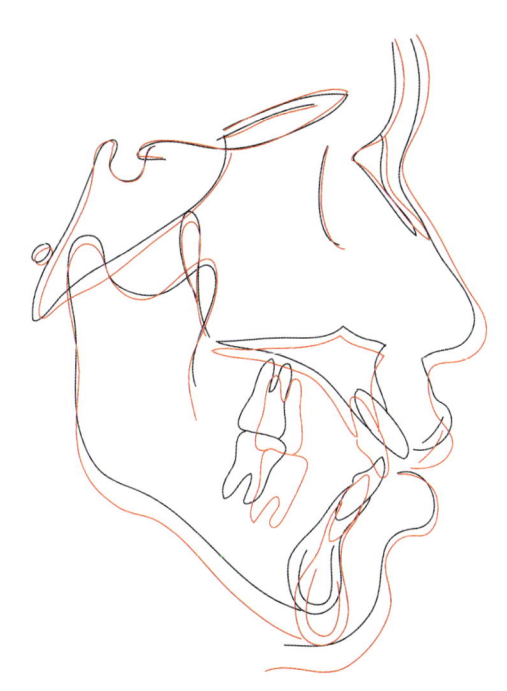

Fig. 8.43

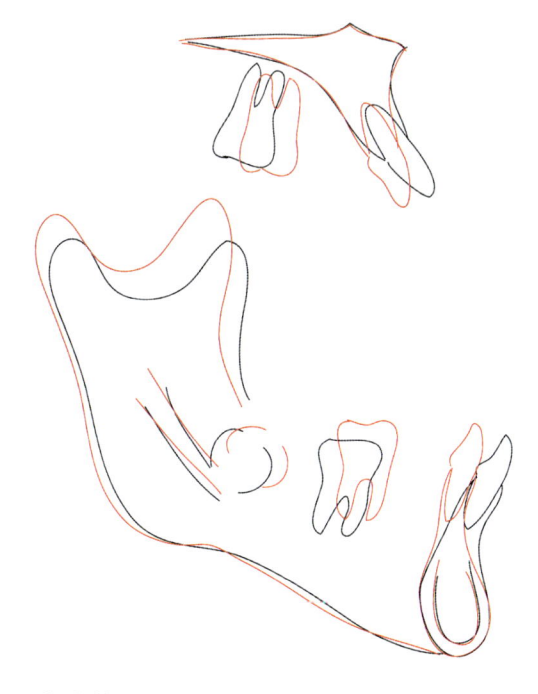

Fig. 8.44

Tabela 8.2 Pré-tratamento e pós-tratamento esquelético, dentário e medidas cefalométricas faciais

	Pré-tratamento	Pós-tratamento
ANÁLISE ESQUELÉTICA		
Anteroposterior		
SNA (°)	82,0	81,0
SNB (°)	78,0	78,0
ANB (°)	4,0	3,0
Vertical		
GoMe/SN (°)	40,0	39,0
FMA (°)	33,0	34,0
PP/PM (°)	32,0	32,5
Goníaco inferior (°)	79,0	80,0
ENA-Me (mm)	76,5	81,5
ANÁLISE DENTÁRIA		
Sobressaliência (mm)	5,5	4,0
Sobremordida (mm)	1,0	1,0
UI-SN (°)	117,5	106,0
LI/GoMe (°)	93,0	86,0
SN/PO (°)	18,0	17,5
Is-Is' (mm)	33,0	34,2
Mo-Ms (mm)	27,0	28,0
Ii-Ii' (mm)	49,0	48,5
Mo-Mi (mm)	36,0	42,0
ANÁLISE LABIAL		
LS-E (mm)	3,5	1,2
LI-E (mm)	7,5	4,5
ANL (°)	76,0	79,5

Ver página ix para padrões coreanos.
Ver Tabela 8.1 e página x para abreviações.

CASO 8.3

Intrusão Unilateral dos Dentes para Nivelar um Plano Oclusal Inclinado na Região Anterior

Queixa apresentada e exame clínico

Uma coreana de 26 anos de idade apresentou uma exposição assimétrica da gengiva. A fotografia do sorriso demonstrou inclinação do plano oclusal maxilar. Havia relativa extrusão dos dentes anteriores do lado direito e uma diferença na altura entre o canino direito e o esquerdo. Consequentemente, havia grande exposição gengival no lado direito, e a linha média dentária superior estava desviada para o lado esquerdo (Fig. 8.45).

Objetivos e plano de tratamento

A paciente recusou a intervenção cirúrgica, e o tratamento foi planejado em torno do mini-implante de ancoragem para a intrusão do segmento anterior direito.

Tratamento

Ambos os arcos foram unidos com aparelhos fixos pré-ajustados de 0,022" × 0,028", e o nivelamento e o alinhamento iniciados. A espessura dos arcos foi progressivamente aumentada para arcos de aço inoxidável 0,019" × 0,025". Um mini-implante OSAS® (1,6 mm de diâmetro, 6,0 mm de comprimento) foi inserido no osso inter-radicular entre o primeiro e segundo pré-molares no lado direito. Uma liga elástica foi amarrada ao redor do gancho anterior direito superior e posteriormente ao segundo pré-molar e, após, ao mini-implante para a aplicação de força intrusiva (Figs. 8.46, 8.47). A distância vertical entre o mini-implante e o arco diminuiu à medida que os dentes sofreram intrusão (Fig. 8.48).

A exposição assimétrica da gengiva melhorou com a intrusão unilateral do segmento anterossuperior direito via mini-implante de ancoragem. A maior elevação do lábio superior no lado direito permaneceu após o tratamento (Fig. 8.49). Uma gengivectomia no incisivo lateral superior direito e na região canina teria melhorado o resultado estético.

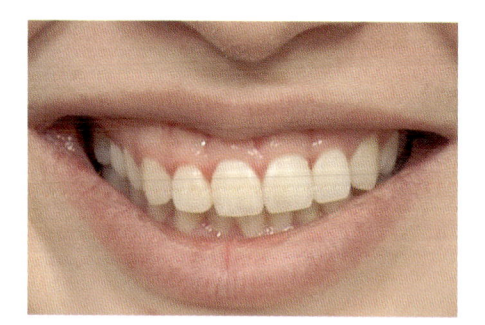

Fig. 8.45

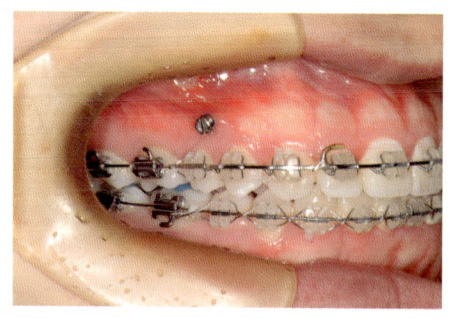

Fig. 8.46

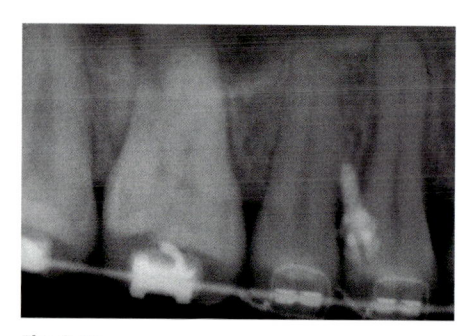

Fig. 8.47

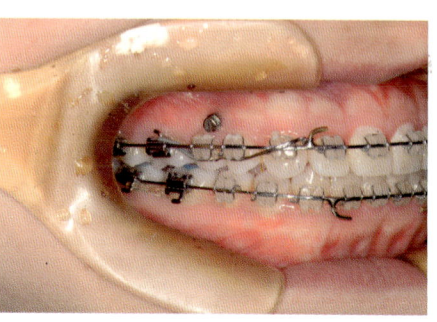

Fig. 8.48

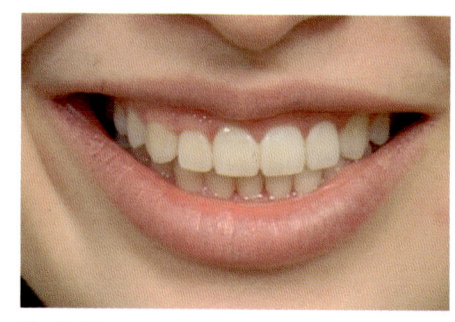

Fig. 8.49

OUTRAS INDICAÇÕES DE USO DOS MINI-IMPLANTES

INTRODUÇÃO

O pequeno tamanho dos mini-implantes permite sua inserção em muitas regiões da boca, representando a fonte de sua versatilidade. Com pequenas modificações à mecânica empregada nas principais aplicações e no desenho dos aparelhos (Caps. 6-8), os mini-implantes podem ser utilizados como adjuvantes em diversas situações, algumas das quais são introduzidas neste capítulo.

Vantagens em usar mini-implantes para fixação intermaxilar

Nenhuma preparação é necessária para garantir um local para uma fixação rígida e estável.

Os mini-implantes são facilmente inseridos e removidos, e os fios e elásticos intermaxilares podem ser utilizados imediatamente após a inserção.

Se os aparelhos ortodônticos não são necessários, higiene oral é muito mais fácil de manter do que com os métodos alternativos convencionais de fixação intermaxilar usando botões ou barras palatinas.

O tempo de trabalho é reduzido; leva apenas alguns minutos para inserir cada parafuso, e não há necessidade para o ortodontista de unir, dobrar ou soldar grampos cirúrgicos nos arcos ortodônticos.

UTILIZAÇÃO DOS MINI-IMPLANTES PARA FIXAÇÃO INTERMAXILAR

Os mini-implantes podem ser utilizados para a fixação intermaxilar em pacientes que estão sendo submetidos à cirurgia ortognática. Com este método, os múltiplos ganchos para arcos não são necessários, simplificando a preparação ortodôntica pré-cirúrgica. A realização de fixação intermaxilar também é difícil em pacientes cirúrgicos com um aparelho ortodôntico lingual, pois não são pontos de fixação disponíveis nas superfícies labiais dos dentes. Botões metálicos podem ser temporariamente colados às superfícies labiais[1] (Fig. 9.1). No entanto, isso pode ser esteticamente inaceitável para tais pacientes. Além do mais, a fixação intermaxilar via colagem de botões pode causar extrusão dos dentes envolvidos. Os ganchos para arcos podem ser colados (Fig. 9.2), porém isso também pode ser considerado esteticamente desagradável pelo paciente. Quando os anexos labiais não são aceitáveis para o paciente, os mini-implantes podem convenientemente ser utilizados para a fixação intermaxilar.

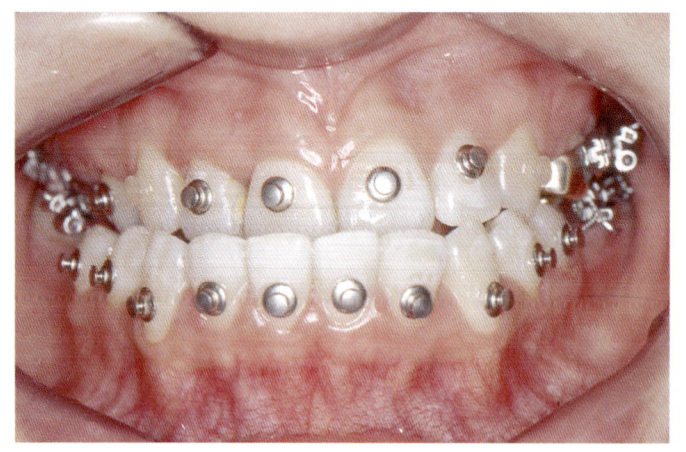

Fig. 9.1

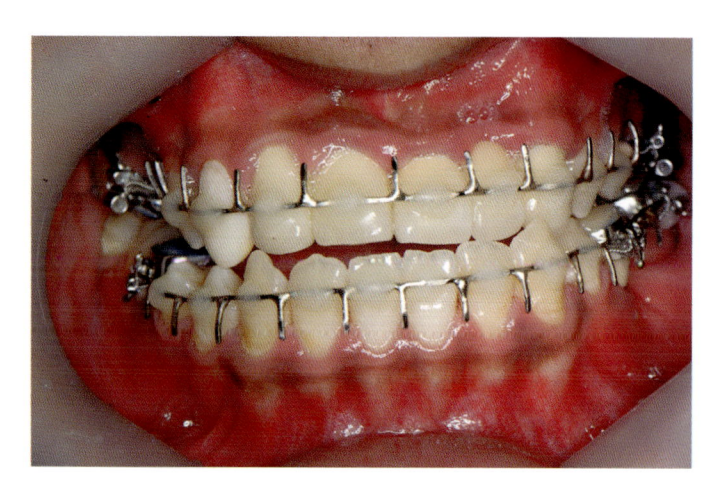

Fig. 9.2

CASO 9.1

Fixação Intermaxilar em uma Paciente sendo Submetida ao Tratamento Combinado Ortodôntico-Lingual e Cirúrgico

Queixa apresentada e exame clínico

A queixa principal de uma garota de 18 anos de idade foi protrusão mandibular. No exame, ela apresentou uma má oclusão esquelética de classe III (Figs. 9.3-9.6).

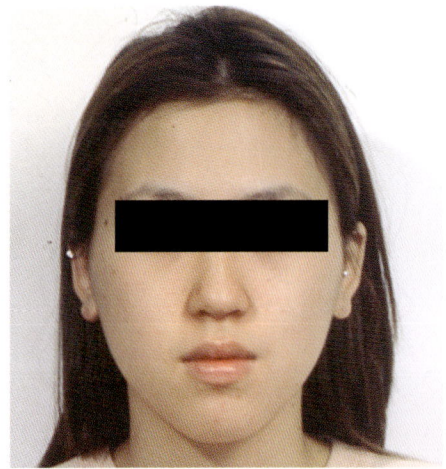

Fig. 9.3

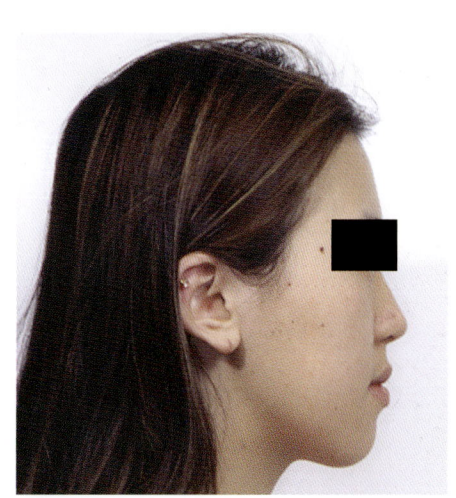

Fig. 9.4

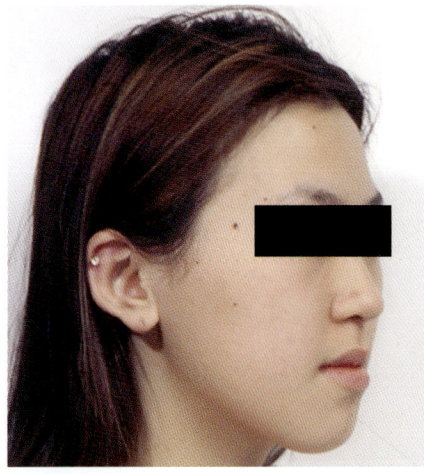

Fig. 9.5

Fig. 9.6

O exame intraoral revelou ausência dos primeiros molares superiores, diastema em linha média e uma mordida cruzada de todos os dentes da arcada superior (Figs. 9.7-9.11).

Avaliação radiográfica

A radiografia panorâmica e o cefalograma lateral confirmaram os achados clínicos (Figs. 9.12, 9.13).

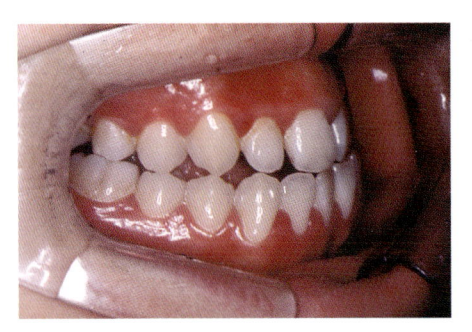

Fig. 9.7

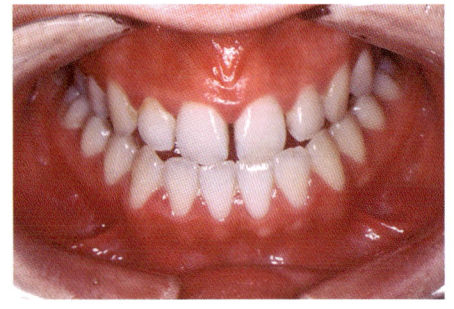

Fig. 9.8

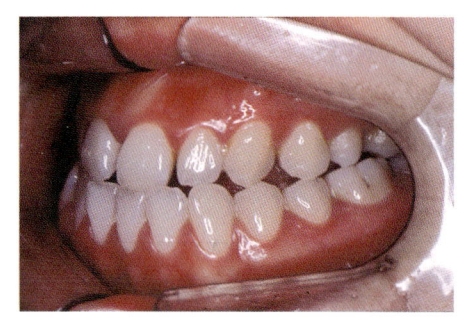

Fig. 9.9

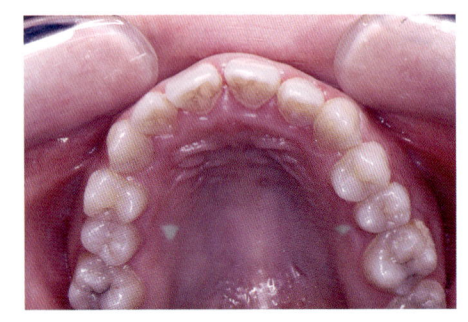

Fig. 9.10

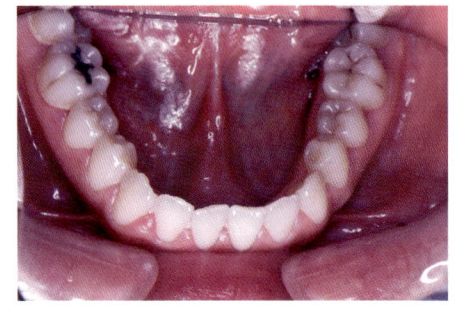

Fig. 9.11

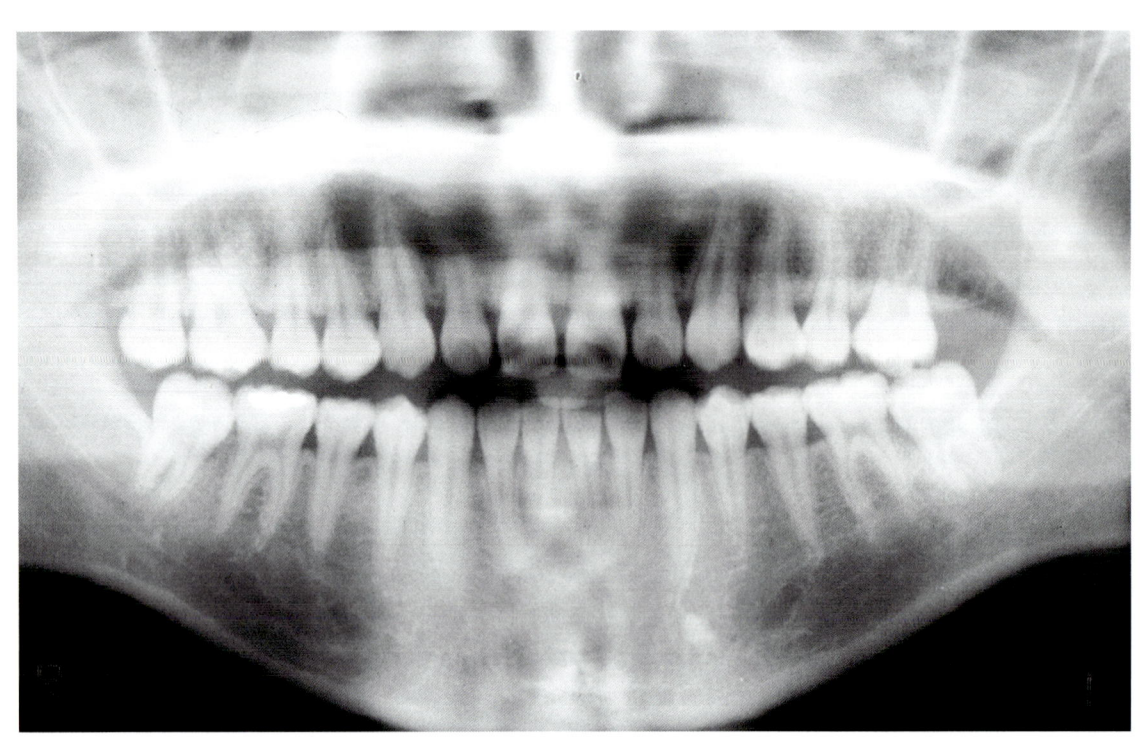

Fig. 9.12

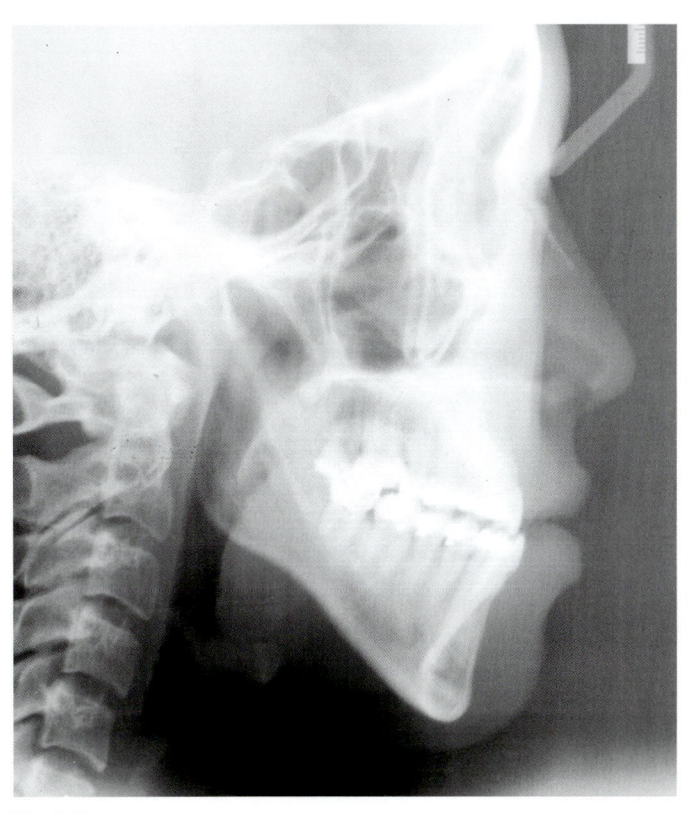

Fig. 9.13

Tratamento

O tratamento ortodôntico pré-cirúrgico foi realizado utilizando-se bráquetes linguais Ormco® de 0,018". Nivelamento e alinhamento de ambas as arcadas foram seguidos por descompensação com elásticos intermaxilares de classe II (Figs. 9.14-9.18).

Aos 7 meses de tratamento, a paciente estava pronta para a cirurgia ortodôntica. Seis mini-implantes OsteoMed® (diâmetro 1,6 mm, comprimento 6,0 mm) foram inseridos no osso cortical vestibular, nas regiões apicais superior e inferior de ambos os lados. Geralmente, mini-implantes autoperfurantes são inseridos diretamente pela mucosa, antes da cirurgia sob anestesia local ou durante a cirurgia (Fig. 9.19).

Quando parafusos ósseos convencionais são utilizados para a fixação intermaxilar, um esplinte cirúrgico mantém os fios intermaxilares afastados dos tecidos moles até certo

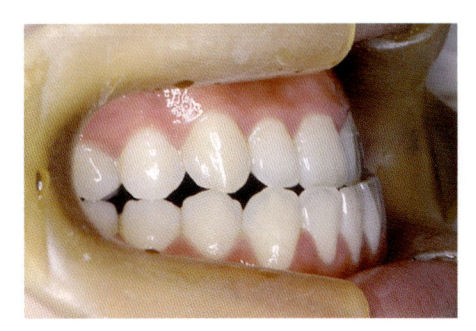

Fig. 9.14

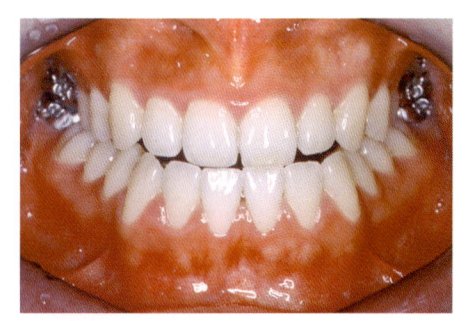

Fig. 9.15

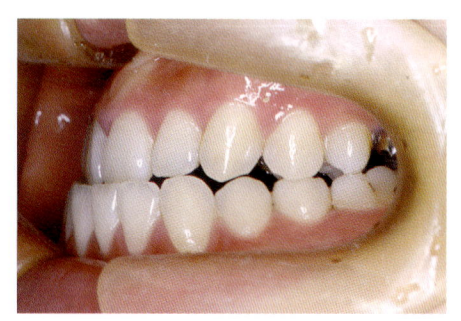

Fig. 9.16

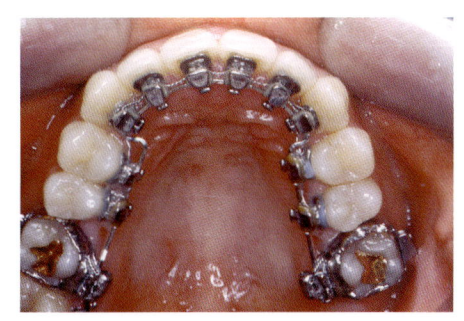

Fig. 9.17

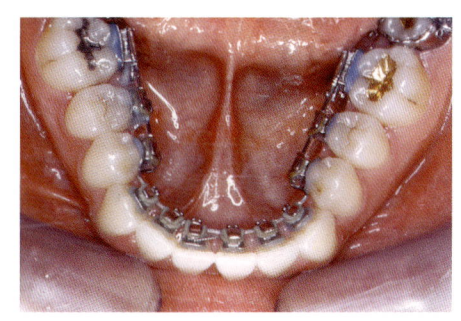

Fig. 9.18

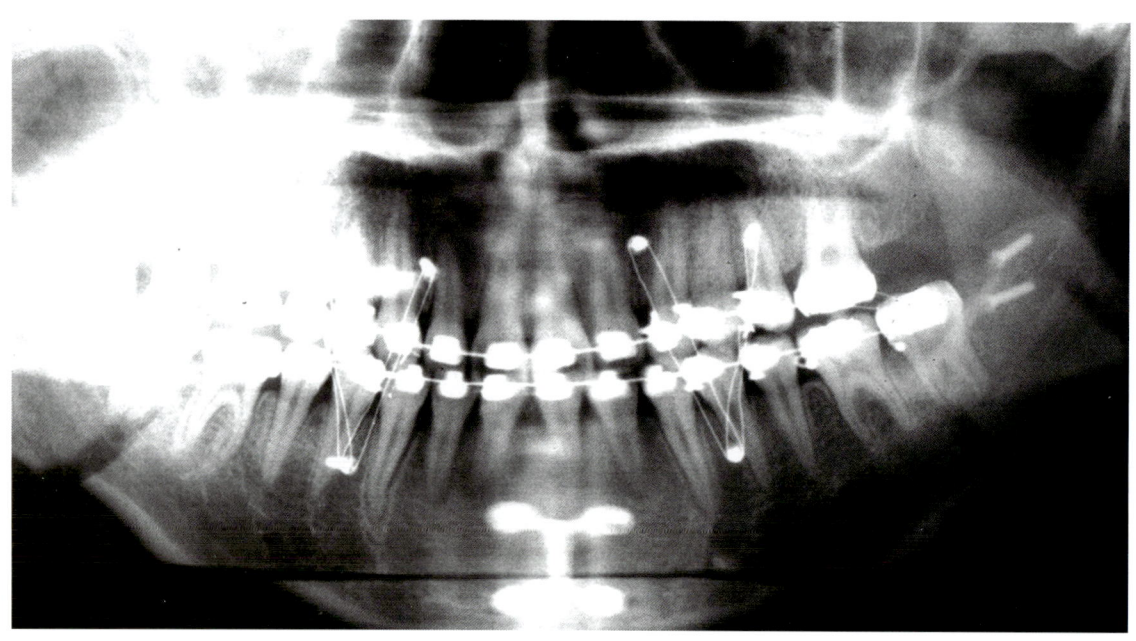

Fig. 9.19

ponto, porém a irritação gengival e a invasão da mucosa são inevitáveis por causa da curvatura inerente do processo alveolar (Fig. 9.20).

A cirurgia de recuo mandibular foi realizada, junto com mentoplastia de aumento e redução (Fig. 9.21).

Os mini-implantes foram removidos sob anestesia tópica após 1 semana da fixação intermaxilar e finalização do tratamento ortodôntico.

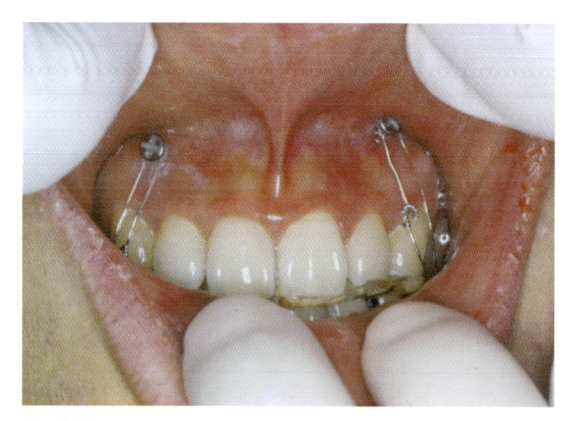

Fig. 9.20

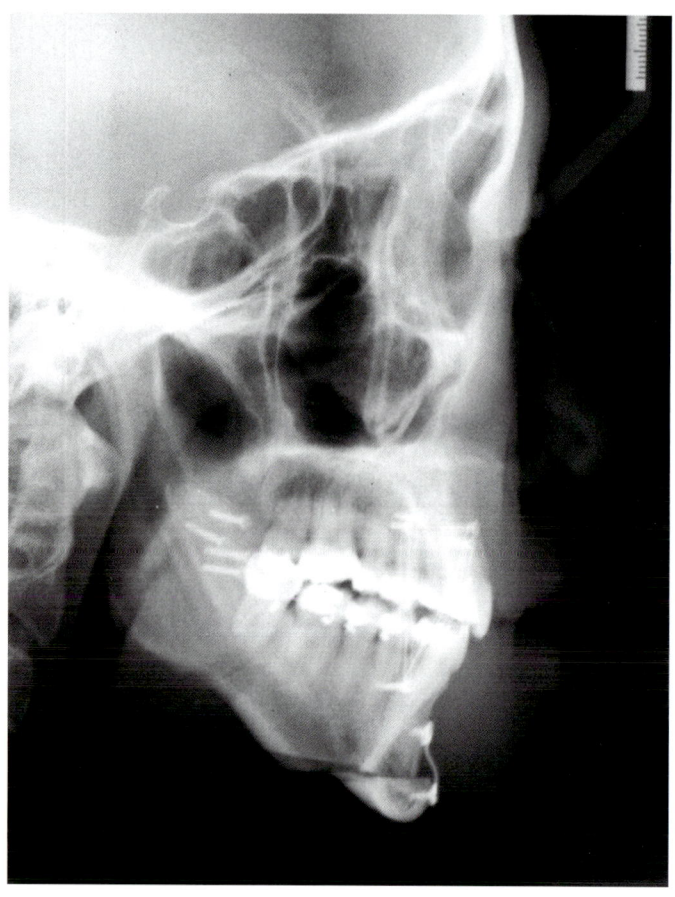

Fig. 9.21

Avaliação pós-tratamento

O perfil da paciente melhorou muito, a tensão de *mentalis* desapareceu e os dentes estavam bem alinhados (Figs. 9.22-9.32).

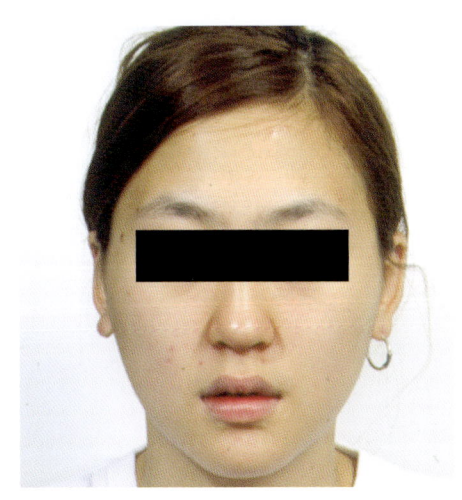

Fig. 9.22

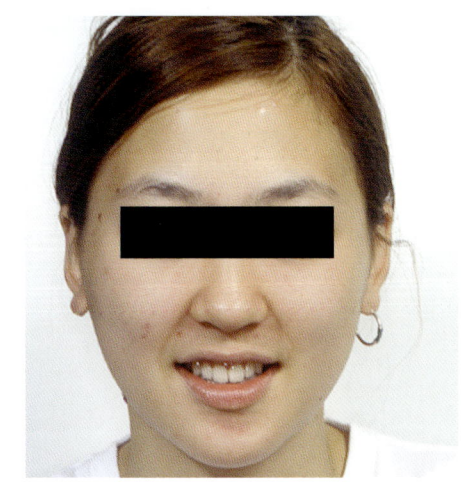

Fig. 9.23

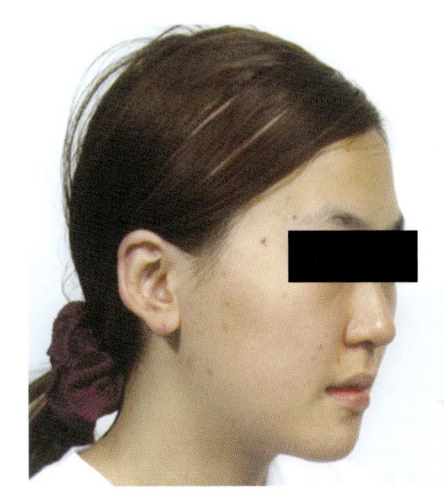

Fig. 9.24

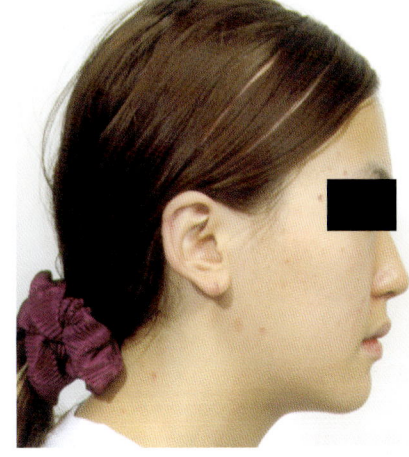

Fig. 9.25

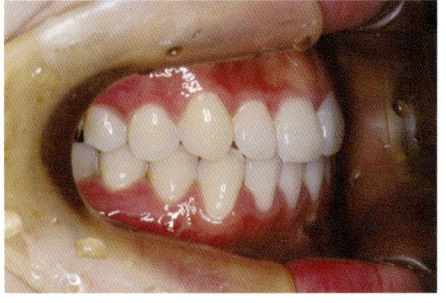

Fig. 9.26

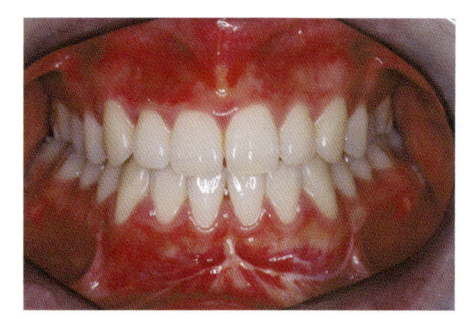

Fig. 9.27

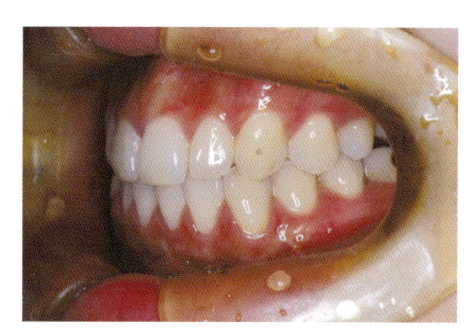

Fig. 9.28

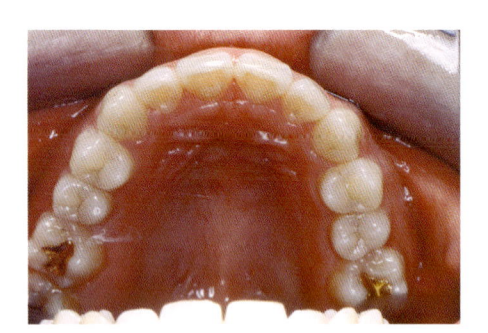

Fig. 9.29

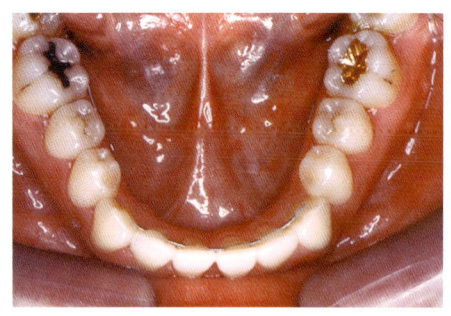

Fig. 9.30

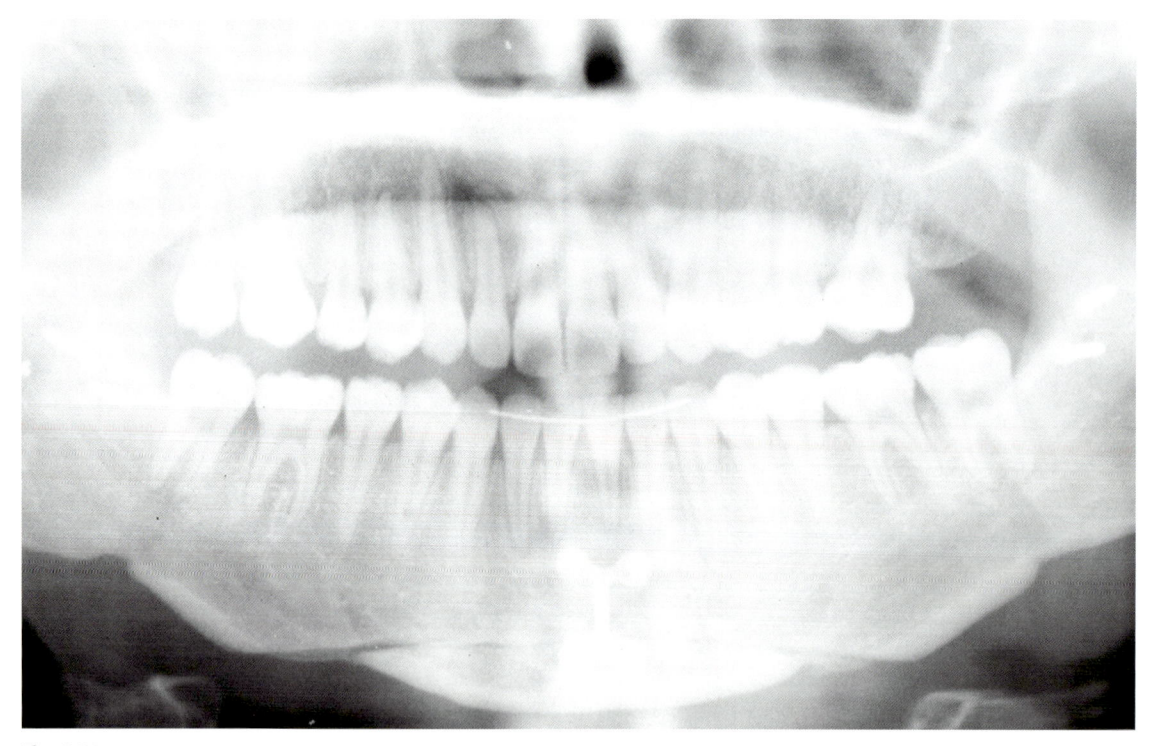

Fig. 9.31

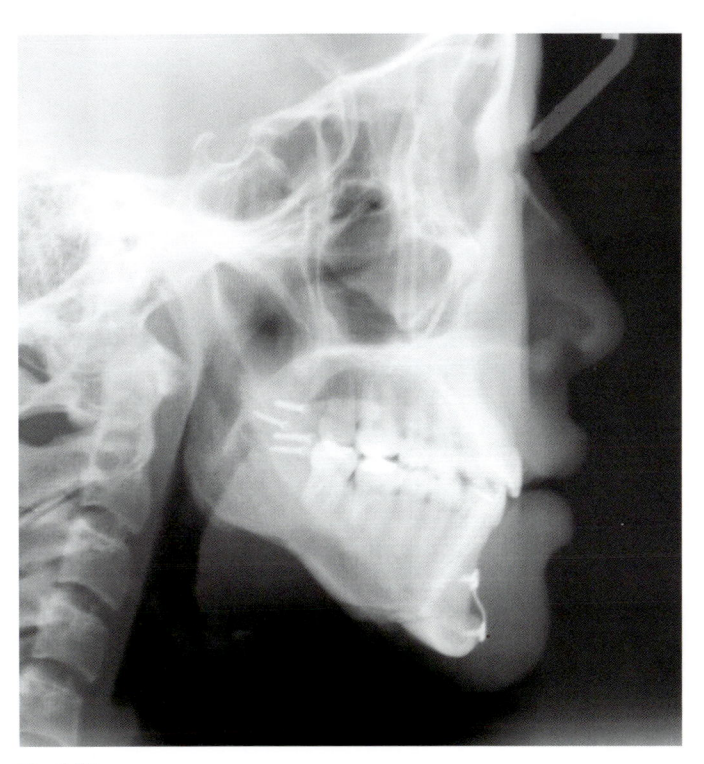

Fig. 9.32

O caso 9.1 foi previamente publicado no *Journal of Clinical Orthodontics.* (Paik C H, Woo Y J, Kim J *et al.* 2002 Use of miniscrews for intermaxillary fixation of lingual-orthodontic surgical patients. Journal of Clinical Orthodontics 36:132-136)

MOVIMENTOS DENTÁRIOS

Os mini-implantes também podem ser utilizados como recurso de ancoragem para os movimentos dentários localizados, em que o uso de um aparelho fixo parcial é o método preferível. Geralmente, este tipo de tratamento envolve o movimento mesial ou distal de 1 ou 2 dentes, movimento vertical de 1 ou 2 dentes ou verticalização de 1 dente posterior. Para uma ancoragem adequada, a verticalização de 1 dente posterior com aparelho fixo convencional requer a inclusão de todo o quadrante, como também do lado contralateral. Ocasionalmente, um arco lingual é adicionado para complementar a ancoragem e prevenir movimentos dentários indesejáveis. Em tais tratamentos, os mini-implantes podem reduzir o número de dentes envolvidos no aparelho.

Sugestões clínicas

Muitos mini-implantes ortodônticos comercialmente disponíveis apresentam cabeça dupla. Esses mini-implantes impedem o contato entre os fios ou elásticos e os tecidos moles, na presença ou na ausência de um esplinte.
A protrusão das cabeças dos mini-implantes facilita a aplicação dos fios ou elásticos, facilitando a manutenção da higiene oral pelo paciente (Figs. 9.33, 9.34).

O mini-implante de ancoragem pode ser utilizado para fixação intermaxilar após a cirurgia ortognática, mesmo em pacientes que possuam aparelhos fixos convencionais (Fig. 9.35).

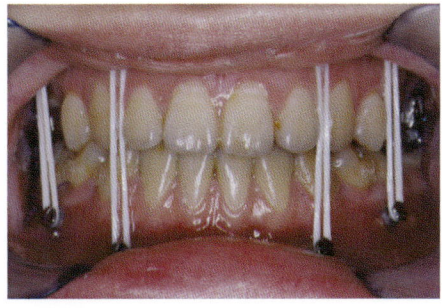

Fig. 9.33

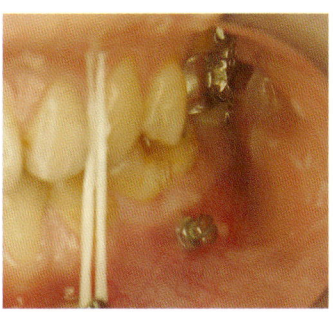

Fig. 9.34

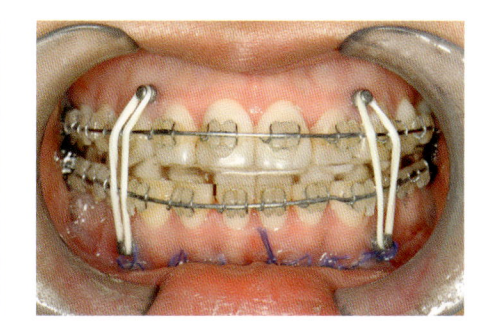

Fig. 9.35

CASO 9.2

Pequeno Movimento Dentário – Verticalização do Segundo Molar

(Cortesia do Dr. Young Sic Chun, Division of Orthodontics, Department of Dentistry, Ewha Womans University Mokdong Hospital, Seul, Coreia)

Uma simples aplicação do mini-implante de ancoragem é a verticalização de um único molar inclinado mesialmente. Ambas as extremidades de um fio de aço inoxidável de 0,019" × 0,025" são dobradas em forma de ganchos. Uma extremidade é dobrada em um gancho menor, que será colado ao dente de ancoragem. A outra extremidade é dobrada de modo que o gancho encaixe na cabeça do mini-implante (Fig. 9.36).

O comprimento do fio é determinado pela distância entre o mini-implante e o molar que irá servir como unidade de ancoragem (Fig. 9.37).

Após o jateamento, ambos os ganchos são colados com adesivo composto, um ao dente de ancoragem e o outro à cabeça do mini-implante (Fig. 9.38).

Queixa apresentada e exame clínico

Um paciente apresentou um segundo molar inferior inclinado mesialmente (Figs. 9.39, 9.40).

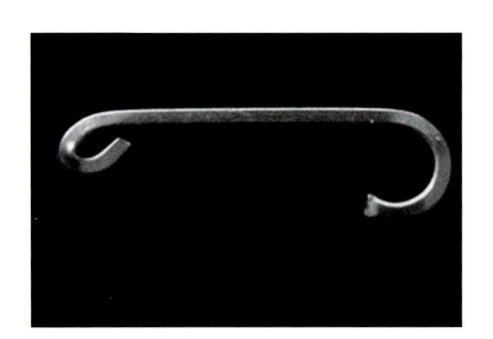

Fig. 9.36

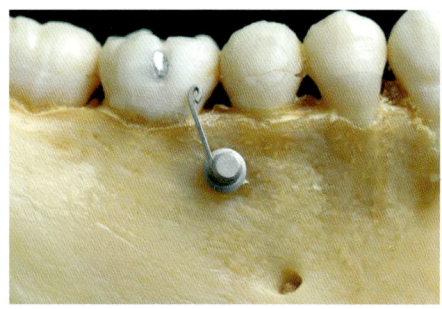

Fig. 9.37

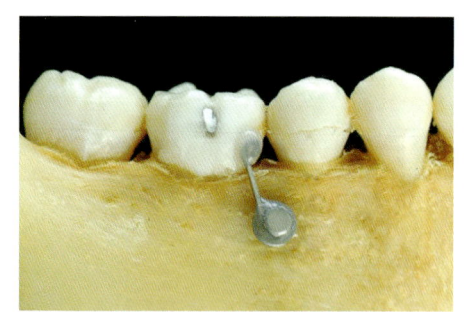

Fig. 9.38

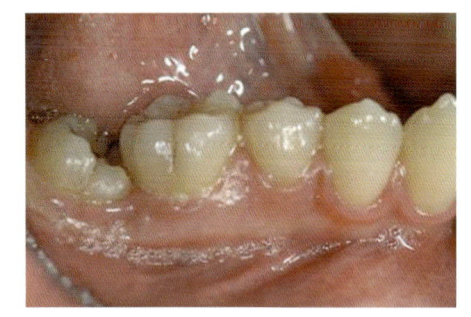

Fig. 9.39

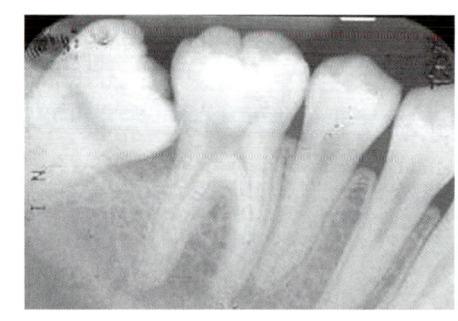

Fig. 9.40

Objetivo e plano de tratamento

O plano de tratamento compreendeu a verticalização do segundo molar utilizando-se mini-implante de ancoragem.

Tratamento

Um mini-implante ORLUS® (diâmetro 1,6 mm, comprimento 6,0 mm) foi inserido no osso alveolar vestibular entre as raízes do primeiro e do segundo molares (Figs. 9.41, 9.42).

Uma extremidade dobrada do fio foi colada à superfície mesiovestibular do primeiro molar (observar que o gancho deve ser suficientemente dobrado em sentido proximal, concedendo espaço para colar o segundo anexo). A outra extremidade do fio em gancho foi colada à cabeça do mini-implante com adesivo fotoativado. Para conquistar uma ligação segura, ambas as extremidades foram jateadas antes da colagem. Conectados por esse fio, o primeiro molar e o mini-implante serviram como unidade de ancoragem. Um botão lingual foi colado na superfície oclusal distal do segundo molar inclinado mesialmente. Uma mola de verticalização segmentada (TMA 0,019" × 0,025" [liga titânio-molibdênio]) foi dobrada, com uma extremidade sendo colada à superfície distovestibular do dente de ancoragem. A extremidade livre foi ativada, gerando uma força de inclinação distal (Figs. 9.43, 9.44).

O segundo molar estava parcialmente verticalizado, e a superfície oclusal estava completamente visível (Figs. 9.45, 9.46).

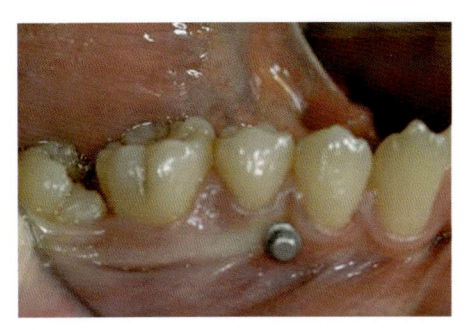

Fig. 9.41

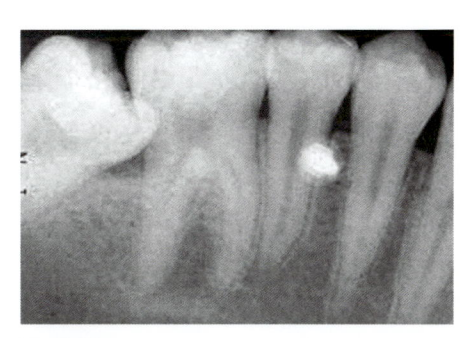

Fig. 9.42

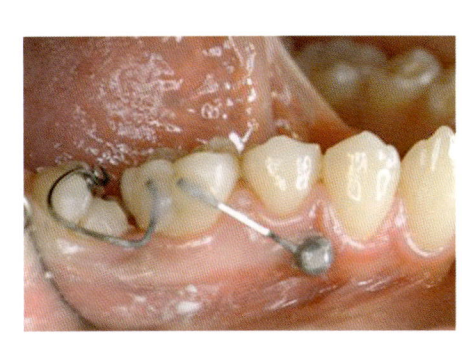

Fig. 9.43

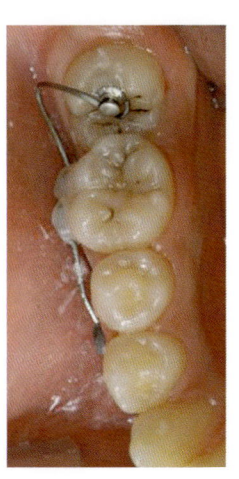

Fig. 9.44

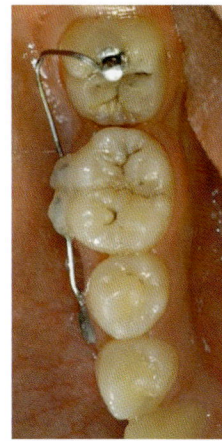

Fig. 9.45

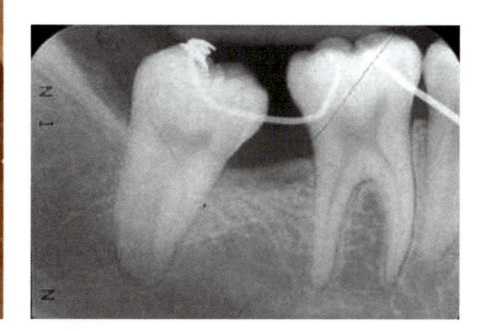

Fig. 9.46

A mola de verticalização foi removida. Anexos labiais foram colados no primeiro e no segundo molares e um fio reto foi colocado para o nivelamento adicional (Figs. 9.47-9.49).

Avaliação pós-tratamento

O segundo molar foi verticalizado com as raízes paralelas às raízes do primeiro molar (Figs. 9.50-9.52).

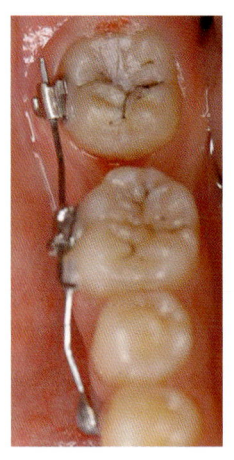

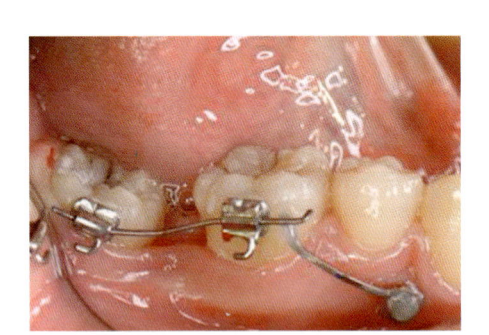

Fig. 9.47

Fig. 9.48

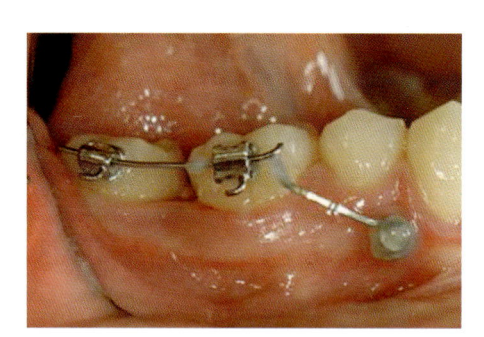

Fig. 9.49

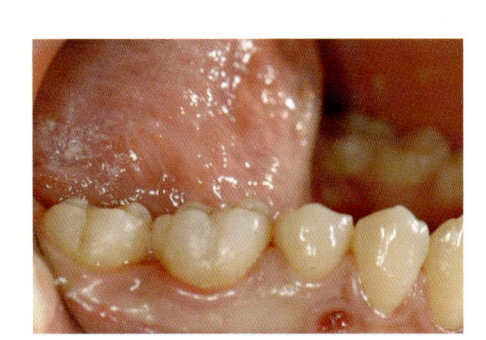

Fig. 9.50

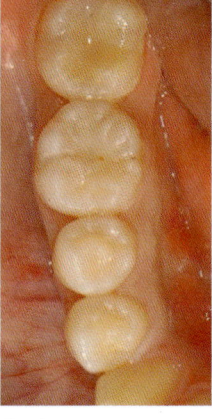

Fig. 9.51

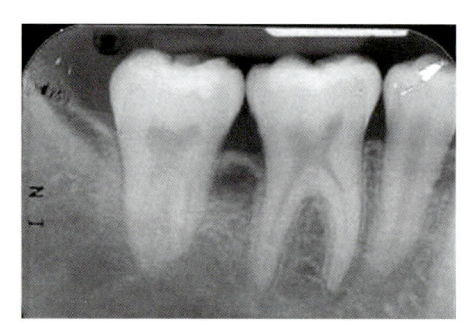

Fig. 9.52

CASO 9.3

Movimento Mesial de um Único Dente

Queixa apresentada e exame clínico

Uma coreana de 14 anos de idade apresentou-se para tratamento ortodôntico após a perda de um segundo pré-molar direito inferior cariado. Ela apresentava descalcificação generalizada dos dentes e tinha previamente utilizado aparelho fixo por 2 anos (Figs. 9.53-9.58).

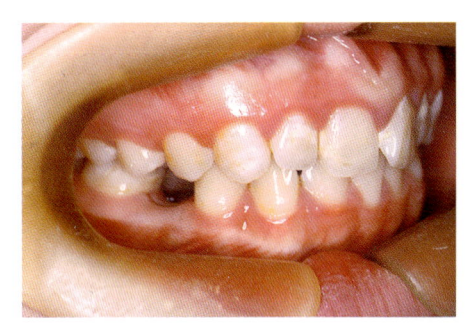

Fig. 9.53

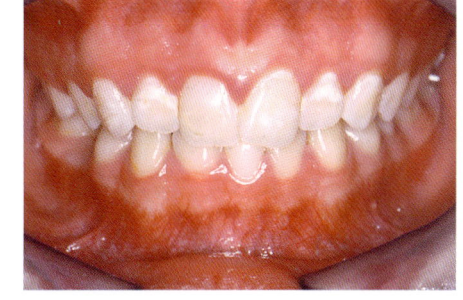

Fig. 9.54

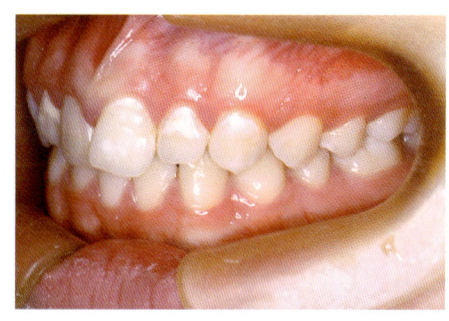

Fig. 9.55

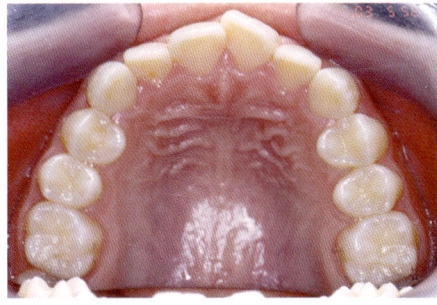

Fig. 9.56

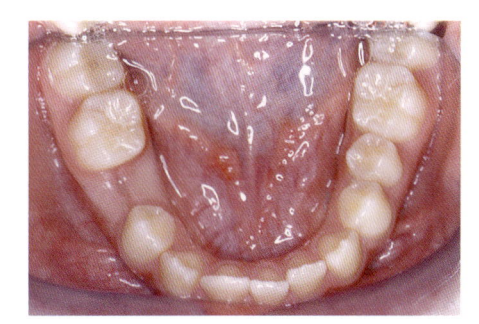

Fig. 9.57

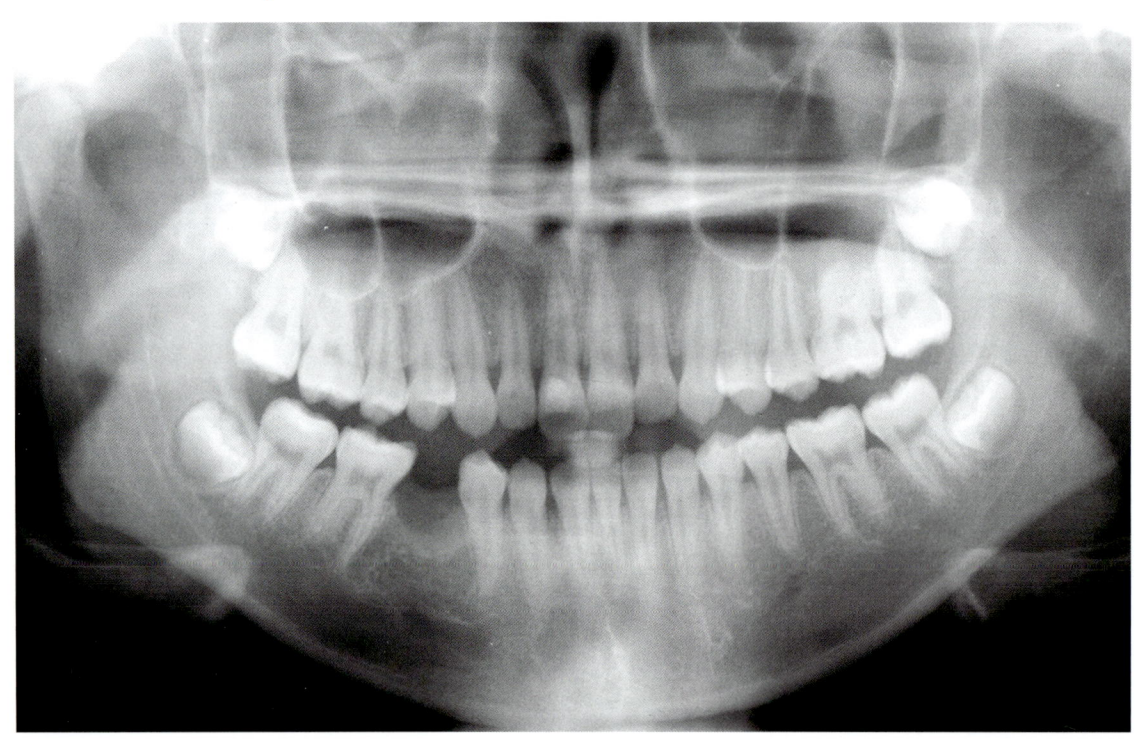

Fig. 9.58

Objetivo e plano de tratamento

O objetivo do tratamento era mover os molares para a frente ao mesmo tempo em que um menor número de dentes fosse envolvido com o menor tempo possível de uso do aparelho fixo.

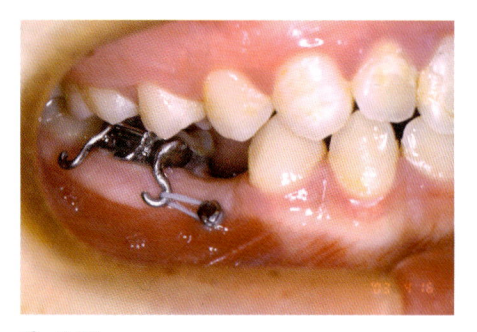

Fig. 9.59

Tratamento

O primeiro molar inferior direito foi bandado; a banda possuía ganchos atuando no centro de resistência do dente, tanto na face lingual como na vestibular. Dois mini-implantes OSAS® (diâmetro 1,6 mm, comprimento 6,0 mm) foram inseridos no osso alveolar, distal ao primeiro pré-molar – um na face lingual e outro na face vestibular. Correntes elásticas foram estiradas entre os ganchos e os mini-implantes. A linha de força passava pelo centro de resistência do dente (Figs. 9.59-9.61).

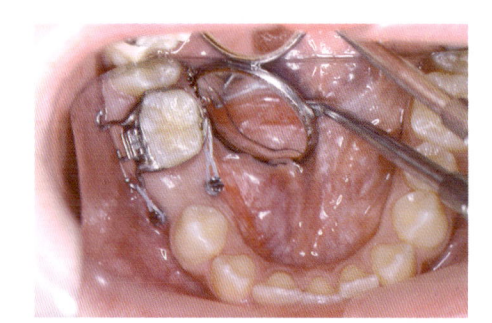

Fig. 9.60

Uma mesialização dentária ou movimento de corpo deveria ocorrer, porém foi observada a inclinação do primeiro molar, conforme este se aproximava do primeiro pré-molar (Figs. 9.62, 9.63). O gancho na banda foi alargado inferiormente, de modo a criar um movimento mesial na raiz quando a corrente elástica foi aplicada. A distância entre o gancho e o mini-implante foi reduzida até que, finalmente, os mini-implantes fossem removidos, e outro mini-implante

(ORLUS®; diâmetro 1,6 mm, comprimento 6,0 mm) foi inserido no osso inter-radicular vestibular entre o primeiro pré-molar inferior direito e o canino. Ocasionalmente, como foi o caso desta paciente, a completa inserção do mini-implante deve ser evitada quando há resistência óssea. Uma inserção forçada pode resultar em ruptura do mini-implante. Nessas situações, a cabeça protrusa do mini-implante pode ser aterrada com uma broca de alta rotação,

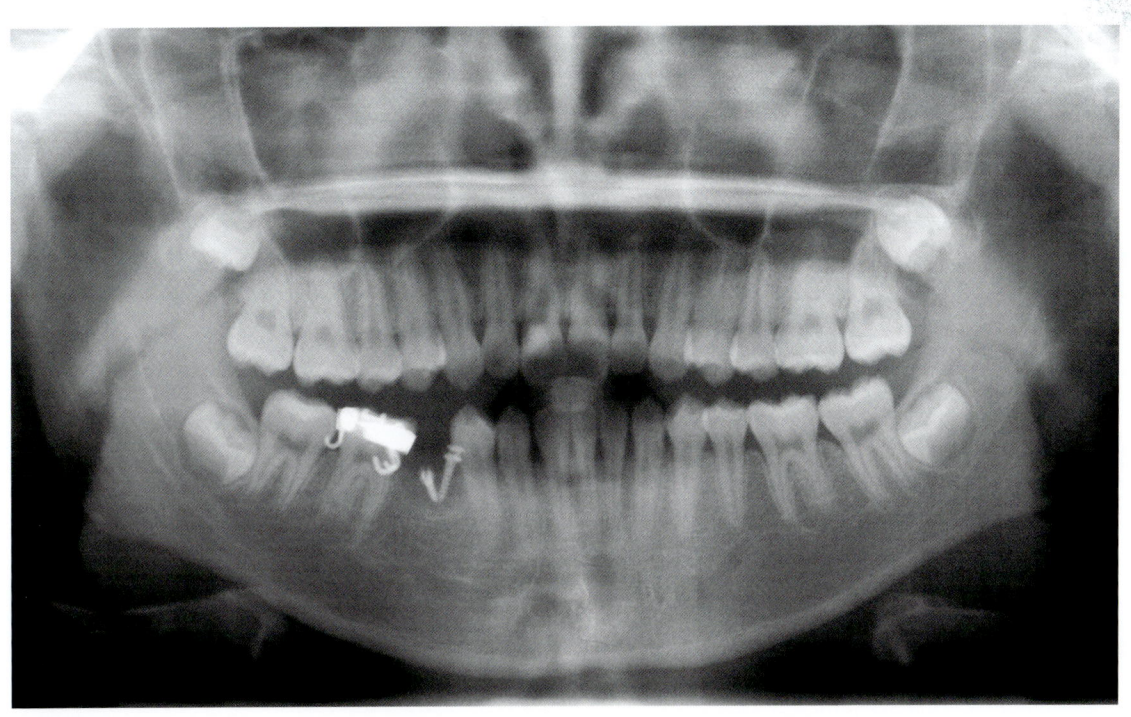

Fig. 9.61

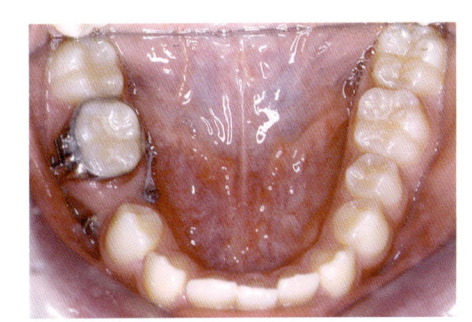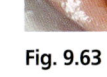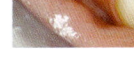

Fig. 9.62   **Fig. 9.63**

prevenindo o desconforto do paciente (Figs. 9.64-9.66). O tratamento adicional incluiu a união dos dentes inferiores com aparelho pré-ajustado de 0,022" × 0,025".

Uma corrente elástica foi continuamente aplicada ao primeiro molar durante a fase de nivelamento e alinhamento do tratamento, resultando em sua verticalização e movimento mesial (Figs. 9.67, 9.68).

Deste modo, este tipo de aparelho é benéfico para o fechamento de espaço em casos de ausência congênita dos dentes pela perda de dentes cariados.

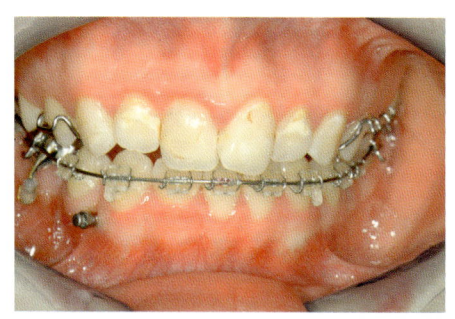
Fig. 9.64 A completa inserção do mini-implante é evitada quando há aumento da resistência óssea, prevenindo sua ruptura.

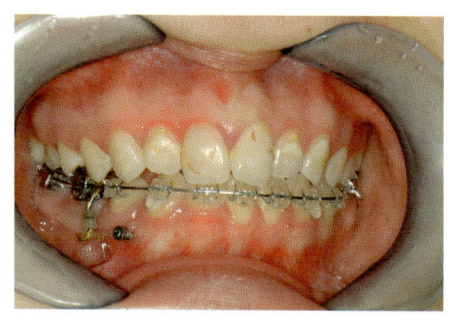
Fig. 9.65 A cabeça protrusa do mini-implante foi aterrada com uma broca de alta rotação para minimizar a irritação do tecido mole.

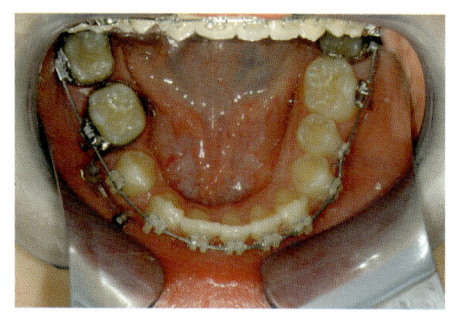
Fig. 9.66

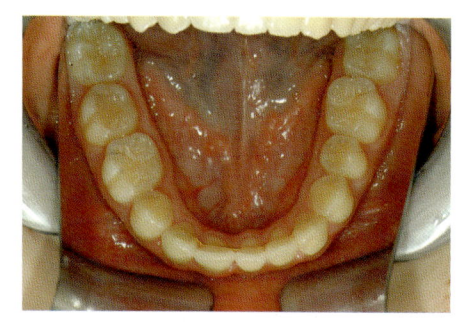
Fig. 9.67

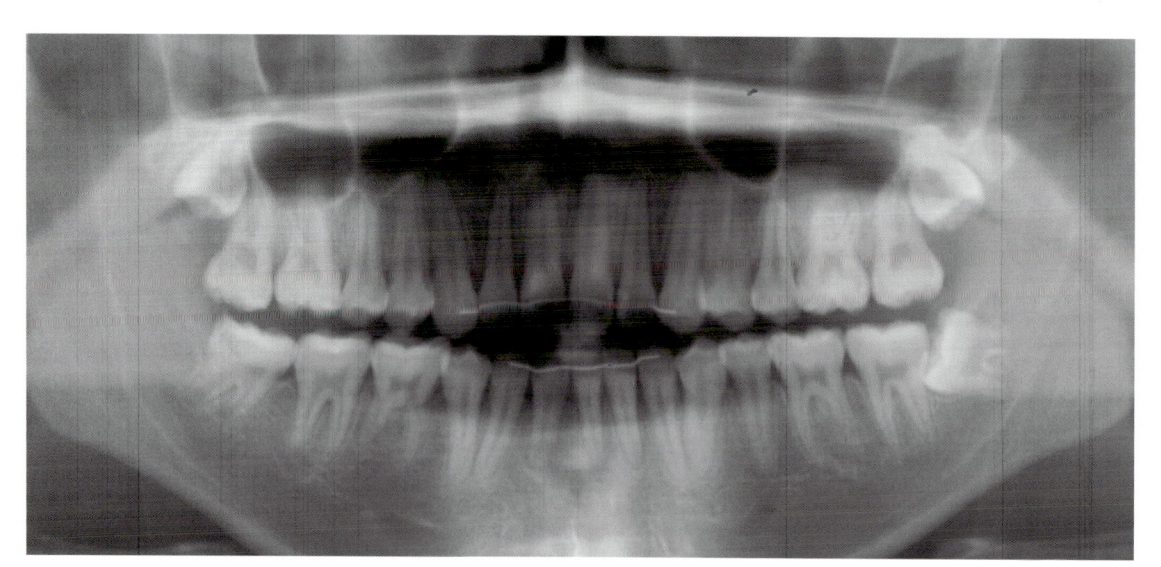
Fig. 9.68

CASO 9.4

Intrusão de um Único Dente Posterior

Queixa apresentada e exame clínico

Uma coreana de 32 anos de idade foi encaminhada para tratamento ortodôntico pré-protético. Havia um histórico de tratamento incompleto de canal do segundo molar in-ferior direito, e a extração foi inevitável. O segundo molar superior direito tinha supraerupcionado, e havia falta de espaço vertical para a substituição protética do segundo molar inferior direito (Figs. 9.69-9.74).

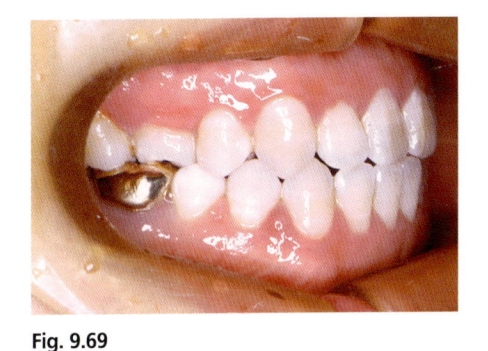

Fig. 9.69

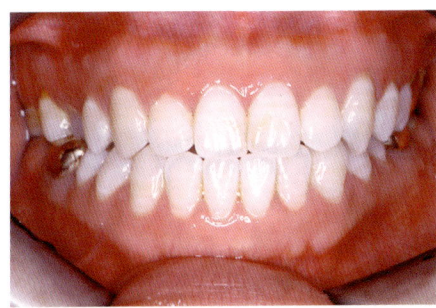

Fig. 9.70

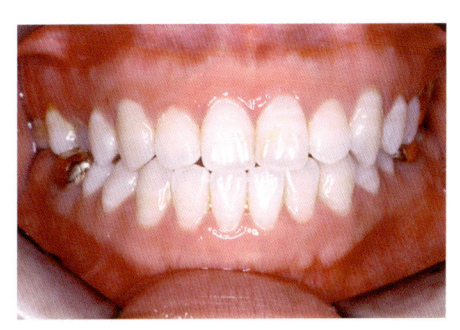

Fig. 9.71

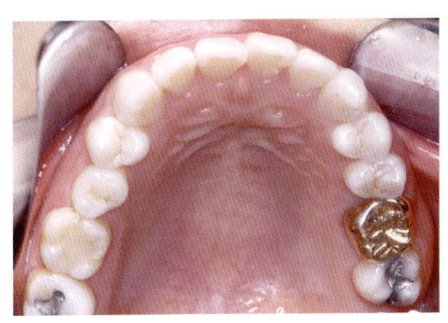

Fig. 9.72

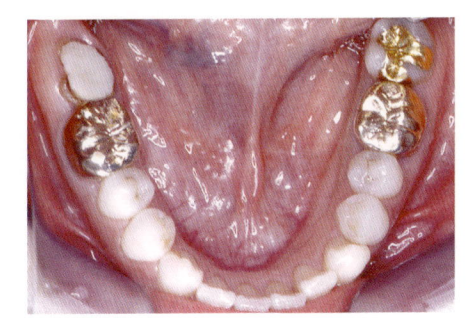

Fig. 9.73

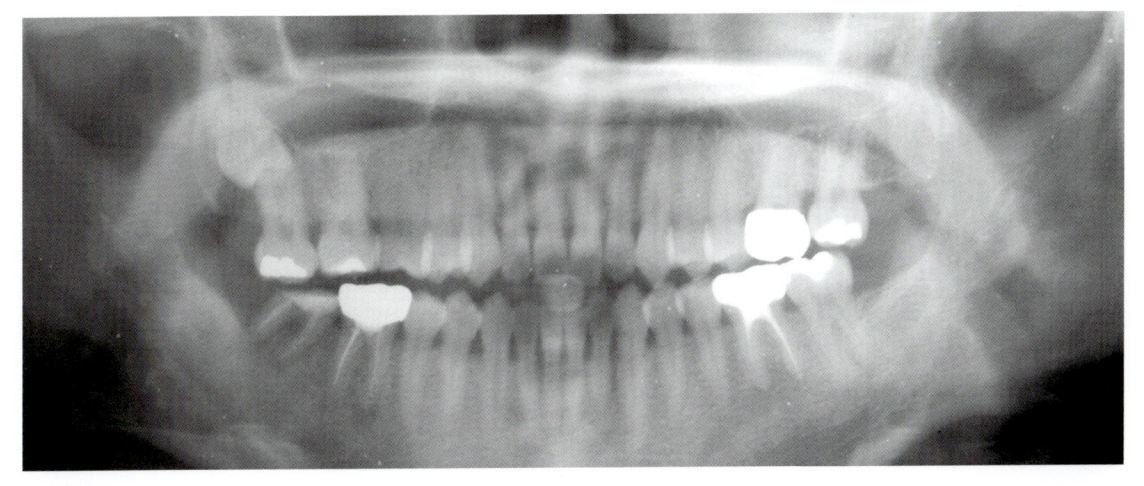

Fig. 9.74

Objetivo e plano de tratamento

O plano de tratamento compreendeu a intrusão do segundo molar superior direito.

Tratamento

Um arco palatino foi encaixado nos primeiros molares. Um mini-implante OSAS® (diâmetro 1,6 mm, comprimento 9,0 mm) foi inserido no osso alveolar palatino entre as raízes do primeiro e segundo molares. Um botão lingual foi colado no segundo molar. Um elástico foi amarrado entre o mini-implante, segundo molar e arco palatino para gerar uma força intrusiva sobre a face palatina e para anular a força extrusiva sobre o primeiro molar. Ao mesmo tempo, uma mola em L em um fio segmentado foi presa no bráquete e tubo na face vestibular para aplicação de força intrusiva neste lado (Figs. 9.75-9.77).

A intrusão do segundo molar foi bem-sucedida, como evidenciado pela diferença nos níveis das cristas marginais do primeiro e segundo molares (Figs. 9.77, 9.78).

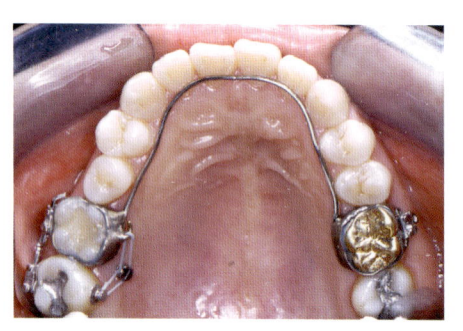

Fig. 9.75

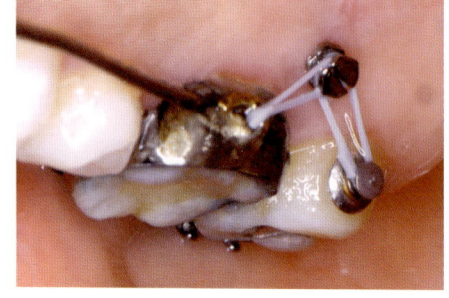

Fig. 9.76

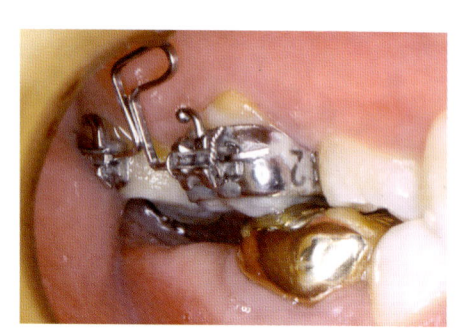

Fig. 9.77

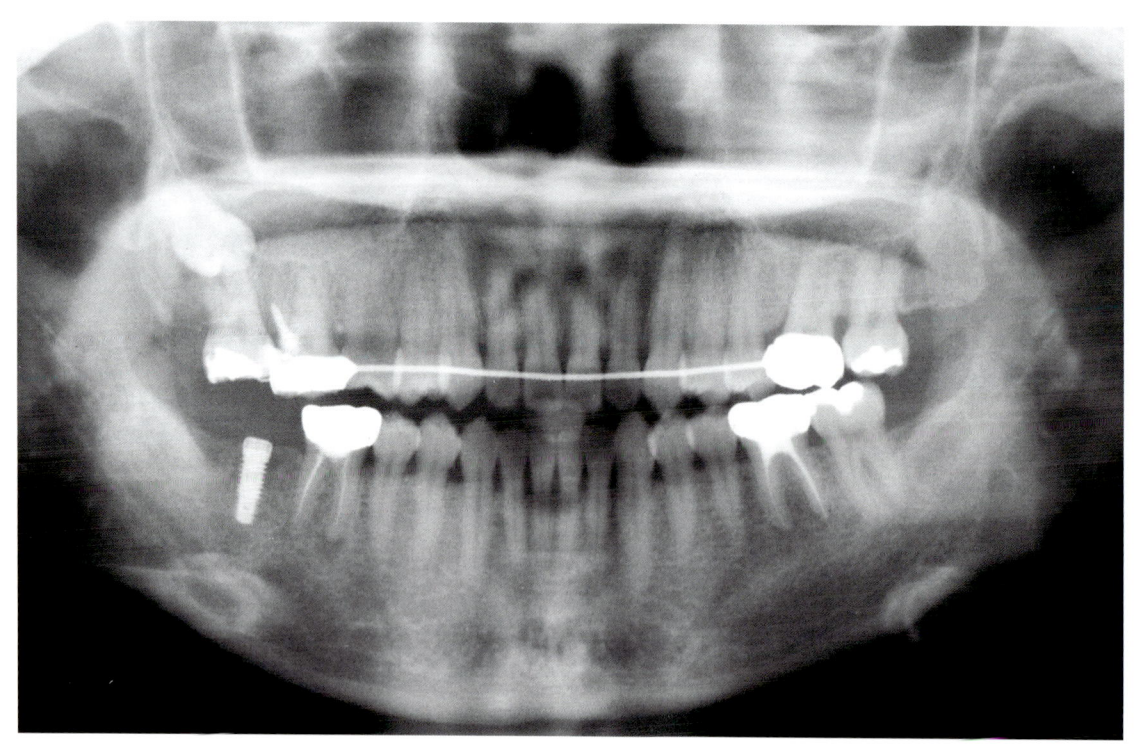

Fig. 9.78

Avaliação pós-tratamento

Após o tratamento, foi possível substituir a restauração no segundo molar inferior com uma altura adequada da coroa clínica (Figs. 9.79-9.84).

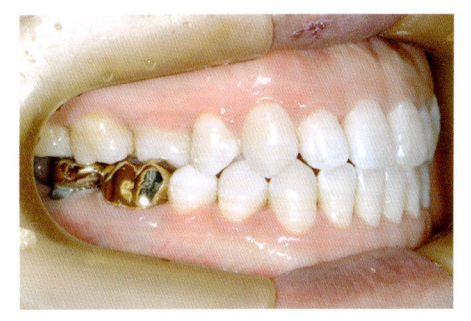

Fig. 9.79

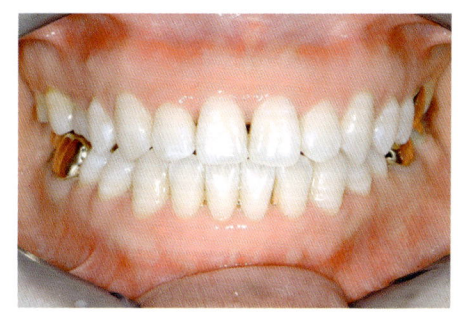

Fig. 9.80

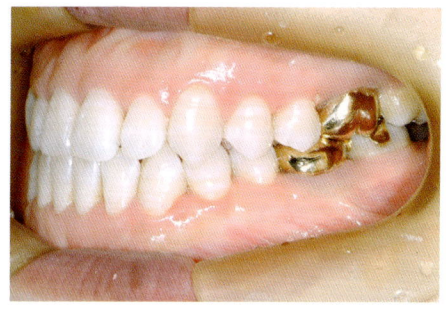

Fig. 9.81

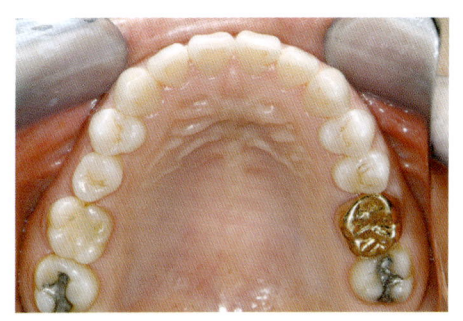

Fig. 9.82

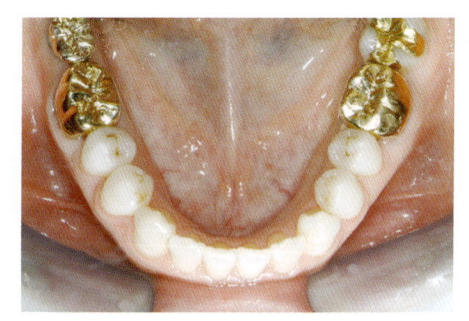

Fig. 9.83

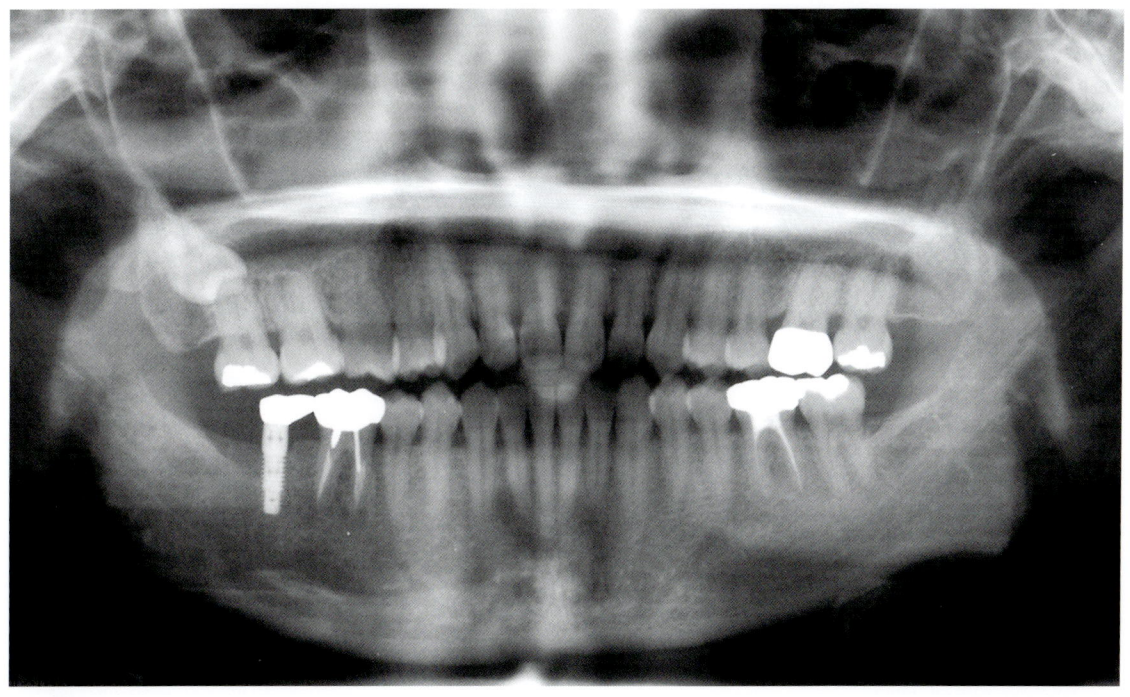

Fig. 9.84

Referência Bibliográfica

1. Hong R K, Lee J, Sunwoo J *et al.* 2000 Lingual orthodontics combined with orthognathic surgery in a skeletal class III patient. Journal of Clinical Orthodontics 34:403–408

COMPLICAÇÕES E CONTROLE

Este capítulo descreve algumas das possíveis complicações que podem ocorrer durante a inserção, a aplicação de força e remoção dos mini-implantes e o controle dessas complicações.

COMPLICAÇÕES DURANTE E APÓS A INSERÇÃO

Dano às estruturas anatômicas

O mini-implante pode perfurar as estruturas anatômicas adjacentes, como as raízes dos dentes, os vasos sanguíneos, a cavidade nasal ou os seios maxilares. O contato de um parafuso com a raiz de um dente é frequentemente sinalizado pelo sentido do tato do cirurgião, visto que a raiz apresenta maior resistência à penetração que o osso, por sua maior densidade, e pela percepção de dor pelo paciente durante a inserção. Contudo, a dor durante a inserção não necessariamente significa que o mini-implante tenha penetrado a raiz, visto que o paciente também pode sentir dor se o mini-implante estiver no ligamento periodontal, que possui muitos receptores sensoriais. Uma radiografia periapical deve ser tirada para determinar a causa da dor, e um mini-implante invasivo deve ser removido e inserido em um local diferente. Invasão do ligamento periodontal e até mesmo da própria raiz dentária nem sempre causa problemas – foi observado o reparo do cemento em locais onde houve corte de uma raiz, além da regeneração do ligamento periodontal.[1] O dano à raiz muito provavelmente não irá afetar a longevidade de um dente, contanto que não ocorra dano à pulpa.[2] Porém, o cirurgião deve ser sempre cauteloso, prestando atenção ao sentido tátil. A inserção do mini-implante em uma região mais apical minimiza a chance de danos à raiz, visto que o espaço inter-radicular aumenta em direção à extremidade terminal da raiz dentária. Outra maneira de evitar dano à raiz é orientando o mini-implante verticalmente em locais onde o volume ósseo permite. Um cirurgião novato pode tirar uma radiografia periapical quando aproximadamente metade do comprimento do mini-implante estiver inserido no osso.

Durante a inserção na região alveolar palatina, a artéria palatina maior ou seus ramos podem ser perfurados – observado por sangramento ativo no local. Se isso acontecer, o mini-implante é removido, e pressão é aplicada para interromper o sangramento. O mini-implante é inserido em uma região mais oclusal. Contudo, isso raramente acontece e, geralmente, não representa um problema sério. A informação anatômica e sugestões contidas no Capítulo 5 devem ser observadas.

O uso de um mini-implante de maior comprimento pode resultar em perfuração do seio maxilar ou da cavidade nasal durante a inserção em várias regiões da maxila. Embora a perfuração deva ser evitada, foi relatado que a perfuração do seio maxilar resultante da inserção do mini-implante ortodôntico está associada a mínimas complicações.[3]

Falta de estabilidade primária

O mini-implante pode tornar-se móvel imediatamente após a inserção. Isso geralmente ocorre em razão da espessura do osso cortical ou da vibração do mini-implante durante a inserção, pois ambos reduzem o contato entre o osso e o mini-implante. Tentar inserir um mini-implante de diâmetro maior (1,6-1,8 mm) no mesmo local. Se isso não ajudar, um local diferente deve ser selecionado.

Alta resistência à inserção

Quando o mini-implante é inserido em um osso excepcionalmente denso, pode não ser possível inseri-lo mais do que a metade de seu comprimento por sua grande resistência óssea. As regiões palatina mediana, alveolar mandibular e retromolar são sítios potenciais de osso denso. Se o comprimento inserido for considerado adequado para a retenção, o comprimento total do mini-implante não será inserido no osso, evitando sua ruptura. Uma broca diamantada em alta rotação é utilizada para desgastar a parte exposta do mini-implante, incluindo a parte da cabeça (Cap. 9, Figs. 9.64, 9.65). Uma cabeça de formato redondo de resina composta pode ser colada no parafuso para facilitar o encaixe das correntes elásticas (Fig. 10.1). Posteriormente, um porta-agulha ou alicate ortodôntico deve ser utilizado para remover o mini-implante, pois uma chave não será capaz de agarrar o mini-implante.

Se um mini-implante for inserido usando-se alto torque contra um osso denso no início da inserção, sua ponta poderá romper (Fig. 10.2). Na presença de alta resistência óssea, quando uma tentativa é feita para adicional inserção de um mini-implante parcialmente inserido, o mini-implante quebra no meio (Fig. 10.3). A ponta quebrada pode ser deixada no local se o procedimento de remoção for invasivo e sua morbidade não valer à pena. Escolha um local diferente para inserir o mini-implante. Felizmente, isso raramente ocorre. Em ossos muito densos, para minimizar a ruptura do mini-implante, uma perfuração piloto é realizada com uma pequena broca esférica ou de fissura para fazer um orifício de 1-2 mm de profundidade antes de se inserir o mini-implante.

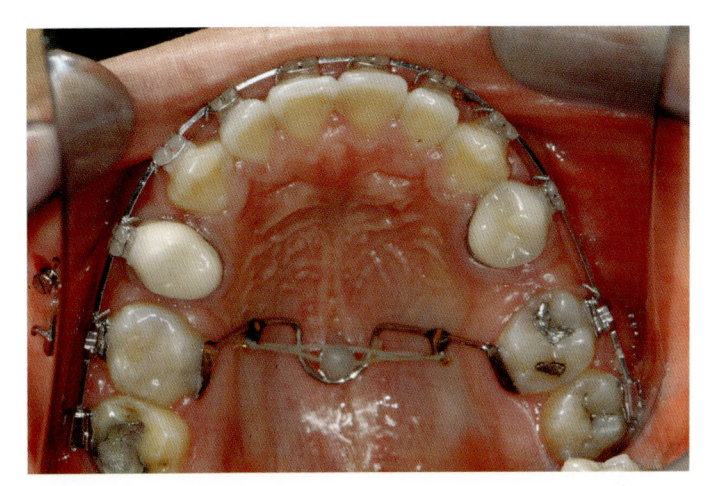

Fig. 10.1 Após desgastar a cabeça de um mini-implante parcialmente inserido, uma cabeça redonda de resina composta pode ser utilizada para fixar o módulo de força.

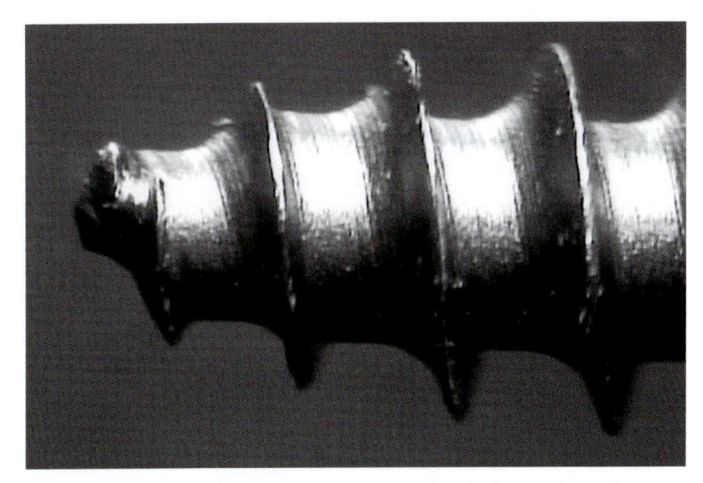

Fig. 10.2 Um mini-implante com sua ponta quebrada durante inserção em um osso excepcionalmente denso.

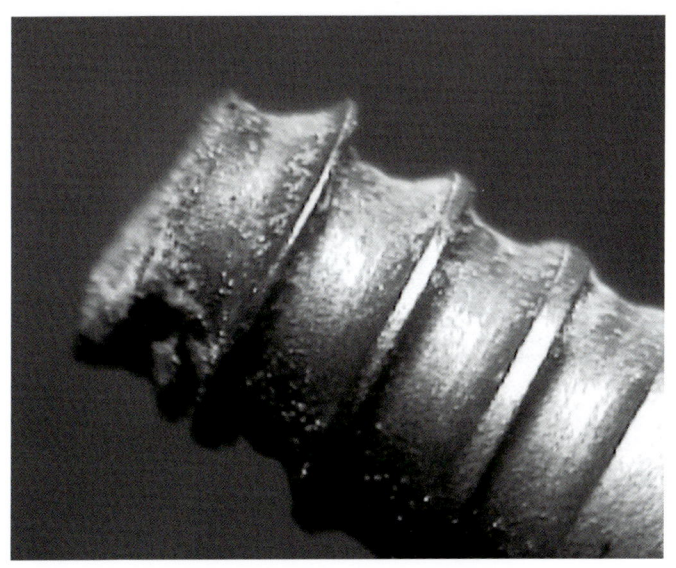

Fig. 10.3 Um mini-implante rompido na linha média durante inserção em um osso excepcionalmente denso.

Deflexão da via de inserção

Quando um mini-implante palatino mediano é inserido usando-se uma peça de mão em um paciente com uma barra transpalatina (BTP), a peça de mão pode colidir com a BTP. Dessa forma, é necessário mudar o ângulo no qual o parafuso está sendo introduzido. Isso pode causar vibração ou até mesmo ruptura do mini-implante. Em tais situações, insira o mini-implante antes de cimentar a BTP e, então, obtenha o molde para fabricar a BTP. Se o mini-implante precisa ser inserido após a cimentação do BTP, a alça em U da BTP deve ser grande o suficiente, ou um prolongador de brocas longo deve ser utilizado com a peça de mão.

Problemas nos tecidos moles

Como descrito nos Capítulos 4 e 5, quando um mini-implante alveolar necessita ser introduzido na mucosa não inserida ou no limite entre a mucosa inserida e não inserida, o tecido gengival frouxo tende a envolver as roscas do mini-implante durante a inserção, comprometendo sua retenção. Essa ocorrência pode ser evitada com a realização de uma incisão antes da inserção.

Na papila retromolar, uma incisão de profundidade total é sempre necessária em virtude do tecido mole espesso nessa região. Na ocorrência de um deslocamento inadequado, o tecido mole tenderá a envolver o mini-implante durante a inserção. É preferível encaminhar o paciente a um cirurgião oral quando uma ancoragem com um mini-implante retromolar é planejada.

Desconforto do paciente

Além da dor sentida durante a inserção da agulha para a administração de anestésico local antes da inserção do mini-implante, o desconforto do paciente é insignificante. O uso de anestesia tópica é recomendado antes de se administrar o anestésico local. A dor é mínima durante e após a inserção do mini-implante. Os pacientes podem tomar um analgésico de venda livre se sentirem dor assim que o efeito anestésico tiver cessado. Antibióticos não são necessários, exceto para pacientes clinicamente comprometidos.

COMPLICAÇÕES DURANTE O PERÍODO DE APLICAÇÃO DE CARGAS ORTODÔNTICAS

Mobilidade do mini-implante

O mini-implante pode tornar-se móvel ou até frouxo. Considera-se falha a mobilidade precoce do mini-implante, que ocorre antes ou logo após a aplicação de carga, e o mini-implante deve ser removido e reinserido em outra região. Essa mobilidade precoce pode ser causada por fatores do cirurgião (tais como vibração durante a inserção [Fig. 10.4] ou lesão óssea causada por uma inserção muito rápida) ou fatores do paciente (tais como inflamação ativa no sítio de inserção ou remodelamento ósseo local). A mobilidade precoce tende a ocorrer com maior frequência nos pacientes em fase de crescimento que em pacientes adultos, talvez pelo remodelamento ósseo mais ativo e menor densidade óssea. Em razão da mobilidade, a prevenção de vibração e lesão óssea é crucial para reduzir a incidência de falha de ancoragem do mini-implante. Uma peça de mão deve sempre ser utilizada em uma velocidade de rotação baixa e controlada e, se uma inserção com velocidade maior que 30 rpm estiver sendo utilizada, a região deve ser irrigada com solução salina (Figs. 10.5, 10.6).

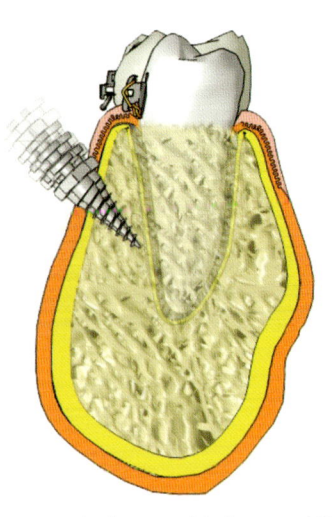

Fig. 10.4 Vibração deve ser evitada para minimizar a mobilidade do mini-implante e falha de ancoragem.

Se após algumas semanas ou meses da aplicação de força ortodôntica o mini-implante se tornar ligeiramente móvel, o mesmo não precisa ser imediatamente removido. O mini-implante pode permanecer no local, a menos que irrite a mucosa ou seja incapaz de resistir às forças aplicadas. Nesses casos, o mini-implante é passivamente ancorado, ou seja, o módulo não deve exercer qualquer força sobre o mini-implante, e o mini-implante é deixado no local até a próxima consulta. Nessa consulta, pode-se tentar apertar o mini-implante. Caso continue móvel, recomenda-se sua remoção.

Na literatura foram relatados índices variados de sucesso da ancoragem com mini-implante, com o relato de associação de diversos fatores com falha/sucesso (Tabela 10.1). No entanto, pesquisa adicional é necessária nesta área. Na experiência do autor, a ancoragem de mini-implantes móveis irá inevitavelmente falhar, e os mini-implantes palatinos medianos estão associados ao menor índice de falha, quando comparados com os de outras regiões intraorais.

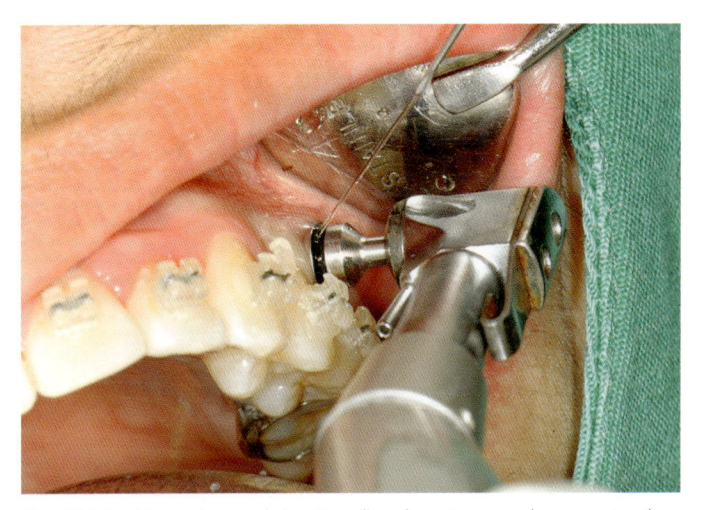

Fig. 10.5 Resfriamento com irrigação salina durante o uso de uma peça de mão.

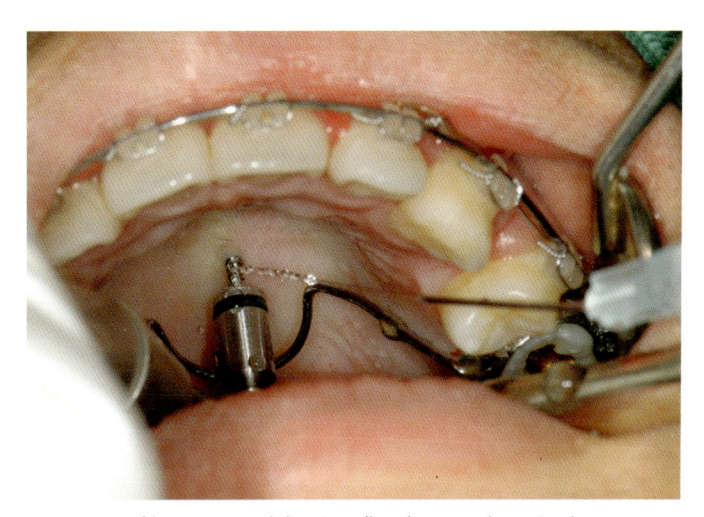

Fig. 10.6 Resfriamento com irrigação salina durante a inserção de um mini-implante na região palatina mediana.

Tabela 10.1 Estudos dos fatores associados ao sucesso e à falha de ancoragem do mini-implante

	Miyawaki et al. (2003)[4]			Woo et al. (2003)[5]	Cheng et al. (2004)[6]	Park et al. (2006)[7]
Mini-implantes utilizados	Três tipos de parafusos: 1. 1,0 mm de diâmetro, 6 mm de comprimento 2. 1,5 mm de diâmetro, 11 mm de comprimento 3. 2,3 mm de diâmetro, 14 mm de comprimento Miniplaca com 2 parafusos: 2,0 mm de diâmetro, 5 mm de comprimento			Mini-implantes cirúrgicos de cabeça dupla (92): 1,6 mm de diâmetro, 6,0 mm de comprimento (mandíbula) ou 8,0 mm de comprimento (maxila) (OSAS®, Epoch Medical) Mini-implantes cirúrgicos de cabeça única (55): 2,0 mm de diâmetro, 6,0 mm de comprimento (Martin, USA) Perfuração prévia em locais de alta densidade óssea, caso contrário, uso de mini-implantes autoperfurantes	Tamanho dos parafusos: 2,0 mm de diâmetro, 5-15 mm de comprimento (67-Leibinger, Alemanha; 73-Mondeal Implants, Alemanha) 48 miniplacas, 92 mini-implantes móveis Tipo: perfuração prévia	Tamanho dos parafusos: 1. 1,2 mm de diâmetro, 5 mm de comprimento (Stryker Leibinger Inc, EUA) ou comprimento de 1,2/6/8/10 mm (Osteomed, EUA) 2. 1,2 mm de diâmetro, 4/6/7/8/10 mm de comprimento (Absoanchor, Dentos, Coreia) 3. 2,0 mm de diâmetro, 10/12/14/15 mm de comprimento (KLS-Martin, EUA) Tipo: perfuração prévia
Carga				Imediatamente ou 1 semana após a cirurgia	2-4 semanas após cirurgia	
Critérios de sucesso	Se a força ortodôntica pudesse ser aplicada ao mini-implante de ancoragem durante 1 ano ou até o término do tratamento ortodôntico			Não afrouxamento do mini-implante durante o período de aplicação da carga	Ausência de inflamação Ausência de mobilidade clinicamente detectável Capacidade de sustentar a função de ancoragem durante todo o tratamento ortodôntico	Mini-implantes que permaneceram no osso até o final do tratamento ou até a remoção intencional, independente da mobilidade
Índice de sucesso a 1 ano	Índice de sucesso (%) 0 83,9 85 96,4	Mini-implantes (n) 10 101 23 17	Pacientes (n) 3 31 10 7	86,4% (127/147) em 51 pacientes	89% (125/140) em 44 pacientes	91,6% (208/227) em 87 pacientes
Fatores associados à falha de ancoragem do mini-implante	Mais falhas associadas a: diâmetro do mini-implante menor ou igual a 1,0 mm inflamação do tecido peri-implantar ângulo mandibular elevado (osso cortical mais fino)			Idade (mais falhas em pacientes com menos de 20 anos de idade) Instrumento de inserção (mais falha com instrumento rotatório do que com instrumento manual) Período de aplicação de cargas (mais falhas para carga imediata do que para cargas aplicadas 7 dias após a cirurgia)	Região anatômica (mais falhas na mandíbula posterior) Qualidade do tecido mole no sítio de implante (mucosa não queratinizada predispôs os implantes a falha e infecção)	Mobilidade mandibular (mais falhas na mandíbula) Lado de inserção (mais falhas no lado esquerdo) Inflamação
Fatores não associados à falha	Comprimento do parafuso Tipo de cirurgia de inserção (com ou sem retalho) Período da carga Local Idade e sexo Apinhamento dos dentes Relação anteroposterior entre a maxila e a mandíbula Periodontite controlada Sintomas de distúrbio temporomandibular			Sexo Maxila ou mandíbula Método de inserção (perfuração prévia, autoperfuração) Formato da cabeça (cabeça dupla ou única)	Idade e sexo Magnitude da carga ortodôntica Indicação ortodôntica Tipo de âncora Sistema de implante utilizado Comprimento do mini-implante Higiene oral	Fatores do implante (tipo, diâmetro, comprimento) Fatores locais do hospedeiro (posição oclusogengival) Controle (ângulo de inserção, início e método de aplicação de força, extensão do fio de ligadura, exposição da cabeça do parafuso, higiene oral) Idade e sexo

Higiene oral deficiente e inflamação

Uma higiene oral deficiente, por acúmulo de alimento e placas ao redor do mini-implante, e os módulos de força (Figs. 10.7, 10.8) resultam em inflamação nos tecidos moles adjacentes. A inflamação da mucosa e o resultante inchaço e hipertrofia ao redor do mini-implante (Fig. 10.9) não reduzem espontaneamente, porém continuam a piorar se a higiene oral permanecer deficiente. A resposta inflamatória a um mini-implante introduzido na mucosa não inserida é maior que quando introduzido na mucosa inserida, visto que a primeira é menos resistente à inflamação e a mobilidade deste tecido mole pode contribuir para a redução de sua resistência. O aspecto clínico da inflamação não é proporcional ao desconforto do paciente, porém o inchaço associado é capaz de dificultar o emprego de módulos de força na cabeça do mini-implante.

Para evitar a inflamação, tente introduzir o mini-implante através da mucosa inserida. É importante manter a higiene oral, e o paciente deve ser instruído a escovar ao redor do mini-implante. Uma escova de dente de cerdas macias deve ser fornecida ao paciente, pois escovar com força e com uma escova de cerdas duras pode afrouxar o mini-implante. É preciso ter cautela para não bater na cabeça do mini-implante com a parte plástica da escova de dente. Inflamação leve ao redor de um mini-implante geralmente pode ser bem controlada e tratada com peróxido de hidrogênio e irrigação salina.

O tecido flácido e hipertrófico ao redor do mini-implante pode ser removido com *laser* ou eletrocirurgia, tomando-se cuidado para não tocar o mini-implante com a ponta do instrumento; o contato entre o mini-implante e a ponta do instrumento eletrocirúrgico irá produzir uma faísca que pode assustar o paciente. Após o procedimento, solução bucal de clorexidina é prescrita ao paciente.

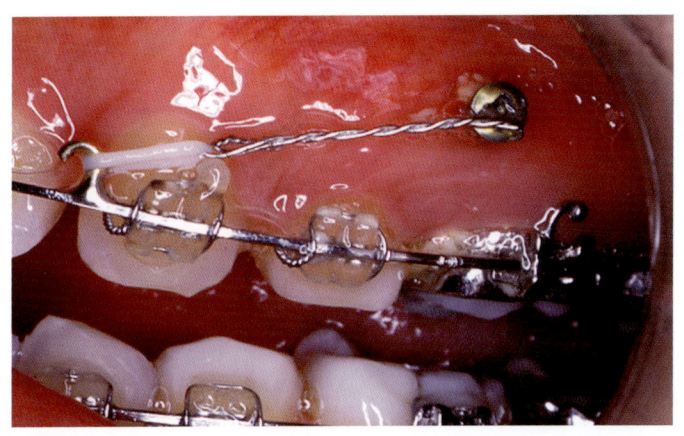

Fig. 10.7 Impacção alimentar ao redor do mini-implante alveolar.

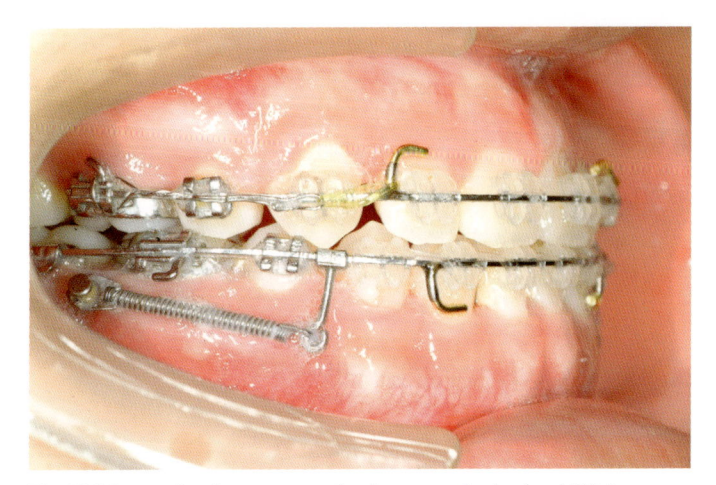

Fig. 10.8 Impacção alimentar ao redor de uma mola de níquel-titânio.

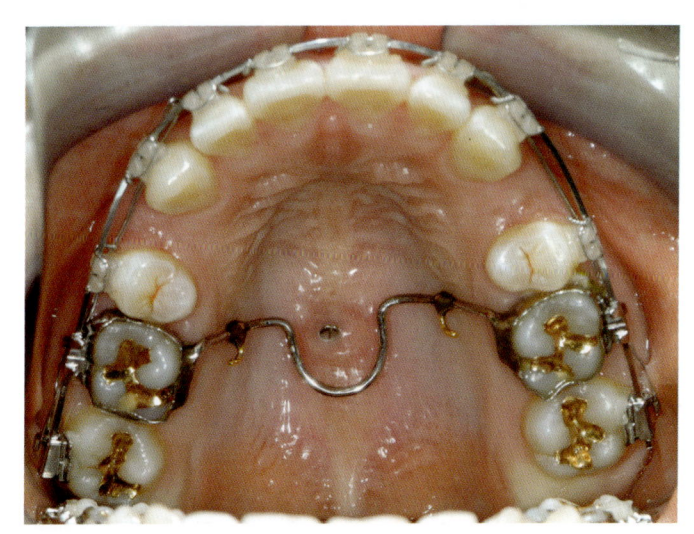

Fig. 10.9 Inflamação da mucosa ao redor do mini-implante na região palatina mediana.

Desconforto do paciente

Se o mini-implante for inserido através da mucosa alveolar por razões anatômicas e o método de tração fechada estiver sendo utilizado, o fio e a corrente elástica protuberante podem irritar o tecido mole, causando desconforto (Cap. 5, Figs. 5.15, 5.16).[1]

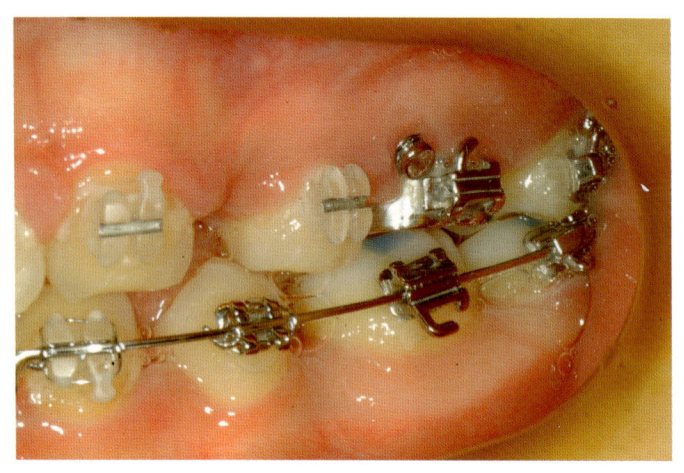

Fig. 10.10 Um mini-implante vestibular a ser removido.

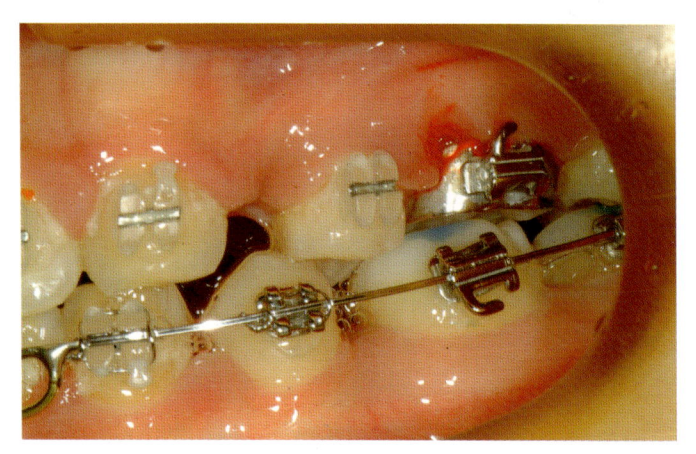

Fig. 10.11 Sangramento leve imediatamente após remoção.

COMPLICAÇÕES DURANTE A REMOÇÃO

As potenciais complicações de remoção incluem dificuldade em remover um mini-implante, por causa da firme união com o osso, e ruptura de um mini-implante.[1] Contudo, os autores raramente encontraram essas dificuldades. O torque de remoção é menor que o torque de inserção e proporcional ao quadrado do raio do mini-implante.[8] Um mini-implante, com seu pequeno diâmetro, possui um baixo torque de remoção.

Durante a remoção, o maior problema é a dor, principalmente na presença de inflamação da mucosa. Um anestésico tópico é aplicado antes da remoção do mini-implante. Anestesia local geralmente não é necessária. O paciente deve lavar a boca com clorexidina, e a área deve ser limpa com um desinfetante oral antes e após a remoção do mini-implante. Há pouco sangramento na remoção, porém a cicatrização é tranquila (Figs. 10.10-10.12).

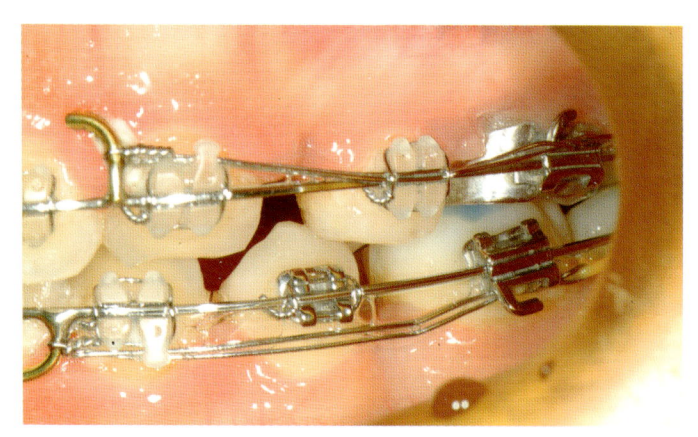

Fig. 10.12 Cicatrização do tecido mole após remoção.

Referências Bibliográficas

1. Melsen B, Verna C 2005 Miniscrew implants: the Aarhus anchorage system. Seminars in Orthodontics 11:24–31

2. Roberts W E, Helm F R, Marshall K J *et al.* 1989 Rigid endosseous implants for orthodontic and orthopedic anchorage. Angle Orthodontist 59:247–256

3. Costa A, Raffainl M, Melsen B 1998 Miniscrews as orthodontic anchorage: a preliminary report. International Journal of Adult Orthodontics and Orthognathic Surgery 13:201–209

4. Miyawaki S, Koyama I, Inoue M *et al.* 2003 Factors associated with the stability of titanium screws placed in the posterior region for orthodontic anchorage. American Journal of Orthodontics and Dentofacial Orthopedics 124:373–378

5. Woo S S, Jeong S T, Huh Y S *et al.* 2003 A clinical study on skeletal anchorage system using miniscrew. Journal of Korean Association of Oral and Maxillofacial Surgeons 29:102–107

6. Cheng S J, Tseng I Y, Lee J J *et al.* 2004 A prospective study of the risk factors associated with failure of mini-implants used for orthodontic anchorage. International Journal of Oral and Maxillofacial Implants 19:100–106

7. Park H S, Jeong S H, Kwon O W 2006 Factors affecting the clinical success of screw implants used as orthodontic anchorage. American Journal of Orthodontics and Dentofacial Orthopedics 130:18–25

8. Kim J W, Ahn S J, Chang Y I 2005 Histomorphometric and mechanical analyses of the drill-free screw as orthodontic anchorage. American Journal of Orthodontics and Dentofacial Orthopedics 128:190–194

ÍNDICE REMISSIVO

Os números em *itálico* referem-se a Figuras e Tabelas.